全国中等医药卫生职业教育"十二五"规划教材

正 常 人 体 学

（供医学各相关专业用）

主　编　吴　波（广东省江门中医药学校）

　　　　王发宝（牡丹江市卫生学校）

副主编　余　寅（无锡卫生高等职业技术学校）

　　　　师社会（西安交通大学医学院附设卫生学校）

　　　　张正红（贵州省人民医院护士学校）

中国中医药出版社
·北　京·

图书在版编目（CIP）数据

正常人体学／吴波，王发宝主编.—北京：中国中医药出版社，2013.8（2016.11 重印）
全国中等医药卫生职业教育"十二五"规划教材
ISBN 978-7-5132-1518-3

Ⅰ.①正… Ⅱ.①吴… ②王…Ⅲ.①人体学–中等专业学校–教材
Ⅳ.① R322

中国版本图书馆 CIP 数据核字（2013）第 131746 号

中 国 中 医 药 出 版 社 出 版
北京市朝阳区北三环东路 28 号易亨大厦 16 层
邮政编码 100013
传真 010 64405750
龙口市众邦传媒有限公司印刷
各地新华书店经销

*

开本 787×1092 1/16 印张 27.25 字数 606 千字
2013 年 8 月第 1 版 2016 年 11 月第 3 次印刷
书 号 ISBN 978-7-5132-1518-3

*

定价 69.00 元
网址 www.cptcm.com

全国中等医药卫生职业教育"十二五"规划教材
专家指导委员会

全国中等医药卫生职业教育"十二五"规划教材
《正常人体学》编委会

主　编　吴　波（广东省江门中医药学校）
　　　　王发宝（牡丹江市卫生学校）

副主编　余　寅（无锡卫生高等职业技术学校）
　　　　师社会（西安交通大学医学院附设卫生学校）
　　　　张正红（贵州省人民医院护士学校）

编　委　（以姓氏笔画为序）
　　　　马正东（广东省江门中医药学校）
　　　　卢　兵（镇江卫生学校）
　　　　孙丽燕（内蒙古自治区人民医院）
　　　　陈　东（佛山市南海区卫生职业技术学校）
　　　　陈瑞雁（揭阳市卫生学校）
　　　　杭　琦（内蒙古自治区人民医院附属卫生学校）
　　　　赵建伟（郑州市卫生学校）
　　　　郭佩勤（百色市民族卫生学校）
　　　　徐志鑫（河南护理职业学院）
　　　　廖美忠（湛江中医学校）

前　言

"全国中等医药卫生职业教育'十二五'规划教材"由中国职业技术教育学会教材工作委员会中等医药卫生职业教育教材建设研究会组织，全国120余所高等和中等医药卫生院校及相关医院、医药企业联合编写，中国中医药出版社出版。主要供全国中等医药卫生职业学校护理、助产、药剂、医学检验技术、口腔修复工艺专业使用。

《国家中长期教育改革和发展规划纲要（2010－2020年)》中明确提出，要大力发展职业教育，并将职业教育纳入经济社会发展和产业发展规划，使之成为推动经济发展、促进就业、改善民生、解决"三农"问题的重要途径。中等职业教育旨在满足社会对高素质劳动者和技能型人才的需求，其教材是教学的依据，在人才培养上具有举足轻重的作用。为了更好地适应我国医药卫生体制改革，适应中等医药卫生职业教育的教学发展和需求，体现国家对中等职业教育的最新教学要求，突出中等医药卫生职业教育的特色，中国职业技术教育学会教材工作委员会中等医药卫生职业教育教材建设研究会精心组织并完成了系列教材的建设工作。

本系列教材采用了"政府指导、学会主办、院校联办、出版社协办"的建设机制。2011年，在教育部宏观指导下，成立了中国职业技术教育学会教材工作委员会中等医药卫生职业教育教材建设研究会，将办公室设在中国中医药出版社，于同年即开展了系列规划教材的规划、组织工作。通过广泛调研、全国范围内主编遴选，历时近2年的时间，经过主编会议、全体编委会议、定稿会议，在700多位编者的共同努力下，完成了5个专业61本规划教材的编写工作。

本系列教材具有以下特点：

1. 以学生为中心，强调以就业为导向、以能力为本位、以岗位需求为标准的原则，按照技能型、服务型高素质劳动者的培养目标进行编写，体现"工学结合"的人才培养模式。

2. 教材内容充分体现中等医药卫生职业教育的特色，以教育部新的教学指导意见为纲领，注重针对性、适用性以及实用性，贴近学生、贴近岗位、贴近社会，符合中职教学实际。

3. 强化质量意识、精品意识，从教材内容结构、知识点、规范化、标准化、编写技巧、语言文字等方面加以改革，具备"精品教材"特质。

4. 教材内容与教学大纲一致，教材内容涵盖资格考试全部内容及所有考试要求的知识点，注重满足学生获得"双证书"及相关工作岗位需求，以利于学生就业，突出中等医药卫生职业教育的要求。

5. 创新教材呈现形式，图文并茂，版式设计新颖、活泼，符合中职学生认知规律及特点，以利于增强学习兴趣。

6. 配有相应的教学大纲，指导教与学，相关内容可在中国中医药出版社网站

（www. cptcm. com）上进行下载。本系列教材在编写过程中得到了教育部、中国职业技术教育学会教材工作委员会有关领导以及各院校的大力支持和高度关注，我们衷心希望本系列规划教材能在相关课程的教学中发挥积极的作用，通过教学实践的检验不断改进和完善。敬请各教学单位、教学人员以及广大学生多提宝贵意见，以便再版时予以修正，使教材质量不断提升。

中等医药卫生职业教育教材建设研究会

中国中医药出版社

2013 年 7 月

编写说明

《正常人体学》是按照全国中等职业教育教学改革创新工作会议的总体要求，为适应我国中等医药卫生职业教育发展的需要，全面推进素质教育，培养21世纪技能型高素质劳动者，由中国职业技术教育学会教材工作委员会中等医药卫生职业教育教材建设研究会指导、组织编写的"全国中等医药卫生职业教育'十二五'规划教材"之一。本教材的编写力求体现中等职业教育的特色，以职业能力为根本，以岗位技能为目标，满足岗位需要、教学需要和社会需要。

本教材除绪论外，分人体结构、功能和代谢三部分，共计二十六章。教材主要有以下特点：

1.紧扣培养目标，突出"三贴近"，即贴近学生、贴近岗位、贴近社会。强调职业需要，以"基本、必需、够用、实用"为原则，对教材内容进行调整、精简、优化，力求注重基础，降低难度，反映前沿，交叉融合，为专业教学服务，为职业资格考试打下坚实的基础。

2.教材突出体现了"三基"、"五性"、"两适合"。三基：基本理论，基本知识，基本技能。五性：系统性，科学性，规范性，适用性，实用性。两适合：适合中职学校学生的特点和认知水平，适合中职教育的教学实际。

3.在编写过程中，本教材坚持形态与功能分阶段学习、理论与实践相统一、内容与层次相呼应。把教材分为3篇，第一篇为人体基本形态结构，以系统、器官为中心，将解剖学、组织学进行有机组装，旨在讲清人体的结构；第二篇为人体的基本功能，目的在于使学生在学好第一篇人体结构的基础上，掌握人体的基本生理功能；第三篇为人体的生命物质及基本代谢，将人体生物化学以代谢为主进行相互联系，以满足学生后续其他课程的学习需要。

4.就整体而言，对于刚开始学习医学的学生，先建立直观的、宏观的人体结构知识体系，进而学习复杂的、抽象的生理、生化知识，这一变化符合学生学习由简单到复杂、由感性到理性的认知规律。同时，教师及教学内容可自助选择。任课教师可以自由选择由一位教师承担本教材全部教学任务，或者由解剖学、生理学教师来分别承担相应课时的教学任务；既可以选择传统先形态后机能的模式，又可以选择同系统先形态后机能的教学模式。这是本教材与其他正常人体学教材最大的区别，极大地方便了教师备课、学生学习和教学的开展。

5.在细节上，本教材内容丰富，学科趣味性强。课前"本章导学"形象生动、通俗易懂，对导入新课、提高学生的学习兴趣很有帮助。"知识链接"与临床联系紧密，便于学生后续课程的学习或提前进入医学生的角色。"背一背"、"想一想、练一练"等内容的插入具有很强的科学性和趣味性，能够将生活常识、医学基础知识以及后续的临床知识和技能有机地结合起来，使教材内容和形式丰富、生动，符合目前中职学生的文化基础与认知能力，更利于学生的理解和记忆。是近年来医学教材编写的一大进步。

章节后面的复习、思考题中体现了该章节的重点、难点和掌握的要点，题目注重培养学生对综合问题的解决能力，对学生考取执业资格证书有一定帮助。此外，教材各章节的插图统一、清晰、直观、准确、实用，能满足学生的学习和教师的教学。

教材编者来自全国十多个省、市、自治区的中职院校和医疗机构，均具有多年的教学、医疗和护理实践经验，熟悉职业岗位需求和中职医学生的学情，编写出的教材更有针对性，更适合中职医学生的需求，更有生命力和实用性。

本教材在编写过程中，得到了各位编者所在学校的大力支持，在此一并致谢，并对本书所引用文献资料的原作者深表谢意。

本版《正常人体学》教材的编写方式是一种新的尝试，尽管我们竭尽全力，但由于作者学识、能力和业务水平有限，内容取舍、编排有不妥、疏漏甚或错误之处亦在所难免，更难做到文笔精炼、流畅，恳请各位专家和广大读者、同行及使用本教材的老师和同学们提出宝贵意见，以便再版时修订。

《正常人体学》编委会

2013年6月

目　录

绪　　论

 本章导学

> 正常人体学是一门由三大学科合并而成的组合课程，在生物医学领域占有十分重要的地位，是一门重要的基础课程。

正常人体学是研究正常人体形态结构、功能与化学组成及其发生发展和变化规律的科学，是由人体解剖学与组织胚胎学、生理学和生物化学三大学科合并而成的一门新的组合课程。其中，人体解剖学与组织胚胎学主要研究人体形态结构及其发生发展；生理学主要研究人体的功能活动及其调控；生物化学主要研究人体的化学组成及其变化。正常人体学课程是经过多年的教学改革实践而产生，特点是淡化学科意识，不强调各学科的系统性和完整性，但是，注重学科内容上相互融合与渗透，充分体现"人体"的整体概念。

正常人体学作为一门基础课程，在生物医学领域占有十分重要的地位。学习正常人体学的目的，在于全面了解人体的构成，正确理解和掌握人体正常形态特征、生长发育、功能活动及其化学组成和变化的规律，为今后学习其他医学基础课程和专业课程奠定基础。

一、人体的组成

人体是由数目众多的细胞和细胞间质共同构成的有机体，细胞是人体结构和功能的基本单位。人体各种细胞形态多样，功能也不尽相同，许多形态相似、功能相近的细胞，彼此借细胞间质相互结合构成组织。人体基本组织有四大类，即上皮组织、结缔组织、肌组织和神经组织。不同组织按一定规律组合，构成具有一定形态并执行特定功能的器官，如心、肝、肺、肾等。许多能共同完成某一方面功能的器官组成系统。人体有九大系统，即运动系统、消化系统、呼吸系统、泌尿系统、生殖系统、脉管系统、感觉器官、神经系统和内分泌系统。各系统在神经、体液的调节下，彼此联系、相互协调，共同构成一个完整统一的有机整体。

二、生命活动的基本特征

地球生命种类繁多，形态各异。虽然生命现象错综复杂，但是具有共性，这一共性就是生命活动的特征。生命活动的特征包括新陈代谢、兴奋性、适应性、生殖和发育、遗传和变异等。其中，新陈代谢、兴奋性和生殖是一切生命体所共有的，是生命活动的基本特征。

（一）新陈代谢

人体通过与外界进行物质交换，不断地自我更新的过程，称为新陈代谢。新陈代谢包括同化作用和异化作用：一方面，人体不断从外界环境中摄取营养物质合成自身成分，储存能量，称为同化作用，也称为合成代谢；另一方面，人体也不断分解自身物质，释放能量，称为异化作用，也称为分解代谢。因此，新陈代谢过程中既有物质代谢，又有能量代谢，物质代谢和能量代谢密不可分。新陈代谢是生命活动最基本的特征。

（二）兴奋性

人不能离开环境而孤立存在，人体生存的外界环境称为外环境，人体内细胞生存的环境称为内环境。当机体或细胞所处的内外环境发生改变时，可引起机体功能活动的变化，包括机体外表状态和内部理化的改变。这种人体或组织细胞对环境变化发生反应的能力或特性，称为兴奋性。

人体生存的自然环境是不断变化的，环境中的各种变化不一定都能引起人体功能活动的改变，只有能被人体感受的变化才具有这样的作用。因此，将能引起人体或组织细胞产生反应的各种环境变化，称为刺激。例如，强光照射时，瞳孔缩小；气温升高时，人会出汗；膀胱充盈时，会引起排尿；酸中毒时，呼吸加深加快；感染病毒或细菌时，机体可能发病等。刺激按其性质可分为物理刺激（声、光、电、机械）、化学刺激（酸、碱等化学物质）、生物刺激（细菌、病毒等病原微生物）、社会心理因素刺激（语言、文字）等。这种由刺激引起的人体或组织细胞功能活动的改变，称为反应。例如，寒冷刺激可使人体分解代谢增强，产热量增加，皮肤血管收缩，散热减少，甚至发生肌颤抖等，这是人体对寒冷刺激的反应。人体或组织细胞接受刺激产生反应通常有两种表现：一种是从相对静息状态转变为活动状态，或者说，某种生理活动发生或加强，这种反应称为兴奋。例如，在高温环境下出汗增多，就是汗腺兴奋的表现。另一种是从活动状态转变为相对静息状态，或者说，某种生理活动减弱或停止，这种反应则被称为抑制。例如，环境温度下降时，出汗减少，是汗腺抑制的表现。但是，并不是所有的刺激都能引起机体或组织细胞发生反应，只有这些刺激达到一定的强度，才可能引起人体或组织细胞的变化。能引起组织发生反应的最小刺激强度，称为阈强度（阈值）。阈强度的刺激，称阈刺激。大于阈强度的刺激，称为阈上刺激；小于阈强度的刺激，称为阈下刺激。各种组织细胞的阈强度大小，可反映组织细胞的兴奋性高低。阈强度越小，说明组织细胞越容易兴奋，也就是兴奋性越高；反之，阈强度越大，组织细胞的兴奋性越低。人体内的各种组织，以神经组织、肌组织和腺上皮组织的兴奋性最高，称为可兴奋组织。

人体或组织细胞受到刺激后，究竟是发生兴奋还是抑制，主要取决于刺激的性质和刺激强度，以及人体或组织细胞所处的功能状态。刺激的性质不同，反应不同。例如，心交感神经末梢释放去甲肾上腺素可出现心跳加快、心肌收缩力增强、血压升高等心脏兴奋的表现；心副交感神经末梢释放乙酰胆碱可出现心跳减慢、心肌收缩力减弱、血压下降等心脏抑制的表现。刺激强度不同，反应也不同。例如，疼痛刺激可以引起心跳加强、呼吸加快、血压升高等中枢兴奋的表现；但是，剧烈的疼痛则可引起心跳减慢、呼吸减弱、血压下降，甚至意识丧失等中枢抑制的表现。功能状态不同时，同样的刺激，引起的反应也可不同。例如，饥饿、饱食或精神状态不同的人，对食物的反应是不同的。

（三）生殖

生物体生长发育到一定阶段，能够产生与自身相似的个体，这种功能称为生殖。生殖功能对种群的繁衍来说是必需的，因此，也被视为生命活动的基本特征之一。

三、学习正常人体学应坚持的观点和方法

1. **进化发展的观点**　人类是由动物长期进化发展而来的。在进化过程中，人体的形态结构经历了从低级到高级、从简单到复杂的演化过程。但是，人体的形态结构依然保留了许多与脊椎动物极其相似的特征。例如，两侧对称的身体、体腔被分隔为胸腔和腹腔等。

现代人类生活在不断变化的自然环境中，不仅要从外界环境中摄取营养物质，排出废物，进行物质交换，而且还直接或间接地受到外界环境的影响。人体通过神经、体液调节各器官系统的活动，以适应环境，进而改造环境，使之符合人类生活的需要。

因此，学习正常人体学应该运用进化发展的观点，研究学习人体的形态结构、功能与化学组成及其变化规律，更深入、全面地认识人体。

2. **结构与功能联系的观点**　人体的形态结构和功能是密切相关的。形态结构是器官系统功能活动的基础，相反，功能的变化也会影响器官系统形态结构的发展，形态结构与功能既相互联系又相互制约，学习中要以形态结构联系功能，以功能来联想结构。如神经元之间连接越多，功能越精确、协调，故神经元有大量突起及分支；血细胞在血液内流动，为圆形。四足动物的前肢和后肢，功能相似，形态结构也相仿；但从古猿到人的长期进化过程中，前、后肢功能逐渐分化，使形态结构也发生了变化。人在劳动过程中，手从支持体重中解放出来，逐渐成为灵活地把握工具等适于劳动的器官；而人的下肢在维持直立行走中逐渐发育得比较粗壮。加强锻炼可使肌发达，长期卧床可使肌萎缩、骨质疏松。巨噬细胞内含有大量的溶酶体，溶酶体酶有消化、分解异物与细胞内衰老结构的功能，故巨噬细胞能吞噬和消化异物（如细菌等），对机体有重要的防御功能。

3. **局部和整体统一的观点**　人体是由许多器官、系统或众多局部组成的有机体。

任何器官、系统或局部都是整体不可分割的一部分。器官、系统与整体之间，在结构和功能上既互相联系又互相影响。局部不能离开整体而独立存在。我们学习正常人体学虽然是从局部的器官、系统入手，但必须始终注意各个器官、系统与其他器官、系统的联系和影响及其在整体中的地位和作用，注意从整体的观点出发，理解器官、系统局部的形态结构，以及它们之间复杂的功能联系。

4. **理论联系实际的学习方法**　学习的目的是为了应用，学习正常人体学就是为了更好地认识人体，为医学理论的学习与实践奠定基础。因此，学习时应重视人体形态结构的基本特征，注意与生命活动密切相关的形态结构、功能特点，掌握与诊治疾病有关器官的形态结构特征、功能活动特点，以理论指导实践。重视实践，用实践验证理论，反复学习，达到学以致用的目的。

四、常用的解剖学术语

为了能正确描述人体各部结构的形态结构和位置，特规定标准姿势和方位术语。

1. **解剖学姿势**　身体直立，两眼平视前方，上肢下垂于躯干两侧，手掌向前，双足靠拢，足尖向前。这样的姿势，称为解剖学姿势。在描述人体各部结构与相互位置关系时，不论标本、模型以何种方位放置，都以解剖学姿势为依据。

2. **方位术语**（图 0-1）　有关方位术语，是以解剖学姿势为准，用以正确描述人体

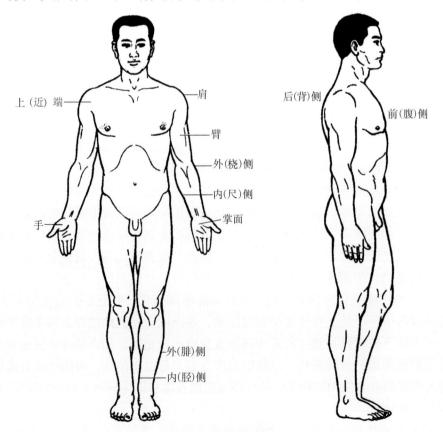

图 0-1　常用方位术语

结构相互位置关系的。常用的方位术语有：

（1）上和下　是描述器官或结构距颅顶或足底相对距离的名词。按照解剖学姿势，近颅的为上，近足的为下。如眼位于鼻的上方，口位于鼻的下方。上和下也可分别称为头侧和尾侧。

（2）前和后　是指距身体前、后面相对远近关系而言。距身体腹面近者为前，距背面近者为后，前、后也可分别称为腹侧和背侧。

（3）内侧和外侧　是描述人体各局部或器官和结构与人体正中面相对距离关系的名词，如眼位于鼻的外侧、耳的内侧。

（4）内和外　是描述与空腔相关的位置关系术语。在腔内或近腔者为内，反之为外。应注意与内侧和外侧的区别。

（5）浅和深　是指与皮肤表面的相对距离关系，离皮肤近者为浅，离皮肤远而距人体内部中心近者为深。

（6）近侧和远侧　在四肢，距肢体根部近者，称近侧；距肢体根部远者，称远侧。上肢的尺侧与桡侧和下肢的胫侧与腓侧，相当于内侧和外侧。

3.轴　是通过人体某部或结构的假想线。按照解剖学姿势，人体有三条相互垂直的轴。

（1）矢状轴　呈前后方向，与人体的长轴一致，垂直于地平面。

（2）冠状轴　呈左右方向，与垂直轴以直角相交，平行于地平面。

（3）垂直轴　与人体长轴平行，与水平面相垂直。

4.面（图0-2）

（1）矢状面　在前后方向上将人体纵切为左右两半，所形成的面称矢状面。通过正中线的矢状面，称正中矢状切面或正中面。

（2）冠状面　在左右方向上将人体纵切为前后两半，所形成的面称冠状面，也称额状面，与矢状面相互垂直。

（3）水平面　与人体长轴垂直，将躯体横切为上下两部分，所形成的面称水平面，又称横切面，与矢状面、冠状面相互垂直。

器官的切面，一般以器官的长轴为依据，凡与长轴平行的切面称为纵切面，与长轴垂直的切面称为横切面。

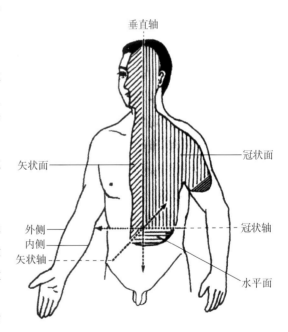

图0-2　人体切面术语

第一篇 人体基本形态结构

第一章 细 胞

本章导学

通过绪论一章的学习，我们知道人体是由许多细胞构成的。细胞是人体形态结构、生理功能和生长发育的基本单位。如果将人体比喻成高楼大厦，那么细胞就是其中的一砖一瓦。因此要全面深入了解人体构造，就必须从其微观结构——细胞开始。

第一节 细胞的结构

人体由数以亿计的细胞组成。细胞大小不一，一般要借助显微镜才能观察到。人体内多数细胞的直径为 $6 \sim 30\,\mu m$（$1mm=1000\,\mu m$，$1\,\mu m=1000nm$）。细胞的形状多种多样，而且不同种类的细胞具有不同的功能（图 1-1）。如肌细胞呈长圆柱形或长梭形，便于进行收缩；神经细胞有很多突起，便于接受刺激、传导兴奋。

不同细胞的形态虽有差异，但都具有共同的基本结构。在光学显微镜下（以下简称光镜），细胞均可分为细胞膜、细胞质和细胞核三部分（图 1-1）。在电子显微镜下（以下简称电镜），则又可将细胞分为膜相结

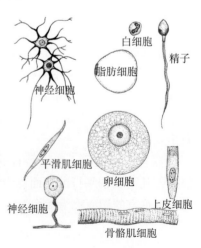

图 1-1 人体的几种细胞形态

构和非膜相结构（图 1-2）。

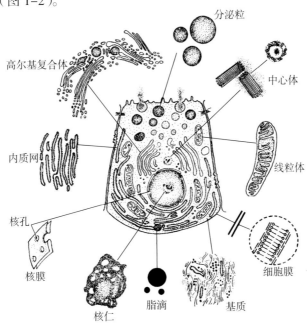

图 1-2　动物细胞电镜结构示意图

一、细胞膜

细胞膜是包围在细胞质表面的一层薄膜，亦称质膜。在电镜下观察，细胞膜呈现出"两暗夹一明"的三层结构，即内、外两层电子密度高，呈深暗色；中间一层电子密度低，呈浅色（图 1-3），膜的总厚度约 7.5nm。细胞内的膜相结构也均有相似的三层结构，因此常称此膜为单位膜。

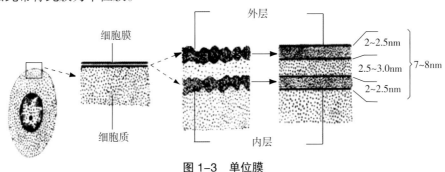

图 1-3　单位膜

细胞膜的化学成分主要是脂质、蛋白质和少量糖类。这些物质分子是如何组装成膜结构的呢？ 1972 年，Singer 和 Nicholson 提出了液态镶嵌模型学说（图 1-4）。该学说认为细胞膜主要由双层排列的脂质分子和嵌入的球状蛋白质构成，并认为脂质分子呈液态，嵌入的蛋白质可做横位移动。液态镶嵌模型显示膜有两个特性：流动性和不对称性，这一结构使细胞膜能完成各种生理功能。

细胞膜不仅维持细胞的完整，而且在细胞与周围环境进行物质交换中起重要作用，可调节和促进细胞的生理功能以及物质代谢活动。

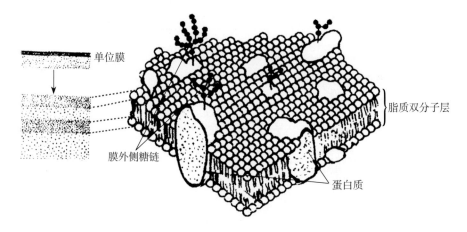

图 1-4 液态镶嵌模型示意图

知识拓展

细胞外被

  细胞外被又称糖萼，指覆盖在细胞膜表面的一层黏多糖物质，它与膜蛋白或膜脂结合形成糖蛋白或糖脂。细胞外被是细胞表面结构的重要组成部分，在细胞识别、通讯联络、免疫应答等方面起着重要的作用。如人红细胞表面的 ABO 血型抗原，就是膜上的一种糖脂。血型的差异主要是糖链中的糖链部分一个糖基的差异，A 型血的糖链末端为 N- 乙酰半乳糖；B 型血为半乳糖；AB 型两种糖基都有，O 型血则缺少这两种糖基。

二、细胞质

  细胞质是细胞膜以内、细胞核以外的部分，包括基质、包含物和细胞器三部分。

  1.**基质** 又称细胞液，是细胞质的基本成分，呈透明黏稠半流动的胶体状态。基质中含有水、无机盐、脂质、糖类、蛋白质、氨基酸和核苷酸等，许多蛋白质是有特定催化功能的酶。基质是细胞进行多种物质代谢的重要场所，也为细胞器提供必需的环境。

  2.**包含物** 包含物是指细胞质内一些不固定的有形成分，如脂滴、糖原、色素和分泌颗粒等。它们有的属于细胞的代谢产物，有的为吞噬物或细胞储存的营养物质，其数量可随细胞的功能状态不同而有所改变。例如进食后肝细胞的糖原因合成而增多，饥饿时糖原因分解而减少。

  3.**细胞器** 细胞器是指悬浮于细胞质基质中具有一定化学组成和形态特征并表现某些特殊功能的结构。其中光镜下可见到的细胞器有：线粒体、高尔基复合体、中心体等；电镜下除看到上述细胞器外，还可以看到内质网、核糖体、溶酶体及细胞骨架（微管、微丝和中间纤维）等细胞器。若把细胞内部比作是一个繁忙的工厂，那么细胞器就是忙碌不停的"车间"，承载着细胞的生长、维持、修复和控制等方面的功能。表 1-1 示细胞质中各细胞器的形态结构和功能。

表 1-1　细胞质内细胞器的形态结构与功能

细胞器	形态结构	功能
核糖体	由 RNA 和蛋白质构成的没有被膜的致密小颗粒	蛋白质合成场所
内质网	粗面内质网（有核糖体附着）	合成和输送蛋白质
	滑面内质网	与合成类固醇激素、解毒及糖、脂代谢有关
高尔基体	由小泡、扁平囊和大泡构成	对蛋白质进行加工、浓缩，形成分泌颗粒或溶酶体
溶酶体	内含丰富酸性水解酶的膜性微小颗粒	消化分解细胞质内衰老的细胞器或被细胞吞噬的异物（如细菌）
过氧化物酶体（微体）	单位膜包裹的内含过氧化氢酶的囊泡状小体	保护细胞
线粒体	杆状、线状或粒状，由双层单位膜围成，外膜有孔，内膜折叠成嵴，含多种酶	对营养物质进行氧化，合成三磷酸腺苷（ATP），为细胞提供能量
细胞骨架	包括微管、微丝、中间纤维	维持细胞的特定形态，参与细胞运动和细胞分裂等
中心体	由中心粒和中心球组成，中心粒是一对互相垂直的短筒状小体	参与细胞分裂

三、细胞核

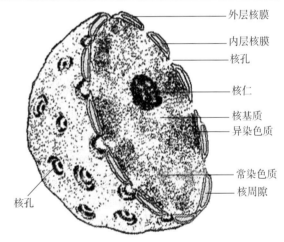

图 1-5　细胞核立体结构模式图

细胞核是遗传信息贮存、复制和转录的场所，是细胞生命活动的控制中心。人体内的细胞除成熟的红细胞外都有细胞核，多数为一个，少数有两个或多个细胞核。细胞核的形态多呈圆形、卵圆形或杆状，少数为不规则形（如分叶核、马蹄形核等）。细胞核的结构包括核膜、核仁、染色质和核基质 4 部分（图 1-5）。

1. **核膜**　是细胞核表面的一层薄膜，对核内物质起保护作用。电镜下，核膜由内、外两层单位膜构成，两层膜之间有间隙称核周隙。外层核膜表面附有核糖体，并与内质网膜延续，因此核周隙与内质网腔相通。核膜上有许多小孔，称核孔，是细胞核和细胞质之间进行物质交换的通道。

2. **核仁**　光镜下，核仁呈圆形或椭圆形，一般为 1～2 个，常偏于核的一侧。电镜下，核仁主要由细丝和颗粒构成，外无膜包被。核仁的化学成分主要是蛋白质和核糖核酸（RNA），其功能是合成核糖体核糖核酸（rRNA），rRNA 与蛋白质的合成有关。

3. **染色质与染色体**　染色质是光镜下所见到的易被碱性染料着色的物质。电镜下，染色质呈细丝状结构，其化学成分主要是 DNA 和蛋白质。DNA 是人体细胞遗传的物质基础。在细胞分裂期，染色质细丝螺旋化，盘曲缠绕成一条条粗棒状的结构，即染色体。

染色质与染色体是同一物质在细胞不同时期的两种表现形式。

　　各种生物的染色体数目恒定，人体细胞有 46 条染色体，组成 23 对。其中 22 对为常染色体，其形态男、女性都一样；另一对为性染色体，决定人类的性别，男性为 XY，女性为 XX。每条染色体由两条纵向排列的染色单体构成，它们借着丝粒相连接。从着丝粒向两端伸出染色体臂，着丝粒的位置决定了染色体的形态（图 1-6）。染色体是遗传物质的载体。

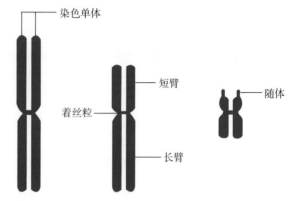

图 1-6　染色体形态结构和类型示意图

　　4. 核基质　又称核液，呈透明胶状物，含水、无机盐、各种蛋白质等，为核内代谢活动提供适宜的环境。

第二节　细胞增殖

　　细胞增殖是细胞生命活动的特征之一，是细胞通过生长和分裂使数目增加的过程。人体的生长发育、细胞更新和损伤后的修复等均是细胞分裂增殖补充的结果。生物细胞分裂方式有三种：无丝分裂、有丝分裂和减数分裂。人体细胞以有丝分裂方式为主。

一、细胞周期概念

　　细胞分裂是有周期性的，即细胞周期，指连续分裂的细胞从上一次细胞分裂结束开始，到下一次细胞分裂结束为止所经历的全过程。

二、细胞周期分期及各期特点

　　细胞周期分期见图 1-7。

（一）分裂间期

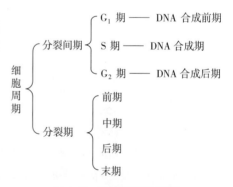

图 1-7　细胞周期示意图

　　1. G_1 期——DNA 合成前期　G_1 期是从上一次细胞分裂完成到 DNA 开始复制的时期。此期的特点是物质代谢活跃，迅速合成 RNA 和蛋白质，细胞体积显著增大。这一期的主要意义在于为下阶段 S 期的 DNA 复制做好物质和能量的准备。

　　2. S 期——DNA 合成期　此期的特点是 DNA 复制，使细胞内 DNA 的含量增加一倍。从 G_1 期进入 S 期是细胞周期的关键时刻，只要 DNA 的复制一开始，细胞增殖活动就会进行下去，直到分成两个子细胞。若在此期干扰细胞的 DNA 复制，则会引起细胞变异和分裂异常。

3. G₂ 期——DNA 合成后期   此期的特点是 DNA 合成终止，但是还有少量 RNA、蛋白质的合成，特别是微管蛋白的合成，为分裂期纺锤丝微管的组装做好进一步的物质准备。

（二）分裂期

分裂期又称有丝分裂期，简称 M 期。这一时期最明显的变化是细胞核中染色体的变化。根据形态变化，人为地将分裂期分为前、中、后、末 4 个时期（图 1-8）。

1. 前期   首先核内染色质通过螺旋化和折叠缩短变粗，形成有明显形态结构的染色体；细胞核膨大，核膜、核仁逐渐消失；已复制好的两对中心粒向两极移动，中间以纺锤丝相连，形成一个梭形纺锤体。

2. 中期   每条染色体已纵裂为两条染色单体，两条染色单体在着丝粒处相连；中心粒已到达两极，纺锤丝与每个染色体着丝粒相连；在纺锤丝的牵引下，染色体排列在

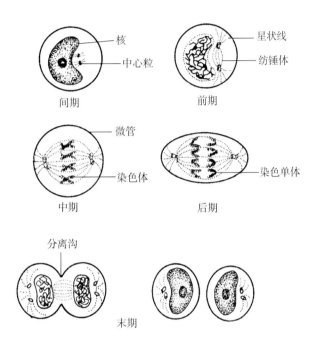

图 1-8   有丝分裂过程示意图

细胞中央的赤道板上。中期染色体的形态结构最清晰、典型，便于观察。

3. 后期   染色体上的着丝粒纵裂，一分为二，原来连接在同一着丝粒上的两条染色单体也随之分开，成为两条子染色体。借纺锤丝的牵引，两组数目、形态结构相同的染色体分别移向两极。

4. 末期   染色体到达两极后就解旋，逐渐恢复成间期松散的染色质；纺锤丝逐渐消失，核仁和核膜重新出现，形成两个新的细胞核。与此同时，细胞膜在中部向内凹陷，将细胞质分割成两等份，形成两个子细胞。

细胞周期是一个连续的动态过程，相互联系，不可分割。在细胞周期中，分裂间期的主要生理意义是合成 DNA，复制两套遗传信息；而分裂期的主要生理意义是通过染色体的形成、分裂和移动，将两套遗传信息准确地分配到两个子细胞中，使子细胞具有与母细胞完全相同的遗传信息，保持遗传的稳定性和特异性。若某个阶段受到干扰，细胞增殖则发生障碍。

抗肿瘤药

    抗肿瘤药能抑制恶性肿瘤细胞的生长，主要原理为肿瘤细胞生长速度快、细胞周期短，抗肿瘤药阻滞其中一期或多期，使肿瘤细胞的细胞周期延长、生长缓慢，达到治疗的目的。但在抑制恶性肿瘤细胞生长的同时，人体内一些分裂速度快、细胞周期短的正常细胞如骨髓造血细胞和毛囊细胞等也受到抑制，从而引起骨髓抑制和脱发等副作用。

第三节　细胞分化、衰老与死亡

一、细胞分化

    人体由多种多样的细胞（如肌细胞、神经细胞、表皮细胞、肝细胞、血细胞等）构成，这些细胞形态结构、生理功能各不相同，但它们都是由同一细胞——受精卵分裂分化而成。

    1.细胞分化的概念　细胞分化是指同一来源的细胞，通过分裂逐渐产生结构和功能上稳定性差异的过程。具体说，在个体发育中，由单个受精卵通过细胞分裂产生的子细胞，合成了特异的蛋白质，因而形态、结构及其生理功能均发生了特殊的改变，产生了多种多样的细胞。人体中有二百二十余种分化了的细胞。

    2.细胞分化的特点

    （1）稳定性　一般来说，分化了的细胞将一直保持分化后的状态，直到死亡。稳定性是细胞分化最显著的特征。

    （2）可逆性　细胞分化是稳定的，不会发生自发逆转。但是在一定条件下，已经分化的细胞可以发生逆转并恢复到胚性细胞状态。如人体已分化的体细胞，在物理、化学、生物、遗传等因素的作用下，恢复分裂能力，形成肿瘤细胞。

    （3）时空性　一个细胞在不同的发育阶段可以有不同的形态和功能，这是时间上的分化；同一种细胞的后代，由于所处的环境不同，可以有相异的形态和功能，这是空间上的分化。时空差异为人体多种组织和器官的形成提供了基础。

    （4）普遍性　细胞分化存在于所有多细胞生物个体发育的过程中。

    3.细胞分化的潜能　在人的一生中，皮肤、小肠和血液等组织需要不断地更新，这个任务是由干细胞完成的。干细胞是一类具有自我更新、高度增殖，并能分化成一种以上细胞的原始细胞。依据分化潜能的不同，干细胞分为全能干细胞、多能干细胞和专能干细胞（图1-9）。

    全能干细胞是能发育成为一个完整个体，具有细胞全能性的干细胞，如受精卵和人体8~16细胞前的卵裂球中任一细胞。多能干细胞是具有分化成多种组织细胞的能力，但无法发育成完整个体，发育潜能受到限制的干细胞，如骨髓造血干细胞、间充质干细胞等。专能干细胞是只能向单一方向分化，形成一种类型细胞，能完成组织自我更新的

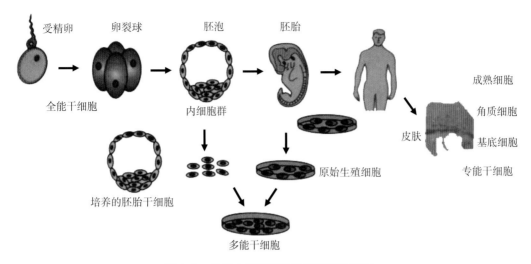

受精卵　　卵裂球　　胚泡　　胚胎

全能干细胞　　内细胞群

培养的胚胎干细胞　　原始生殖细胞

多能干细胞

成熟细胞

角质细胞

皮肤　基底细胞

专能干细胞

图 1-9　发育中不同阶段的干细胞示意图

干细胞，如神经干细胞、表皮干细胞等。

二、细胞衰老

细胞衰老也称细胞老化，是指细胞在正常环境条件下发生的细胞生理功能和增殖能力减弱以及形态发生改变，并趋向死亡的现象。

一般来说，细胞的衰老有如下特征：细胞的水分减少；细胞内酶活性降低；色素、钙及各种惰性物质在细胞内积累；细胞呼吸速率减缓以及细胞核固缩、染色加深等。

对人类而言，细胞的衰老和机体的衰老不是一个概念，机体的衰老并不等于所有细胞的衰老；反之，个别细胞，甚至机体局部许多细胞的衰老死亡并不影响机体的寿命。但是细胞衰老与机体衰老有着密切的联系，细胞衰老是机体衰老和老年病发病的基础。

知识拓展

体外培养细胞的寿命与个体寿命

1961 年，Leonard Hayflick 发现：动物体细胞在体外可传代的次数是有限的，并且与物种的寿命呈正相关，与个体的年龄呈负相关，称为 Hayflick 界限。

物种	成纤维细胞传代数	个体最长寿命（年）
龟	90 ~ 125	175
小鼠	14 ~ 28	3.5
人胚胎	40 ~ 60	110
出生到 15 岁	20 ~ 40	—
15 岁	10 ~ 30	—
早老病患者	2 ~ 10	10 ~ 20

三、细胞死亡

细胞死亡是细胞衰老的最终结果，是细胞生命现象不可逆的停止。

细胞死亡有细胞坏死和细胞凋亡两种类型：

1. 细胞坏死　是由外部的化学、物理或生物因素的侵害造成的细胞损伤而导致的死亡，又称细胞被动性死亡。细胞坏死时，细胞膜破裂，细胞解体，引起周围组织产生炎症反应并对其他细胞产生破坏作用。

2. 细胞凋亡　是由一系列细胞代谢变化而引起的细胞自我毁灭，就像树叶或花的自然凋落一样，又称程序性细胞死亡，是在生理或病理条件下由基因控制的自主有序的死亡过程。细胞凋亡时，染色质凝集，核固缩，细胞膜内陷，形成凋亡小体，继而被周围细胞消化、吸收。

细胞凋亡与细胞分裂、分化一样是最基本的生理现象，是机体生存和发育的基础。通过细胞凋亡可以消除多余的、发育不正常的细胞，清除已经丧失功能并逐渐退化的和对机体有害的细胞，从而保证机体正常的生命活动。如健康成人的骨髓和肠组织中，每小时约有 10 亿个细胞凋亡。如果细胞凋亡过程受到破坏，可导致人体产生感染性疾病、自身免疫性疾病，甚至肿瘤。所以说，细胞凋亡是个体发育、组织更新、衰老死亡不可缺少的重要过程。

复习题

1. 细胞的基本结构有哪三部分？
2. 细胞质内有哪些细胞器，各有何功能？
3. 简述细胞核的结构与功能。
4. 简述细胞周期的概念。
5. 什么是细胞分化？细胞死亡有哪几种类型？

思考题

以液态镶嵌模型学说简述细胞膜的基本结构。

第二章 基本组织

 本章导学

人体有四大类基本组织，即上皮组织、结缔组织、肌组织、神经组织。这四类组织是构成人体器官的基本成分，故又称基本组织。

第一节 上皮组织

上皮组织简称上皮，由大量形态较规则、排列紧密的上皮细胞和极少量的细胞间质构成。大部分上皮组织呈薄膜状覆盖于人体外表面或衬贴在体内各种管、腔和囊的内表面，称为被覆上皮，具有保护、吸收、分泌和排泄等功能。按其分布及功能的不同，分为被覆上皮、腺上皮、特殊上皮（感觉上皮）三大类。

一、被覆上皮

（一）被覆上皮的结构特点

被覆上皮覆盖于身体表面、某些实质性器官的表面或衬贴在有腔器官的腔面。其共同的特点是：①细胞多，细胞间质少，细胞排列紧密呈层或膜状；②上皮细胞有极性，朝向体表或管腔的一面称为游离面，与其相对的一面称为基底面，基底面与深部的结缔组织相连接；③上皮组织一般无血管，上皮组织的营养由深层的结缔组织供给。

（二）被覆上皮的分类

被覆上皮按细胞的排列层次和形态的不同分为以下几类（表2-1）：

表2-1 被覆上皮的类型及主要分布

被覆上皮	类型	主要分布
单层上皮	单层扁平上皮	内皮：心脏、血管和淋巴管 间皮：胸膜、腹膜和心包膜
	单层立方上皮	甲状腺滤泡、肾小管
	单层柱状上皮	胃、小肠、胆囊、子宫、输卵管
	假复层纤毛柱状上皮	气管、支气管等呼吸道

续　表

被覆上皮	类型	主要分布
复层上皮	复层扁平上皮	未角化型：口腔、咽、食管、肛门和阴道
		角化型：皮肤的表皮
	变移上皮	肾盂、输尿管和膀胱等泌尿道

1.单层扁平上皮　又称单层鳞状上皮，由一层扁平细胞构成。从表面看，细胞呈多边形，似鱼鳞状；从侧面看，细胞连成线状，细胞扁薄，核椭圆形，位于细胞中央，胞质少。按分布部位不同分为：①内皮，分布于心脏、血管和淋巴管腔面的单层扁平上皮，薄而光滑，有利于物质交换及血液和淋巴的流动；②间皮，分布于胸膜、腹膜和心包膜表面的单层扁平上皮，光滑湿润，能分泌浆液，减少器官活动时的摩擦，有利于器官的活动（图2-1）。

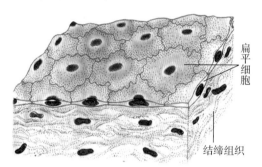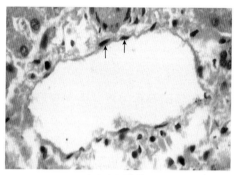

↑内皮细胞核

图2-1　单层扁平上皮

想一想

被覆上皮结构特点：细胞多，间质少；有极性，分两面（游离面、基底面）；无血管。

2.单层立方上皮　由一层立方形细胞构成。从表面看，细胞呈多边形；从侧面看，细胞呈立方形，核圆形，位于细胞中央。它分布在甲状腺滤泡、肾小管等处，具有吸收和分泌的功能（图2-2）。

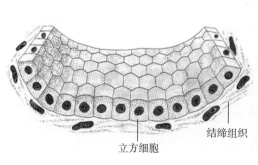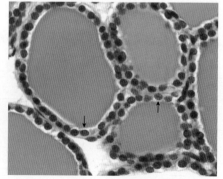

↑↓立方上皮细胞

图2-2　单层立方上皮

3.单层柱状上皮　由一层柱状细胞紧密排列而成。从侧面看，细胞呈柱状，核长椭圆形，位于细胞的基底部。它分布在胃、小肠、胆囊、子宫、输卵管等器官的腔面。具有吸收和分泌的功能。分布在胃、肠的单层柱状上皮的细胞之间夹有杯状细胞，形似高脚酒杯，能分泌黏液，黏液有润滑及保护上皮的作用（图 2-3）。

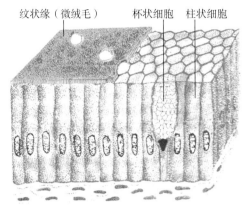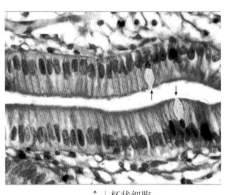

↑↓杯状细胞

图 2-3　单层柱状上皮

4.假复层纤毛柱状上皮　由柱状细胞、梭形细胞、锥形细胞、杯状细胞紧密排列而成。柱状细胞数量最多，游离面有纤毛。从侧面看，各种细胞高矮不等，各细胞核参差不齐，看起来似多层细胞，但所有细胞的基底面都附着于基膜上，实为单层，故称为假复层纤毛柱状上皮。它分布在气管、支气管等呼吸道黏膜，杯状细胞分泌黏液能黏附尘粒，对呼吸道有清洁保护作用（图 2-4）。

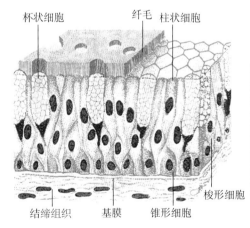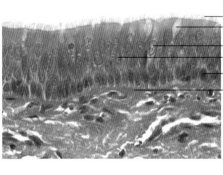

图 2-4　假复层纤毛柱状上皮

5.复层扁平上皮　又称复层鳞状上皮，由多层细胞紧密排列构成。表面为数层扁平鳞状细胞，中间为数层多边形细胞，基底为一层低柱状或立方形细胞，附着于基膜上。分布：①皮肤的表皮，其表层细胞核消失，细胞质内充满大量角蛋白，为角化型；②口腔、咽、食管、肛门和阴道，其表层细胞湿润、不角化，为非角化型。该上皮具有耐摩擦、抗磨损、保护、修复的功能（图 2-5）。

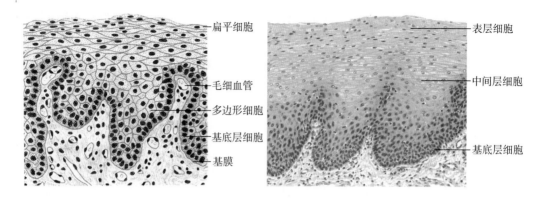

图 2-5 复层扁平上皮

6.变移上皮 又称移行上皮，由多层细胞构成，细胞的形态和层数可随器官的胀缩而改变，因此得名。该上皮分布于肾盂、输尿管和膀胱等泌尿道的黏膜（图 2-6）。

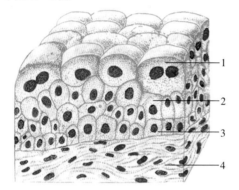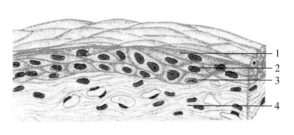

1. 表层细胞；2. 中间层细胞；3. 基底层细胞；
4. 结缔组织

1. 表层细胞；2. 中间层细胞；3. 基底层细胞；
4. 结缔组织

图 2-6 变移上皮

知识拓展

变移上皮

膀胱空虚时，变移上皮细胞层数增多、体积增大，上皮变厚，表层细胞呈立方形；当膀胱充盈时，细胞层数减少，表层细胞变成扁平状。

二、腺上皮和腺

以分泌功能为主的上皮称为腺上皮。以腺上皮为主要成分构成的器官称为腺。腺分为两种：

1.**外分泌腺** 外分泌腺为有管腺，由分泌部和导管组成。腺的导管直接开口于相应器官腔面或皮肤表面，分泌物经导管排出，如唾液腺和汗腺（图 2-7A）。

2. 内分泌腺 　内分泌腺为无管腺，其分泌物称激素，经血液或淋巴液输送，如肾上腺、甲状腺、垂体等（图 2-7B）。

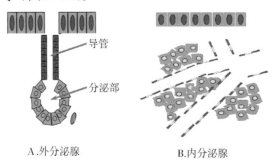

A.外分泌腺　　　　　　　B.内分泌腺

图 2-7　腺

三、上皮组织的特殊结构

1. 上皮细胞的游离面

（1）微绒毛　是上皮细胞的细胞膜和细胞质共同向游离面伸出的细小指状突起，其内含有微丝。微绒毛可扩大细胞的表面积，有利于细胞对物质的吸收。分布在小肠上皮细胞的微绒毛为纹状缘，肾近曲小管上皮细胞的微绒毛为刷状缘（图 2-8）。

（2）纤毛　是细胞膜和细胞质共同形成的指状突起，比微绒毛粗长。纤毛可定向地节律性摆动，有利于清除黏附在细胞表面的分泌物或细小的异物（图 2-4）。

2. 上皮细胞的侧面

上皮细胞的相邻面存在特殊构造的细胞连接，连接形式主要有以下几种（图 2-8，表 2-2）：

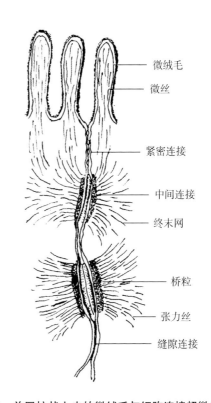

图 2-8　单层柱状上皮的微绒毛与细胞连接超微结构图

表 2-2　上皮细胞相邻面的连接形式

连接形式	位置	功能
紧密连接	细胞侧面近顶端	封闭细胞间隙，防止大分子物质进入
中间连接	细胞侧面紧密连接下方	黏附相邻细胞，保护细胞形态
桥粒	中间连接的深部	固定、支持，见于易受摩擦部位
缝隙连接	细胞深部	细胞之间物质交换、信息传递

3. 上皮细胞的基底面 基底面连有基膜。基膜是位于上皮细胞的基底面与结缔组织之间的一层薄膜，除具有支持和连接作用外，还是半透膜，有利于物质交换。

第二节 结缔组织

结缔组织由少量细胞和大量细胞间质构成。结缔组织的主要特点是：①细胞少，细胞间质多，包括基质和纤维；②细胞散在于间质中，无极性分布；③一般都有血管。基质的状态随各种不同的结缔组织而异，有液体状、胶体状和固体状等。纤维包埋在基质中。结缔组织在人体内分布广泛，具有连接、支持、营养、保护、修复和防御等功能。结缔组织包括固有结缔组织、软骨组织、骨组织、血液4类（表2-3）。

表2-3 结缔组织分类及分布

类型	基质状态	分类	分布
固有结缔组织	胶体状	疏松结缔组织	细胞、组织、器官之间，器官内
		致密结缔组织	皮肤的真皮、器官被膜、腱、韧带
		脂肪组织	皮下组织、器官之间、器官内
		网状组织	淋巴组织、淋巴器官、骨髓
软骨组织	固体状		气管、肋软骨、会厌
骨组织	固体状		骨骼
血液	液体状		心脏、血管

一、固有结缔组织

固有结缔组织即通常所说的结缔组织，它在人体内的分布极为广泛，分为4类。

（一）疏松结缔组织

疏松结缔组织广泛分布于器官之间、组织之间和细胞之间。其结构特点是基质丰富，细胞种类多而分散，纤维少、排列疏松，整个组织松软，状如蜂窝，故又称蜂窝组织。它具有连接、支持、营养、防御、保护和修复等功能（图2-9）。

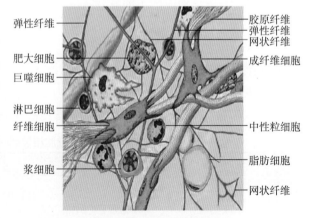

图2-9 疏松结缔组织

知识拓展

蜂窝织炎

　　蜂窝织炎是皮下、筋膜下、肌肉间或深部疏松结缔组织的急性弥漫性化脓性感染。致病菌多为溶血性链球菌，其次是金黄色葡萄球菌，亦可为厌氧菌。炎症可向四周扩散，应及时给予足量的抗生素治疗。

1. 细胞

（1）成纤维细胞　　是疏松结缔组织中的主要细胞。细胞扁平有突起，细胞核较大，椭圆形，着色浅，核仁明显；细胞质内有丰富的粗面内质网和高尔基复合体。成纤维细胞具有合成纤维和基质的功能，在创伤修复中起重要作用。

（2）巨噬细胞　　细胞呈圆形或有突起的不规则形；核小，染色深；细胞质内含有丰富的溶酶体、吞噬体、吞饮小泡。巨噬细胞具有活跃的变形运动能力，能聚集在病灶部位；有吞噬作用，可吞噬异物、细菌和衰老的细胞；参与免疫应答的调节。

（3）浆细胞　　细胞为圆形或椭圆形；核较小，常偏于一侧；染色质呈粗块状，沿核膜呈车轮状排列；细胞质内有丰富的粗面内质网和发达的高尔基复合体。浆细胞能合成和分泌免疫球蛋白（即抗体），参与体液免疫。浆细胞主要分布于消化道、呼吸道的黏膜中，正常时少见，慢性炎症时数量较多。

（4）肥大细胞　　细胞呈圆形、卵圆形；核小而圆，位于细胞中央；细胞质内充满异染性颗粒，颗粒内含肝素、组胺等活性物质。肝素有抗凝血作用；组胺可使小支气管平滑肌痉挛，毛细血管通透性升高，造成全身或局部的过敏性反应，如支气管哮喘、麻疹等。

（5）脂肪细胞　　细胞较大，呈圆形或椭圆形。成熟脂肪细胞的胞质内充满脂滴，核被挤到细胞一侧。在制切片时脂滴被溶解呈空泡状。它具有合成、储存脂肪和参与脂质代谢的功能。

（6）未分化的间充质细胞　　在炎症或创伤时能转化为成纤维细胞和脂肪细胞，或血管壁的平滑肌和内皮细胞。

2. 纤维　　埋于基质中，包括胶原纤维、弹性纤维和网状纤维三种。

（1）胶原纤维　　是主要的纤维成分，数量最多，新鲜时呈白色，故又称白纤维。HE 染色呈粉红色，纤维粗细不一，呈波浪状弯曲，并相互交织成网。胶原纤维韧性大，抗拉力强。

（2）弹性纤维　　数量较少，新鲜时呈黄色，故又称黄纤维。纤维较细，有分支，弹性纤维富有弹性，但韧性差。

（3）网状纤维　　数量最少，用银染色可将网状纤维染成棕黑色，故又称嗜银纤维。纤维细短且分支较多，彼此交织成网。这种纤维主要分布在造血器官、淋巴器官等处。

3. 基质　　呈凝胶状，具有一定黏性。其化学成分主要是蛋白多糖和水，可限制病菌蔓延和毒素扩散，起到屏障作用。此外，基质中含有从毛细血管动脉端渗出的液体，称组织液。组织液是细胞和血液之间进行物质交换的场所。

（二）致密结缔组织

致密结缔组织的主要特点是细胞和基质少，胶原纤维量多而粗大，排列致密。细胞主要是成纤维细胞。致密结缔组织根据纤维分布的特点分为：①不规则的致密结缔组织，分布于皮肤的真皮、硬脑膜、巩膜及器官的被膜。②规则的致密结缔组织，主要分布于肌腱、腱膜、韧带等处。该组织具有连接、支持和保护作用（图 2-10）。

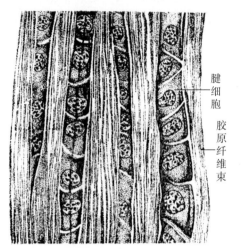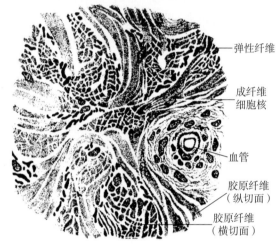

图 2-10　致密结缔组织

（三）脂肪组织

脂肪组织主要由大量脂肪细胞聚集而成，并被少量疏松结缔组织分隔成许多脂肪小叶。脂肪组织分布于皮下、肠系膜、网膜、肾周围等处，具有储存脂肪、维持体温、缓冲机械性外力、参与物质代谢、支持和保护作用（图 2-11）。

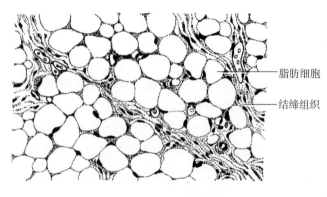

图 2-11　脂肪组织

知识拓展

脂肪组织与肥胖病

当人体进食热量多于消耗热量时，多余热量以脂肪形式储存于体内，其量超过正常生理需要量，且达一定值时逐演变为肥胖症。肥胖的人比正常体重的人更易患糖尿病、肝脏脂质沉积综合征、高血压、心脏病、胆结石、泌尿系统疾病等。

（四）网状组织

网状组织由网状细胞、网状纤维和基质组成。网状细胞为多突起的星状细胞，有产生网状纤维的功能。网状组织不单独存在，而是构成造血组织、淋巴组织的基本成分，为血细胞的发生和淋巴细胞的发育提供适宜的微环境（图2-12）。

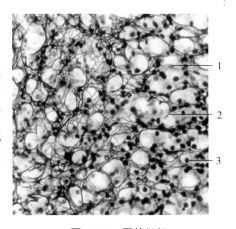

图 2-12 网状组织
1. 网状细胞；2. 网状纤维；3. 淋巴细胞

二、软骨和骨

（一）软骨和软骨组织

软骨组织由软骨细胞和细胞间质构成。软骨组织与包绕其周围的软骨膜构成软骨。软骨膜为致密结缔组织膜，对软骨组织有营养、保护和促进生长发育等作用。

1. 软骨组织的一般结构

（1）细胞间质 由软骨基质和纤维构成。软骨基质呈凝胶状半固体，主要成分为蛋白多糖和水。纤维包埋在软骨基质中，使软骨具有韧性和弹性。

（2）软骨细胞 软骨细胞包埋于软骨基质中，其所处的腔隙称软骨陷窝。软骨细胞的形态与其发育成熟度有关。靠近软骨处的软骨细胞扁而小，常单个分布，为幼稚细胞；靠近软骨中央部的软骨细胞大而圆，并数个聚集成群，为成熟细胞。

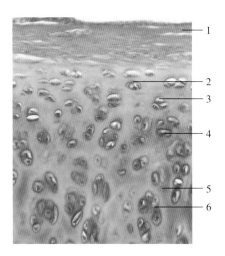

图 2-13 透明软骨
1. 软骨膜；2. 软骨囊；3. 软骨陷窝；
4. 软骨细胞；5. 软骨基质；6. 同源细胞群

2. **软骨的分类** 根据软骨基质中所含纤维成分的不同，可将软骨分为透明软骨、弹性软骨和纤维软骨 3 种类型（图 2-13，图 2-14，表 2-4）。

表 2-4 软骨的分类及分布

	结构特点	分布
透明软骨	含胶原纤维，其折光率与基质一致	呼吸道、关节、肋
弹性软骨	含有大量交织分布的弹性纤维，具有弹性	耳郭、外耳道、咽鼓管和会厌
纤维软骨	含有大量呈平行或交错排列的胶原纤维束，韧性好	椎间盘、关节盂、关节盘、耻骨联合

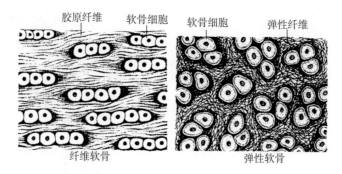

胶原纤维　软骨细胞　　软骨细胞　　弹性纤维

纤维软骨　　　　　　　弹性软骨

图 2-14　纤维软骨和弹性软骨

（二）骨组织和骨

骨由骨组织、骨膜及骨髓等构成。骨组织是骨的主要成分。人体内的钙约 99% 以钙盐的形式沉积在骨组织中，所以骨是人体最大的钙库。

1.骨组织的一般结构　骨组织主要由钙化的细胞间质和骨细胞组成（图2-15）。

（1）细胞间质　又称骨基质，由有机物和无机物两种成分构成。有机物含量少，主要为胶体纤维；无机物又称骨盐，含量较多，主要成分是呈细针状的羟基磷灰石结晶。在骨组织中，骨胶原纤维被黏合在一起，并有钙盐沉积形成薄板状的结构，称骨板。骨板间或骨板内有许多小腔，称骨陷窝；由陷窝向四周发出放射状的小管称骨小管。相邻陷窝的骨小管可以互相连通。骨板是骨质的基本结构形式，它使骨质具有很强的支持作用，并能承受各方面的压力。

（2）骨细胞　是一种扁椭圆形的星形细胞，有许多细长突起，呈蜘蛛状。

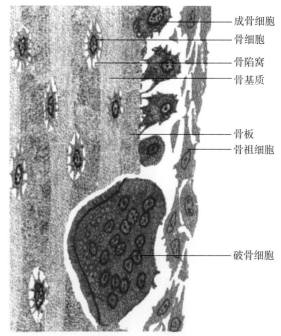

成骨细胞
骨细胞
骨陷窝
骨基质

骨板
骨祖细胞

破骨细胞

图 2-15　骨组织结构

骨细胞的胞体位于骨陷窝内，其突起则伸入骨小管内。相邻骨细胞借突起相互接触。在骨陷窝和骨小管内含有组织液，可使骨细胞从中得到营养并排出代谢产物。

2.骨密质和骨松质的结构特点　骨组织形成骨密质和骨松质两种形式，两者微细结构上的区别在于骨板的排列方式不同。现以长骨为例说明其结构特点（图2-16）：

（1）骨密质　结构致密，分布于骨的表层和长骨的骨干。骨密质的骨板排列有 3 种类型：①环骨板：略呈环形，包括内环骨板和外环骨板，构成骨密质内、外层。②骨单位：又称哈弗斯系统，位于内、外环骨板之间，由一条纵行的中央管和以中央管为中心呈同心圆排列的数层骨板组成，是长骨密质的主要结构单位。③间骨板：位于骨单位之间，为形状不规则的骨板。

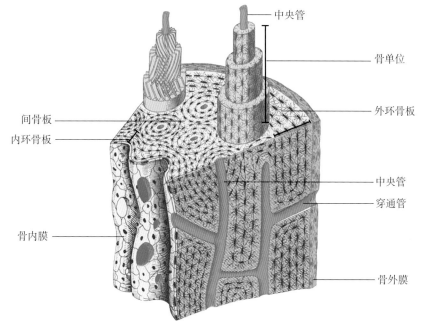

图 2-16　长骨结构模式图

（2）骨松质　大多分布在长骨两端的骨骺部，由许多细片状或针状的骨小梁交织而成，呈疏松海绵状，空隙内含有红骨髓、血管和神经。骨小梁由不规则骨板及骨细胞构成。

第三节　肌　组　织

肌组织主要由有收缩功能的肌细胞构成，肌细胞之间有少量的结缔组织及丰富的血管、淋巴管和神经等。肌细胞细长呈纤维状，又称肌纤维，其细胞膜称为肌膜，细胞质称肌浆。肌浆内含有许多细丝状的肌原纤维，肌原纤维是肌纤维收缩和张力的主要物质基础。据结构和功能特点，可将肌组织分为骨骼肌、心肌和平滑肌三类。

一、骨骼肌

骨骼肌因附着于骨骼而得名，主要分布于头、颈、躯干和四肢。骨骼肌收缩快而有力，并受人的意识支配，属随意肌。骨骼肌由平行排列的骨骼肌纤维组成，表面有结缔组织膜包绕，膜中含有丰富的血管、淋巴管、神经，对肌组织起支持、营养和保护的作用。

（一）骨骼肌纤维的一般结构

骨骼肌纤维呈细长圆柱状，长短不一。细胞核呈扁椭圆形，数量多，可达几十甚至几百个，位于细胞的周围，紧贴肌膜的深面。肌浆内含有大量与细胞长轴平行排列的肌原纤维（图 2-17）。

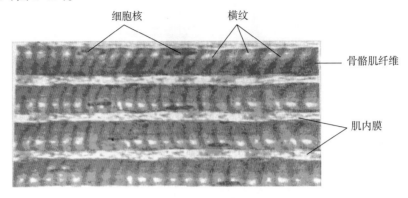

细胞核　　　横纹

骨骼肌纤维

肌内膜

图 2-17　骨骼肌

　　肌原纤维呈细丝状，每条肌原纤维内有着色浅的明带和着色深的暗带，两者交替排列。由于每条肌纤维内的所有肌原纤维的明带、暗带互相对齐，排列在同一平面上，所以肌纤维呈现出明暗相间的横纹，故称横纹肌。肌原纤维上的明带又称 I 带，暗带又称 A 带。A 带的中部有一条较明亮的窄带，称 H 带。H 带的中央还有一条深色的 M 线。在 I 带的中央有一条深色的细线，称 Z 线。相邻两条 Z 线之间的一段肌原纤维称肌节，每个肌节包括 1/2 I 带 +A 带 +1/2 I 带。肌节是肌原纤维结构和功能的基本单位（图 2-18）。

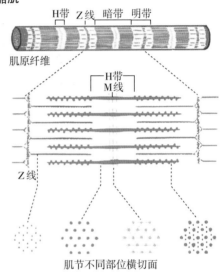

H带　Z线　暗带　明带

肌原纤维

H带
M线

Z线

肌节不同部位横切面

图 2-18　骨骼肌纤维逐级放大示意图

（二）骨骼肌纤维的超微结构（图 2-19）

　　1.肌原纤维　在电镜下，肌原纤维由粗、细两种肌丝有规律地平行排列组成。粗肌丝位于肌节的 A 带，中央借 M 线固定，两端游离。粗肌丝的两端有伸向周围的许多小突起，称横桥。细肌丝一端固定于 Z 线，另一端插入粗肌丝之间，直达 H 带的边缘。当肌纤维收缩时，粗肌丝牵拉细肌丝，细肌丝朝 M 线方向滑行，于是肌节变短。

　　2.横小管　是肌膜向肌浆内凹陷所形成的横行小管，与肌纤维长轴垂直，位于 A 带和 I 带的交界处。同一平面内的横小管分支吻合，并环绕在每条肌原纤维周围。横小管可将肌膜的兴奋传入肌纤维的内部。

　　3.肌浆网　又称纵小管，是肌纤维内特化的滑面内质网。它位于横小管之间，呈纵向排列包绕在每条肌原纤维的周围，故称纵小管。肌浆网在靠近横小管处横向膨大，并彼此连接成环形扁囊，称为终池。终池与横小管紧密相贴，但并不相通。每条横小管及其两侧的终池合称为三联体。肌浆网的功能是储存 Ca^{2+} 并调节肌浆中 Ca^{2+} 的浓度。

Ca^{2+} 在肌纤维收缩过程中起重要作用。

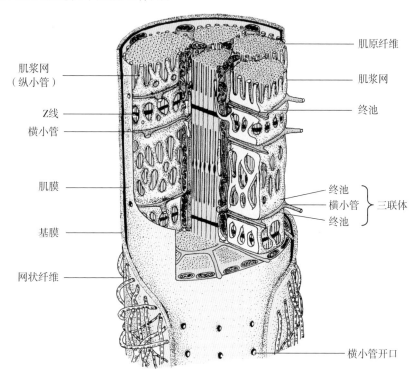

图 2-19 骨骼肌纤维的肌原纤维与肌管系统

体育锻炼与肌纤维的变化

体育锻炼能促进体内组织细胞功能和代谢增强，机体肌肉发达，主要是骨骼肌纤维增粗、增长。锻炼可引起肌纤维内的肌丝和肌原纤维数量增多，肌节增长，线粒体和糖原增多。肌纤维外的毛细血管和结缔组织细胞增多。坚持体育锻炼，对骨骼、肌肉、关节和韧带都会产生良好的影响。

二、心肌

心肌分布于心脏及其邻近心脏的大血管根部。心肌具有自动节律性收缩的特点，收缩持久而不易疲劳。其收缩不受意识控制，属不随意肌。

（一）心肌纤维的一般结构

光镜下，心肌纤维呈短圆柱状，有分支并互相连接成网。心肌纤维的连接处有一条染色较深的带状结构，称为闰盘。在纵切的 HE 染色标本中，闰盘呈着色较深的横行或阶梯状粗线。心肌纤维一般有 1 个卵圆形的核，位于细胞中央，心肌有明暗相间的横纹，但不如骨骼肌明显（图 2-20）。

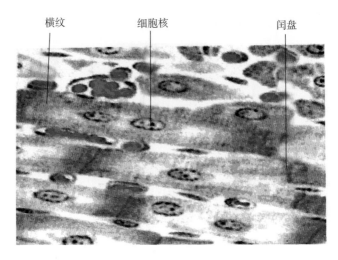

图 2-20　心肌

（二）心肌纤维的超微结构

电镜下，心肌纤维的超微结构与骨骼肌纤维相似，也含有粗、细两种肌丝及其组成的肌节（图 2-21）。有如下特点：①肌原纤维不明显、粗细不等，肌丝被大量纵行排列的线粒体分隔。②横小管较粗，位于 Z 线水平。③肌质网不发达，终池较小而少，横小管多与一侧的终池紧贴形成二联体。④闰盘位于 Z 线水平，除连接作用外，还有利于细胞间的信息传导，保证心肌纤维同步收缩。⑤构成心房的心肌纤维还有内分泌功能，可分泌心钠素，具有排钠、利尿、扩张血管和降低血压的作用。

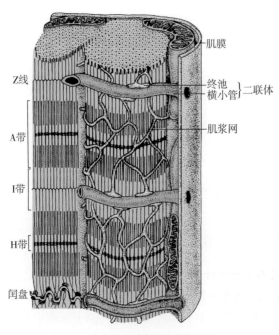

图 2-21　心肌纤维的超微结构

三、平滑肌

平滑肌由平滑肌纤维构成，广泛分布于血管壁和许多内脏器官，收缩缓慢而持久，不受意识控制，属不随意肌。平滑肌纤维呈长梭形，无横纹；细胞核一个，呈长椭圆形或杆状，位于细胞中央。平滑肌纤维在不同的器官内长短不一，短的仅 20μm（如小血管壁），长的可达 500μm（如妊娠子宫平滑肌）。平滑肌纤维多成层排列，但相邻肌层内平滑肌纤维的排列方向不同，两肌层之间有结缔组织、血管、神经等；在同一层内，每个肌纤维的中部与邻近肌纤维两端的细部互相嵌合，因此在横切面上肌纤维的直径粗细不等，有的可见细胞核，有的未见细胞核（图 2-22）。

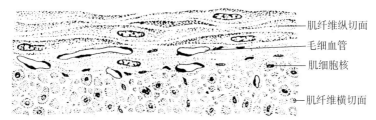

肌纤维纵切面
毛细血管
肌细胞核
肌纤维横切面

图 2-22　平滑肌

表 2-5　三种肌纤维比较

名称	形状	细胞核	横纹	闰盘	分支
平滑肌	细长梭形	一个，细胞中央	无	无	无
骨骼肌	细长圆柱状	多个，细胞周边	有，明显	无	无
心肌	短圆柱形	一个，细胞中央	有，不明显	有	有

第四节　神经组织

神经组织由神经细胞和神经胶质细胞组成。神经细胞是神经系统的结构和功能单位，又称神经元。它具有感受刺激、整合信息和传导冲动的功能，有些神经元还具有内分泌功能。神经胶质细胞对神经元起支持、绝缘、保护和营养等作用。

一、神经元

（一）神经元的形态结构

神经元为多突起细胞，形态多种多样，大小不一，基本形态分胞体和突起两部分。

1.胞体　神经元胞体是神经元的营养和代谢中心，其形态多样，有圆形、梭形、锥体形和星形等（图 2-23）。细胞膜是神经元表面的薄膜，能接受刺激、传导冲动，为可兴奋膜。细胞核大而圆，位于胞体中央，染色浅，核仁大而明显（图 2-24）。细胞质内有多种细胞器，其中特殊的有：①尼氏体：又称嗜染质，是细胞质内一种嗜碱性物质，呈颗粒状或小块状。电镜下，尼氏体是由发达的粗面内质网和游离核糖体构成，具有活跃的合成蛋白质和神经递质的功能。②神经原纤维：在银染色的切片中，神经原纤维呈棕黑色细丝，相互交织成网，并伸入轴突和树突内。神经原纤维构成神经元的细胞骨架，参与细胞内的物质转运。

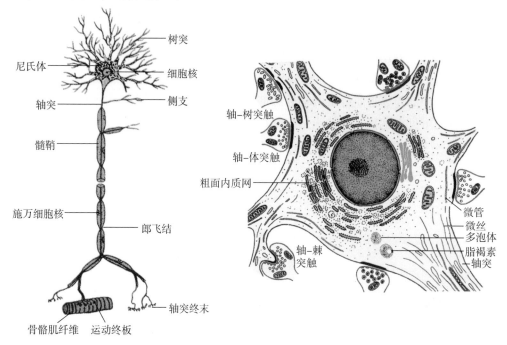

| 图 2-23　神经元模式图 | 图 2-24　神经元结构 |

2. 突起　由神经元的细胞膜和细胞质向表面突出形成，分树突和轴突两种。

（1）树突　每个神经元有一至多个树突。树突的起始部较粗，经反复分支而变细，呈树枝状。在树突的分支上常见许多棘状的小突起，称突棘。树突棘扩大了接受刺激的表面积。树突的主要功能是接受刺激，并将神经冲动传给胞体。

（2）轴突　每个神经元只有一个轴突。短者几微米，长者可达 1m 以上。轴突的表面光滑，细而长，可有侧支及终末分支。轴突的起始处长，呈圆锥形，称轴丘，其内无尼氏体。轴突的主要功能是将神经冲动由胞体传向其他神经元或效应器。

（二）神经元的分类

1. 按神经元突起的数目分类　①多极神经元：具有一个轴突和多个树突。②双极神经元：具有一个轴突和树突。③假单极神经元：由胞体发出一个突起，但离胞体不远处，突起随即分为两支。一支分布到周围组织或器官称周围突，即树突；另一支进入脑或脊髓称中枢突，即轴突（图 2-25）。

2. 按神经元的功能分类　①感觉神经元：又称传入神经元，它能接受体内、外的刺激，并将信息传向中枢，多为假单极神经元。②运动神经元：又称中间神经元，它能将中枢产生的神经冲动传至肌细胞和腺细胞，从而引起肌细胞的收缩和腺体的分泌，一般为多极神经元。③联络神经元：又称中间神经元，介于感觉神经元与运动神经元之间，多为多极神经元，起信息加工和传递的作用。

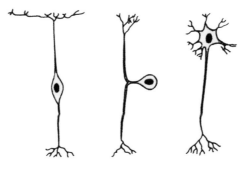

视网膜双　　脊神经节假　　脊髓前角多
极神经元　　单极神经元　　极神经元

图 2-25　神经元分类（按数目分类）

神经组织的再生

神经元成熟后就不再具有分裂和增殖能力。保持良好的营养及避免不良刺激，神经元能终生存活并发挥作用。脑和脊髓的神经细胞被破坏后不能再生，由神经胶质细胞增生修复，形成胶质瘢痕。外周神经损伤后，若与其相连的神经细胞胞体存活，则可完全再生。

（三）突触

突触是神经元与神经元或神经元与效应细胞相接触所形成的特殊结构。突触是兴奋传递的主要部位，神经元与神经元或神经元与效应细胞必须通过相互间的衔接组成神经传导通路（反射弧），才能完成神经系统的各种活动。突触的种类很多，根据神经元之间接触部位的不同，常见的有轴–树突触、轴–棘突触和轴–体突触（图 2-24）。神经冲动只有通过突触，才能由一个神经元传给另一个神经元。

根据神经冲动传递的方式，突触可分为化学性突触和电突触两大类。电突触即缝隙连接，神经元之间以电流作为信息载体。化学性突触以化学物质（神经递质）作为传递信息的媒介，是通常所说的突触。电镜下观察，化学性突触由突触前部、突触间隙和突触后部三部分构成（图 2-26）。①突触前部：是轴突末端的球形膨大部分，该处的轴膜为突触前膜，突触前膜胞内质含有许多突触小泡和线粒体等，突触小泡内含多种神经递质。②突触后部：是与突触前部相对应的树突或胞体的部分，与突触前膜相接触的细胞膜为突触后膜，膜上具有特异性的接受神经递质的受体。③突触间隙：是突触前膜和突触后

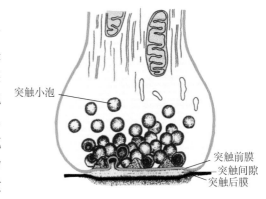

突触小泡

突触前膜
突触间隙
突触后膜

图 2-26　化学性突触的超微结构

膜之间的狭小间隙，间隙宽 15 ~ 30nm。

一个神经元可以通过突触把信息传递给许多其他神经元或效应细胞。当神经冲动传至突触前膜时，突触小泡移向突触前膜并与之融合，通过胞吐作用将神经递质释放到突触间隙内，并与突触后膜上的相应受体结合，从而引起突触后神经元的兴奋或抑制。所以，突触是神经冲动单向传导的重要结构。

二、神经胶质细胞

神经胶质细胞广泛分布于神经系统中，其种类多，形态功能各不相同。神经胶质细胞与神经元一样具有突起，但无树突和轴突之分，亦不具有产生和传导神经冲动的功能。神经胶质细胞根据所在位置的不同分为中枢神经系统的神经胶质细胞和周围神经系统的神经胶质细胞（图 2-27）。

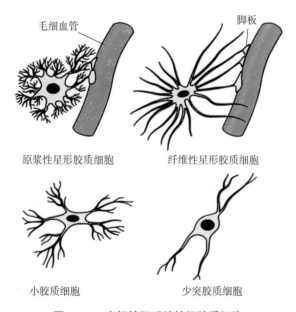

原浆性星形胶质细胞   纤维性星形胶质细胞

小胶质细胞   少突胶质细胞

图 2-27　中枢神经系统神经胶质细胞

1. 中枢神经系统的神经胶质细胞　中枢神经系统的神经胶质细胞有 4 种类型，即星形胶质细胞、少突胶质细胞、小胶质细胞和室管膜细胞。星形胶质细胞有些胞突末端扩大形成脚板，贴附在毛细血管壁上，构成血脑屏障的神经胶质膜。脑的毛细血管与其他器官的毛细血管不同，它能限制多种物质进入脑组织，因此认为血液与脑组织之间存在一种血脑屏障。此血脑屏障由脑毛细血管内皮细胞、基膜和神经胶质膜构成。它可以阻止血液中某些物质进入脑组织，但能选择性地让营养物质和代谢产物顺利通过，以维持脑组织内环境的相对稳定（表 2-6）。

表2-6 中枢神经胶质细胞的结构与功能

类型	形态结构	功能
星形胶质细胞	体积最大，胞体呈星形、圆形或卵圆形，染色较浅	支持和分隔神经元的作用；构成血脑屏障的神经胶质膜
少突胶质细胞	胞体较小，椭圆形，核染色深，突起细而少	形成中枢神经系统内神经纤维的髓鞘
小胶质细胞	体积最小，胞体细长或椭圆，胞核小，呈扁平或三角形，染色深	具有吞噬功能。当中枢神经系统损伤时，小胶质细胞可转变为巨噬细胞，吞噬细胞的碎屑及退变的髓鞘
室管膜细胞	呈立方或柱形，分布在脑室和脊髓中央管的腔面	支持和保护作用；参与脑脊液形成

2.周围神经系统的神经胶质细胞　周围神经系统中的神经胶质细胞主要是施万细胞。该细胞扁平，核呈扁长卵圆形，胞质少，在神经元突起周围成串排列，形成周围神经纤维的髓鞘和神经膜。

三、神经纤维和神经

1.神经纤维　是由神经元的长轴突及包绕在其外面的神经胶质细胞构成。包绕中枢神经纤维轴突的神经胶质细胞是少突胶质细胞，包绕周围神经纤维轴突的是施万细胞。根据包绕轴突的神经胶质细胞是否形成髓鞘，可将神经纤维分为有髓神经纤维和无髓神经纤维。

（1）有髓神经纤维　周围神经系统的有髓神经纤维，其中央为神经元的长突起（轴突），外表包有髓鞘和神经膜。髓鞘除在轴突起始段缺如外，呈一节一节地包裹轴突，直至接近终末处为止。每两节髓鞘之间的缩窄部分称郎飞结，相邻两个郎飞结之间的一段称结间体。中枢神经系统的有髓神经纤维，其结构基本与周围神经系统的有髓神经纤维相同，但形成髓鞘的细胞是少突胶质细胞（图2-28）。

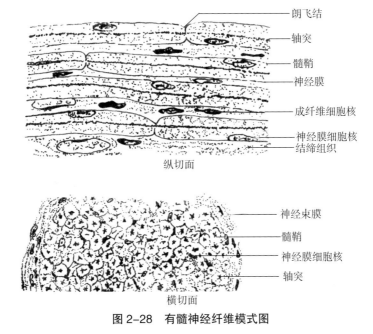

图2-28　有髓神经纤维模式图

由于髓鞘的绝缘作用，有髓神经纤维的兴奋只发生在郎飞结处的轴膜上，使神经冲动的传导从一个郎飞结跳到下一个郎飞结，呈跳跃式传导，故有髓神经纤维的传导速度快。

（2）无髓神经纤维　无髓神经纤维多由细小的轴突及包在它外面的神经膜细胞构成。神经膜细胞不形成髓鞘，无郎飞结，神经冲动是沿着轴膜连续传导的，故其传导速度比有髓神经纤维慢。

2. 神经　周围神经系统的神经纤维被结缔组织包捆在一起，构成神经，分布于全身各组织和器官。

四、神经末梢

神经末梢是周围神经纤维的终末部分，它遍布于全身各种组织或器官内，形成各式各样的末梢装置，按其功能可分感觉神经末梢和运动神经末梢两大类。

1. 感觉神经末梢　感觉神经末梢是感觉神经元（假单极神经元）周围突的末端，该末梢装置又称感受器。感受器能接受内、外环境的各种刺激，并转化为神经冲动，通过感觉神经纤维传至中枢，产生感觉。按感受器的形态结构的不同，可将其分为下列几种：

（1）游离神经末梢　由较细的有髓或无髓神经纤维的终末反复分支而

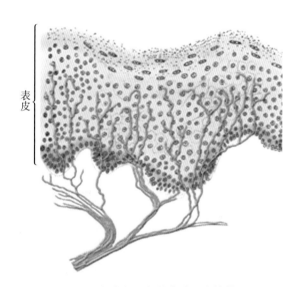

图2-29　皮肤表皮内游离神经末梢模式图

成。在接近末梢处，髓鞘消失，其裸露的细支广泛分布在结缔组织内，能感受冷、热、轻触和痛的刺激（图2-29）。

（2）触觉小体　分布在皮肤真皮乳头处，以手指掌侧的皮肤内最多，感受触觉。触觉小体呈卵圆形，外包有结缔组织被囊（图2-30A）。

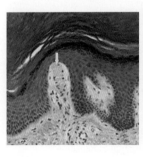

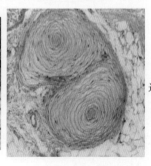

A　　　　　　　　　　B　　　　　　　　　　C

图2-30　有被囊感觉神经末梢
A. 触觉小体；B. 环层小体；C. 肌梭

（3）环层小体　广泛分布在皮下组织、腹膜、肠系膜、外生殖器、乳头、骨膜、韧带和关节囊等处，感受压觉和振动觉。环层小体较大，呈卵圆形或圆形，由数十层呈同心圆排列的扁平细胞组成（图2-30B）。

（4）肌梭　是分布于骨骼肌内的梭形小体，能感受肌纤维伸缩时的牵张变化，在调节骨骼肌的活动中起重要作用（图2-30C）。

2.运动神经末梢　运动神经末梢是运动神经元长轴突分布在肌组织和腺的终末结构，支配肌纤维的收缩和腺的分泌，所以也称效应器。运动神经末梢可分为躯体运动神经末梢和内脏运动神经末梢两类。躯体运动神经末梢是分布到骨骼肌纤维的运动神经末梢，连接区域呈椭圆形板状隆起，称运动终板或神经肌接头（图2-31）。

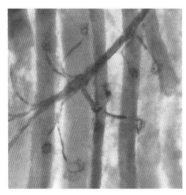
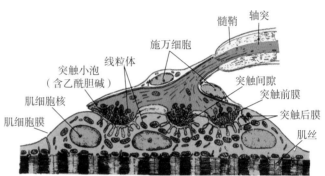

图2-31　躯体运动神经末梢

复习题

1. 什么是内皮？什么是间皮？内皮和间皮的分布及作用是什么？
2. 简述被覆上皮的种类及分布。
3. 简述疏松结缔组织的结构特点。
4. 简述软骨的分类及分布。
5. 解释骨单位。
6. 解释肌节、三联体、闰盘。
7. 简述神经元的形态结构及分类、突触的概念及结构。

思考题

1. 比较上皮组织与结缔组织的结构特点有什么不同？
2. 比较骨骼肌、心肌、平滑肌的异同点。

第三章 运动系统

 本章导学

　　运动系统在神经系统的支配下，能完成各种复杂的动作，如说话、书写、奔跑、跳跃等。通过本章的学习，可以了解全身主要骨的形态，骨性标志，主要关节的构造特点，浅层骨骼肌的形态、作用、肌性标志以及在临床上的实际应用，对运动系统将会有一个清晰的认识。

第一节 概　　述

一、运动系统的组成

　　运动系统由骨、骨连结和骨骼肌组成。三者协同工作，执行人体的运动功能。运动系统约占体重的 60%。

二、运动系统的主要功能

　　运动系统的主要功能是支持、保护、运动、造血、参与钙磷代谢。

　　骨借关节连结构成骨骼，关节为枢纽，骨骼肌收缩为人体运动的动力源。在运动中，骨是运动的杠杆，骨连结起枢纽作用，骨骼肌则是运动的动力部分，起牵拉的作用。

三、体表标志

　　在人的体表能看到或能摸到的骨和肌肉的突起或凹陷，称为骨或骨骼肌的体表标志。体表标志可以作为判断深部组织位置、血管神经走行的标志，以及选择手术切口的部位、护理技术操作和针灸取穴的依据等。

第二节 骨

一、骨的概述

　　骨是有一定形态、结构、功能的器官。坚韧且有弹性，有血管、神经分布，有生长发育和新陈代谢的特点，有改建、创伤修复的能力，参与钙磷代谢，有造血功能。

人体骨可分为躯干骨、颅骨和四肢骨，其中躯干骨、颅骨又称为中轴骨。

成人骨共计 206 块，包括躯干骨 51 块、颅骨 29 块（包括 6 块听小骨）、上肢骨 64 块、下肢骨 62 块（图 3-1）。

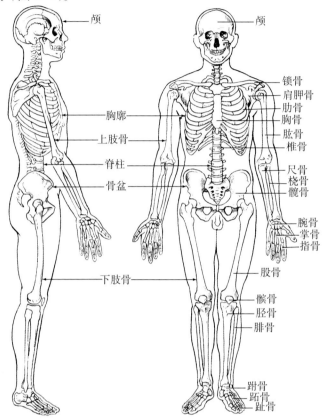

图 3-1　人体全身骨骼

1. 骨的分类　骨根据形态可为 4 类：长骨、短骨、扁骨和不规则骨（图 3-2）；按部位又可分为颅骨、躯干骨和四肢骨（图 3-3）。

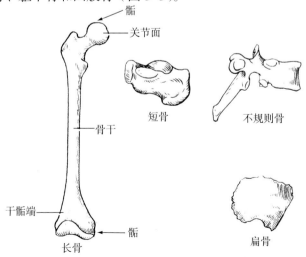

图 3-2　骨的形态

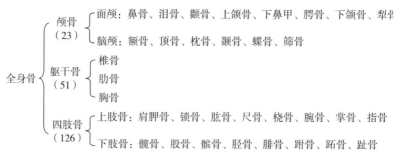

$$
\text{全身骨}
\begin{cases}
\text{颅骨}\ (23) \begin{cases}\text{面颅：鼻骨、泪骨、颧骨、上颌骨、下鼻甲、腭骨、下颌骨、犁骨}\\ \text{脑颅：额骨、顶骨、枕骨、颞骨、蝶骨、筛骨}\end{cases}\\[4pt]
\text{躯干骨}\ (51) \begin{cases}\text{椎骨}\\ \text{肋骨}\\ \text{胸骨}\end{cases}\\[4pt]
\text{四肢骨}\ (126) \begin{cases}\text{上肢骨：肩胛骨、锁骨、肱骨、尺骨、桡骨、腕骨、掌骨、指骨}\\ \text{下肢骨：髋骨、股骨、髌骨、胫骨、腓骨、跗骨、跖骨、趾骨}\end{cases}
\end{cases}
$$

图3-3 全身骨名称

2.**骨的构造** 骨以骨质为基础，表面覆以骨膜，内部充以骨髓。它分布于骨的血管、神经，先进入骨膜，然后穿入骨质再进入骨髓（图3-4，图3-5）。

（1）**骨膜** 由骨外膜和骨内膜构成。新鲜骨的表面除关节面以外都覆盖着一层骨外膜，有丰富的血管和神经分布。

①**骨外膜** 由浅层（致密结缔组织）和深层（疏松结缔组织）构成，分布有丰富的神经和血管。对骨有营养、新生和感觉的重要作用。

②**骨内膜** 在骨髓腔的表面和骨松质的腔隙内衬有薄层结缔组织膜。骨膜的深层和骨内膜都有一些细胞，能分化并形成成骨细胞和破骨细胞。

骨膜对骨的发生、生长、改造、修复、终身分化都有着不可替代的作用。

（2）**骨质** 分为骨密质和骨松质：

①**骨密质** 由若干层紧密排列的骨板构成，分布在长骨的骨干、骨骺的外层及扁骨、短骨、不规则骨的外层。抗压和抗扭曲的能力强。

②**骨松质** 由针状或片状的骨小梁和伪骨质互相交织构成，分布于长骨两端（骺）、短骨、扁骨及不规则骨的内部。骨小梁排列与骨所承受的压力（重力）和张力方向一致，组成压力曲线和张力曲线，使骨具有节省材料、轻便、坚固的特点。

（3）**骨髓** 有红骨髓、黄骨髓之分：

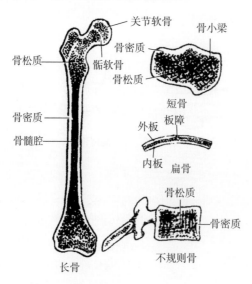

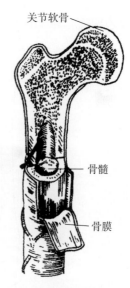

图3-4 骨的构造图　　　　　　　　　　图3-5 新鲜长骨的构造

①红骨髓 红色，含大量造血物质和发育不同阶段的血细胞（没有成熟的血细胞），存在于小儿（5～7岁）时期的骨髓腔及骨松质内。在幼儿时期，所有骨髓腔都充满了红骨髓。红骨髓有造血功能。随着年龄的增长，除了长骨两端、扁骨和不规则骨的红骨髓终生存在外，骨髓腔的红骨髓都逐渐被脂肪组织所代替，成为黄骨髓。

②黄骨髓 黄色，含大量脂肪组织，无造血功能。当大量失血和恶性贫血时黄骨髓可暂时恢复为红骨髓而执行暂时的造血功能，称为造血的潜在功能。

知识链接

骨髓穿刺术

骨髓穿刺术是利用无菌穿刺技术采取骨髓液的一种常用诊断技术，其检查内容包括细胞学、原虫和细菌学等几个方面。适用于：①各种血液病的诊断、鉴别诊断及治疗随访。②不明原因的红细胞、白细胞、血小板数量增多或减少及形态学异常。③不明原因发热的诊断与鉴别诊断，可做骨髓培养、骨髓涂片找寄生虫等。

3. 骨的化学成分和物理特征 骨组织由有机质和无机质构成。骨不仅坚硬且具有一定弹性。这些物理特性是由其化学成分所决定的。

有机质主要是胶原纤维和黏多糖蛋白，占骨总重量的30%～40%。有机质由骨细胞分泌产生，约占骨重的1/3，其中绝大部分（95%）是胶原纤维，其余为基质，即中性或弱酸性的糖胺多糖组成的凝胶，使骨具有韧性。无机质主要是磷酸钙、碳酸钙和氯化钠等，占骨总重量的60%～70%，使骨具有坚固性。有机质与无机质的比例随年龄增长而逐渐变化，随之其物理特性也有所不同（表3-1）。

表3-1 不同年龄段骨的理化特点

	有机质	无机质	物理特性
小儿	>1/3	<2/3	韧性、弹性大，易变形
成人	=1/3	=2/3	稳定性好
老人	<1/3	>2/3	骨质变脆，易发生骨折

4. 骨的生长

（1）过程 骨的生长有增长和增粗两个过程，两者同时进行。增长依靠软骨内骨化过程，主要靠骺软骨不断增生和骨化，使骨不断增长。增粗主要依靠膜内骨化过程。骨髓腔内的骨内膜破骨细胞不断地破坏和吸收骨质使骨髓腔扩大，骨外膜深层的造骨细胞不断地制造骨质使骨增粗。

骨的增长与骺软骨关系密切。少儿时期，骺软骨不断增生和骨化，使骨不断增长，12～18岁期间，骺软骨生长速度很快，四肢骨尤为明显。18岁以后，骺软骨生长减慢，最后骺软骨全部骨化，骨干和骨骺愈合成一条骺线，骨的长度不再增加。

在骨增长的同时，骨膜内层的成骨细胞不断造骨，使骨的横径不断增粗。与此同时，髓腔表面的破骨细胞破坏和吸收既成的骨质，使骨髓腔扩大。

（2）发育方式 分膜内成骨和软骨内成骨：①膜内成骨：是在结缔组织的基础上

经过骨化而成的，此部位称骨化点，如颅顶骨和面颅骨等；②软骨内成骨：是在软骨的基础上经过骨化而成的。在骨两端增长，如颅底骨、躯干骨和四肢骨等。

骨龄是指骺及骨化中心出现的年龄和骺与骨干愈合的年龄。人的年龄有时间年龄（又称实足年龄）和生物年龄（又称骨龄）。X片观察儿童少年骨骼的骨化中心，主要通过骺与骨干愈合情况，判断儿童的真实年龄，常用于青少年运动员选材、预测身高和比赛分组。

5. 骨的功能　骨具有支持作用、保护作用、运动作用、造血作用和储备作用（主要指钙、磷）。

6. 骨的表面形态　骨面的突起，称为棘、髁、嵴等；骨面的凹陷，称为窝、沟、压迹、切迹等；骨端的膨大，称为结节、粗隆等；骨内空腔，称为窦、裂孔、管、房、道等。

7. 体育锻炼对骨形态结构的影响　适宜的体育锻炼可使骨的新陈代谢加强，使骨变得更加粗壮、坚固，还能使骨的抗折、抗弯、抗压缩和抗扭转性能提高。

二、全身骨

（一）躯干骨

躯干骨共51块，由26块椎骨（24块椎骨、1块骶骨、1块尾骨）、1块胸骨和12对肋构成。

1. 椎骨

（1）椎骨的一般形态（图3-6）　椎骨共同形态结构特点：椎骨属于不规则骨。每块椎骨都由一个椎体和椎弓构成，椎体在前，椎弓在后。椎体与椎弓围成椎孔。

椎体主要由骨松质构成，有薄层密质，呈圆柱形，位于椎骨的前面，是椎骨的主要负重部位。

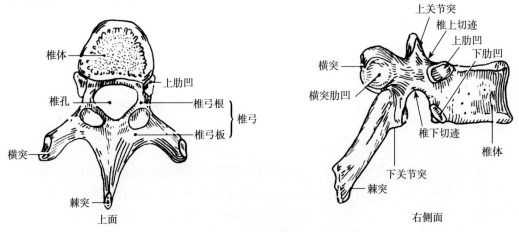

图3-6　胸椎

椎弓呈半环形，位于椎体的后方，由椎弓根和椎弓板构成。椎弓根连结椎体，上

下缘各有一个凹陷，称椎上切迹和椎下
切迹。相邻椎骨的上、下切迹围成椎间
孔，有脊神经和血管通过。椎弓有 7 个突
起，向后的突起称棘突，向两侧的两个
突起称横突，向上和向下的两对突起分
别称上关节突和下关节突。由椎体与椎弓
围成的孔为椎孔。椎孔连贯起来即椎管，
容纳脊髓和脑脊液。

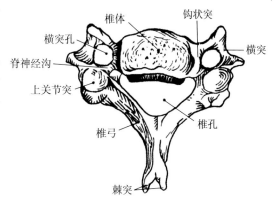

图 3-7 颈椎（上面观）

（2）各部椎骨的主要形态特征

①颈椎（图 3-7） 颈椎共同的特征：
椎体较小，横突上有横突孔，此孔内有椎动脉和椎静脉通过。棘突短而分叉，关节突关
节面似水平位。

寰椎（第 1 颈椎）（图 3-8）：由前弓、后弓和侧块构成。前弓后面的关节面称齿突
凹。侧块上面椭圆形的凹陷称上关节凹。

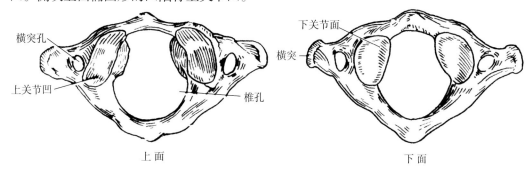

图 3-8 寰椎

枢椎（第 2 颈椎）（图 3-9）：上方指状突起称齿突。齿突的两侧各有一个关节面，
称上关节面，与寰椎下关节面相关节。

隆椎（第 7 颈椎，中医称大椎）（图 3-10）：棘突特别长，是重要的骨性标志。屈
颈时最明显，呈水平状，末端不分叉，形成结节。

②胸椎（图 3-6） 有肋凹。12 个椎体从上到下依次渐大，椎体两外侧面的后方上

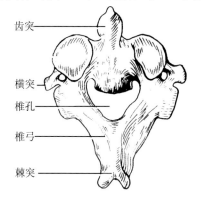

图 3-9 枢椎（上面观）

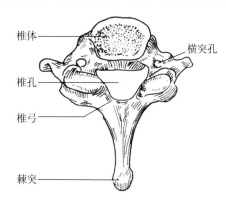

图 3-10 隆椎（上面观）

下各有一浅凹，分别称上肋凹和下肋凹，与肋头相关节。横突尖有一凹面，称横突肋凹，与肋结节相关节；棘突斜向后下呈叠瓦状排列。

知识链接

颈椎病

颈椎病是由多种因素引起颈椎椎骨及其连结、周围软组织的综合性病变，临床上可以出现压迫神经、血管所表现出的一系列症状，如颈、肩、胸、背疼痛，肢体麻木，肌肉萎缩，肢体瘫痪，头痛，头晕等。

很多颈椎病的发生与不良的生活、工作习惯等有关，如长时间使用电脑工作或打游戏，椅子、桌子和电脑的位置不协调等。

③腰椎（图3-11）椎体厚大。棘突呈板状水平向后，上下关节呈矢状位。

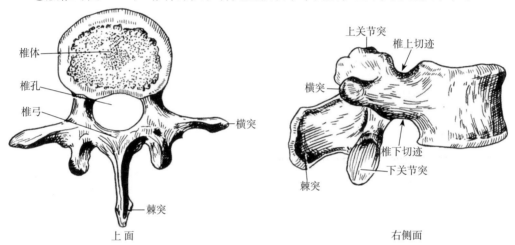

图 3-11 腰椎

④骶椎（图3-12）构成骨盆后壁。由5个骶椎愈合而成，近似三角形，底面向上称骶骨底与第5腰椎相关节，正中向前的突起称岬，尖朝下称骶骨尖，接尾骨。两侧上

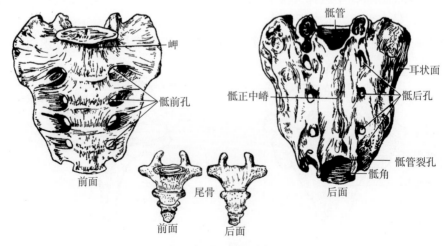

图 3-12 骶骨和尾骨

方有耳状面，与髂骨的耳状面形成骶髂关节。骶骨前面光滑，有 4 对骶前孔；后面粗糙，有 4 对骶后孔，孔内有神经和血管通过。下端两侧有骶角，中间为骶管裂孔（体表均可触到），是进行骶管麻醉的进针部位。

⑤尾骨三角形　上接骶骨，下端游离。尾骨属于退化骨，由 3 ~ 4 块退化的尾椎融合而成。

 背一背

椎骨口诀

横突有孔是颈椎，寰有齿凹枢有凸，第 7 颈椎棘突长，计数椎骨数棘突。胸椎棘突斜向后，还有肋凹是标志。腰椎体大棘水平，三四腰穿进椎管。骶骨倒立三角形，上端两侧耳状面，骶角在后也靠下，中间裂孔做骶麻。

2.胸骨（图 3-13）　居于胸廓前面正中，包括胸骨柄、胸骨体和剑突。

胸骨柄上缘正中凹陷，称颈静脉切迹，体表可以触及。外缘上方有第 1 肋切迹。胸骨柄两侧有肋切迹，与第 2 ~ 7 肋软骨相关节。胸骨柄与胸骨体相接处向前微凸称胸骨角，平对第 2 肋软骨，是计数肋骨的重要体表标志。

胸骨与 12 块胸椎、12 对肋共同围成骨性胸廓，保护胸腔内脏器，参与呼吸运动。

3.肋骨（图 3-14）　肋骨与肋软骨构成肋，是扁骨。

第 1 ~ 7 对肋的前端借肋软骨与胸骨直接相连结称真肋，第 8 ~ 10 对不直接与胸骨相连结，而是借肋软骨连于上位肋软骨上，故称为假肋。第 11 ~ 12 对肋前端游离，称浮肋。第 7 肋最长，上下渐次缩短。

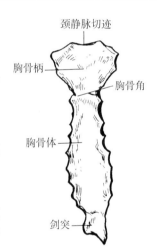

图 3-13　胸骨

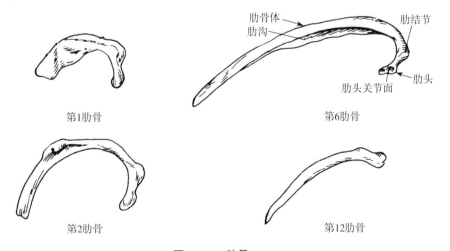

第1肋骨　　第6肋骨

第2肋骨　　第12肋骨

图 3-14　肋骨

（二）四肢骨

四肢骨分为上肢骨和下肢骨。

1.上肢骨　由上肢带骨（锁骨和肩胛骨）和自由上肢骨（肱骨、桡骨、尺骨、腕骨及手骨）组成，共计64块。

（1）上肢带骨

①锁骨（图3-15）　横架于胸廓前上方、颈部皮下，全长可触及，呈"S"形。锁骨体外侧1/3，上下扁平凸向后，内侧1/3呈梭形凸向前；上面光滑，下面粗糙。锁骨内侧端圆形称胸骨端，又叫胸骨关节面，它与胸骨柄的锁切迹形成胸锁关节。外侧端宽扁称肩峰端，又叫肩峰关节面，它与肩胛骨的肩峰形成肩锁关节。

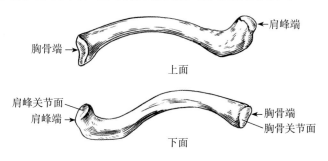

图 3-15　锁骨

②肩胛骨（图3-16，图3-17）　位于胸廓背面上外侧，是不规则的三角形骨板。

背侧面和外上方伸出的骨嵴称肩胛冈，将肩胛骨后面分为冈上窝和冈下窝。肩胛骨向外侧伸出的突起称为肩峰，是肩部的最高点。腹侧面微凹陷称肩胛下窝；上缘短而薄，靠外侧有一切迹称肩胛切迹，向外侧的突出称喙突；内侧缘又称脊柱缘；外侧缘靠近腋窝，称腋缘。肩胛上角平对着第2肋，肩胛下角平对着第7肋，外侧角有圆形浅窝称关节盂，周围有盂上结节和盂下结节。

肩峰、肩胛上角和肩胛下角是重要的骨性标志。

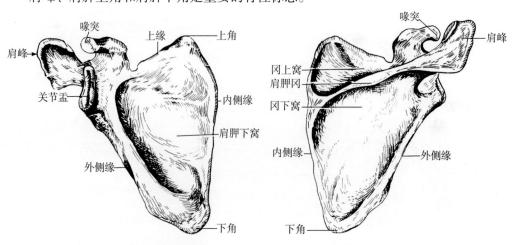

图 3-16　肩胛骨（前面观）　　　　图 3-17　肩胛骨（后面观）

（2）自由上肢骨

①肱骨（图3-18）位于上臂。

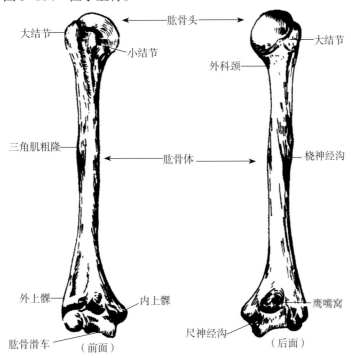

图中标注（前面）：
大结节、小结节、肱骨头、三角肌粗隆、肱骨体、外上髁、内上髁、肱骨滑车

图中标注（后面）：
大结节、外科颈、桡神经沟、鹰嘴窝、尺神经沟

图 3-18　肱骨

　　肱骨上端向内侧有一半球形的膨大称肱骨头，与肩胛骨的关节盂相关节。相邻的还有外科颈、大结节、小结节、大结节嵴、小结节嵴和结节间沟。外科颈容易发生骨折且易损伤到腋神经，致使三角肌瘫痪，上肢不能外展，肩部失去圆隆状而呈"方形肩"。

　　肱骨体上半呈圆柱形，下半呈三棱柱形；中部外侧面有一粗糙的隆起，称三角肌粗隆，为三角肌的附着点；中后面有一浅沟，称桡神经沟，有桡神经经过，桡骨中段骨折易损伤桡神经，表现为不能伸腕、伸指，呈"垂腕"姿态。

　　肱骨下端两侧有突起，分别称为内上髁和外上髁。内上髁后下方有一浅沟，称尺神经沟，有尺神经经过。此处骨折易损伤尺神经，主要表现为屈腕能力减弱，拇指不能内收，各指不能并拢，形似鹰爪，故称"爪形手"。肱骨内侧部有肱骨滑车，与尺骨滑车切迹相关节；外侧部有肱骨小头，与桡骨相关节。滑车上方的浅窝称冠突窝，肱骨小头上方的浅窝称桡窝，后面在肱骨滑车上方的深窝称鹰嘴窝。

　　②桡骨（图3-19）位于前臂外侧（内尺外桡，前臂内侧也称尺侧，外侧称为桡侧）。

　　桡骨上端呈圆柱状称桡骨小头，上面有一浅凹称关节凹。头的周缘光滑称环状关节面，与尺骨的桡切迹相关节。头下方有桡骨颈，颈的内下侧有一粗糙隆起，称桡骨粗隆。

　　桡骨骨体呈三棱柱形，内侧缘锐薄，称骨间缘；下端粗大，下有一关节面称腕关节面，与腕骨相关节；内侧的凹陷称尺切迹，与尺骨环状关节面相关节；外侧向下突起称桡骨茎突。

　　③尺骨（图3-19）位于前臂内侧，呈三棱柱形。

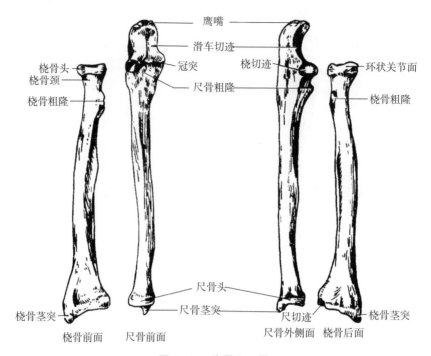

图 3-19 桡骨和尺骨

尺骨上端粗大，前面有一半月形的凹陷关节面，称滑车切迹，与肱骨滑车相关节。滑车切迹前上方的突起称鹰嘴，前下方的突起称冠突。冠突下方有粗隆称尺骨粗隆。冠突外侧凹陷称桡切迹，与桡骨环状关节面相关节。尺骨下端向后下方的突起称尺骨茎突。

④手骨（图 3-20） 包括 8 块腕骨、5 块掌骨和 14 块指骨。

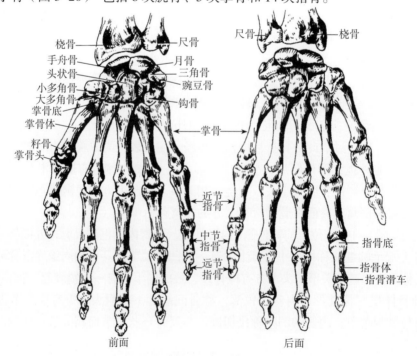

图 3-20 手骨

📖 **背一背**

　　从近侧到远侧，从外侧向内侧，腕骨依次为：舟、月、三角、(豌)豆、大 (多角)、小 (多角)、头状、钩。

　　2. 下肢骨　由下肢带骨 (左、右髋骨) 和自由下肢骨 (股骨、髌骨、胫骨、腓骨和足骨) 组成，共计 62 块。

　　(1) 下肢带骨

　　①髋骨 (图 3-21，图 3-22)　属不规则骨，位于躯干下端的两侧，左右各一，构成骨盆侧壁。髋骨上部为扁板状的骨块，中部窄厚，外侧有一深窝称髋臼，下部有一大孔称为闭孔。髋骨由髂骨、耻骨和坐骨借软骨连结。16 岁左右软骨骨化，结合成一块髋骨。

　　②髂骨　其上有肥厚不规则的髂骨体，髂骨翼扁薄，上缘弯曲的是髂嵴 (两侧最高点的连线平对第 4 腰椎棘突)，前端有髂前上棘、髂前下棘，后端有髂后上棘、髂后下棘；内面光滑而凹陷称髂窝，可见弓状线和耳状面；耳状面后上方有髂粗隆，臀面为臀肌附着点。

　　③坐骨　其上有坐骨棘、坐骨大切迹、坐骨小切迹、坐骨结节等。

　　④耻骨　其上有构成髋臼前下部的耻骨体，可见耻骨结节，内侧面长卵圆形的粗糙面称耻骨联合面。

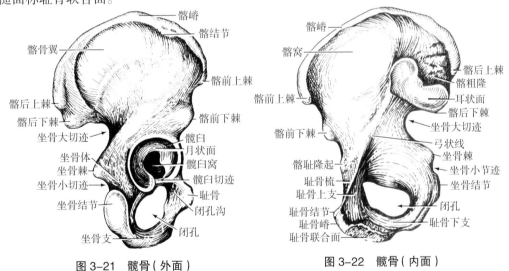

图 3-21　髋骨 (外面)　　　　图 3-22　髋骨 (内面)

　　(2) 自由下肢骨

　　①股骨 (图 3-23)　位于下肢，是全身最长、最粗的骨，为身高的 1/4 左右。

　　股骨上端有球形的股骨头，头上有股骨头陷凹，头下有股骨颈、大转子、小转子、转子间线、转子间嵴。

　　股骨体略向前凸，后面有一纵嵴称粗线，粗线分叉形成内侧唇和外侧唇，外侧唇向上延续为臀肌粗隆。

　　股骨下端内外侧膨大并向后突出，分别称外侧髁和内侧髁，内、外侧髁之间有髁间窝，内、外侧髁的侧面上各有内上髁和外上髁，内、外侧髁的前方有髌面。

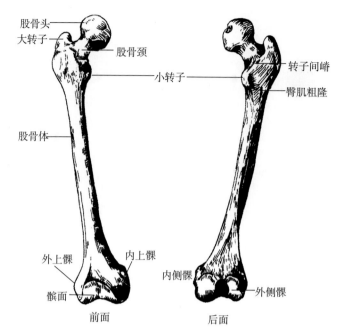

图 3-23 股骨

②髌骨（图3-24） 位于下肢骨大腿与小腿交界处前面，呈三角形，底朝上、尖向下，为人体最大的籽骨。髌骨前面粗糙，后面光滑与股骨髌面相关节。

③胫骨（图3-25） 为三棱柱状粗大长骨，位于小腿内侧，是小腿主要的负重骨。

胫骨上端膨大，两侧突出称内侧髁和外侧髁，两髁之间称髁间隆起，两髁上面有光滑的关节面。在外髁后下方有一关节面称腓关节面，上端前面有

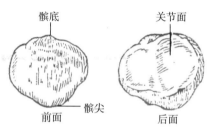

图 3-24 髌骨

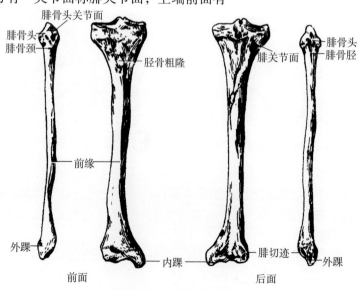

图 3-25 胫骨和腓骨

胫骨粗隆。

胫骨体呈三棱柱状，外侧缘有骨间缘，后面上方有比目鱼肌线。

胫骨下端内侧向下有突起的内踝，外侧有腓切迹，下面与距骨相关节。

④腓骨（图 3-25） 腓骨细长，位于小腿外侧。腓骨上端有腓骨头，内上方有与胫骨相关节的关节面；腓骨下端可见三角形的外踝，内侧下面的是外踝关节面。

⑤足骨（图 3-26） 由 7 块跗骨、5 块跖骨和 14 块趾骨构成。

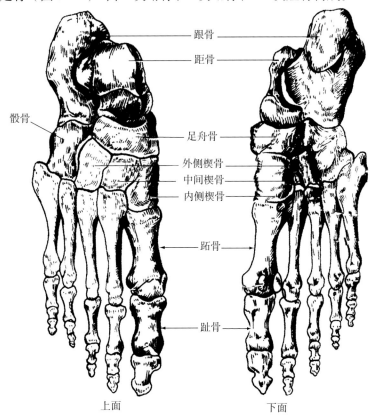

图 3-26 足骨

背一背

从远端到近端，从内侧向外侧，7 块跗骨依次为：1、2、3 楔骰内舟，短距、长跟后出头（内、中、外楔骰内舟，上距下跟后出头）。

（三）颅骨

颅骨共 23 块。另有 6 块听小骨（锤骨、砧骨和镫骨各 2 块），与听觉、位置觉有关（详见第九章）。

颅骨分为脑颅骨和面颅骨。脑颅位于颅的后上部，略呈卵圆形并围成颅腔，容纳脑。面颅为颅前下部，形成颜面基本轮廓，参与构成口腔、鼻腔和眶。

1.脑颅骨（图 3-27，图 3-28） 共 8 块。不成对的有额骨、枕骨、蝶骨、筛骨，成对的有顶骨、颞骨。它们共同围成颅腔。

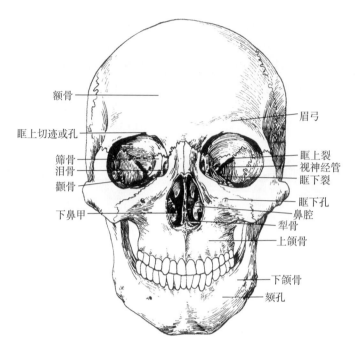

图 3-27 颅骨前面观

额骨
眉弓
眶上切迹或孔
眶上裂
筛骨
视神经管
泪骨
眶下裂
颧骨
眶下孔
鼻腔
下鼻甲
犁骨
上颌骨
下颌骨
颏孔

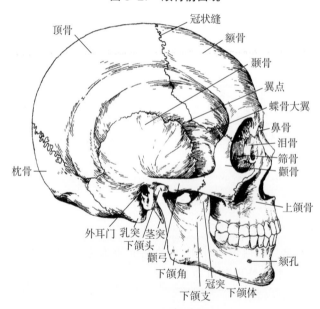

图 3-28 颅骨侧面观

顶骨
冠状缝
额骨
颞骨
翼点
蝶骨大翼
鼻骨
泪骨
筛骨
颧骨
枕骨
上颌骨
外耳门 乳突 茎突
下颌头
颧弓
颏孔
下颌角
冠突 下颌体
下颌支

2. 面颅骨 共 15 块。不成对分布的有犁骨、下颌骨、舌骨，成对的有上颌骨、鼻骨、泪骨、颧骨、下鼻甲、腭骨。

下颌骨（图 3-29）可分为一体及两支。下颌体居中，马蹄形，上缘有容纳下颌牙根的牙槽，体的外侧面左右各有一孔称为颏孔，下缘称下颌底。下颌支是由下颌体向上伸出的长方形骨板，上缘有两个突起，前突称为冠突，后突的上端称为髁突。下颌支内面中央有一孔，称下颌孔，此孔通下颌管，管开口于颏孔。下颌体和下颌支会合处形成下颌角，角外面粗糙面有咬肌附着，是重要的骨性标志。

3.颅的整体观　颅由诸多骨结合而成，单个骨上的结构有些可见，有些不可见，还可重新组成结构，如孔。成年后，大部分骨愈合变为一个整体（舌骨、下颌骨例外）。颅骨分为上方的颅盖和下方的颅底。分界线：枕外隆突–乳突根部–外耳门上缘–颞骨颧突–眶上缘–向内至中线。

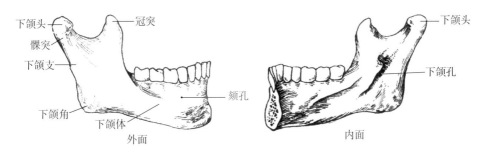

图 3-29　下颌骨

（1）颅盖　主要由扁骨构成，内外表面的骨密质称为内板和外板，两板之间的骨松质称板障，分两个面。

①外面观　幼年时颅盖各骨相接处都以韧带（结缔组织）连结，随着年龄的增长逐渐骨化，留有锯齿状的痕迹，称缝。冠状缝位于额骨和顶骨之间。矢状缝位顶骨之间。人字缝位于两顶骨和枕骨之间。翼点位于颅骨两侧，是额骨、顶骨、颞骨、蝶骨交界处，为不规则的"H"形，内面有脑膜中动脉前支血管紧贴骨面通过。若此部位骨折，易致血管破裂，可出现硬膜外血肿，致颅内压升高形成小脑扁桃体枕骨大孔疝，甚至危及生命。

②内面观　凹陷，与脑、血管等相邻，有压痕。

（2）颅底　分两个面：

①外面观（图 3-30）　前部为面颅所覆盖。后部中央可见到枕骨大孔及其两侧的枕髁，枕髁后方有髁孔、前方有舌下神经管外口。枕骨大孔两侧有颈静脉孔和颈静脉窝。颈静脉窝的前方有颈动脉管外口，向内侧可见破裂孔；颈静脉窝的前外侧有茎突，后有茎乳孔，孔的后方为乳突。外耳道在茎突前外侧，其前方有下颌窝和下颌结节。枕骨大孔后上方是枕外隆凸，两侧有上项线等。

②内面观（图 3-31）　与大脑的额叶、颞叶以及小脑相适应而形成三个窝：颅前窝、颅中窝和颅后窝。

颅前窝由额骨、筛骨和蝶骨小翼组成。筛骨鸡冠位居正中矢状位，两侧为筛板及筛孔。蝶骨小翼组成窝的后部。

颅中窝由蝶骨体及大翼、颞骨岩部和鳞部的一部分以及顶骨前下角组成。中部有蝶鞍，其中央为垂体窝，后方为高起鞍背。蝶鞍前方有视交叉沟，沟的两端通视神经管。颞骨岩部的尖和蝶骨体之间形成不规则的孔叫破裂孔，颈动脉管内口即位于破裂孔侧壁处。由破裂孔上方向前，有颈动脉沟行于蝶骨体两侧。在蝶骨大翼的内侧部分，由前内向后外斜列着圆孔、卵圆孔和棘孔，蝶骨大翼和小翼之间有眶上裂。在蝶骨大翼和颞骨鳞部，有树枝状的脑膜中动脉沟从棘孔上行。在颞骨岩部前上面还可看到三叉神经

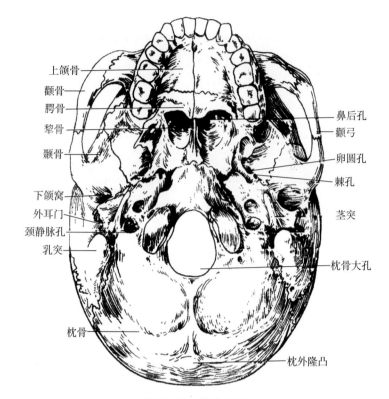

上颌骨
颧骨
腭骨
犁骨
颞骨

下颌窝
外耳门
颈静脉孔
乳突

枕骨

鼻后孔
颧弓

卵圆孔
棘孔

茎突

枕骨大孔

枕外隆凸

图 3-30　颅底外面

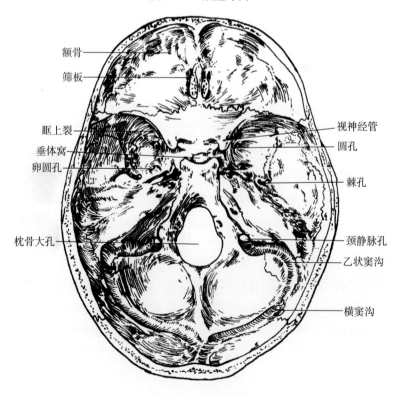

额骨
筛板

眶上裂
垂体窝
卵圆孔

枕骨大孔

视神经管
圆孔

棘孔

颈静脉孔
乙状窦沟

横窦沟

图 3-31　颅底内面

压迹、弓状隆起和鼓室盖。

颅后窝由枕骨和颞骨岩部后上面组成。中央有枕骨大孔，枕骨大孔前外侧有舌下神经管内口，后部中央有枕内隆凸，枕内隆凸向上有矢状沟、向两侧有横沟和乙状沟，沟通颈静脉孔，颈静脉孔上方有内耳门。

知识链接

　　颅骨有孔裂的部位是薄弱点，也是骨折的好发部位。当颅前窝骨折累及筛板时，导致血液或脑脊液沿破裂处不断流出鼻腔，呈血性或清水样，滴漏不止，即脑脊液鼻漏。眼眶上方的骨板骨折时，血液可流进眶内，在眼睑中或球结膜下形成淤血，使眶周围广泛淤血引起"熊猫眼"。

（3）颅的侧面观　主要结构有颞窝、翼点、颧弓、颞下窝、翼腭窝、外耳门等。

（4）颅的前面观　由大部分面颅骨和部分脑颅骨构成，并共同围成腔。

①眶　位于鼻两侧的上方，容纳视器，眶上缘稍上方有眉弓。眶呈锥体形，尖向后，有视神经管通颅腔；底向前，有四边形眶缘（上、下、内、外缘），开口对向面部。

眶上缘可见眶上切迹或眶上孔。眶下缘下方有眶下孔。眶的四壁厚薄不等，上壁与颅前窝相邻；下壁下方为上颌窦，下壁可见眶下沟及延续的眶下裂、眶下孔；内侧壁最薄，壁的前方有泪囊窝向下经鼻泪管通鼻腔，内侧壁比外侧壁向前 1 ~ 2cm，使眼的视野扩大（余光）；外侧壁最厚，后部和眶下壁之间有眶下裂通颞下窝和翼腭窝，与眶上壁之间有眶上裂通颅中窝。

②骨性鼻腔　是一个不规则的空腔。筛骨垂直板和犁骨组成鼻中隔，将鼻腔分成两个腔。每个腔有两个孔、4 个壁。

该腔前方的开口为梨形，叫梨状孔；后方的一对开口叫鼻后孔，通咽部。鼻腔上壁（顶）主要为筛骨的筛板，筛孔中有嗅神经通过；下壁（底）是由上颌骨腭突和腭骨水平板组成的骨性硬腭，硬腭前正中有切牙孔；外侧壁上有上、中、下三个鼻甲，三个鼻甲下方前后方向的通道分别叫上、中、下鼻道，在鼻中隔两侧未被鼻甲分隔的部分叫总鼻道，在上鼻甲后上方有一小空间为蝶筛隐窝，其侧壁上的蝶腭孔是神经和血管通过处，在下鼻道有鼻泪管下口；内侧壁为鼻中隔。

鼻旁窦是鼻腔周围的含气空腔，有 4 对。上颌窦在上颌骨体内，开口在中鼻道，窦的最低处比开口低，化脓时不易流出。额窦在额骨鳞部内，有时也可扩大到眶部中，有骨性隔将额窦分成左右份，分别开口于左右侧鼻腔的中鼻道前方。筛窦即筛骨迷路中的空泡，分三群通鼻腔，前、中群开口于中鼻道上部，后群开口于上鼻道。蝶窦位于蝶骨体内，开口于蝶筛隐窝。

③骨性口腔　位于骨性鼻腔下方，由上颌骨、腭骨、下颌骨围成。其前面和两侧为上颌骨牙槽突和上牙、下颌骨体、牙槽突和下牙；下面和后面敞开，活体上附有软组织。上面为骨性硬腭，其前方正中有切牙孔，后方两侧有腭大孔和腭小孔，都是血管和神经的通道。

（5）新生儿（婴幼儿）颅的特征　（图 3-32）

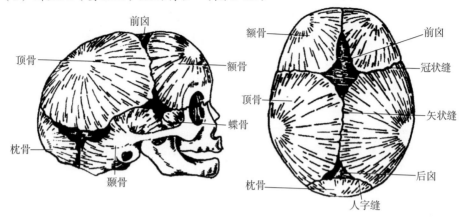

图 3-32　新生儿颅骨

①脑颅比面颅大。新生儿由于脑和感觉器官发育早，故脑颅远大于面颅。额结节、顶结节和枕鳞都是骨化中心，发育明显，新生儿颅顶呈五角形。

②骨与骨之间的间隙充满纤维组织，间隙的膜较大称为颅囟，主要有前囟和后囟。前囟位于额、顶骨之间，在生后 1 ～ 2 岁闭合，菱形，平坦，有波动。小脑畸形者前囟闭合比较早，脑积水、佝偻病者闭合相对晚，甚至不闭合，颅内有炎症可以出现隆起，脱水可出现凹陷。后囟位于枕骨与顶骨之间，闭合早，呈三角形，出生后 3 ～ 4 个月闭合。

第三节　骨　连　结（总论）

一、概述

（一）概念

骨与骨之间借结缔组织相连结称为骨连结（使相邻的骨连在一起的装置）。

（二）骨连结的分类

1.直接连结（纤维连结）　两骨之间以少量结缔组织直接相连，相连结的骨之间无腔隙，不具活动性或仅有微小活动性，叫无腔隙连结或不动关节。如颅骨之间的连结。

（1）韧带连结　两骨之间借纤维结缔组织相连形成韧带连结。如连结上下棘突之间的棘间韧带。

（2）软骨连结　两骨之间借少量软骨组织相连形成软骨连结。如椎体间的连结、耻骨联合、髋骨（三个骨）连结。有的连结是暂时的，只存在小儿或少年时期，之后逐渐骨化，形成骨性结合，如骶骨之间的连结；有的是持久的，终生不骨化，如第 1 肋与胸骨之间的连结。

（3）骨性结合　两骨之间借骨组织相连形成骨性结合，如骶椎连结。

2.间接连结（滑膜关节或关节）　骨与骨之间借关节囊相连结，连结处有腔隙，具有较大活动性，这种连结叫有腔隙的骨连结，简称为关节。

（1）关节的基本结构　关节的基本结构是构成关节必须具备的结构：关节面与关节软骨、关节囊、关节腔，又称关节三要素（图 3-33）。

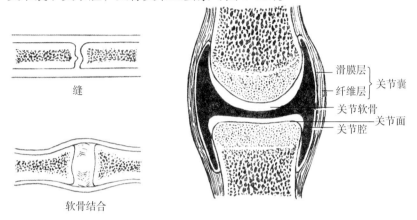

图 3-33　骨连结的分类和构造

①关节面与关节软骨　关节面是相连结骨的邻接面。关节面一般多为一凸一凹，凸的为关节头，凹的为关节窝。关节上覆盖着一层关节面软骨，多为透明软骨，表面光滑。关节软骨具有压缩性和弹性，有减轻震荡、缓解冲力或压力和润滑的作用。

②关节囊　包绕关节的结缔组织膜性囊，附着于相连结骨的关节面周围，封闭关节腔。

关节囊的内层也称滑膜层，由疏松结缔组织和覆盖其表面的特殊滑膜细胞构成，薄而光滑，紧贴在纤维层内面。该层可以分泌滑液，滑液透明，是蛋白样黏液，每个关节有滑液 0.13 ～ 2ml，弱碱性，具有润滑和营养关节软骨的作用。滑液过多见于关节炎、关节积液；滑液过少则增加关节摩擦，关节容易骨化，活动度减少。

关节囊的外层称纤维层，由致密结缔组织构成，厚、坚韧，具有连结、加固、保持关节完整性的功能。如变薄或缺如，可导致关节脱位。

③关节腔　关节囊滑膜层与关节软骨之间所围成的密闭腔隙。关节腔内为负压，对维持关节稳固性有一定作用。腔内有少量滑液，有润滑作用，可减少关节面之间的摩擦。有的关节腔内有韧带、关节盘。

（2）关节的辅助结构　关节辅助结构是指为增大关节的灵活性或稳固性而分化的结构，包括韧带、关节内软骨、关节唇、滑膜囊和滑膜襞等。

①韧带　由致密结缔组织构成。分布于关节囊外的称外韧带，如胫腓侧副韧带；位于关节腔内的称内韧带，如前后交叉韧带。部分韧带由肌腱形成，如髌韧带。韧带能限制关节运动幅度（不能收缩与舒张），并增加关节的稳固性。

②关节内软骨　位于关节腔内，由纤维软骨构成。有时将半月状的软骨称关节盘。关节内软骨能使两关节面更为适应和稳固；有弹性，能缓冲震动、增大关节运动幅度或

范围。

③关节唇（关节盂缘） 位于关节窝周围的纤维软骨环。如肩关节盂唇、髋关节的盂唇。有增大关节面、加深关节窝的功能。

④滑膜囊 关节囊的滑膜层从纤维层的薄弱部位呈囊状向外突出形成的结构。位于肌腱与骨面之间，如膝关节的髌上囊。滑膜囊有减少运动时肌腱与骨面之间摩擦的功能。

⑤滑膜襞 关节囊的滑膜层向关节腔内凸入形成的结构，如膝关节腔内的翼状皱襞。滑膜襞可填充过大的关节腔，增加关节的稳固性；扩大滑膜面积，有利于滑液的分泌和吸收。

（3）关节的运动

①滑动运动 最简单的运动，活动度微小。如8块腕骨间关节的运动。

②角度运动 关节运动时有明显的角度。运动形式有屈与伸、外展与内收、旋内与旋外、环转。

（4）关节的分类 主要分为单轴关节、双轴关节、多轴关节。

二、躯干骨的连结

51块躯干骨借骨连结连成脊柱和胸廓。

（一）脊柱

脊柱是躯干的中轴和支柱，位于躯干背部正中，并参与构成胸、腹、盆腔的后壁。脊柱由24块椎骨、1块骶骨和1块尾骨以及连结它们的椎间盘、关节和韧带等装置组成。

1.椎骨间的连结 通过三种形式连结而成：

（1）椎间盘（图3-34） 位于椎体与椎体之间，共有23个，第1和第2颈椎之间、骶骨与尾骨之间没有，约占骶骨以上脊柱长度的1/4。人体经过一天的劳动或站立、训练，椎间盘受压而变薄，整个脊柱长度相应缩短，经卧床休息可恢复，早晚变动范围为1～3cm。

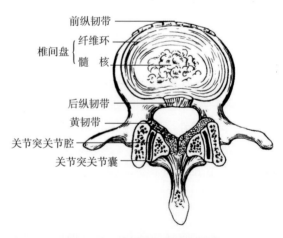

图3-34 椎间盘和关节突关节

椎间盘由外周的纤维环和中间的髓核构成。纤维环是纤维软骨环。髓核在中间，是胶状物。其特点是坚固、有弹性。椎间盘有连结、支持、缓冲震动、保护脑和脊髓的作用，可使脊柱轻微活动。

椎间盘突出症

椎间盘突出症是常见病和多发病。腰部、颈部椎间盘较厚，运动幅度相对大，容易发生椎间盘突出。常由于突然用力过猛，发生纤维环破裂，使髓核向外膨出，形成椎间盘突出症，还可继发于椎管狭窄、椎骨骨质增生、椎间隙变窄、脊柱侧弯、脊柱后凸等。患者除疼痛外，脊髓或脊神经的压迫症状也会出现。

（2）韧带（图3-35，图3-36） 韧带有长韧带和短韧带之分。

①长韧带 前纵韧带紧贴椎体和椎间盘的前面，自枕骨大孔前缘至第1或第2骶椎体之间，是全身最长的韧带，有限制脊柱过度后伸和防止椎间盘向前脱出的功能；后纵韧带位于椎体和椎间盘后面，自枢椎到骶椎管之间，有限制脊柱过度前屈和防止椎间盘向后脱出的作用；棘上韧带和项韧带在颈椎和骶椎棘突的末端(颈部的韧带呈三角形，又称项韧带)，有限制脊柱过度前屈和防止椎间盘向后脱出的作用。

②短韧带 棘间韧带位于棘突之间，有限制脊柱过度前屈的作用；横突间韧带位于横突之间，有限制脊柱过度侧屈的作用；黄韧带位于椎弓与椎弓之间，主要由弹性纤维构成，是最坚韧和有弹性的韧带（针穿过该韧带，有"突破感"），有限制脊柱过度前屈和防止椎间盘向后脱出的作用。

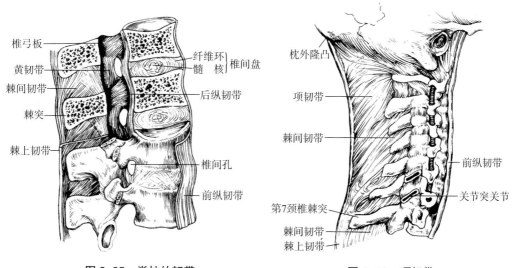

图3-35 脊柱的韧带　　　　　　　图3-36 项韧带

腰穿

"腰穿"是临床常用的穿刺方法，就是将针穿入椎管进行麻醉或抽去椎管内脑脊液进行检查或测量颅内压力等。一般成人在第3、4腰椎棘突之间进针。请思考一下从外向内经过了哪些韧带？

（3）关节突关节（椎间关节） 相邻椎骨间的上下关节突借关节囊连结而成，活动性很小。①寰枢关节：由3个在结构上独立、功能上联合的关节构成（寰枢正中关节，2个寰枢外侧关节），可绕寰枢关节的垂直轴做旋转运动；②寰枕关节：由寰椎的上关节凹和枕髁构成，属联合关节，可使头做屈伸、侧屈和环转运动。

2.脊柱的整体观（图3-37）　成年人脊柱平均长65～70cm，椎间盘的厚度占脊柱全长的1/4。

（1）前面观　可看到椎体和椎间盘。脊柱自上而下逐渐增宽，在骶骨以下又逐渐变窄，此变化与负重有关。

（2）后面观　可看到椎骨的棘突。颈椎棘突有分叉，胸椎棘突呈叠瓦状排列，腰椎棘突间隙大。棘突两侧有脊柱沟，容纳肌肉。

（3）侧面观　可以看到4个生理弯曲：①颈曲：凸向前，可支持头抬起。出生后代偿性弯曲（在抬头时逐渐形成）。②胸曲：凸向后，可增加胸腔容积，利于肺扩张。此弯曲先天就有，生后继续保持（在胚胎期逐渐形成）。③腰曲：凸向前，可维持身体平衡，加强稳固性，使身体重心后移，保持身体直立。此弯曲出生后代偿性弯曲（在开

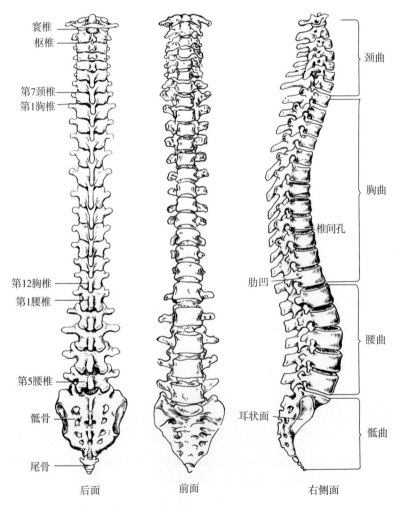

图 3-37　脊柱

始直立行走时逐渐形成）。④骶曲：凸向后，可增加盆腔容积。此弯曲是先天就有的，生后继续保持。

3.脊柱的功能

（1）支持 负重。

（2）保护 脊髓（椎管）、胸腔脏器（参与胸廓形成）、腹腔器官（参与盆腔形成）。

（3）运动 屈伸、侧屈、旋转。

（4）缓冲震荡 能减轻对头部的震荡。

（二）胸廓

胸部由 12 个胸椎、12 对肋和 1 块胸骨，以及连结它们的关节、韧带和软骨组成。肋向前与胸骨连结，向后与胸椎连结。

1.肋与胸骨的连结 指肋软骨与胸骨的连结。

（1）胸肋关节（图 3-38） 上 7 对肋与胸骨形成胸肋关节。由胸骨的肋切迹与第 2 ~ 7 肋软骨连结构成平面关节，第 1 肋软骨与胸骨第 1 肋切迹连结成软骨结合（终生不骨化）。

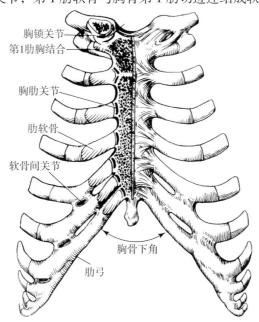

图 3-38 胸肋关节

（2）肋骨间关节 由第 8 ~ 10 肋软骨前端与上一肋所形成，并形成肋弓。第 11 和 12 肋软骨前端游离，叫浮肋。

2.肋与胸椎的连结（图 3-39） 由肋骨向后与胸骨上的肋凹形成，即肋椎关节，它包括：①肋头关节：由肋头关节面与相应的胸椎肋凹构成。②肋横突关节：由肋结节关节面与横突肋凹组成。该关节属于联合关节，吸气时肋骨可上提、外翻，胸廓扩大；呼气时肋骨下降、内翻，胸廓缩小。

3.胸廓的整体观（图 3-40） 圆锥形，正常成人的胸廓呈前后稍扁、上窄下宽。胸廓有两个口：胸廓上口比较小，由第 1 胸椎、第 1 肋、胸骨柄上缘围成，有食管、气管

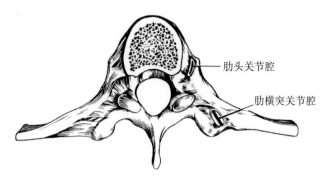

图 3-39　肋头关节和肋横突关节

和重要的血管、神经通过。胸廓下口比较大，宽阔不整齐，由第12胸椎、第11和12肋、肋弓、剑突围成，被膈肌所封闭，有血管、神经、淋巴管通过。两侧肋弓之间的角称肋弓角。胸廓有三个径：横径、矢状（前后）径、垂直径。横径大于矢状径。

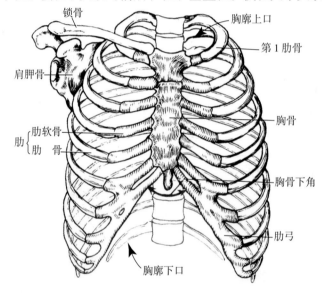

图 3-40　胸廓

知识链接

　　胸廓的形态与年龄、性别、健康状态及体育运动等因素有关。新生儿的胸廓为圆柱形，由于肺的发育较迟，横径与矢状径几乎相等，往往呈桶状；13岁时与成人胸廓相近。男性胸廓的各径均大于女性。老年人的胸廓因弹性降低、肌力减弱、运动减少而呈长扁形。出现肺气肿时，往往呈桶状。

　　形态学专家认为：成人胸廓横径与矢状径的最佳比值为4:3。胸廓分为圆锥形、扁平形、圆柱形。

4. 胸廓的功能

（1）保护　保护胸腔内的重要器官。

（2）参与呼吸运动　胸式呼吸。

（3）缓解震荡　胸廓富有弹性，形如拱笼，保证了胸廓在运动中能承受较大的冲击力。

三、颅骨的连结

1. **颅骨的连结**　颅骨的连结除颞下颌关节外，大部分以纤维连结的形式连结。

（1）**颅缝**　缝是颅骨之间借纤维、结缔组织紧密相连构成的，是成人颅骨连结的主要方式。如冠状缝、矢状缝。

（2）**软骨连结**　颅底骨借软骨连结，形成蝶枕结合、蝶岩结合等。随着年龄的增长，软骨结合骨化成为骨性结合。

（3）**颞下颌关节**（下颌关节）（图3-41）

①构成　由颞骨的下颌窝和下颌骨的髁突构成。

②特点　关节腔内有关节盘；关节囊松弛，外侧有韧带加固，灵活性大，易于脱位（向后上方复位）。

③运动　两侧的颞下颌关节在功能上属于联合关节，可做上下（张口、闭口）、前后和侧方运动。

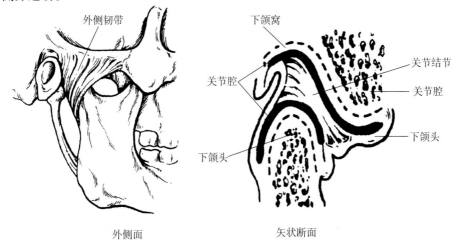

图 3-41　颞下颌关节

2. **颅的整体观**

（1）**颅的前面观**　一对眼眶、一个骨性鼻腔和一个骨性口腔。

（2）**颅的侧面观**　外耳门，下方有颞骨乳突，有下颌窝。

（3）**颅的底面观**　中间是枕骨大孔，两侧骨突为枕髁，后上方为枕外隆凸，两侧有上项线。

颅内容纳脑。在运动中常领先于身体的其他部分，是观察、判断、提高动作质量的重要器官。额骨、顶骨和枕骨连结成具有拱形构筑特点的整体，非常坚固，具有保护脑的作用，能承受很大的冲击力，例如足球运动中的头球、头顶倒立、少林铁头功等。

四、上肢骨的连结

1. **胸锁关节**（图3-42）　是上肢骨与躯干骨之间唯一的关节。

（1）主要结构　由锁骨胸骨端关节面与胸骨柄的锁骨切迹构成。

（2）辅助结构　关节面相适应，结合紧密，关节囊坚韧。关节四周有韧带，关节内有关节盘。

（3）运动　幅度小。可绕矢状轴做上下运动（提肩上下运动，如提杠铃）；绕垂直轴做前后运动（扩胸运动）；绕冠状轴做回旋运动（振臂运动）。

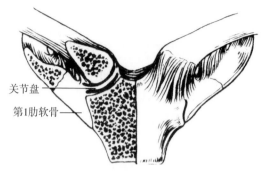

关节盘

第1肋软骨

图3-42　胸锁关节

2. 肩锁关节

（1）主要结构　由锁骨的肩峰关节面与肩胛骨的肩峰关节面构成。

（2）辅助结构　关节囊的上、下方分别有肩锁韧带、喙锁韧带、斜方韧带和锥状韧带加固。

知识链接

上肢带关节的特点及其运动

上肢带关节的特点：①是肩胛骨与锁骨在肩锁关节处的连结，将肩胛骨与锁骨视为一个整体，以胸锁关节为支点，形成上肢带关节的整体运动。②因为肩胛骨的运动较明显，通常以肩胛骨的运动来描述上肢带关节的运动。③肩胛骨的运动可以增大肩关节的运动幅度，使关节盂与肱骨头始终保持方向上的一致，有利于控制肱骨位置和运动。④肩胛骨的运动使用特殊的运动术语来描述。

上肢带关节的运动幅度小，主要有以下运动：①上提下降：肩胛骨在冠状面内向上、下平行移动，移动距离为10～20cm，如提拉杠铃、耸肩。②前伸后缩：在水平面内绕垂直轴向前、后运动称前伸后缩，前伸移动距离为15cm，如扩胸运动、摆臂运动。③上回旋、下回旋：在冠状面内绕矢状轴（垂直轴）、肩胛骨下角向外上方转动称上回旋，下角向下方转动称下回旋，如单手肩上投篮动作、引体向上动作。

3. 肩关节（图3-43）

（1）主要结构　由肱骨头与肩胛骨的关节盂构成球窝关节。肱骨头呈球形，面积大。关节盂为椭圆形浅凹，面积小，仅能容纳关节头的1/4～1/3。关节囊内有肱二头肌长头肌腱通过，从关节囊结节间沟穿出，包裹着一层滑膜，可加强肩关节的稳固性。

（2）辅助结构　①关节盂唇：由纤维软骨环构成的关节盂缘附在关节盂的周围，加深关节窝，使两关节面转动合适。②韧带：喙肱韧带位于关节囊上方，可防止肱骨头向上脱位；盂肱韧带位于关节囊前壁的深层，可加强关节囊前壁；喙肩韧带横架于喙突与肩峰之间，形成"喙肩弓"，可防止肱骨头向上脱位。

（3）关节的运动　①屈伸：如跑步时的前后摆臂动作（也可以水平屈伸，如扩胸运动）；②内收外展：如直立飞鸟动作；③旋内旋外：如掷铁饼前的预摆动作；④环转：如练武术时的抡臂动作。

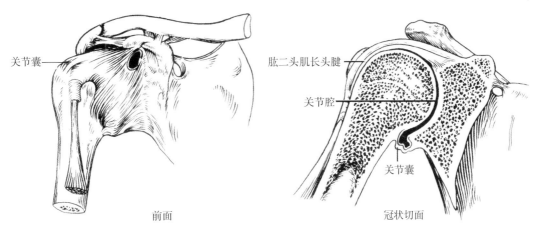

关节囊

肱二头肌长头腱
关节腔
关节囊

前面　　　　　　　冠状切面

图 3-43　肩关节

（4）关节的特点　肩关节是上肢最大的关节，也是人体中最灵活的关节。关节囊薄而松弛，关节韧带少而弱。肩关节前下方没有肌肉覆盖和韧带加强，肱骨头易从此滑出，向下脱位。

4.肘关节（图 3-44）

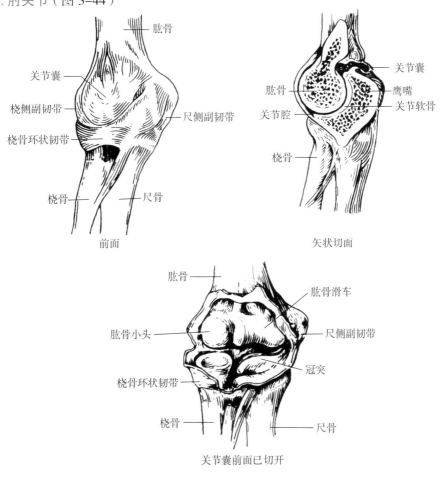

图 3-44　肘关节

（1）主要结构　包含肱尺关节、肱桡关节和桡尺近侧关节的复关节，三个关节包在一个关节囊内。肱尺关节由肱骨滑车与尺骨的滑车切迹构成屈伸关节。肱桡关节由肱骨小头与桡骨的关节凹构成球窝关节。桡尺近侧关节由桡骨的环状关节面与尺骨的桡切迹构成车轴，关节囊前后壁薄而松弛，两侧壁紧张形成侧副韧带。

（2）关节的辅助结构　①尺侧副韧带：位于肘关节的内侧，起于肱骨内上髁，止于尺骨滑车切迹的内侧缘，可从内侧加固关节；②桡侧副韧带：位于肘关节的外侧，起于肱骨外上髁，止于尺骨桡切迹的前、后缘，可从外侧加固关节；③桡骨环韧带：两端附着于尺骨的桡切迹前后缘，与桡切迹共同组成一个骨纤维环包绕桡骨头，能在环内沿纵轴旋转而不易脱位。

（3）关节的基本运动　①屈伸，运动幅度为 135° ~ 140°；②旋前旋后，运动幅度为 140° ~ 180°，如乒乓球正反手扣球、拧螺丝等。

（4）关节的特点　关节的稳定性较大。关节囊前后方较薄而松弛，主体关节肱尺关节稳固，故使屈伸运动幅度大于旋前旋后运动。

肘后三角（图 3-45）：肱骨内、外侧髁和尺骨鹰嘴构成肘后三角。屈肘时是等腰三角形，伸肘成一直线。如果出现骨折、脱位，该结构被打乱。

5. 桡尺关节及前臂骨的连结　包括 2 个关节和骨间膜。

（1）桡尺近侧关节（前述）　桡尺远侧关节由桡骨尺切迹与尺骨的环状关节面构成。桡尺近侧关节和桡尺远侧关节是联合关节，可做旋内旋外运动，尤其桡尺关节的旋转运动为人类所特有，是进行劳动不可缺少的。

（2）骨间膜　前臂骨体借前臂骨间膜相连，形成韧带联合（图 3-46）。

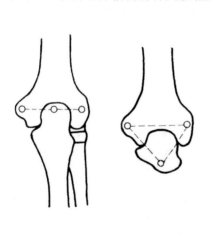

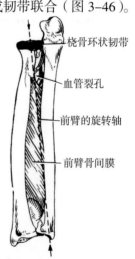

桡骨环状韧带

血管裂孔

前臂的旋转轴

前臂骨间膜

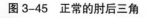

图 3-45　正常的肘后三角　　　　图 3-46　前臂骨之间的连结

知识链接

　　骨间膜在上肢内收、前臂屈曲、拇指朝上时紧张度最高（最大限度拉伸或展开），前臂需固定时常采用此位，也是临床上所指的功能位，防止长期固定后萎缩且影响运动。我们常看到有些患者用绷带绕颈固定前臂就是这个道理。

6.手关节（图 3-47） 包括桡腕关节、腕骨间关节、腕掌关节、掌骨间关节、掌指关节和指骨间关节。有些关节在结构上独立，但在功能上均与桡腕关节联合运动。

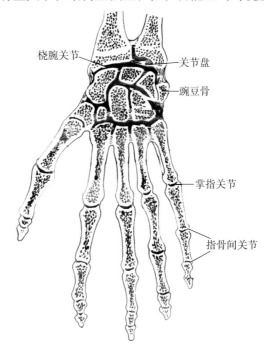

图 3-47　手关节

（1）桡腕关节（腕关节）

①主要结构　桡腕关节由桡骨的腕关节面与尺骨头下方的关节盘（尺骨未参与构成关节）组成关节窝，舟骨、月骨和三角骨的近侧面组成关节头，构成椭圆关节。关节囊松弛，关节腔较大。

②辅助结构　前面有桡腕掌侧韧带，背面有桡腕背侧韧带，两个韧带从关节的前、后方加固关节。内侧有腕尺侧副韧带，外侧有腕桡侧副韧带，两条韧带从内、外两侧加固关节。

③基本运动　可做屈、伸、内收、外展、环转运动。

（2）腕骨间关节　位于腕骨之间。运动微小，是联动关节。

（3）腕掌关节　由远侧列腕骨与 5 块掌骨底构成。第 1 腕掌关节有大多角骨与第 1 掌骨底构成的鞍状关节；第 2 ~ 第 5 腕掌关节属于平面关节，包在一个关节囊内，只能做微小的滑动；第 1 腕掌关节可做对掌运动。手功能 50% 在大拇指，与对掌运动有关。

（4）掌指关节　位于掌骨与指骨之间，可做屈、伸、内收、外展、环转运动。

（5）指骨间关节　位于指骨与指骨之间，可做屈伸运动。

五、下肢骨的连结

1.下肢带骨的连结　两侧髋骨向后与骶骨连结，构成骨盆，包括耻骨联合和骶髂关节。这两个关节是构成骨盆的主要关节。下肢带关节的运动是骨盆的整体运动。

（1）骨盆的构成 通过腰骶关节和腰椎相连，通过髋关节和自由下肢骨相连。

①耻骨联合（图3-48） 由两侧耻骨的联合面借耻骨骨间盘连结构成。耻骨骨间盘是一个软骨，中有纵行裂隙。此处具有一定的缓冲作用，在分娩时可轻度分离，扩大盆腔，有利于胎儿娩出。耻骨联合类似半关节，不完全是直接连结，中间有腔，又不具备关节的结构。周围有耻骨上韧带、耻骨弓状韧带、耻骨前韧带，三条韧带从上、下、前方加固该结构。

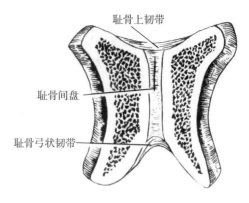

图 3-48 耻骨联合（冠状切面）

②骶髂关节（图3-49） 由骶骨和髂骨相对应的耳状面构成平面关节。加固关节

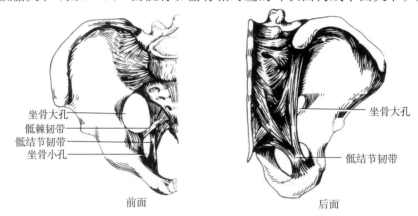

图 3-49 骨盆的韧带

的韧带有：骶髂骨间韧带，位于骶骨粗隆和髂骨粗隆之间。骶髂前韧带和骶髂后韧带又叫腹侧、背侧韧带。骶结节韧带连结于髂骨、骶骨与坐骨结节之间。棘韧带连结于骶骨、尾骨与坐骨棘之间；仅有轻微运动，在走、跑、跳跃时具有缓冲震动的功能，主要是能将重力传向下肢。

（2）骨盆的整体观（图3-50） 分大、小骨盆。

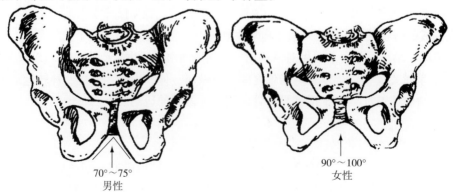

图 3-50 骨盆

①分界 大骨盆位于界线的前上方（界线：从骶骨岬向两侧经弓状线、耻骨梳、耻骨结节至耻骨联合上缘构成的环形），由髂骨翼和骶骨构成。小骨盆位于界线的后下方，由尾骨、坐骨结节、耻骨联合下缘及周围韧带构成。

②性别特征 男性与女性骨盆在形态结构上有显著性别差异（表3-2）。男性骨盆高而窄，耻骨下支形成的耻骨角较小，呈杏形，横径较小；倾斜角骨盆前倾为50°～55°。女性骨盆低而宽，耻骨角较大，呈椭圆形，横径较大，女性骨盆这样的特点有利于胎儿娩出；倾斜角女性骨盆前倾约60°。骨盆倾斜度过大或过小都会导致脊柱畸形。

表 3-2　男女骨盆形态的差异

项目	男	女
骨盆形状	较窄长	较宽短
骨盆的上口	心形	椭圆形
骨盆的下口	较狭窄	较宽大
骨盆腔	漏斗状	圆桶状
耻骨下角	70°～75°	90°～100°

（3）骨盆的结构特点 在力的传递过程中，骨盆在后面形成两个负重的骨弓，具有拱形结构特点。重力经第5腰椎传至骶骨，经骶髂关节分至两侧的髋骨；站立时，经髋臼传至股骨形成"立弓"；坐位时，经髂骨传至坐骨结节形成"坐弓"。在走、跑、跳跃时，骨盆也可产生由下肢向上传递的支撑反作用力。

（4）骨盆的作用 具有支持体重、保护内脏器官和缓冲震动等作用。骨盆可以做前、后倾，侧屈，左、右旋转，环转运动。

2.髋关节（图3-51，图3-52）

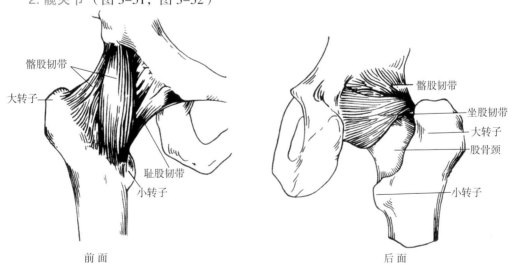

图 3-51　髋关节

（1）主要结构 由髋臼和股骨头构成球窝关节。股骨头几乎全被纳入髋臼内，关节囊紧张而坚韧。

（2）辅助结构　髋臼唇是附着于髋臼周缘的纤维软骨环，有加深关节窝、增大关节稳固性的功能。韧带有髂股韧带，位于关节囊前面，呈倒置"V"或"Y"字形，有限制髋关节过伸和维持人体站立姿势的作用，是人体中最强大的韧带之一；耻股韧带位于髋关节囊前内侧，能限制大腿在髋关节处过度外展和旋外；坐股韧带位于髋关节后面，能限制大腿在髋关节处过度内收、旋内；股骨头韧带位于关节腔内，一端附着于髋臼，另一端附着于股骨头凹，有滋养股骨头的血管通过，起着关节垫的作用。

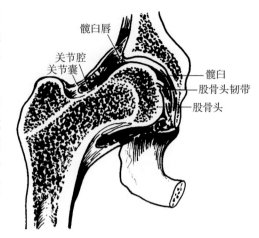

图 3-52　髋关节（冠状切面）

（3）基本运动　可以做屈伸、内收和外展、旋转、环转运动。

（4）特点　髋关节的构成及厚而紧的关节囊和强有力的韧带、关节周围发达的肌肉，使其成为人体中稳固性很强的关节。

3. 膝关节（图 3-53，图 3-54）

（1）主要结构　由股骨、胫骨的内外侧髁及髌骨构成。①股胫关节：由股骨和胫骨相应的内外侧髁关节面构成的椭圆关节；②股髌关节：由股骨的髌面和髌骨关节面构成的屈伸关节。关节头大，关节窝浅，使两关节面不相适应，关节囊薄而松弛。

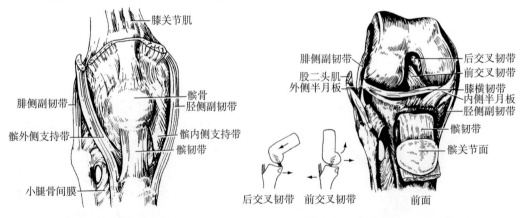

图 3-53　膝关节（前面）　　　　图 3-54　膝关节（示内部结构）

（2）辅助结构（图 3-55）

①半月板　由两个纤维软骨板构成，垫在胫骨内、外侧髁关节面上，半月板外缘厚、内缘薄。内侧半月板呈"C"形，前端窄、后部宽，外缘中部与关节囊纤维层和胫侧副韧带相连。外侧半月板呈"O"形，外缘的后部与腘肌腱相连。

作用：有缓冲震动、稳固和保护膝关节的功能；在关节腔内有翼状襞，位于髌骨下方的两侧，为含有脂肪的皱襞，填充关节腔，有增强关节稳固性、缓冲震动的功能；

髌上囊和髌下深囊位于股四头肌腱与骨面之间，具有减少腱与骨面之间相互摩擦的作用。

②韧带　前后交叉韧带位于关节腔内，附着于股骨内、外侧髁与胫骨髁间隆起，防止股骨和胫骨前后移位；腓侧副韧带位于膝关节外侧稍后方；胫侧副韧带位于膝关节的内侧

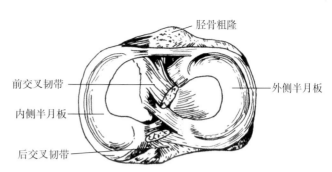

图 3-55　膝关节半月板（上面）

偏后方，分别从内侧、外侧加固和限制膝关节过伸；髌韧带位于膝关节的前方，为股四头肌腱的延续部分，从前方加固膝关节，限制膝关节过度后屈。

知识链接

叩击髌韧带，出现小腿伸或膝关节伸，是检查腱反射的常用方法。

（3）基本运动　主要为屈伸运动。在半屈膝时，可以做轻度旋转运动。

（4）特点　是人体最大的关节，也是全身最复杂的关节（构成复杂，关节腔内有韧带、半月板，关节腔外也有坚固的韧带）；运动幅度相对小，除屈伸运动外，在屈曲90°时能绕垂直轴做轻度旋转运动；膝关节运动时，半月板可发生位移，屈膝时向后移，伸膝时向前移。急剧伸膝时，半月板退让来不及，可发生挤压伤或破裂。

4. 足部关节

（1）踝关节（距小腿关节）（图 3-56，图 3-57）

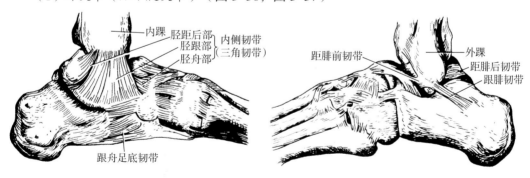

图 3-56　距小腿关节及其韧带（内侧面）　　　图 3-57　距小腿关节及其韧带（外侧面）

①主要结构　由胫骨下关节面、胫腓的内外踝、距骨构成。关节囊的前后壁薄而松弛，关节头前宽后窄。

②辅助结构　内侧韧带是位于踝关节内侧的强大韧带，起于胫骨内踝，呈扇形向下止于舟骨、距骨、跟骨的内侧，可以限制足过度外翻；外侧韧带有 3 条，即距腓前韧带、距腓后韧带、跟腓韧带，起于腓骨外踝尖，止于距骨、跟骨，韧带较分散薄弱，过度内翻易损伤。

③基本运动 屈（跖屈）、伸（背屈）运动；足跖屈时可做轻度的外展、内收运动；内翻和外翻运动（足心翻向内或外）。

（2）跗骨间关节（图3-58）相当于腕骨间关节。

①结构 由距跟关节（又叫距下关节）、距跟舟关节、跟骰关节和楔骰舟关节组成。

②运动 除可做屈伸运动（如提踵动作）外，还可做很小的运动。

（3）跗跖关节 相当于腕掌关节，是联动关节，运动幅度小。

（4）跖趾关节 相当于掌指关节，可以做屈伸、内收外展运动。

（5）趾骨间关节 相当于指骨间关节，可以做屈伸运动。

（6）足弓（图3-59）由7块跗骨和5块跖骨及连结它们的关节、韧带和肌腱形成三个弓：①内侧纵弓：由跟骨、距骨、足舟骨、楔骨和第1~3跖骨构成，曲度大，弹性好，缓冲力强；②外侧纵弓：由跟骨、骰骨和第4~5跖骨构成，弹性小；③横弓：由楔骨、骰骨和跖骨底构成最高点。足弓不明显或无称平足。

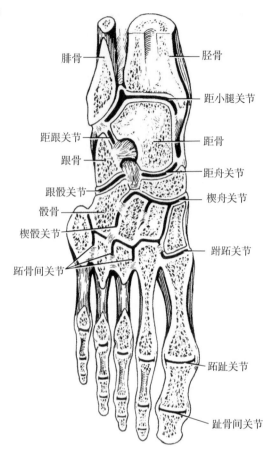

图 3-58 足关节水平切面

足弓形成三个重力要点，使人体站立时稳固性增加；可以保护足底血管和神经；与椎间盘、脊柱的生理弯曲等构成缓冲系统，更好地保护脑，减少震荡。

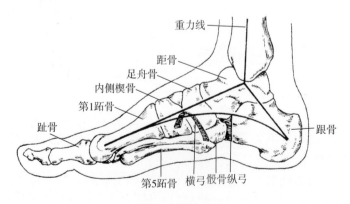

图 3-59 足弓

第三节　骨　骼　肌

一、概述

机体对环境变化会产生适宜的反应，可以是化学的、电的、光的，也可以是机械的。骨骼肌是能够对环境变化发生机械反应的器官。

运动系统的肌肉都是骨骼肌，全身有肌肉 600 块左右。每块肌肉都是一个器官，约占体重的 40%（运动系统占 60%），运动员可达 50%（图 3-60，图 3-61）。

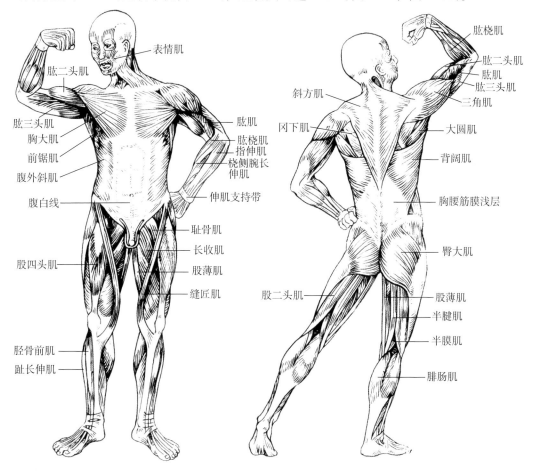

图 3-60　全身肌的配布（前面）　　　　图 3-61　全身肌的配布（后面）

1.肌肉的结构

（1）基本结构　肌肉由肌腹和肌腱构成（表 3-3）。

①肌腹　由骨骼肌纤维聚集而成，是肌肉中的收缩部分，一般位于中部。肌腹表面有结缔组织薄膜，对肌纤维和肌束起保护、连结、支持、营养等作用。

②肌腱　由排列紧密的粗大胶原纤维束构成。肌腱内胶原纤维互相交织成辫子状的腱纤维束，各束平行排列。肌腱无收缩能力，附在骨上。

表 3-3 肌腹与肌腱的区别

	肌腹	肌腱
形态	四肢梭形，躯干薄片状	带状或薄片状
构成	肌细胞	致密结缔组织
位置	大多在中部	大多在两端
功能	能收缩舒张	不能收缩舒张，附在骨上

（2）辅助结构　肌肉周围有一些保护和协助肌肉活动的结构，包括筋膜、腱鞘、滑膜囊等。

①筋膜（图 3-62）　浅筋膜（皮下筋膜）位于皮肤深面，由疏松结缔组织构成，体胖者肥厚。该筋膜对肌肉有保护作用。深筋膜位于浅筋膜的深面，由致密结缔组织构成，似一层紧身衣，覆盖在全身肌肉表面，在骨突之间增厚形成类似韧带的结构。该筋膜包绕一块或一群肌肉，形成各块或各层肌肉的肌鞘。有的深筋膜穿入肌群，深入至骨膜，形成肌间隔（表 3-4）。

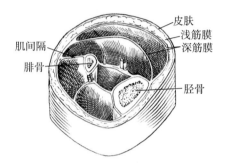

图 3-62 右侧小腿中部横切面（示筋膜）

筋膜可减少肌肉或肌群的相互影响，有利于增强肌肉收缩的力量。

表 3-4 浅筋膜与深筋膜的区别

	浅筋膜	深筋膜
构成	疏松结缔组织	致密结缔组织
位置	皮下，包被全身	包绕肌、血管、神经
作用	保温，保护深部器官	约束、固定肌肉，减少肌肉摩擦，有利于肌肉活动

②腱鞘（图 3-63）　包绕肌腱的结构，由两部分构成：纤维鞘位于外面，一半是骨面，一半是膜，半环形。滑膜鞘位于内面，分内外两层，即脏层（紧裹肌腱）和壁层（纤维鞘）。壁、脏层之间的间隙或腔中有少量滑液，可减少肌腱与外周组织的摩擦，有利于肌腱在鞘内活动，并对肌腱起保护作用。滑膜鞘多分布于手腕、手指、足踝等处（肢体的远端）（图 3-64）。

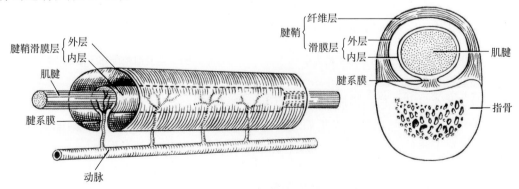

图 3-63 腱鞘示意图

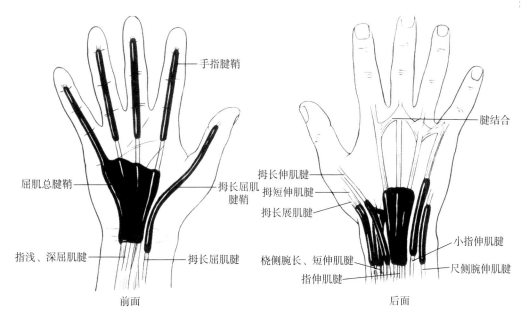

图 3-64 手的腱鞘

前面图中标注：手指腱鞘、屈肌总腱鞘、指浅、深屈肌腱、拇长屈肌腱鞘、拇长屈肌腱

后面图中标注：腱结合、拇长伸肌腱、拇短伸肌腱、拇长展肌腱、桡侧腕长、短伸肌腱、指伸肌腱、小指伸肌腱、尺侧腕伸肌腱

③滑膜囊（图 3-65） 是由结缔组织薄膜形成的囊腔结构，位于肌腱与骨表面之间，多在关节附近。囊内有少许滑液，与关节腔相通，可减少肌腱与骨面之间的摩擦；有的完全封闭。

2. 肌肉的分类和命名

（1）肌肉的分类 按肌肉外形分为长肌、短肌、扁肌（阔肌）、轮匝肌（图 3-66）；按肌束排列方向分为羽状肌、半羽状肌、多羽状肌；按肌肉主要功能可分屈肌、伸肌、收肌、展肌、旋前肌、旋后肌、提肌、降肌、开大肌、括约肌等。

（2）肌肉的命名 往往与其形态结构或功能特征相联系。按形状命名，如斜方肌、三角肌；按位置命名，如冈上肌、冈下肌；综合命名，如肱二头肌、小腿三头肌、胸大肌；按起止点命名，如胸锁乳突肌、肱桡肌；按肌束方向命名，如腹直肌、腹外斜肌。

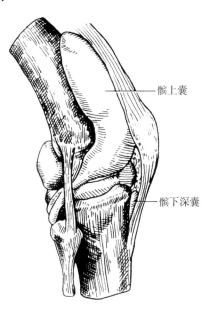

图 3-65 膝关节的滑膜囊

（标注：髌上囊、髌下深囊）

3. 肌肉的物理特性

（1）伸展性和弹性 伸展性是指肌肉在外力作用下可以被拉长的特性；当外力解除后，被拉长的肌肉又能恢复原状的特性称弹性。

（2）黏滞性 是肌肉收缩时，肌纤维内部分子之间及肌纤维之间摩擦产生的阻力。

4. 肌肉的配布规律 大多数分布在关节周围，一般按相互拮抗规律与关节运动轴对应配布，分别配布有两组作用相反的肌肉。

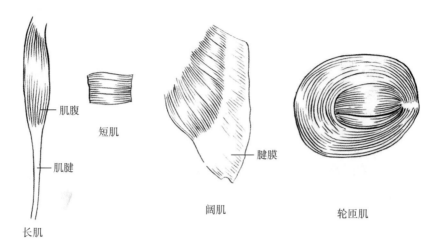

肌腹

短肌

肌腱

腱膜

长肌

阔肌

轮匝肌

图 3-66 肌的形态

5.肌肉的起止点（图 3-67） 一般肌肉都以两点附在骨上，中间越过 1 至数个关节。两端分别称起点或止点。肌肉收缩时，一般止点向起点靠拢。随着运动的变化，有时起点向止点靠拢。如胸大肌，止点肱骨向胸前壁靠拢，能内收肩关节；攀高时则相反，可以引躯体向上。

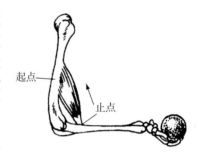

起点

止点

图 3-67 肌的起止点

（1）起点（定点） 靠近身体正中面或在肢体近端的附着处，肌肉收缩时相对固定或运动幅度较小的附着端。

（2）止点（动点） 将肌肉远离正中面或在肢体远端的附着处，相对运动或运动幅度较大的附着端。

二、躯干肌

躯干肌包括背肌、胸肌、腹肌、膈肌、盆底肌。

1.背肌 为位于躯干后面的肌群，可分为浅、深两层，主要有斜方肌、背阔肌、竖脊肌（图 3-68，表 3-5）。

表 3-5 背肌

名称	位置	作用
斜方肌	颈部和背上部皮下	一侧斜方肌收缩使颈向同侧屈，头转向对侧；两侧斜方肌同时收缩，使头后仰、脊柱后伸
背阔肌	背下半部及胸后外侧	使臂后伸、内收、旋内，上肢固定可引体向上
竖脊肌	躯干背部、脊柱两侧	两侧同时收缩使脊柱后伸（抬头挺胸），一侧收缩使脊柱侧屈

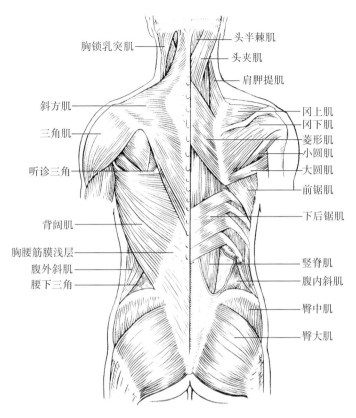

图 3-68 背肌（右侧斜方肌、背阔肌已切除）

2.胸肌 （图 3-69，图 3-70） 胸肌可分两群，即胸上肢肌和胸固有肌。胸上肢肌均起自胸廓外面，止于上肢带骨或肱骨，主要有胸大肌、胸小肌和前锯肌。胸固有肌参与构成胸壁，在肋间隙内，主要有肋间外肌和肋间内肌（表 3-6）。

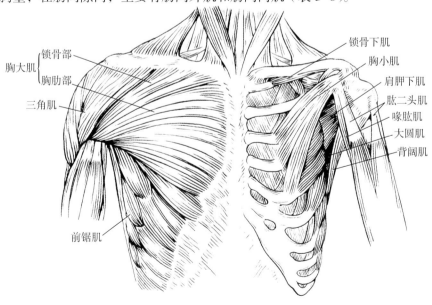

图 3-69 胸肌

表 3-6 胸肌

名称	位置	作用
胸大肌	位置表浅，覆盖胸廓前壁的大部	使肩关节前屈、内收、旋内；上提躯干，提肋助吸气
胸小肌	呈三角形，位于胸大肌深面	拉肩胛骨向前下方；提肋助吸气
前锯肌	胸廓外侧面	拉肩胛骨向前及助臂上举；提肋协助深吸气
肋间外肌	肋间隙的浅层	提肋助吸气
肋间内肌	肋间外肌的深面	降肋助呼气

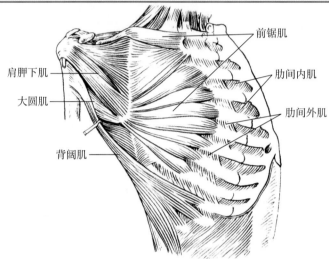

图 3-70 前锯肌和肋间肌

3. 腹肌　分前外侧群和后群：

（1）前外侧群　形成腹腔的前外侧壁，包括腹直肌、腹外斜肌、腹内斜肌和腹横肌（图 3-71，表 3-7 ）。

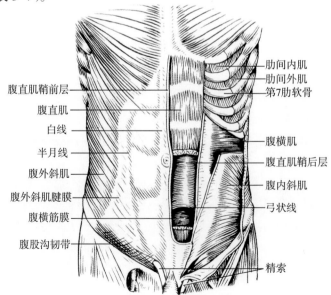

图 3-71 腹前壁肌

表 3-7　腹前外侧群肌肉

名称	位置	作用
腹外斜肌	腹前外侧壁的浅层	
腹内斜肌	腹外斜肌深面	保护腹腔脏器及维持腹内压；协助排便、分娩、呕吐和咳嗽等；脊柱前屈、侧屈与旋转；降肋助呼气
腹横肌	腹内斜肌深面，较薄弱	
腹直肌	腹前壁正中线两旁，腹直肌鞘中	

（2）后群　包括腰大肌和腰方肌，其作用是下降和固定第 12 肋，可使脊柱侧屈（图 3-72）。

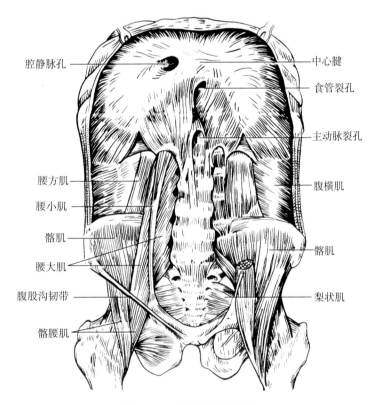

图 3-72　膈肌和腹后壁肌

（3）腹肌形成的结构（图 3-73，图 3-74）

①腹股沟韧带　由腹外斜肌腱膜下缘卷曲增厚所形成，是重要的肌性标志。

②腹直肌鞘　由三层腹肌腱膜包绕腹直肌所构成。

③白线　为三层腹肌腱膜包绕腹直肌后在腹中部纤维相互交叉所致。

④腹股沟管　是三层腹肌在腹股沟韧带内侧半上方的肌腱裂隙，有两个口（深环与浅环或腹环与皮下环）。管内男性有精索通过，女性有子宫圆韧带通过。

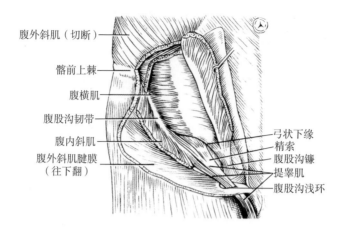

图 3-73　腹前壁的下部

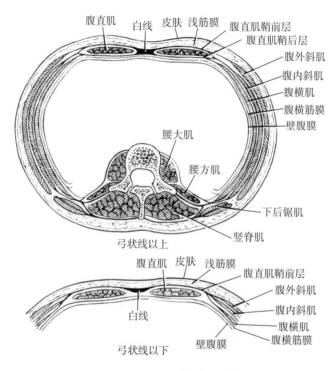

图 3-74　腹壁两个水平切面（示腹直肌鞘）

知识链接

腹股沟管与疝

　　由于多种原因，腹股沟管发育不完善，腹腔内容物、器官（多为小肠）可通过腹股沟管向前突出形成明显的隆起，轻者可按摩还原，重者多需手术解决。有的可以突入到阴囊。

　　4.膈肌（图 3-72）　位于胸腹腔之间，成为胸腔的底、腹腔的顶。膈肌呈穹隆状，肌纤维位于穹隆四周，中央形成腱膜。膈的中央为腱膜，称为中心腱，肌束由周围向中央移行。膈肌上有三个裂孔，即主动脉裂孔、食管裂孔、腔静脉孔，有主动脉、食管、下腔静脉通过。膈肌的起点是胸廓下口的周围前部、胸骨剑突，止点为中心腱（图3-71）。膈肌是最重要的呼吸肌。

5. 盆底肌　将在生殖系统中讲述。

三、头肌

头肌可分为面肌和咀嚼肌两部分（图3-75，图3-76）。

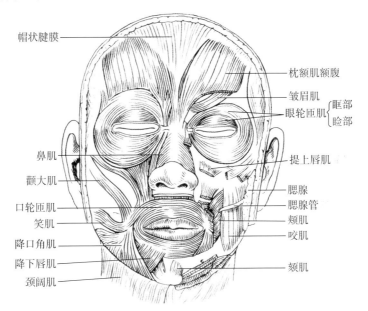

图 3-75　头肌（前面）

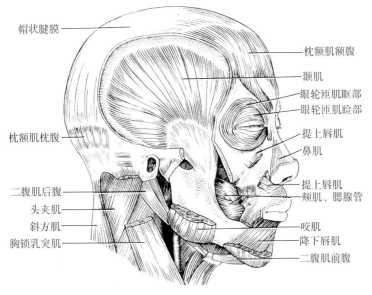

图 3-76　头肌（右侧面）

1. 面肌　位于面部、颅部，起止大都在皮肤或皮下，也称皮肌，收缩时牵拉皮肤使面部表情出现变化，故又称表情肌（表3-8）。

表3-8　面肌

名称	位置	作用
枕额肌	颅顶，由额腹、枕腹和帽状腱膜组成	提眉并使额部皮肤出现皱纹
眼轮匝肌	眼裂周围，分眶部、睑部、泪囊部	使睑裂闭合，扩张泪囊
口周围肌	口裂周围有口轮匝肌；面颊深部有颊肌	关闭口裂；使唇颊紧贴牙齿，外拉口角
耳周围肌	已经退化	—
鼻周围肌	鼻孔周围	使鼻孔开大或缩小
上睑提肌	上睑	可提上眼睑，睁眼

知识链接

人皱一下眉头，需要动用脸部43块肌肉，发笑时却只有17块肌肉在活动。即使自我感觉什么都没做，但身体一样在辛勤工作，其中至少动用大肌肉750块、小肌肉1000块。

2. 咀嚼肌　咀嚼肌均分布于颞下颌关节的周围，运动下颌关节的肌肉，参与咀嚼运动（表3-9）。

表3-9　咀嚼肌

名称	位置	作用
咬肌	下颌支的外面	上提下颌骨（闭口）
颞肌	颞窝内	上提下颌骨
翼内肌	下颌支和下颌角的内面	上提下颌骨并使其向前运动
翼外肌	颞下窝内	使下颌骨前移

四、颈肌

颈肌按其位置可分为颈浅肌群、颈中肌群和颈深肌群（表3-10，图3-77，图3-78）。

表3-10　颈肌

名称	位置	作用
颈阔肌	颈部皮下	使口角、下颌骨向下，颈部皮肤出现皱纹
胸锁乳突肌	颈的外侧部	一侧收缩使头向同侧侧屈，两侧收缩使头向后仰
舌骨上肌群	舌骨与下颌骨之间	上提舌骨，下拉下颌骨
舌骨下肌群	舌骨与胸骨之间	下降舌骨，使喉上、下活动
前、中、后斜角肌	颈部外侧深面	前屈、侧屈颈部

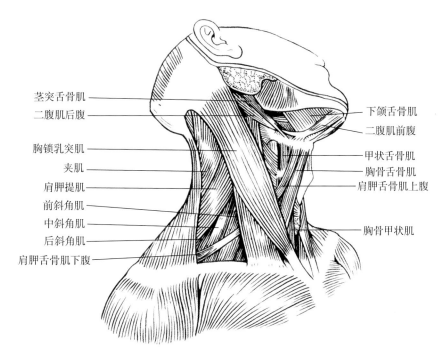

茎突舌骨肌
二腹肌后腹
胸锁乳突肌
夹肌
肩胛提肌
前斜角肌
中斜角肌
后斜角肌
肩胛舌骨肌下腹

下颌舌骨肌
二腹肌前腹
甲状舌骨肌
胸骨舌骨肌
肩胛舌骨肌上腹
胸骨甲状肌

图 3-77　颈肌（右侧面）

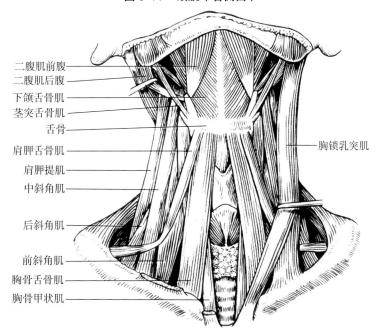

二腹肌前腹
二腹肌后腹
下颌舌骨肌
茎突舌骨肌
舌骨
肩胛舌骨肌
肩胛提肌
中斜角肌
后斜角肌
前斜角肌
胸骨舌骨肌
胸骨甲状肌

胸锁乳突肌

图 3-78　颈肌（前面）

五、上肢肌

上肢运动灵活，肌肉多且相对小，包括肩带肌、臂肌、前臂肌、手肌。

1. 肩带肌（图 3-79） 肩带肌分布于肩关节周围，均起自上肢带骨，跨越肩关节，止于肱骨上端，有稳定和运动肩关节的作用。主要有三角肌、冈上肌、冈下肌、小圆肌、大圆肌和肩胛下肌（表 3-11）。

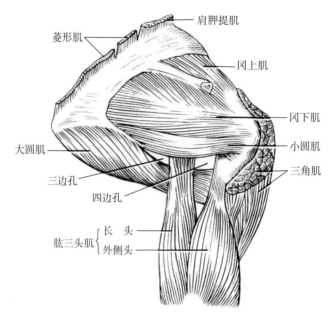

图 3-79　肩带肌（后面）

表 3-11　肩带肌

名称	位置	作用
三角肌	包围肩关节的前、外、后侧	使臂外展、前屈、后伸、旋内和旋外
冈上肌	冈上窝	使臂外展
冈下肌	冈下窝	使臂旋外
小圆肌	冈下窝，冈下肌的下方	助臂后伸
大圆肌	冈下窝，小圆肌的下方	使臂内收、旋内和后伸
肩胛下肌	肩胛下窝	使臂内收、旋内

2. 臂肌（图 3-80 ~ 图 3-82）　位于肱骨周围，可分为前群和后群。前群为屈肌，后群为伸肌。前群位于肱骨的前方，有浅层的肱二头肌、上方的喙肱肌和下方深层的肱肌；后群位于肱骨后方，为肱三头肌（表 3-12）。

表 3-12　臂肌

名称	位置	作用
肱二头肌	上臂前面，有长、短两个头	屈肩关节，使前臂在肘关节前屈和旋后
肱肌	肱二头肌下半部深层	屈肘关节
喙肱肌	肱二头肌上半部内侧	屈肩关节
肱三头肌	上臂后面	伸肘关节

3. 前臂肌（图 3-83，图 3-84）　位于尺骨和桡骨周围，分为前、后两群，每群又分为浅、深两层，共 19 块肌（表 3-13）。

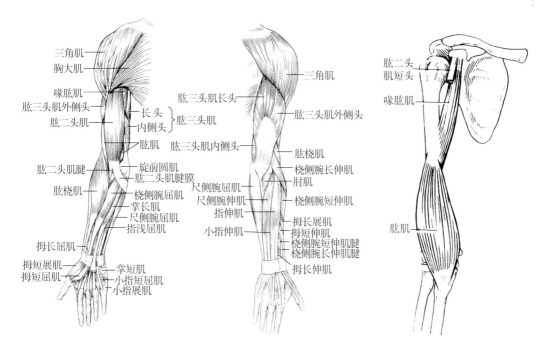

三角肌
胸大肌
喙肱肌
肱三头肌外侧头
肱二头肌
{ 长头 内侧头 } 肱三头肌
肱肌
肱二头肌腱
旋前圆肌
肱二头肌腱膜
肱桡肌
桡侧腕屈肌
掌长肌
尺侧腕屈肌
指浅屈肌
拇长屈肌
拇短展肌
掌短肌
拇短屈肌
小指短屈肌
小指展肌

三角肌
肱三头肌长头
肱三头肌外侧头
肱三头肌内侧头
肱桡肌
桡侧腕长伸肌
肘肌
桡侧腕短伸肌
尺侧腕屈肌
尺侧腕伸肌
指伸肌
小指伸肌
拇长展肌
拇短伸肌
桡侧腕短伸肌腱
桡侧腕长伸肌腱
拇长伸肌

肱二头肌短头
喙肱肌
肱肌

图 3-80 上肢浅层肌（前面）　图 3-81 上肢浅层肌（后面）　图 3-82 喙肱肌和肱肌

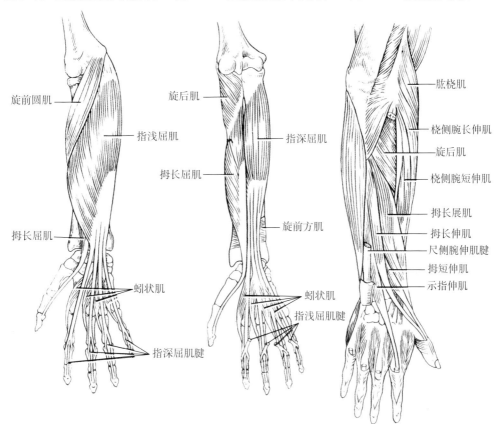

旋前圆肌
指浅屈肌
拇长屈肌
拇长屈肌
蚓状肌
指深屈肌腱

旋后肌
指深屈肌
拇长屈肌
旋前方肌
蚓状肌
指浅屈肌腱

肱桡肌
桡侧腕长伸肌
旋后肌
桡侧腕短伸肌
拇长展肌
拇长伸肌
尺侧腕伸肌腱
拇短伸肌
示指伸肌

图 3-83 前臂前群深层肌　　　　图 3-84 前臂后群深层肌

表 3-13　前臂肌

分群	名称	作用
前群 （9块）	肱桡肌	屈肘关节
	旋前圆肌	屈肘关节，使前臂旋前
	桡侧腕屈肌	屈肘关节，屈腕关节，使腕关节外展
	掌长肌	屈腕关节，紧张掌腱膜
	尺侧腕屈肌	屈腕关节，使腕关节内收
	指浅屈肌	屈肘关节、腕关节、掌指关节、近侧指骨间关节
	指深屈肌	屈腕关节、第2~5指骨间关节和掌指关节
	拇长屈肌	屈腕关节、拇指掌指关节和指骨间关节
	旋前方肌	前臂旋前
后群 （10块）	桡侧腕长伸肌	伸腕关节，使腕关节外展
	桡侧腕短伸肌	伸腕关节
	指总伸肌	伸肘关节、腕关节、指关节
	小指伸肌	伸小指
	尺侧腕伸肌	伸腕关节，使腕关节内收
	旋后肌	伸肘关节
	拇长展肌	使拇指外展
	拇短伸肌	伸拇指，助手外展
	拇长伸肌	伸腕关节，伸拇指掌骨间关节、指骨间关节
	示指伸肌	伸示指掌指关节、指骨间关节

4.手肌（图3-85）　手指活动有许多肌参与，除有来自前臂的长腱外，还有许多短小的手肌。这些肌都在手掌面，可分为外侧群、中间群和内侧群（表3-14）。

表 3-14　手肌

分群	名称	作用
外侧群	总称鱼际	使拇指做屈、内收、外展及对掌运动
中间群	蚓状肌和骨间肌	屈掌指关节，伸指骨间关节，使手指内收、外展
内侧群	总称小鱼际	使小指做屈、外展运动

为了减少肌腱之间的摩擦，在腕管内有两个滑液鞘（指总屈肌腱鞘和拇长屈肌腱鞘）保护肌腱。在腕背侧深面有6个滑液鞘（拇长伸肌腱鞘、指伸肌腱鞘、小指伸肌腱鞘、尺侧腕伸肌腱鞘和桡侧长短伸肌腱鞘），起保护肌腱的作用（图3-63）。

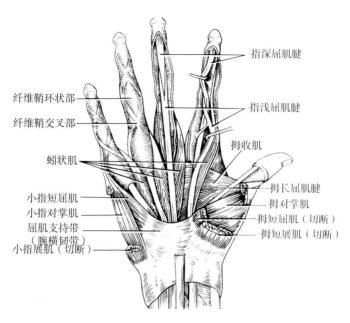

指深屈肌腱
纤维鞘环状部
纤维鞘交叉部
指浅屈肌腱
拇收肌
蚓状肌
小指短屈肌
小指对掌肌
屈肌支持带
（腕横韧带）
小指展肌（切断）
拇长屈肌腱
拇对掌肌
拇短屈肌（切断）
拇短展肌（切断）

图 3-85 手肌（前面）

六、下肢肌

下肢肌包括髋肌（盆带肌）、大腿肌、小腿肌、足肌。

1.髋肌（盆带肌） 主要起自骨盆的内面或外面，跨过髋关节，止于股骨，能运动髋关节。按其所在部位和作用，分为前、后两群（图 3-86，图 3-87，表 3-15）。前群

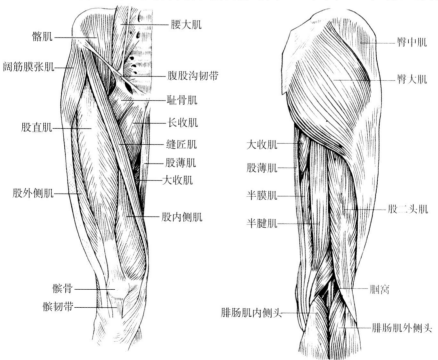

髂肌
腰大肌
阔筋膜张肌
腹股沟韧带
耻骨肌
长收肌
股直肌
缝匠肌
股薄肌
大收肌
股外侧肌
股内侧肌
髌骨
髌韧带

臀中肌
臀大肌
大收肌
股薄肌
半膜肌
半腱肌
股二头肌
腘窝
腓肠肌内侧头
腓肠肌外侧头

图 3-86 髋肌和大腿肌前群（浅层）　　　图 3-87 髋肌和大腿肌后群（浅层）

有髂腰肌和阔筋膜张肌；后群又称臀肌，包括臀大肌、臀中肌、臀小肌和梨状肌。

表3-15　髋肌

名称	位置	作用
髂腰肌	脊柱腰段的外侧和髋关节的前方	使髋关节前屈和旋后
阔筋膜张肌	大腿的前外侧	屈髋关节并紧张阔筋膜
臀大肌	臀部的浅层	伸髋关节
臀中肌	臀大肌的深面	使髋关节外展、旋内
臀小肌	臀中肌的深面	使髋关节外展、旋内
梨状肌	臀中肌的下方	使髋关节旋外

　　2. 大腿肌　位于股骨周围，可分为前群、后群和内侧群（图3-88，图3-89，表3-16）。前群有缝匠肌和股四头肌，四个头即股直肌、股内侧肌、股外侧肌和股中间肌；后群位于大腿后面，有股二头肌、半腱肌和半膜肌；内侧群的作用为内收髋关节，故又称内收肌群，包括五块肌：耻骨肌、长收肌、股薄肌、短收肌和大收肌。

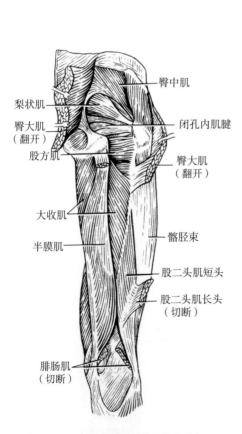

图3-88　髋肌和大腿肌后群（深层）

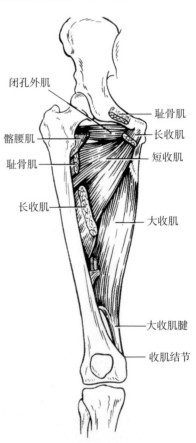

图3-89　大腿肌内侧群（深层）

表 3-16　大腿肌

分群	名称	位置	作用
前群	缝匠肌	大腿前部	屈髋关节，屈膝关节
	股四头肌	大腿前部	屈髋关节，伸膝关节
内侧群	骨薄肌	大腿内侧	内收髋关节
	耻骨肌	耻骨支和坐骨支前面	
	长收肌	大腿内侧	
	短收肌	长收肌的后方	
	大收肌	短收肌的后方	
后群	股二头肌	大腿后部外侧	伸髋关节，屈膝关节
	半腱肌和半膜肌	大腿后部内侧	

　　3. 小腿肌　　分为前群、外侧群和后群（表 3-17，图 3-90，图 3-91）。前群位于小腿前方，自胫骨向腓侧依次为胫骨前肌、踇长伸肌和趾长伸肌。外侧群有腓骨长肌和腓骨短肌，均位于腓骨的外侧。后群位于小腿后方，分深、浅两层：浅层有小腿三头肌，由腓肠肌和比目鱼肌构成；深层位于小腿三头肌的深层，主要有 3 块肌，自胫侧向腓侧依次为趾长屈肌、胫骨后肌和踇长屈肌。

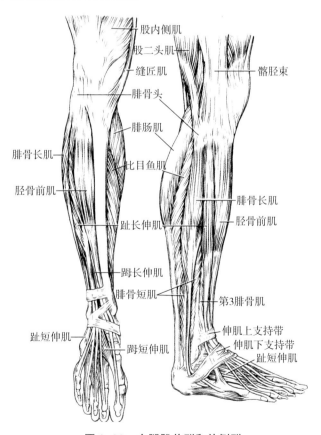

图 3-90　小腿肌前群和外侧群

表 3-17 小腿肌

分群	名称	位置	作用
前群	胫骨前肌	小腿骨前部	足背屈，足内翻
	踇长伸肌	小腿骨前部	足背屈，伸踇指
	趾长伸肌	小腿骨前部	足背屈，伸 2~5 趾
外侧群	腓骨长肌	腓骨外侧	足外翻，跖屈
	腓骨短肌	腓骨长肌的深面	
后群	小腿三头肌	小腿骨后部浅层	屈膝关节，足跖屈
	胫骨后肌	小腿骨后部	足跖屈，内翻
	踇长屈肌	小腿骨后部	足跖屈，屈踇指
	趾长伸肌	小腿骨后部	足跖屈，屈 2~5 趾

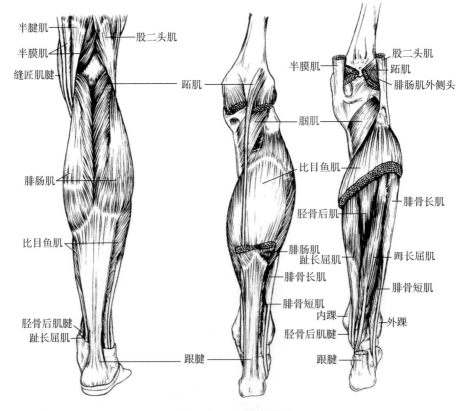

图 3-91 小腿肌后群

4. 足肌 可分为足背肌和足底肌。足背肌较弱小，为伸踇趾和伸第 2~4 趾的小肌。足底肌的配布情况和作用与手掌肌近似，可分为内侧群、中间群和外侧群（图 3-92，图 3-93）。

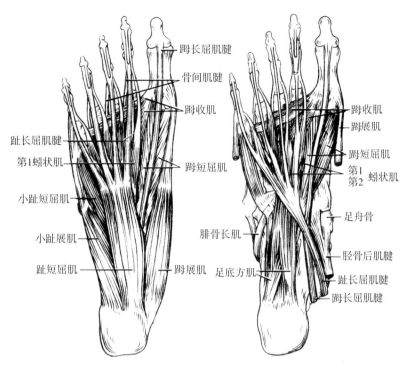

图 3-92 足底肌（浅、中层）

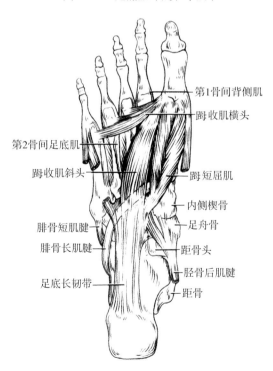

图 3-93 足底肌（深层）

知识链接

　　临床常用的肌肉注射部位：①三角肌：肌肉中、上1/3交界处。②臀大肌：臀部外上1/4。③臀中、小肌：常用于小儿，因臀大肌还没有发育好，常采用臀中、小肌注射，部位在髂前上棘外上2~3横指。④骨外侧肌：大腿中段外侧，膝关节上10cm到髋关节下10cm均可。

　　注射时，所在肌肉要处于松弛状态，便于吸收，也可减少疼痛，要注意进针、拔针快，推药液慢（临床常说的"二快一慢"）。

复习题

　　1. 不同年龄的人骨质有何特点？其临床意义是什么？

　　2. 简述关节的基本结构。

　　3. 简述椎骨的一般形态。

　　4. 计数椎骨、肋骨序数的体表标志有哪些？

　　5. 简述椎间盘的位置、结构特点及临床意义。

　　6. 简述骨盆的组成、分部，小骨盆上、下口的组成。

　　7. 简述髋关节的组成及构造特点。

　　8. 简述膝关节的组成及构造特点。

　　9. 简述膈的结构。

　　10. 参与髋关节运动的肌有哪些？

　　11. 参与膝关节运动的肌有哪些？

　　12. 参与距小腿关节运动的肌有哪些？

第四章 消化系统

 本章导学

　　人在整个生命活动过程中，必须不断地从外界摄食，用以提供营养物质和能量。那我们吃进去的食物都到哪里去了呢？又是如何变化的呢？消化系统就是帮助人体完成这些功能的机构。

第一节 概　　述

一、内脏的概念

　　内脏包括消化、呼吸、泌尿、生殖4个系统的器官，主要位于胸腔、腹腔和盆腔内，是借管道直接或间接与外界相通器官的总称。

　　消化系统：其主要功能是消化食物、吸收营养、排出食物残渣。

　　呼吸系统：其主要功能是吸进氧气、排出二氧化碳。

　　泌尿系统：其主要功能是产生尿液、排泄机体在新陈代谢中产生的废物。

　　生殖系统：其主要功能是产生性激素和生殖细胞、繁衍后代。

　　在形态与发生上，胸膜、腹膜和会阴与内脏器官关系密切，也归属内脏的范畴。

二、内脏的一般结构

　　内脏器官形态不一，按其基本构造可分为中空性器官和实质性器官。

　　1. 中空性器官　中空性器官呈管状或囊状，其管壁通常分3层或4层，由内向外依次为：黏膜、黏膜下层、肌层和外膜，如消化道、呼吸道、泌尿道和生殖道。

　　2. 实质性器官　实质性器官多属腺组织，表面包以结缔组织被膜或浆膜，被膜伸入器官内将器官分隔成若干小叶，如肝、胰、肾及生殖腺等。每个器官的血管、淋巴管、神经和导管出入之处常为一凹陷，称为门，如肾门、肺门、肝门等。

三、胸部标志线（图4-1）

　　1. 前正中线　沿身体前正中所作的垂直线。

　　2. 胸骨线　沿胸骨外侧缘所作的垂直线。

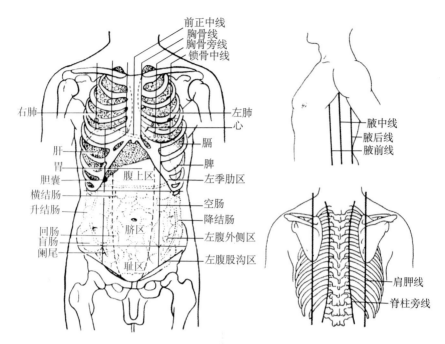

图 4-1 胸部标志线

3. 锁骨中线　通过锁骨中点的垂直线。

4. 胸骨旁线　通过胸骨线与锁骨中线之间中点的垂直线。

5. 腋前线　沿腋前壁向下所作的垂直线。

6. 腋后线　沿腋后壁向下所作的垂直线。

7. 腋中线　位于腋前线和腋后线中间的垂直线。

8. 肩胛线　通过肩胛骨下角的垂直线。

9. 后正中线　沿身体后面正中线所作的垂线。

四、腹部的标志线和分区

1. 腹部标志线

（1）上横线　通过两侧第 10 肋最低点间的连线。

（2）下横线　通过两侧髂结节间的连线。

（3）左、右垂直线　通过左、右腹股沟韧带中点与上述两条横线垂直相交的线。

2. 腹部分区　由上述两条横线和两条纵线将腹部分为三部九区（图 4-2，表 4-1）。

表 4-1 腹部三部九区

部位	右区	中区	左区
腹上部	右季肋区	腹上区	左季肋区
腹中部	右腹外侧区（右腰区）	脐区	左腹外侧区（左腰区）
腹下部	右腹股沟区（右髂区）	腹下区（耻区）	左腹股沟区（左髂区）

临床上，有时可通过脐作横线与垂直线，将腹部分为左、右上腹和左、右下腹 4 个区（图 4-2）。

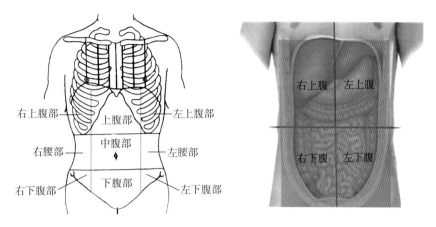

右上腹部
上腹部
左上腹部

右腰部
中腹部
左腰部

右下腹部
下腹部
左下腹部

右上腹 左上腹

右下腹 左下腹

图 4-2 腹部九分区、四分区

五、消化系统概述

消化系统由消化管和消化腺两大部分组成（图 4-3）：①消化管包括口腔、咽、食管、胃、小肠（十二指肠、空肠、回肠）和大肠（盲肠、结肠、直肠、肛管）。临床上常把口腔到十二指肠的这一段称上消化道，空肠以下的部分称下消化道。②消化腺有小消化腺和大消化腺两种。小消化腺散在于消化管各部的管壁内，大消化腺包括三对唾液腺（腮腺、下颌下腺、舌下腺）、肝和胰。

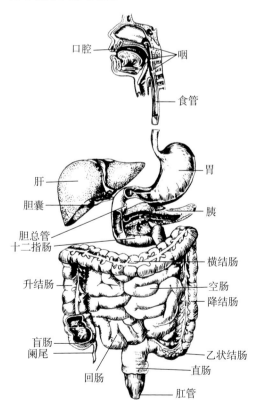

口腔
咽
食管
肝
胆囊
胃
胰
胆总管
十二指肠
横结肠
升结肠
空肠
降结肠
盲肠
阑尾
乙状结肠
回肠
直肠
肛管

图 4-3 消化系统概观

第二节 消 化 管

一、消化管的一般组织结构

消化管为空腔性器官，除口腔外，消化管壁自内向外分为黏膜、黏膜下层、肌层和外膜（图4-4）。

1.**黏膜** 消化管结构最复杂、功能最重要的部分。自内向外包括上皮、固有层和黏膜肌层，具有消化、吸收和保护的功能。

（1）上皮 覆盖于管腔的内表面，构成黏膜的表层。消化管不同部位的上皮，其结构和功能也有差异。如口、咽、食管、肛门的上皮为复层扁平

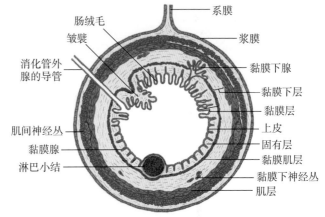

图4-4 消化管微细结构模式图

上皮，有保护作用；胃、肠道等部位的上皮为单层柱状上皮，有吸收、分泌作用。

（2）固有层 由结缔组织构成，内有丰富的血管、淋巴管，胃、肠道固有层内有丰富的腺体和淋巴组织。

（3）黏膜肌层 由薄层的平滑肌构成，一般分内环和外纵两层。肌纤维的收缩可促进固有层腺体分泌物的排出和血液运行。

2.**黏膜下层** 黏膜下层由疏松结缔组织构成，内含较大的血管、淋巴管和黏膜下神经丛。食管和十二指肠的黏膜下层中还有食管腺和十二指肠腺，由黏膜层和黏膜下层突向管腔形成皱襞，增加了黏膜的表面积，多见于胃和小肠。

3.**肌层** 在口腔、咽、食管上段等部位的肌层及肛门外括约肌为骨骼肌，其他部位主要为平滑肌。肌层一般为内环、外纵两层。肌纤维的收缩使食物能与消化液充分混合、与消化管壁接触，有利于食物的消化吸收。

4.**外膜** 外膜位于最外层，由结缔组织构成。在咽、食管、直肠下部的外膜称纤维膜，具有连接、固定作用；其他部分的外膜含有间皮，可分泌滑液，称为浆膜，具有保护和减轻器官之间摩擦的作用。

二、口

（一）口腔

口腔是以骨性口腔为基础形成，前方开口叫口裂，由上下唇围成；后方以咽峡和咽交通；上壁（顶）是腭；下壁是口底；两侧壁叫颊。整个口腔被上、下牙弓（包括

牙槽突、牙龈和牙列）分隔为前、后两部；前部叫口腔前庭，后部叫固有口腔。当上、下牙咬合时，口腔前庭仅能通过第3磨牙后面的间隙与固有口腔相通，临床上可通过此间隙对牙关紧闭的患者灌注营养物质或者急救药物。口腔内有牙齿和舌，并有三对唾液腺开口于口腔黏膜表面。

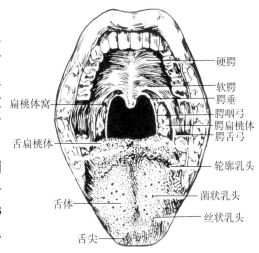

图4-5 口腔的结构

1.唇和颊　唇分为上、下唇，两唇围成口裂，两侧称为口角。上唇外面正中有一条纵行的浅沟，称为人中沟，其中、上1/3交界处为中医的水沟穴，可用于解救昏厥患者。正常人的口唇呈鲜红色，当机体缺氧时，颜色变成暗红或者绛紫色，称为发绀。

口腔的两侧壁为颊，颊黏膜在平对上颌第2磨牙的牙冠处，有一较小的黏膜隆起，称为腮腺乳头，是腮腺导管的开口。

2.腭　口腔的顶壁是腭，包括位于前2/3的硬腭和位于后1/3的软腭两部分。软腭后部向后下方下垂的部分叫做腭帆。软腭后缘中央有一向下的乳头样突起叫腭垂，也称悬雍垂。悬雍垂两侧各有两条弓状皱襞，前方的叫腭舌弓，向下附于舌根的两侧缘；后方的叫腭咽弓，向下附于咽的侧壁（图4-5）。两弓之间的三角形间隙称为扁桃体窝，容纳腭扁桃体。

腭垂、两侧腭舌弓和舌根共同围成的空间叫咽峡，是口腔和咽的分界。

3.口底　口腔底部由舌骨上肌群（下颌舌骨肌和颏舌骨肌）为基础构成。在口底正中线上有一黏膜皱襞叫舌系带，连于下颌牙龈内面和舌下面之间。系带的两侧各有一黏膜隆起叫舌下肉阜，是下颌下腺和舌下腺导管的开口处。

（二）牙

牙是人体最坚硬的结构，呈弓状排列成上牙弓和下牙弓。

1.牙的分部　牙分三部分：露于口腔的牙冠、嵌于牙槽内的牙根及介于二者之间且被牙龈覆盖的牙颈。

2.牙的组成　牙主要由牙本质构成，另有釉质、牙骨质和牙髓。牙冠外面有光亮坚硬的釉质，牙根的表面有牙骨质。牙内部的空腔叫牙腔或髓腔，牙根的内部有根管，牙根管末端的小孔叫根尖孔。牙的神经、血管、淋巴管与结缔组织共同组成牙髓（图4-6）。当牙髓发炎时，可引起剧烈疼痛。

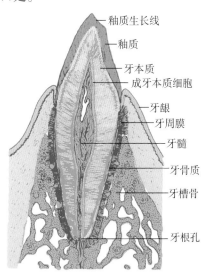

图4-6 牙的切面图

3. 牙周组织　牙周组织包括牙槽骨、牙周膜和牙龈三部分，对牙具有保护、支持和固定作用。牙槽骨位于上、下颌骨的牙槽部。牙周膜是介于牙和牙槽骨之间的致密结缔组织，固定牙根，并能缓解咀嚼时的压力。牙龈是紧贴牙槽骨外面的口腔黏膜，富含血管，其游离缘附于牙颈。

 背一背

牙的形态、构造

牙齿嵌于牙槽中，　　共分三部冠根颈；

牙质构成牙主体，　　根颈骨质包一层；

釉质覆于牙冠上，　　瓷白光亮最坚硬；

牙髓位于牙腔中，　　根尖小孔牙槽通；

龋洞加深及牙髓，　　三叉神经传剧痛。

4. 牙的种类和排列　人的一生中先后有两套牙发生，第 1 套牙称乳牙，一般在出生 6 个月开始萌出，至 3 岁左右出齐。乳牙可分为切牙、尖牙和磨牙三类，上、下颌左右各 5 个，共有 20 个。第 2 套牙称恒牙，6 岁左右开始，乳牙逐渐脱落，被恒牙替换。除第 3 磨牙外，其他恒牙约在 12 岁以前出齐，第 3 磨牙一般在 17~25 岁或者更迟萌出。恒牙可分为切牙、尖牙、前磨牙和磨牙 4 类，若全部出齐，则上、下颌左右各 8 个，共有 32 个恒牙（图 4-7）。

临床以"+"和数字符号表示左、右两侧和上、下颌各颗牙齿。乳牙用罗马数字 Ⅰ ~ Ⅴ 记录，恒牙用阿拉伯数字 1~8 记录。

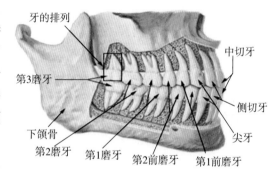

图 4-7　牙的种类与排列

5. 牙的形态特点　切牙的牙冠呈扁平凿子形；尖牙的牙冠呈锥形；前磨牙的牙冠呈立方形，咬合面上有 2~3 个结节，以上各牙均各有一个牙根；磨牙的牙冠大，也为立方形，咬合面上有 4~5 个结节，下颌磨牙有两个或三个牙根，上颌磨牙有三个牙根。

（三）舌

舌位于口腔底，主要由舌肌构成，表面覆盖黏膜，具有协助咀嚼、搅拌和吞咽食物，以及感受味觉、辅助发音等功能。

1. 舌的形态　舌分为前 2/3 的舌体和后 1/3 的舌根。舌的上面叫舌背，舌体的前端较窄叫舌尖，舌根对向口咽部。舌下面正中线上有一连于口腔底的黏膜皱襞称舌系带，其根部两侧的黏膜各形成一个小的隆起，称舌下阜。在舌下阜的后外方，有一纵行的黏膜皱襞,称为舌下襞,其深面有舌下腺等结构(图 4-8)。

2.舌肌 舌肌均为骨骼肌,可分为舌内肌和舌外肌两类。舌内肌构成舌的主体,起止都在舌内,由上下垂直、前后纵行和左右横行等不同方向的肌纤维束组成,且互相交错,收缩时可改变舌的形状。舌外肌是指起于舌外、止于舌的肌肉,包括:①颏舌肌,起于下颌骨体后面的颏棘,肌纤维呈扇形向后上方止于舌中线两侧。两侧颏舌肌同时收缩,拉舌向前下方,

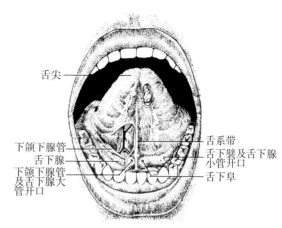

图 4-8 舌的形态、结构

即伸舌;该肌一侧收缩,舌伸出时舌尖偏向对侧。 ②舌骨舌肌:起于舌骨,收缩时牵舌向后下外。③茎突舌肌:起于颞骨茎突,可牵舌向后上方。

3.舌黏膜 舌背黏膜上有许多小突起,叫舌乳头,根据其形态可分为 4 类:①丝状乳头:细而长,呈白色丝绒状,布满舌背前 2/3。②菌状乳头:分布于舌尖及舌体两侧缘,肉眼观呈红色点状。③叶状乳头:位于舌侧缘后部,呈皱襞状,人类不发达。④轮廓乳头:最大,有 7~11 个,排列在界沟的前方,乳头顶端特别膨大,呈圆盘状,周围有环状沟环绕。轮廓乳头、菌状乳头、叶状乳头以及软腭、会厌等处的黏膜上皮中有味觉感受器,称味蕾。舌根部的黏膜内含有许多淋巴组织形成的隆起,称舌扁桃体。

知识拓展

味觉的产生

口腔内感受味觉的主要是味蕾,味蕾数量随年龄的增大而减少,敏感性也降低。味蕾大部分分布在舌表面的乳状突起中。一般人的舌尖和边缘对咸味比较敏感,舌的前部对甜味比较敏感,舌靠腮的两侧对酸味比较敏感,而舌根对苦、辣味比较敏感。人的味觉从有味物质刺激到感受到滋味仅需 1.5~4.0 秒,比视觉(13~45 秒)、听觉(1.27~21.5 秒)、触觉(2.4~8.9 秒)都快。

三、咽

咽是一个上宽下窄、前后略扁的漏斗形肌性管,上端附着于颅底,下端平环状软骨弓(第 6 颈椎下缘平面)处与食管相连,成人全长约 12 cm。后壁平整,前壁不完整,与鼻腔、口腔和喉腔相通,分为鼻咽部、口咽部和喉咽部(图 4-9)。

1.鼻咽 鼻咽位于颅底与软腭之间,向前与鼻腔相通,其顶后壁的黏膜下有丰富的淋巴组织,称咽扁桃体。在鼻咽的侧壁距下鼻甲后端之后约 1cm 处,有咽鼓管咽口,鼻咽腔经此口通向中耳鼓室。小儿的咽鼓管较短而宽。咽鼓管咽口的前、上、后方的隆

起称咽鼓管圆枕。咽鼓管圆枕后方与咽后壁之间有一纵行深窝，称咽隐窝，是鼻咽癌的好发部位。

2. 口咽　口咽位于软腭与会厌上缘平面之间，向前与口腔相通。口咽的侧壁有腭扁桃体。腭扁桃体窝上部未被扁桃体充满的空间称扁桃体上窝，异物常停留于此。在鼻腔、口腔与咽部相通的部位，由咽后上方的咽扁桃体、两侧的咽鼓管扁桃体、腭扁桃体以及前下方的舌扁桃体共同围成咽淋巴环，对消化道和呼吸道具有防御功能。

3. 喉咽　喉咽位于会厌上缘与环状软骨下缘平面之间，向下与食管相续。

在喉的两侧和甲状软骨内面之间，黏膜下陷形成梨状隐窝，是异物易停留的部位。

4. 咽肌　咽肌由咽缩肌和咽提肌组成。咽缩肌包括咽上、咽中、咽下缩肌。咽提肌位于咽缩肌的深部。

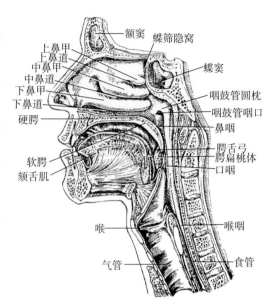

图 4-9　咽的分部

四、食管

食管是一个前后扁平的肌性管道，位于脊柱前方，上端在第 6 颈椎下缘平面（环状软骨）与咽相续，下端续于胃的贲门，全长约 25 cm。依其行程可分为颈部、胸部和腹部三段。

食管全程有三处较狭窄：第一狭窄位于食管和咽的连接处，距中切牙约 15 cm；第二狭窄位于食管与左支气管交叉处，相当于胸骨角平面，距中切牙约 25 cm；第三狭窄为穿经膈食管裂孔处，距中切牙 40 cm。这些狭窄是食管内异物容易滞留的部位，也是损伤和肿瘤的好发部位。临床上进行食管插管时，要注意此三处狭窄，以免损伤食管（图 4-10）。

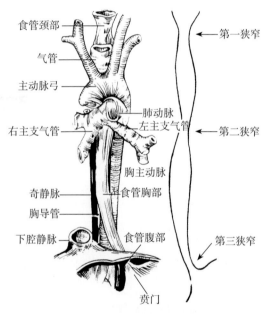

图 4-10　食管及其生理狭窄

五、胃

胃是消化管的最膨大部分，具有容纳食物、分泌胃液、搅拌食物和消化食物的功能。

（一）胃的位置、形态、分部和毗邻

胃的位置因体型、体位、年龄以及充盈程度的不同而有所变化。胃在中等程度充盈时，大部分位于左季肋区，小部分位于腹上区。

胃具有前后两壁、出入两口和上下两缘。胃上端与食管相续的入口叫贲门，下端连接十二指肠的出口叫幽门。上缘凹向右上方叫胃小弯，在其最低点转角处形成一切迹，称角切迹；下缘凸向左下方叫胃大弯。在贲门附近的部分称为贲门部，贲门平面以上向左上方膨出的部分叫胃底，靠近幽门的部分叫幽门部；胃底和幽门部之间的部分叫胃体（图4-11）。

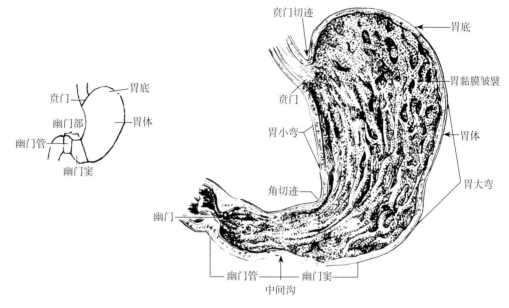

图 4-11　胃的分部

胃前壁的右侧与肝左叶相邻，左侧与膈相贴，并被左侧肋弓覆盖。左、右肋弓之间的部分，直接与腹前壁相贴，是临床上触诊胃的部位。胃后壁临近脾、左肾、左肾上腺和胰等器官。

（二）胃壁的微细结构

胃壁由黏膜、黏膜下层、肌膜和浆膜4层构成（图4-12）。其黏膜的主要结构特点表现在黏膜的上皮和固有层的胃腺。

胃黏膜在活体上呈橙红色，平滑柔软。胃空虚或者半充盈时，形成许多皱襞，在胃小弯处有4~5条恒定的纵行皱襞。黏膜

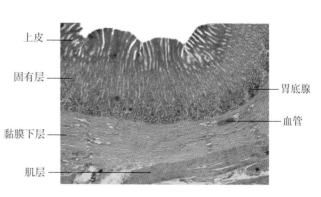

图 4-12　胃壁的微细结构

表面形成许多针状小窝，称胃小凹，小凹底部有胃腺开口。

1.**上皮**　为单层柱状上皮。该上皮细胞能分泌黏液，覆盖于上皮细胞表面，与上皮细胞紧密连接，共同构成胃黏膜屏障，有阻止胃液内的盐酸和胃蛋白酶对黏膜自身的消化作用。

2.**固有层**　由结缔组织构成，内含大量管状的胃腺。因胃腺的结构和所在部位的差异可分为贲门腺、幽门腺和胃底腺。这些腺体的分泌物经胃小凹排入胃内，形成胃液。

贲门腺和幽门腺分别位于贲门部和幽门部的固有层内，分泌黏液和溶菌酶。

胃底腺在胃底和胃体的固有层内，数量较多，为分泌胃液的主要腺体，其主要细胞包括两种：

（1）**主细胞**　又称胃酶细胞，数量较多，分布于腺的中、下部。主细胞分泌胃蛋白酶原，胃蛋白酶原经盐酸激活，成为有活性的胃蛋白酶，可参与蛋白质的分解。

（2）**壁细胞**　又称盐酸细胞，多分布于腺的中、上部。壁细胞分泌盐酸，盐酸具有杀菌和激活胃蛋白酶原的作用。此外，壁细胞还能分泌内因子，可促进回肠对维生素B_{12}的吸收。

六、小肠

小肠是消化管中最长的一段，成人全长 5~7m。上端从幽门起始，下端与盲肠相接，可分为十二指肠、空肠和回肠三部分（图 4-13）。

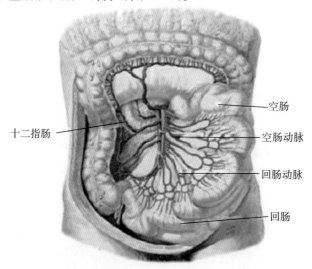

图 4-13　小肠的组成

1.**十二指肠**　十二指肠是小肠的起始段，上端起自幽门、下端在第 2 腰椎体左侧续于空肠，长 20~25 cm，呈 "C" 形包绕胰头，可分上部、水平部、升部和降部（图4-14）。

（1）**上部**　在第 1 腰椎右侧起自幽门，继而行向后上，至胆囊颈附近折转向下移行为降部。起始部肠管壁较薄，黏膜无皱襞，称十二指肠球部，是十二指肠溃疡的好发部位。

（2）降部 在第 1~3 腰椎及胰头的右侧下行，到第 3 腰椎体的右侧转折向左，移行为水平部。降部后内侧壁有一纵行黏膜皱襞，称十二指肠纵襞，下端有隆起的十二指肠大乳头，是胆总管和胰腺管的共同开口部位。

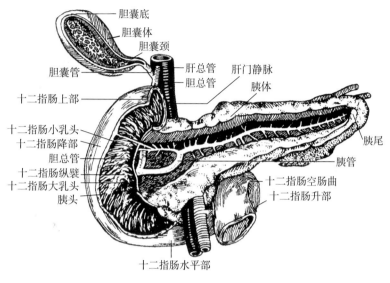

图 4-14　十二指肠和胰

（3）水平部 在第 3 腰椎平面向左横行，至腹主动脉前方续于升部。

（4）升部 斜向左上方至第 2 腰椎体左侧，再向前下折转弯曲与空肠相接。此弯曲称十二指肠空肠曲，被十二指肠悬韧带固定于腹后壁。十二指肠悬韧带为确认空肠起始处的标志。

2.空肠和回肠 空肠起于十二指肠空肠曲，回肠末端与盲肠相连。

空肠约占 2/5，位居腹腔左上部，其管径较大，管壁较厚，黏膜环形皱襞密而高，血供丰富，活体颜色较红。

回肠约占 3/5，位居腹腔右下部，其管径较小，管壁较薄，黏膜皱襞疏而低，血供少，活体颜色苍白。回肠除有孤立淋巴滤泡外，还有 20~30 个集合淋巴滤泡，是患肠伤寒时易引起穿孔的部位（图 4-15）。

3.小肠黏膜的微细结构 小肠黏膜在管腔内形成大量的环形

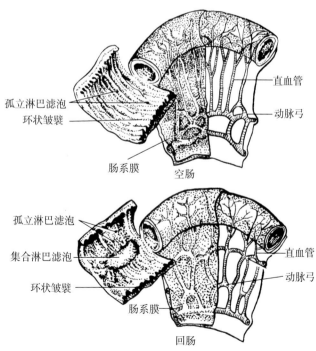

图 4-15　空肠、回肠内面观

皱襞和肠绒毛，并且在固有层内有大量的肠腺（图4-16）。

（1）**环形皱襞** 由黏膜、黏膜下层共同向腔面突出形成的结构。在小肠的不同部位，黏膜皱襞的高矮、疏密度不同。

（2）**肠绒毛** 由小肠黏膜的上皮和固有层向肠腔形成指状突起，是小肠的特有结构。上皮为单层柱状上皮，其游离面有致密的纹状缘。肠绒毛内有1~2条纵行的毛细淋巴管，称中央乳糜管。中央乳糜管周围有丰富的毛细血管和散在的纵行平滑肌纤维。平滑肌纤维的收缩与舒张，可以使肠绒毛发生运动变化，有利于物质的吸收和血液、淋巴的流动。

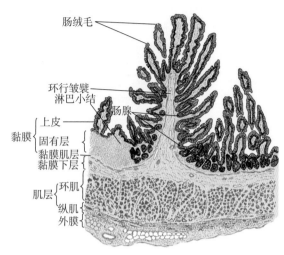

图4-16 小肠的微细结构

环形皱襞、肠绒毛、纹状缘等结构极大地增加了小肠的内表面积，有利于小肠对营养物质的吸收。

（3）**肠腺** 是黏膜上皮陷入固有层形成的管状腺，其开口位于相邻绒毛根部之间。肠腺主要由柱状细胞、杯状细胞构成。十二指肠腺能分泌碱性黏液，可以保护十二指肠黏膜免受酸性胃液的侵蚀。

（4）**淋巴组织** 小肠固有层内散布淋巴组织，是小肠的重要防御结构。淋巴组织在小肠各段分布有所不同：十二指肠分布较疏散，空肠有较多的孤立淋巴滤泡，回肠主要形成集合淋巴滤泡。

七、大肠

大肠是消化管最后的一段，长约1.5m，起始段与回肠相接，终于肛门，可分为盲肠、结肠和直肠三段（图4-17）。大肠的主要功能是吸收水分、无机盐和形成粪便。

1. **盲肠** 盲肠是大肠的开始部，位于右髂窝内，长6~8 cm。盲肠上通升结肠，下为盲端，左接回肠，连接处回肠末端突入盲肠，上下分别形成一半月状皱襞，称为回盲瓣（图4-18）。回盲瓣的主要作用是控制回肠内容物流入盲肠的速度，防止大肠内容物向回肠反流。

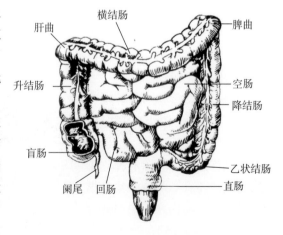

图4-17 大肠的构成

在盲肠的后内壁伸出一条细长的阑尾，其末端游离，一般长6~8 cm，内腔与盲肠

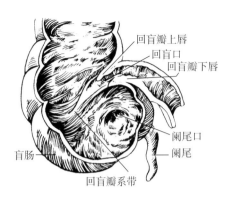
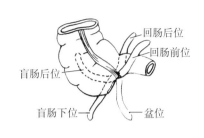

图 4-18 盲肠和阑尾

相通。阑尾根部的体表投影，约在脐与右髂前上棘连线的中、外 1/3 交点处，此点称为麦氏点，急性阑尾炎时，在此处可有明显压痛。

知识拓展

阑尾炎

阑尾炎是指阑尾由于多种因素而形成的炎性改变，属于腹部外科疾病。它是一种常见病，其预后取决于是否及时地诊断和治疗。早期诊治，患者多可短期内康复，死亡率为 0.1%~0.2%；如果延误诊断和治疗可引起严重的并发症，甚至造成死亡。临床上常有右下腹部疼痛、体温升高、呕吐和中性粒细胞增多等表现。

2. 结肠　结肠围绕在空肠、回肠的周围，可分为升结肠、横结肠、降结肠和乙状结肠 4 部分（图 4-17）。升结肠是盲肠向上延续的部分，至肝右叶下方弯向左形成横结肠。横结肠左端到脾的下部，折向下至左髂嵴的一段叫降结肠。左髂嵴平面以下的一段结肠位于腹下部和小骨盆腔内，肠管弯曲，叫乙状结肠，在第 3 骶椎平面续于直肠。

在盲肠和结肠有结肠带、结肠袋、肠脂垂三种特殊的结构（图 4-19），是区分大肠与小肠的标志。

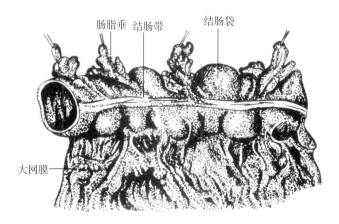

图 4-19 结肠、盲肠的带袋垂结构

（1）**结肠带** 共有 3 条，由肠壁的纵行肌束增厚而成，走向与肠管的长轴一致。

（2）**结肠袋** 肠管壁在结肠带之间呈袋状向外膨出，主要是因结肠带短于肠管，致使肠管皱缩而成。

（3）**肠脂垂** 分布于结肠带的两侧，由脂肪组织聚集而成的大小不同、形态各异的突起。

3.**直肠** 直肠位于盆腔内，全长 13~18 cm，从第 3 骶椎前方与结肠相续，终于肛门。直肠有两个弯曲：上部的弯曲与骶骨的弯曲相一致，向后，称为骶曲，距肛门 7~9 cm；下部的弯曲在尾骨尖的前方转向后下，形成凸向前的弯曲，称为会阴曲，距肛门 3~5 cm。直肠的下端肠腔膨大形成直肠壶腹，直肠内有 2~3 个由环形平滑肌和黏膜形成的半月形皱襞，称为直肠横襞。

直肠在盆膈以下的一段又叫肛管，长 3~4 cm。肛管内面有 6~11 条纵行皱襞，称肛柱。各肛柱下端彼此借半月形的肛瓣相连。肛瓣与两个相邻肛柱下端之间围成的小凹陷，称肛窦（图 4-20），窦内常有粪便存积，易感染引起肛窦炎。

各肛柱下端和肛瓣连成锯齿状的环形线称为齿状线。线上线下的神经来源、动脉供应、血液回流均不一样：

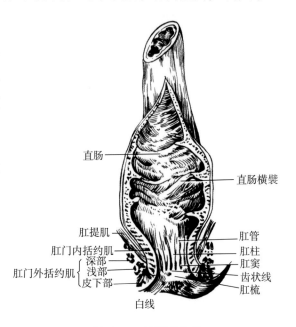

图 4-20 肛管的结构

线上是黏膜，被覆单层柱状上皮；线下是皮肤，被覆复层扁平上皮。齿状线下方距肛门 1.5 cm 处，有一环形浅沟，称为白线。齿状线和白线之间为肛梳，也称痔环。在齿状线上下的黏膜下层和皮下组织内含有大量的静脉丛。当静脉丛淤血曲张时，常向管腔内突起形成痔。齿状线以上形成的痔是内痔，线下形成的痔是外痔，内痔不痛而外痔痛；齿状线上、下同时出现痔为混合痔。

知识拓展

痔疮

人体直肠末端黏膜下和肛管皮肤下静脉丛发生扩张和屈曲所形成的柔软静脉团，称为痔，又名痔疮、痔核、痔病、痔疾等。医学所指的痔疮包括内痔、外痔、混合痔，是肛门直肠底部及肛门黏膜的静脉丛发生曲张而形成的一个或多个柔软静脉团的一种慢性疾病。

想一想、练一练

一个小孩误将一玻璃球吞下，第二天玻璃球随着粪便排出体外，该玻璃球在这一过程中经过了哪些器官？

第三节　消化腺

消化腺包括唾液腺、肝、胰以及位于消化管壁内的小腺体，主要的功能是分泌消化液、参与对食物的消化。

一、唾液腺

口腔内有两种唾液腺。小唾液腺散在于各部口腔黏膜内（如唇腺、颊腺、腭腺、舌腺）。大唾液腺包括腮腺、下颌下腺和舌下腺三对（图4-21）。

1.腮腺　最大，略呈三角楔形，位于外耳道前下方，上达颧弓，下至下颌角，前至咬肌后部的表面，腺的后部特别肥厚，深入到下颌后窝内。由腺的前部发出腮腺管，在颧弓下方一横指处

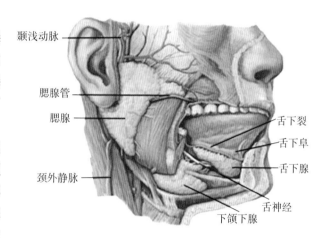

图4-21　腮腺、下颌下腺和舌下腺

经咬肌表面前行，穿过颊肌开口于上颌第2磨牙相对的颊黏膜处的腮腺管乳头。

2.下颌下腺　略呈卵圆形，位于下颌下三角内，下颌骨下缘和二腹肌前、后缘之间。下颌下腺管开口于舌下阜。

3.舌下腺　细长而略扁。位于口底舌下襞的深面。大腺管与下颌下腺管汇合或单独开口于舌下阜，小腺管开口于舌下襞表面。

二、肝

肝是人体中最大的消化腺，成人的肝约重1.5kg，正常肝脏呈楔形，红褐色，质软而脆。肝主要有分泌胆汁、参与代谢、解毒、防御等功能，胚胎时还有造血功能。

（一）肝的位置、形态

肝的大部分位于右季肋区和腹上区，小部分位于左季肋区。肝的上界与膈一致，右侧相当于右锁骨中线与第5肋的交点，左侧相当于左锁骨中线与第5肋间隙的交点。肝的下界，右侧与右肋弓一致，不超过右肋弓下缘，中部可达剑突下约3cm，左侧被左肋弓遮盖。肝有膈面、脏面两个面（图4-22，图4-23）。

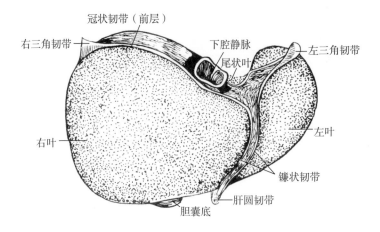

图 4-22　肝上面观

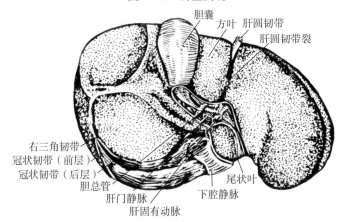

图 4-23　肝下面观

1.膈面　以镰状韧带为界分为左、右两叶。

2.脏面　有两纵一横沟，也称"H"形沟，将肝分为左叶、右叶、方叶和尾状叶。

（1）左纵沟　前为肝圆韧带，后为静脉韧带。

（2）右纵沟　前为胆囊窝，后有下腔静脉通过。

（3）横沟　又称肝门，是肝左右管、肝固有动脉、肝门静脉、神经、淋巴管等出入的部位。

（二）肝的微细结构

　　肝的表面被覆致密结缔组织被膜，被膜在肝门处随肝固有动脉、肝门静脉和肝管伸入到肝内，将肝实质分割为许多肝小叶。肝小叶间有肝门管区。

　　1.肝小叶　肝小叶是肝结构和功能的基本单位，呈多面棱柱状。在肝小叶中央有一纵行中央静脉。肝细胞以中央静脉为中心，向四周略呈放射状排列，形成肝板。肝板的横切面称为肝索。肝索由肝细胞构成，肝细胞体积较大，呈多边形。肝索与肝索之间的空隙称肝血窦。相邻两肝细胞之间有胆小管。胆小管可将肝细胞分泌的胆汁汇集至肝小叶周边的小叶间胆管内（图 4-24）。

2. 肝门管区 在相邻的几个肝小叶之间有较多的结缔组织，内有小叶间动脉、小叶间静脉和小叶间胆管，此区域称为肝门管区（图4-25）。小叶间胆管的管径小，管壁由单层立方上皮构成。小叶间动脉的管径小而圆，管壁厚，有少量的环形平滑肌。小叶间静脉管腔大而不规则，管壁薄，着色较浅。

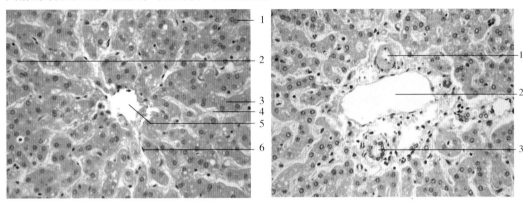

图 4-24　肝小叶的结构
1. 双核肝细胞；2. 肝巨噬细胞；3. 肝索；
4. 肝血窦；5. 中央静脉；6. 肝血窦内皮

图 4-25　肝门管区
1. 小叶间动脉；2. 小叶间静脉；3. 小叶间胆管

知识拓展

肝破裂

　　肝脏是腹腔内最大的实质性脏器，质地脆弱，容易受伤。在各种腹部损伤中，肝破裂占 15%~20%。由于闭合伤有时诊断不易，又常合并其他损伤，死亡率可高达 30%。凡肝脏实质性裂伤，并有大出血或广泛实质损伤，伴有肝静脉或肝动脉损伤者属于重度肝创伤，约占肝外伤的 30%，常造成死亡，及时手术治疗十分必要。

（三）肝内血液循环

肝的血液供应来源为肝门静脉和肝固有动脉。两者入肝后反复分支，分别形成小叶间静脉和小叶间动脉，血液均进入肝血窦。肝血窦内的血液为混合血，血液由肝小叶的周边汇入中央静脉，若干中央静脉离开肝小叶汇合成小叶下静脉，小叶下静脉最后汇合成肝静脉出肝（图4-26）。

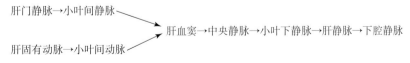

图 4-26　肝的血液循环

（四）胆囊与输胆管道

1.胆囊

（1）位置　胆囊位于右季肋区，肝下方的胆囊窝内，容积为 40~60ml。

（2）形态分部　似梨形。分为胆囊底、胆囊体、胆囊颈、胆囊管 4 部（图 4-27）。

（3）主要功能　暂时储存和浓缩胆汁。

（4）胆囊底的体表投影　右锁骨中线与右肋弓交点稍下方。

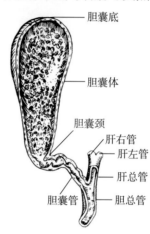

图 4-27　胆囊的结构

知识拓展

墨菲征

　　患者在检查时，医生往往让患者平卧。医生站在患者右侧，左手拇指放在胆囊部位，即右侧腹直肌外缘与肋弓交接处（第 9 肋软骨尖），其余四指放在右胸前下方，让患者做深呼吸动作，借肝脏下移之时，使发炎的胆囊与拇指接触。患者如感觉疼痛加剧而突然屏气，即为墨菲征阳性，说明胆囊有急性炎症。

背一背

胆囊位置分部及胆囊底的体表投影

胆囊似梨形，　位于右肋中；

胆囊窝内藏，　底体接管颈；

右锁交肋弓，　胆囊底投影；

结石或炎症，　此处有压痛。

　　2.输胆管道　是将胆汁输送至十二指肠的管道，输胆管道包括肝内胆管和肝外胆管两部分（图 4-28）。肝内的胆小管汇入小叶间胆管，小叶间胆管逐渐汇合成肝左管、肝右管，两管出肝门后汇合成一条肝总管，肝总管与胆囊管汇合成胆总管。胆总管与胰管汇合成略膨大的肝胰壶腹，开口于十二指肠大乳头。

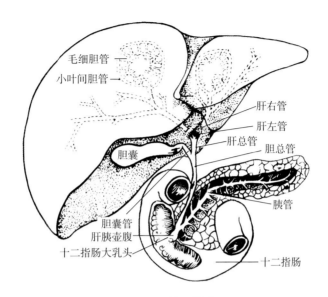

图 4-28 输胆管道

胆汁的分泌和排泄途径见图 4-29：

肝细胞分必的胆汁→胆小管→小叶间胆管→肝左、右管→肝总管→胆总管→十二指肠大乳头→十二指肠
                                                                    胆囊管
                                                                    胆囊

图 4-29 胆汁的分泌和排泄途径

三、胰

胰是人体的第二大消化腺，横跨在第 1、2 腰椎的前面，可分为头、体、尾三部。在胰实质内有一条自胰尾向胰头走行的管道，称胰管（图 4-14）。

胰实质由外分泌部和内分泌部两部分组成。外分泌部的腺细胞分泌胰液，经各级导管流入胰管，胰管与胆总管共同开口于十二指肠。内分泌部是指散在于外分泌部之间的细胞团即胰岛（图 4-30），它

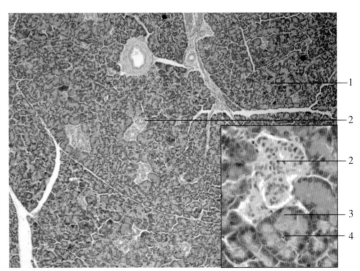

图 4-30 胰岛
1.外分泌部；2.胰岛；3.腺泡；4.泡心细胞

分泌的激素直接进入血液和淋巴，主要参与糖代谢的调节。

第四节 腹 膜

一、腹膜与腹膜腔的概念

1.腹膜 腹膜是衬覆于腹、盆壁内面和腹、盆腔脏器表面的一层相互移行的浆膜。根据分布不同可分为壁腹膜和脏腹膜。

2.腹膜腔 腹膜腔是脏、壁两层腹膜之间相互移行围成的潜在性间隙。腹膜腔内有少量浆液，在脏器活动时可减少摩擦。男性腹膜腔是密闭的，女性腹膜腔借输卵管腹腔口、输卵管、子宫、阴道与体外相通（图4-31）。

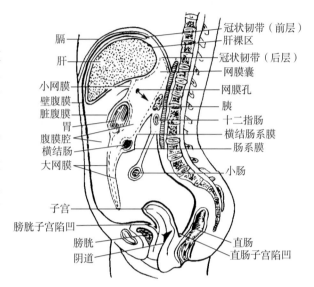

图4-31 腹膜的配布（女性腹腔正中矢状面）

 背一背

腹膜和腹膜腔特点

腹膜分脏壁，二层夹一隙；

女性通体外，男性是密闭。

二、腹膜与脏器的关系

腹、盆腔的脏器依据被覆腹膜的多少可分为三类：

1.腹膜内位器官 此类器官几乎全部包被腹膜，活动度较大。主要的器官有胃、十二指肠上部、空肠、回肠、阑尾、横结肠、乙状结肠、脾、卵巢、输卵管等。

2.腹膜间位器官 此类器官三面包被腹膜，活动度较小。主要的器官有升结肠、降结肠、肝、膀胱、子宫等。

3.腹膜外位器官 此类器官只有一面包被腹膜，几乎不能活动。主要的器官有胰、肾、输尿管、肾上腺等。

三、腹膜形成的结构

1.网膜

（1）小网膜 小网膜是连结于肝门与胃小弯、十二指肠上部之间的双层腹膜，形似围在脖下的"餐巾"。右侧部称肝十二指肠韧带，内有胆总管、肝固有动脉、门静脉等结构通过。左侧部称肝胃韧带。

（2）大网膜　大网膜是连于胃大弯和横结肠之间的4层腹膜，呈"围裙"状悬挂于横结肠和小肠之前。大网膜内含脂肪、血管、淋巴管等，活动度大，有限制炎症蔓延的作用（图4-32）。

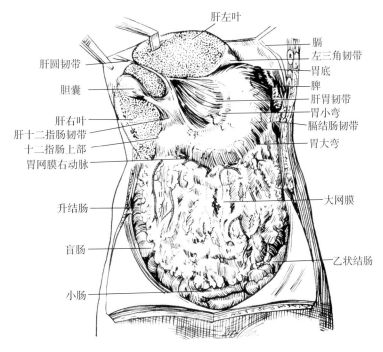

图 4-32　网膜

 背一背

网膜形态特点

小网膜，似餐巾；小弯向上围肝门；

大网膜，像围裙；大弯向下横连襟。

2. 韧带　韧带是连于腹壁与脏器或脏器与脏器之间的腹膜结构。

（1）肝的韧带　主要有镰状韧带、肝圆韧带、冠状韧带等。

（2）脾的韧带　主要有胃脾韧带、脾肾韧带、膈脾韧带等。

3. 系膜　系膜是肠管连于腹后壁的双层腹膜结构。

（1）肠系膜　是将空、回肠固定于腹后壁的双层腹膜结构。

（2）横结肠系膜　是将横结肠固定于腹后壁的横位腹膜结构。

（3）乙状结肠系膜　是将乙状结肠固定于盆壁的腹膜结构。

（4）阑尾系膜　是将阑尾连于肠系膜下端的双层腹膜结构。

4. 腹膜陷凹　腹膜陷凹是腹膜在盆腔器官之间形成的凹陷。在男性主要有直肠膀胱陷凹，在女性主要有膀胱子宫陷凹和直肠子宫陷凹。

复习题

1. 简述腹部分区法。
2. 大唾液腺有哪几对？腮腺导管开口于什么部位？
3. 通常阑尾炎的压痛点（麦氏压痛点）在什么部位？
4. 说明肝的位置和形态。
5. 胆囊和胰各可分为哪几部分？胆囊底的体表投影在哪？
6. 肝外胆道系统包括哪些结构？

思考题

分别说明进食和非进食情况下胆汁的排出途径。

第五章　呼吸系统

 本章导学

小亮这几天一直咳嗽，医生诊断为"上呼吸道感染"。什么是上呼吸道？还有下呼吸道吗？

呼吸系统的主要功能是完成机体与外界环境之间的气体交换，由呼吸道和肺组成（图5-1）。呼吸道包括鼻、咽、喉、气管和支气管，是气体进出肺的通道。临床上称鼻、咽、喉为上呼吸道，气管和支气管为下呼吸道。肺主要由支气管反复分支及其末端形成的肺泡共同构成，是气体交换的场所。

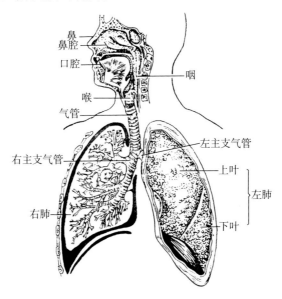

图 5-1　呼吸系统概观

第一节　呼　吸　道

一、鼻

鼻是呼吸道的起始部分，并具有嗅觉功能，包括外鼻、鼻腔和鼻旁窦三部分。

（一）外鼻

外鼻位于面部中央，以鼻骨和鼻软骨为支架，外面覆以皮肤和少量皮下组织（图 5-2）。外鼻自上而下分为鼻根、鼻背和鼻尖。位于两眼之间的为鼻根，下端高突的部分为鼻尖，中央的隆起部是鼻背，鼻尖两侧向外方膨隆的部分为鼻翼。

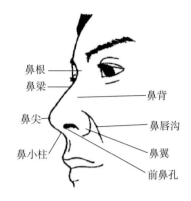

图 5-2　外鼻

（二）鼻腔

鼻腔位于颅前窝和腭之间，以骨性鼻腔和软骨为基础，表面衬以黏膜和皮肤（图 5-3）。鼻腔由鼻中隔分为左、右两腔，每侧鼻腔前方经鼻孔通外界，后方经鼻后孔通咽腔。每侧鼻腔可分为前下部的鼻前庭和后上部的固有鼻腔两个部分。

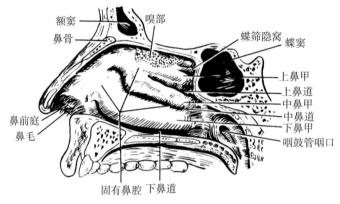

图 5-3　鼻腔内侧壁

1. 鼻前庭　鼻前庭是由鼻翼所围成的扩大的空间，内面衬以皮肤，上面生有鼻毛，对吸入的气体有清洁过滤的作用。鼻前庭缺少皮下组织，皮肤与软骨膜紧密相贴，所以发生疖肿时，疼痛非常剧烈。

2. 固有鼻腔　固有鼻腔是指鼻前庭之后的鼻腔部分，由骨和软骨覆以黏膜而成。外侧壁有上、中、下 3 个突出的鼻甲，各鼻甲下方的间隙分别叫上鼻道、中鼻道和下鼻道。在中、上鼻道有鼻旁窦开口，下鼻道有鼻泪管开口。内侧壁为鼻中隔，由骨性鼻中隔和鼻中隔软骨共同构成，鼻中隔多偏向左侧，故临床上经鼻腔插管时，右侧较左侧容易。

固有鼻腔黏膜按其性质可分为嗅部和呼吸部。嗅部黏膜覆于上鼻甲以上及其相对的鼻中隔部分，呈淡黄色或苍白色，内含嗅细胞，能感受气味的刺激。其余部分覆以粉红色的呼吸部黏膜，黏膜内含丰富的毛细血管和黏液腺，可净化空气并提高吸入空气的温度和湿度。约 90% 的鼻出血发生于鼻中隔前下部的黏膜，临床上称为易出血区。

（三）鼻旁窦

鼻旁窦由骨性鼻旁窦衬以黏膜构成，共 4 对，依其所在骨的位置而命名为上颌窦、额窦、蝶窦和筛窦，其中筛窦依窦口部位又分前、中、后3群。上颌窦、额窦和筛窦的前、中群开口于中鼻道，筛窦的后群开口于上鼻道，蝶窦开口于上鼻甲的后上方（图5-4）。鼻旁窦对发音有共鸣作用，也能协助调节吸入空气的温度和湿度。

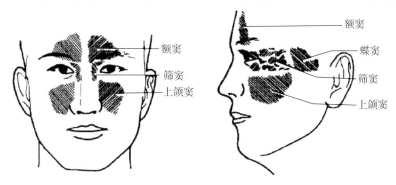

图5-4 鼻旁窦

鼻旁窦黏膜通过各窦开口与鼻腔黏膜相续，所以鼻腔炎症可引起鼻旁窦发炎。其中上颌窦是鼻旁窦中最大的一对，由于开口位置较高，所以上颌窦发炎化脓时引流不畅，易造成窦内积脓。

二、咽

详见第四章消化系统

三、喉

喉既是呼吸器官，又是发音器官。

（一）喉的位置

喉位于颈前正中，平对第5～6颈椎，女性略高于男性，小儿略高于成人。喉上借喉口通咽，向下续气管，前方被皮肤、筋膜和舌骨下肌群所覆盖，后方是喉咽部，两侧邻颈部大血管、神经和甲状腺侧叶等。由于喉借韧带和肌连于舌骨，故当吞咽和发音时，喉可上下移动。

（二）喉的结构

喉以软骨为支架，借关节、韧带及纤维膜相连，内衬黏膜，并有喉肌附着。

1. 喉的软骨　包括甲状软骨、环状软骨、会厌软骨和杓状软骨（图5-5）。

（1）甲状软骨　是最大的喉软骨，形似盾牌，不成对，位于舌骨下方、环状软骨的上方，构成喉的前外侧壁。甲状软骨由左、右两个软骨板在前正中线处愈合构成，愈合处上端向前突出，称喉结，在成年男性特别突出，是重要的体表标志。喉结的上缘有一凹陷称甲状软骨切迹。两板后缘游离，向上下各伸出1对突起，上方的突起称上角，借韧带连于舌骨；下方突起称下角，与环状软骨构成环甲关节，甲状软骨可在冠状轴上做前倾和复位运动，借以紧张或松弛声带。

（2）环状软骨 位于甲状软骨下方，呈戒指状，前低后高，不成对，构成喉的底座。环状软骨是喉和气管中唯一呈环状的软骨，对保持呼吸道畅通起着非常重要的作用。环状软骨弓平对第6颈椎，是颈部的重要标志。

（3）杓状软骨 1对，位于环状软骨板上方，呈三棱锥形，尖向上，底朝下，底与环状软骨板构成环杓关节。杓状软骨可沿垂直轴做旋转或侧移运动，使声门裂开大或缩小。

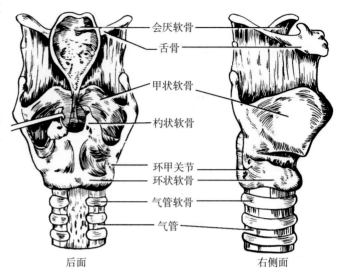

图 5-5 喉的软骨

杓状软骨底向前方的突起，称声带突，有声韧带附着；外侧较钝的突起，称肌突，附喉肌。

（4）会厌软骨 呈树叶状，上圆下尖，不成对，位于甲状软骨的后上方。上缘游离，尖端借韧带连于甲状软骨切迹的后下方。吞咽时，喉上升前移紧贴会厌，封闭喉口，防止食物通过喉腔进入气管。

2. 喉肌 有若干块，均为骨骼肌，附着于喉软骨的表面。喉肌根据其功能可分为两类：一类主要作用于环甲关节，调节声韧带的紧张度；另一类作用于环杓关节，调整声门裂的宽度（图 5-6）。

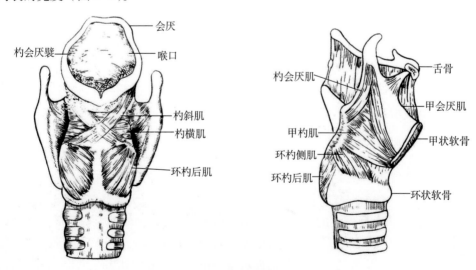

图 5-6 喉肌

3. 喉腔 是以喉软骨为支架围成的喉的内腔，内衬黏膜，与咽、舌及气管的黏膜相接续。喉黏膜极为敏感，受异物刺激时引起咳嗽，将异物（灰尘、细菌等）以痰的形式咳出。喉的入口,称喉口。

喉腔外侧壁有上、下两对矢状位的黏膜皱襞(图 5-7)。上方的 1 对称前庭襞,又叫室襞。左、右前庭襞之间的裂隙,称前庭裂;下方的 1 对称声襞,左、右两侧声襞之间的裂隙称声门裂,是喉腔最狭窄的部位。当气流通过此处时,引起声带振动发出声音。声带由声襞及其覆盖的声韧带和声带肌共同构成。

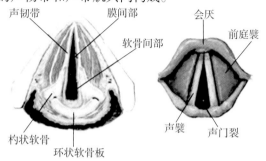

图 5-7 喉腔横切面

喉腔被前庭裂和声门裂分为上、中、下 3 部分:喉口至前庭裂平面间的部分称喉前庭;前庭裂平面至声门裂平面间的部分是喉中间腔,是喉腔最狭窄的部位,喉中间腔两侧向侧方突出至前庭襞与声襞间的隐窝,称喉室;声门裂平面至环状软骨下缘平面之间的部分,称声门下腔,向下通气管。该处黏膜下组织比较疏松,炎症时易引起水肿。幼儿因喉腔较窄小,水肿时易引起阻塞,造成呼吸困难,所以小儿上呼吸道感染时,会出现喘气(呼吸困难),甚至窒息。

四、气管和主支气管

气管和主支气管是连于喉与肺之间的管道,管壁由上皮组织、软骨组织、平滑肌和结缔组织构成。

1. 气管 气管呈圆筒状,后壁略扁平,长度为 9 ~ 12cm,因年龄和性别而异。气管由 16 ~ 20 个 "C" 形的透明软骨为支架构成,各软骨缺口向后。该缺口由平滑肌和结缔组织构成的膜壁封闭,相邻软骨间借韧带相连。气管软骨起支架作用,使管腔保持开放,有利于呼吸道畅通。

根据行程和位置,气管可分为颈、胸两部。颈部位置表浅,在颈静脉切迹上方可以摸到。前面除舌骨下肌群外,在第 2 ~ 4 气管软骨的前方有甲状腺峡,两侧邻近颈部大血管和甲状腺侧叶,后方贴近食管。胸部较长,位于上纵隔内,两侧胸膜腔之间,前方有胸腺、左头臂静脉和主动脉弓,后方紧贴食管。

气管上接环状软骨,上端平第 6 颈椎下缘,沿食管前面向下至胸骨角平面(第 4 胸椎下缘)分为左、右主支气管。气管分叉处,称气管杈,其内面形成向上凸起的纵嵴,呈半月形,称气管隆嵴。气管隆嵴常略偏向左侧,是气管镜检查的重要标志(图 5-8)。

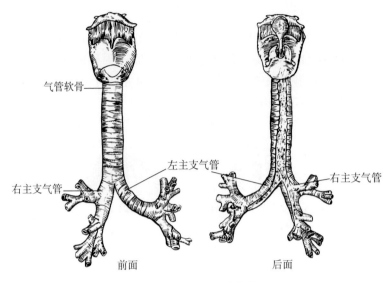

图 5-8　气管和主支气管

2. 主支气管　主支气管是指从气管权至肺门之间的管道，左右各一，各自向外下方走行，分别经左右肺门入肺。左主支气管细长，走向倾斜；右主支气管短粗，走向较为陡直，故进入气管的异物最易进入右主支气管。

3. 气管与主支气管的微细结构　气管和主支气管管壁由内向外依次分为黏膜层、黏膜下层、外膜 3 层（图 5-9）。

（1）黏膜层　由上皮和固有层组成。上皮为假复层纤毛柱状上皮，并有大量杯状细胞。固有层由结缔组织构成，内含小血管、弹性纤维和散在的淋巴组织。

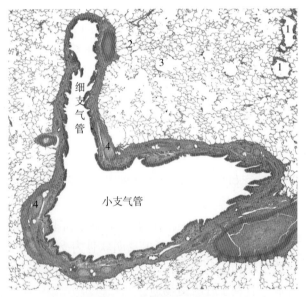

图 5-9　气管的微细结构

（2）黏膜下层　由疏松结缔组织构成，与固有层和外膜无明显界限，内含较多的混合性气管腺。气管腺为浆液性腺，分泌较稀薄的液体，有利于纤毛正常摆动。

（3）外膜　较厚，由疏松结缔组织、透明软骨和气管腺构成。软骨之间有韧带相连。软骨缺口处由结缔组织相连，内含混合腺和平滑肌束，构成气管膜壁。

知识拓展

　　PM2.5 是指大气中直径小于或等于 2.5μm 的颗粒物，也称为可入肺颗粒物。粒径在 2.5μm 以下的细颗粒物，直径相当于人类头发的 1/10 大小，不易被阻挡，被吸入人体后会直接进入支气管，干扰肺部的气体交换，引发包括哮喘、支气管炎和心血管病等疾病。PM2.5 还可成为病毒和细菌的载体，为呼吸道传染病的传播推波助澜。因此西方主要发达国家以及亚洲的日本、泰国、印度等均将 PM2.5 列入空气质量标准。世界卫生组织（WHO）认为，PM2.5 小于 10 是安全值。

第二节　肺

一、肺的位置和形态

　　肺位于胸腔内，纵隔两侧，膈的上方，左右各一。肺内含有大量气体，又含有丰富的弹性纤维，故质软、有弹性，呈海绵状。肺表面光滑湿润。肺的颜色因年龄和职业而有所不同。幼儿肺呈淡红色，随年龄增长，由于吸入空气中尘埃的沉积，颜色逐渐变灰暗乃至蓝黑色。长期大量吸烟的患者肺可呈棕黑色。

　　因受肝和心的影响，右肺较左肺短而宽，左肺扁窄且略长。右肺的体积与重量均大于左肺。

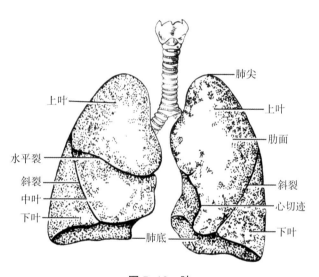

图 5-10　肺

　　肺的形态近似半个圆锥体，具有一尖、一底、两面和三缘（图 5-10）。肺上端钝圆为肺尖，向上经胸廓上口突至颈根部，高出锁骨内侧 1/3 上方 2 ~ 3cm。临床上在此处穿刺应防止损伤胸膜顶及肺尖。肺底与膈相接触，也称膈面，与膈的穹隆相一致。外侧面圆隆，与肋和肋间隙贴近，又称肋面。内侧面朝向纵隔，称纵隔面。纵隔面近中央处有一长椭圆形凹陷，称肺门，是主支气管、血管、神经和淋巴管出入肺的部位。这些结构由结缔组织包绕在一起，称肺根（图 5-11，图 5-12）。肺的前缘锐利，右肺前缘近乎垂直，左肺前缘下部有心切迹。肺后缘圆钝，位于脊柱两侧。肺下缘锐利，位于肋面与膈面交界处。

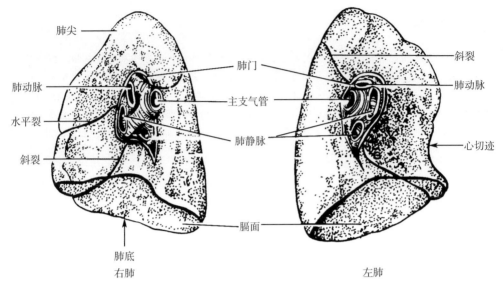

肺尖

肺门
肺动脉
水平裂
主支气管
肺静脉
斜裂
斜裂
肺动脉
心切迹
膈面
肺底
右肺

左肺

图 5-11　左肺纵隔面　　　　　　图 5-12　右肺纵隔面

二、肺段支气管和支气管肺段

主支气管进入肺门后分为肺叶支气管，其中左肺 2 支、右肺 3 支，分别进入相应的肺叶。肺叶支气管再分支即为肺段支气管。

每个肺段支气管的各级分支及其所属的肺组织，构成 1 个支气管肺段，简称为肺段。每侧肺分为 10 个肺段。临床上常以肺段为单位进行定位诊断和肺段切除。

三、肺的微细结构

肺组织分肺实质和肺间质两部分。肺实质即肺内支气管的各级分支及其终末的大量肺泡（图 5-13），肺泡是进行气体交换的场所；肺间质即肺内的结缔组织、血管、神经和淋巴管等。主支气管由肺门入肺后反复分支，愈分愈细，当管径至 1mm 时，称细支气管。细支气管继续分支至管径为 0.5mm 时，则为终末细支气管。终末细支气管仍继续分支，直至与肺泡相连。每根细支气管及其所属分支和肺泡，组成一个肺小叶。肺小叶呈锥形，尖

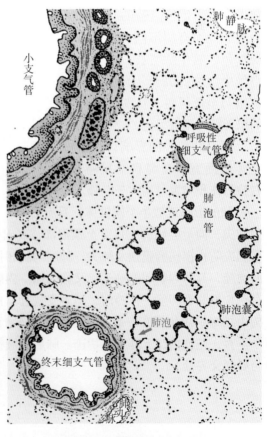

肺静脉

小支气管

呼吸性细支气管

肺泡管

肺泡囊

肺泡

终末细支气管

肺动脉

图 5-13　肺切面结构模式图

朝向肺门，底朝向肺的表面。每个肺叶内有50 ～ 80个肺小叶。肺小叶是肺的结构单位，临床上小儿常见的支气管肺炎就是以肺小叶为中心的病变，故又称小叶性肺炎。肺实质根据其功能不同，可分为导气部和呼吸部。

（一）导气部

导气部是指主支气管入肺后至终末细支气管的各级分支，包括肺叶支气管、肺段支气管、小支气管、细支气管和终末细支气管，是肺内气体传送的通道，无气体交换功能。

导气部向末端走行过程中，管径随分支越变越小，管壁亦相应变薄，微细结构也发生相应变化，表现为：①上皮变薄，纤毛、杯状细胞和腺体逐渐减少，最后消失。②外膜中的软骨组织逐渐变成间断的软骨片，最终完全消失；而平滑肌纤维逐渐增多，并形成环行肌层。平滑肌的收缩舒张可以直接影响支气管口径，从而调节出入肺泡的气体量。

（二）呼吸部

呼吸部由呼吸性细支气管、肺泡管、肺泡囊和肺泡（图5–14）组成，有气体交换的功能。

1.呼吸性细支气管 管壁上出现少量肺泡，管壁上皮为单层立方上皮，在肺泡开口处，单层立方上皮移行为单层扁平上皮。每条呼吸性细支气管再分出2 ～ 11个肺泡管。

2.肺泡管 是呼吸性细支气管的分支。管壁上布满肺泡，每个肺泡管有20 ～ 60个肺泡开口。管壁本身结构很少，呈结节状膨大，膨大内部有被横切的环行平滑肌纤维。肺泡管最后分出几个肺泡囊。

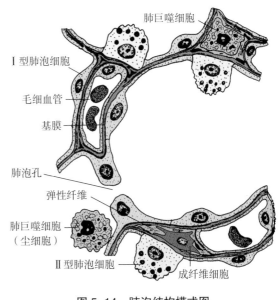

图5–14 肺泡结构模式图

3.肺泡囊 为若干肺泡的共同开口处。囊壁由肺泡围绕而成。

4.肺泡 肺泡为大小不等的半球形小囊，直径约200μm，由肺泡上皮和基膜构成，开口于肺泡囊、肺泡管和呼吸性细支气管。成人有3亿～ 4亿个肺泡，其呼吸总面积可达100m²，是肺部气体与血液进行气体交换的场所。

（1）肺泡上皮细胞 为单层上皮，由Ⅰ型和Ⅱ型两种类型的细胞构成。Ⅰ型肺泡细胞是肺泡上皮的主要细胞，细胞扁平，覆盖肺泡表面积的97%，是进行气体交换的部位。Ⅱ型肺泡细胞体积较大，细胞呈立方形或圆形，散在凸起于Ⅰ型肺泡细胞之间，覆盖肺泡3%的表面积，能分泌一种磷脂类物质称肺泡表面活性物质，有降低肺泡表面张力、稳定肺泡直径的作用。

（2）肺泡隔 肺泡与肺泡之间的薄层结缔组织，称肺泡隔，内含丰富的毛细血管网、弹性纤维、成纤维细胞、肺巨噬细胞及肥大细胞等（图5-14）。肺泡隔中的毛细血管紧贴肺泡上皮，有利于肺泡内的 O_2 与血液中的 CO_2 进行交换。肺泡隔的弹性纤维使肺泡具有弹性。肺巨噬细胞能吞噬吸入的灰尘、细菌、异物及渗出的红细胞，吞噬大量灰尘后的肺巨噬细胞，称尘细胞。

（3）肺泡孔 相邻肺泡间有小孔相通，这些小孔称肺泡孔，有平衡肺泡内气压的作用。肺部感染时病原体也可借此孔扩散。

（4）呼吸膜 肺泡与血液间气体交换所通过的结构，又称气–血屏障。由肺泡表面液体层（含表面活性物质）、

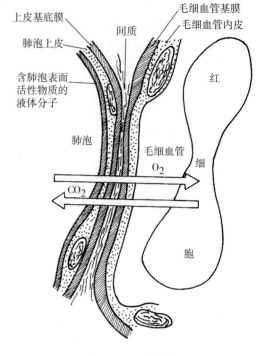

图5-15 呼吸膜

Ⅰ型肺泡上皮细胞与基膜、薄层结缔组织、毛细血管内皮基膜与内皮组成（图5-15）。

四、肺的血管

肺有两套血管：肺动脉和肺静脉参与气体交换，是肺的功能性血管；支气管动脉和支气管静脉供给肺氧气和营养物质，为营养性血管。

知识拓展

人工肺又名氧合器或气体交换器，是一种代替肺脏排出二氧化碳、摄取氧气，进行气体交换的人工器官。以往仅应用于心脏手术的体外循环，需和血泵配合，称为人工心肺机。20世纪70年代初，人工肺已经被作为一个单独的人工器官进行研究。

人工肺是一项生命支持技术，可以在自身肺功能出现衰竭、不能维持人体器官充分的氧供时使用。从长远发展来看，植入人工肺可永久性部分或完全替代人体肺功能。现在世界上有一万多患者在使用人工肺。

第三节 胸 膜

一、胸膜与胸膜腔

胸膜为被覆于肺表面和胸腔内面的薄而光滑的浆膜，可分为脏、壁两层，分别称

脏胸膜和壁胸膜。脏胸膜被覆在肺表面（图5-16），并折入肺裂内。壁胸膜覆于胸壁内面、膈上面和纵隔两侧面。脏、壁胸膜在肺根部相互延续，围成两个完全封闭而潜在的腔隙，称胸膜腔。正常时，胸膜腔内为负压，腔内仅有少量浆液，以减少呼吸时脏、壁胸膜间的摩擦。

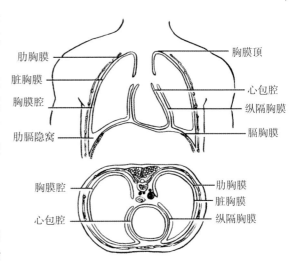

图5-16 胸膜与胸膜腔示意图

二、胸膜分部与胸膜隐窝

1.胸膜分部　脏胸膜紧贴在肺的表面，与肺实质紧密相连，故又称肺胸膜。壁胸膜根据所在位置可分为4部分：包围在肺尖上方的部分，称胸膜顶；衬于胸壁内面的部分，称肋胸膜；覆盖于膈上面的部分，称膈胸膜；位于纵隔两侧的部分，称纵隔胸膜。

2.胸膜隐窝　壁胸膜相互移行转折之处的胸膜腔有一定间隙，即使在深吸气时，肺缘也不能充满此空间，称胸膜隐窝。其中最大且重要的是肋膈隐窝，肋膈隐窝（肋膈窦）为肋胸膜和膈胸膜的返折处（图5-16），呈半月形，是胸膜腔的最低点，在深吸气时肺下缘也不能伸入其间。胸腔积液多聚积于此。

三、肺和胸膜的体表投影

1.肺的体表投影　肺的体表投影包括肺前缘的体表投影和肺下缘的体表投影。

两肺前缘的投影起自肺尖，向内下方斜行，经胸锁关节后方，至胸骨角平面处，两侧互相靠近。右肺前缘由此再下行至第6胸肋关节处移行于肺下缘；左肺前缘下行至第4胸肋关节处，沿第4肋软骨向外下方，至第6肋软骨中点处移行为左肺下缘。

两肺下缘投影大致相同，右侧起自第6胸肋关节，左侧起自第6肋软骨中点，两侧均向外下行，于锁骨中线上与第6肋相交、腋中线上与第8肋相交、肩胛线上与第10肋相交，在接近脊柱时平第10胸椎棘突（图5-17）。当深呼吸时，肺下缘可上、下移动2～3cm，临床上称为肺缘呼吸移动度。

2.胸膜的体表投影　胸膜顶和胸膜前界的投影，基本与肺尖和肺前缘一致。两侧胸膜下界的投影，比两肺下缘的投影约低两个肋骨。肺下缘与胸膜下界的体表投影对比见表5-1。

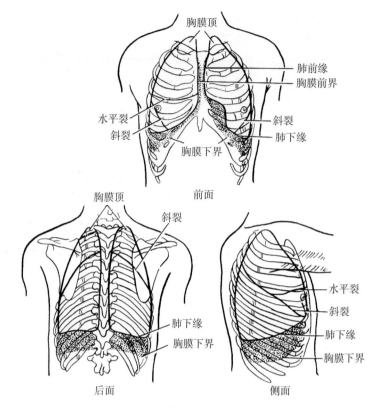

图 5-17 肺和胸膜的体表投影

表 5-1 肺与胸膜下界的体表投影

	锁骨中线	腋中线	肩胛线	脊柱两旁
肺	第 6 肋	第 8 肋	第 10 肋	第 10 胸椎棘突
胸膜	第 8 肋	第 10 肋	第 11 肋	第 12 胸椎棘突

第四节 纵 隔

纵隔是左、右纵隔胸膜之间的全部器官和组织的总称。前界为胸骨，后界为脊柱胸段，两侧界为纵隔胸膜，上达胸廓上口，下至膈（图 5-18）。

通常以胸骨角至第 4 胸椎体下缘的平面为界，将纵隔分为上纵隔和下纵隔两部分。下纵隔再以心包为界分为前、中、后 3 部，胸骨与心包前面之间为前纵隔，心包、心以及出入心的大血管根部所占据的为中纵隔，心包后面与脊柱胸段间为后纵隔。

上纵隔内主要含有胸腺、头臂静脉、上

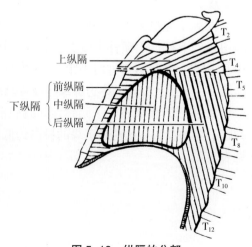

图 5-18 纵隔的分部

腔静脉、主动脉弓及其分支、迷走神经、膈神经、食管胸部、气管胸部和胸导管等。前
纵隔内含有少量淋巴结和疏松结缔组织。中纵隔为纵隔下部最宽阔的部分，其内含有心
包和心、升主动脉、上腔静脉、肺动脉干及其分支、肺静脉、膈神经和气管权等。后纵
隔内含有胸主动脉、奇静脉和半奇静脉、迷走神经、食管胸部和胸导管等。

思考题

1. 简述喉腔的分部及狭窄部位。
2. 气管切开的部位位于何处？
3. 气管内异物易落入哪侧主支气管？为什么？
4. 何谓肺门？出入肺门的结构有哪些？
5. 肺的导气部和呼吸部各包括哪些？

第六章　循环系统

 本章导学

> 脉管如同人体内的江河湖泊，有干流，也有支脉，更有数不清的小溪流；
> 既运输，也排涝……

循环系统包括心血管系统和淋巴系统。心血管系统是一个封闭而连续的管道系统，血液在其中循环流动。淋巴系统是辅助静脉回流的管道系统。

第一节　心血管系统

一、概述

（一）心血管系统的组成

心血管系统由心和血管组成。主要功能是将氧和营养物质运送到全身各器官的组织和细胞，同时将二氧化碳等代谢产物运送到肾、肺、皮肤等器官而排出体外，以保证机体新陈代谢的正常进行。此外，心血管系统还有维持酸碱平衡、调节体温、免疫防御和内分泌等功能。

心是心血管系统的"动力泵"，分左、右心房和左、右心室 4 个腔。左、右心房之间有房间隔相隔；左、右心室之间有室间隔相隔；同侧心房、心室之间借房室口相通。

血管包括动脉、毛细血管和静脉。动脉是将心室射出的血液运输到全身各处的血管，在行程中反复分支，管径逐渐变细，最后移行为毛细血管。毛细血管相互吻合成网状，是血液与组织液之间进行物质交换的场所。静脉是将血液运送回心房的血管，起于毛细血管静脉端，在回心过程中不断接受属支，管径逐渐变粗，最后注入心房。

（二）血液循环的概念

血液由心室射出，流经动脉、毛细血管、静脉，最后返回心房，血液按一定方向周而复始地流动，称为血液循环。根据其循环途径可分为体循环和肺循环两部分（图 6-1）。

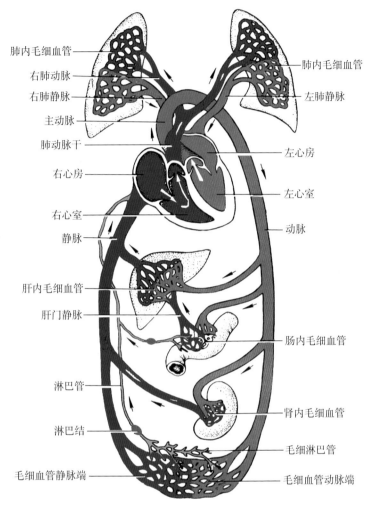

肺内毛细血管　**肺内毛细血管**
右肺动脉　**左肺静脉**
右肺静脉
主动脉
肺动脉干　**左心房**
右心房　**左心室**
右心室
静脉　**动脉**
肝内毛细血管
肝门静脉
肠内毛细血管
淋巴管　**肾内毛细血管**
淋巴结　**毛细淋巴管**
毛细血管静脉端　**毛细血管动脉端**

图 6-1　血液循环示意图

1.**体循环（大循环）**　心室收缩时，血液从左心室射入主动脉，经主动脉各级分支到达全身毛细血管，在此与组织、细胞进行气体和物质交换，再经各级静脉汇聚成上、下腔静脉和冠状窦返回右心房。

2.**肺循环（小循环）**　心室收缩时，血液从右心室射入肺动脉，经肺动脉及其分支到达肺毛细血管，在此进行气体交换，再经肺静脉返回左心房。

知识拓展

　　动脉是导血离心的管道，动脉血是指含氧气和营养物质较多的血液，色鲜红。静脉是导血回心的管道，静脉血是指血中含二氧化碳和代谢产物较多的血液，色暗红。临床上，经常需要采集动脉或静脉血，如果采血后颜色差异很大，可能穿刺有误，因为动脉和深静脉常相互伴行。

📖 想一想

你见过胸外心脏按压术吗？它在临床上很常见，是心肺复苏的重要操作之一。如果了解心的位置就知道为什么要向深部按压胸骨了。

二、心

（一）心的位置和外形

心位于胸腔的中纵隔内，约2/3在正中线左侧，1/3在正中线右侧（图6-2）。两侧是肺和纵隔胸膜，下方是膈的中心腱，后方与主动脉和食管相邻，前面小部分与胸骨下份和左侧第3~6肋软骨相邻。心大部分被肺和胸膜所覆盖，没有被肺和胸膜所覆盖的部分称为心裸区。临床上心内注射多在左侧第4肋间隙、胸骨左缘旁5mm处进针，不会损伤胸膜和肺。

心略呈倒置的圆锥形，大小比本人拳头略大，有一尖、一底、两面、三缘（图6-3，图6-4）。心尖钝圆，朝向左前下方。在左侧锁骨中线与第5肋间隙交点内1~2cm处，可摸到心尖搏动；心底朝向

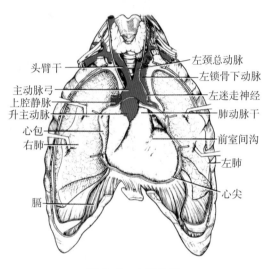

图6-2　心的位置

右后上方，与出入心脏的大血管相连；心的前面也称胸肋面，与胸骨体和肋软骨相对，下面也称膈面，与膈肌相邻；心的右缘由右心房构成，左缘大部分由左心室构

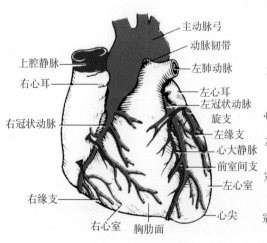

图6-3　心的外形及血管（胸肋面）

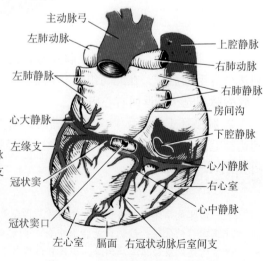

图6-4　心的外形及血管（膈面）

成，下缘大部分由右心室构成。心的表面有一条近似环形的沟，称冠状沟，是心房和心室在心表面的分界标志。室间沟自冠状沟向心尖延伸，心的前面和后面各有一条，分别称为前室间沟和后室间沟，是心脏表面左、右心室的分界。

（二）心腔的结构

1.右心房（图6-5）　构成心的右上部。向左前下方的突出部分称右心耳，右心耳内面有许多相互平行的肌性隆起，称梳状肌。右心房有三个入口：上腔静脉口开口于右心房上壁，引导人体上半身静脉血回流；下腔静脉口开口于右心房下壁，引导人体下半身静脉血回流；冠状窦口位于下腔静脉口与右房室口之间，为一略呈圆形的小开口，心壁的静脉血主要经此回流入右心房。右心房的出口为右房室口，位于右心房前下部，通向右心室。在房间隔右心房侧的下部，有一椭圆形浅窝，称卵圆窝，是胚胎时期卵圆孔的遗迹。

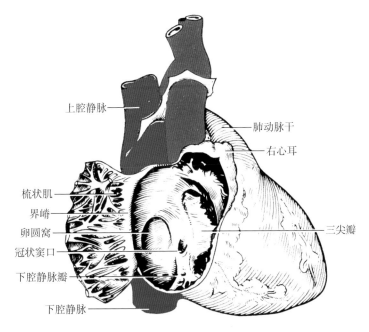

图6-5　右心房

2.右心室（图6-6）　位于右心房的左前下方，构成心胸肋面的大部分。右心室腔可分为流入道和流出道。流入道为右心室腔的右下部，其入口称右房室口，口周缘的纤维环上附着有三片三角形的瓣膜，称右房室瓣（三尖瓣），瓣膜游离缘突向右心室腔并连接数条腱索，腱索的另一端与右心室壁上的乳头肌相连。以上结构在功能上是一个整体，称三尖瓣复合体。在心室收缩时，三尖瓣可防止血液倒流回右心房。流出道为右心室腔的左上部，形似漏斗，称动脉圆锥。动脉圆锥的上端有一开口称肺动脉口，通向肺动脉干。肺动脉口的周缘有三个半月形开口向上的袋状瓣膜，称肺动脉瓣。在心室舒张时，肺动脉瓣可防止血液倒流回右心室。

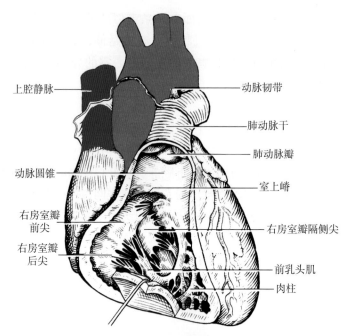

图 6-6 右心室

3. **左心房**（图 6-7） 位于右心房的左后方，构成心底的大部分。左心房向右前方的突起称左心耳，内面也有发达的梳状肌。左心房壁的两外侧部各有两个入口，称肺静脉口，引导肺静脉（动脉血）回流入左心房。左心房的出口为左房室口，位于左心房的前下部，通向左心室。

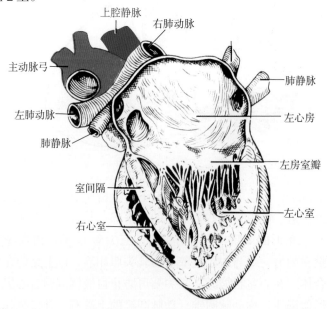

图 6-7 左心房、左心室

4. **左心室**（图 6-7） 大部分位于右心室的左后下方，其前下部构成心尖。室壁厚9 ~ 12mm，为右心室壁的三倍。左心室腔也可分为流入道和流出道。流入道为左心室腔的左后外侧部，其入口称左房室口，口周缘附着有两片瓣膜，称左房室瓣（二尖瓣），瓣膜游离缘借腱索与心室壁上的乳头肌相连。以上结构称二尖瓣复合体，功能与右房室瓣相同。流出道为左心室腔的前内侧部，其出口称主动脉口，口的周缘附着有主动脉瓣。主动脉瓣与肺动脉瓣形态和功能相同。

（三）心壁的构造与心间隔

1. **心壁的构造** 从内向外分为三层（图6-8）：

（1）**心内膜** 为衬在心房和心室壁内表面的一层光滑的薄膜。心内膜在左、右心房和主动脉口、肺动脉口处，向内折叠形成瓣膜，瓣膜是风湿病好发的部位。心内膜由内向外可分为三层：①内皮：单层扁平上皮组织，与血管内皮相延续；②内皮下层：由致密结缔组织构成，弹性纤维含量较多；③心内膜下层：由疏松结缔组织构成，内有血管、神经及心传导系统的分支。

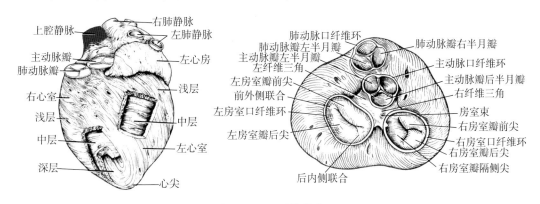

图6-8 心壁的构造

（2）**心肌** 是心壁的最主要部分，分为心房肌和心室肌，两部分肌纤维分别附着于心纤维环而互不相连，故心房肌和心室肌可以分别收缩。

（3）**心外膜** 即心包脏层，是光滑的浆膜。其浅层为间皮，深层有少量结缔组织，内含神经和血管。

2. **心间隔** 包括房间隔与室间隔，分别位于左、右心房与左、右心室之间。

（1）**房间隔** 由两层心内膜及其间的心房肌和结缔组织构成。房间隔下部有卵圆窝，是胚胎时期卵圆孔的遗迹，出生后封闭。此处为房间隔的最薄弱处，是房间隔缺损的好发部位。

（2）**室间隔** 由心内膜和心室肌构成，可分为肌部和膜部。室间隔膜部为不规则的膜性结构，位于心房和心室交界处，室间隔缺损多发生在此部位。

（四）心的传导系统

心的传导系统由特殊分化的心肌细胞构成，能自动产生节律性兴奋，并且能传导兴奋，从而引起心的节律性活动。包括窦房结、房室结、房室束及其分支等（图6-9）。

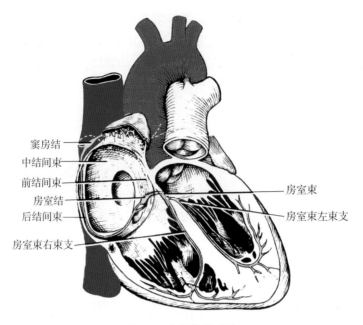

窦房结
中结间束
前结间束
房室结
后结间束
房室束右束支

房室束
房室束左束支

图 6-9　心的传导系统

　　1. **窦房结**　位于上腔静脉与右心房交界处的心外膜深面。由细胞团及外面的结缔组织构成。它能自动地发出节律性兴奋，是心脏正常的起搏点，由窦房结引起的心脏搏动称窦性心律。

　　2. **房室结**　位于冠状窦口与右房室口之间的心内膜深面，呈扁椭圆形。房室结既能传导来自窦房结的兴奋，也能产生兴奋。但是，由于房室结的兴奋频率较窦房结低，正常情况下，房室结产生的兴奋被抑制，不能引起心室的收缩。

　　3. **房室束及其分支**　房室束又称希氏束（His），起于房室结的远侧，在室间隔内下行，至室间隔肌部上缘，分为左、右束支。左、右束支分别沿室间隔两侧心内膜深面下降，逐渐分为细小的浦肯野细胞（Purkinje），分布于整个心室的肌层和乳头肌内，与一般心室肌细胞相连。

想一想、练一练

　　　　如果说心律 80 次 / 分，你认为对吗？心律、心率异常都可反映在脉搏上，所以触摸脉搏时要注意脉率、节律、强弱等。

（五）心的血管

　　1. **动脉**　来自右、左冠状动脉，分别起于升主动脉根部的前壁和左后壁（图 6-3，图 6-4）。

　　（1）**右冠状动脉**　沿冠状沟向右下绕心的右缘至心的膈面，主干延续为后室间支，沿后室间沟下行。右冠状动脉主要分布于右心房、右心室、室间隔后 1/3、部分左心室后壁、房室结和窦房结等处。

（2）左冠状动脉 主干短而粗，向左前方行至冠状沟，随即分为前室间支和旋支。前室间支沿前室间沟下行，其分支主要供应左、右心室前壁和室间隔前 2/3。旋支沿冠状沟左行，绕过心左缘至左心室膈面，主要分布于左心房、左心室左侧面、膈面和窦房结等处。

2.静脉 心的静脉血大部分回流到冠状窦。冠状窦位于冠状沟的后部，借冠状窦口开口于右心房。冠状窦的主要属支有心大静脉、心中静脉和心小静脉（图6-3，图6-4）。

（六）心包

心包为包裹心和大血管根部的锥体形纤维浆膜囊，分外层的纤维心包和内层的浆膜心包（图6-10）。纤维心包是坚韧的结缔组织囊，上部与大血管的外膜相延续，下部附着于膈的中心腱。浆膜心包薄而光滑，位于纤维心包内面，分脏、壁两层。壁层衬于纤维心包内面，脏层即心外膜。脏层和壁层在出入心的大血管根部相互移行，两层之间的潜在性腔隙称心包腔，内有少量浆液，起润滑作用，可减少心脏跳动时的摩擦。

心包具有保护心脏和阻止心脏过度扩大的功能。

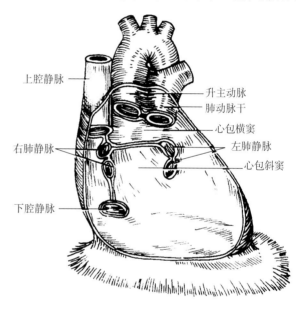

图 6-10 心包

（七）心的体表投影

一般情况下，成人心的体表投影可用胸前壁4点及其连线表示（图6-11）：①左上点：左侧第2肋软骨下缘，距胸骨左缘1.2cm处；②右上点：右侧第3肋软骨上缘，距胸骨右缘约1cm处；③左下点：左侧第5肋间隙，左锁骨中线内侧1～2cm（距前正中线7～9cm）处；④右下点：在右侧第6胸肋关节处。左、右上点连线为心上界，左、右下点连线为心下界，右上、下点连线为心右界，左上、下点连线为心左界。

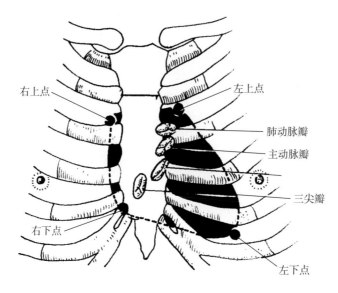

图 6-11 心的体表投影

三、血管

（一）血管吻合与侧支循环

血管之间吻合广泛，且形式多样。动脉与动脉之间、静脉与静脉之间、动脉与静脉之间，可借血管支彼此连接形成血管吻合。吻合可使血液循环时间缩短，保证器官血液供应，并可调节局部血流量。

此外，部分血管主干在行程中发出与其平行的侧支，侧支与同一主干远端发出的返支彼此吻合（图 6-12）。正常情况下侧支比较细小，流量少。当主干阻塞时，侧支逐渐增粗，血流可经扩大的侧支吻合到达阻塞远端的血管主干，使血管受阻区的血液供应得到不同程度的代偿和恢复。侧支循环的建立，对于保证器官在病理情况下的血液供应具有重要意义。

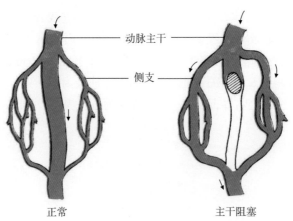

图 6-12 侧支吻合与侧支循环

（二）血管的结构

血管分为动脉、静脉、毛细血管三类。动脉和静脉按管径可分为大、中、小三级，各级之间逐渐移行，无明显分界。大动脉和大静脉，与心脏直接相连，管径最粗，如主动脉、肺动脉、上腔静脉、下腔静脉等。除大动脉和大静脉外，凡有解剖学名称的动、静脉均为中等动、静脉，如肱动脉、肱静脉等。小动、静脉管径小于1mm，其中与毛细血管相连的小动、静脉分别称为微动脉和微静脉。

1. 动脉 管壁较厚，分为内膜、中膜、外膜三层（图6-13 ~ 图6-15）。

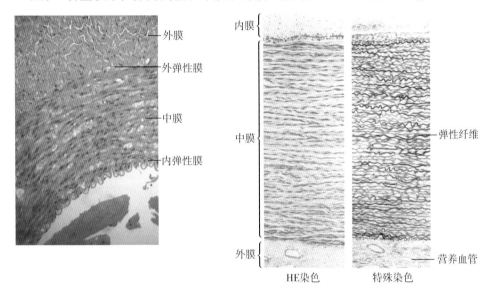

图 6-13 大动脉光镜像（低倍）　　　图 6-14 中动脉光镜像（低倍）

（1）内膜 位于管壁最内层，薄而光滑，可减少血液流动的阻力，由内皮和结缔组织等构成。内膜邻接中膜处，弹性纤维发达，形成内弹性膜。中动脉内弹性膜较为明显。

（2）中膜 三层中最厚，由弹性纤维和平滑肌等构成。大动脉的中膜以弹性纤维为主，又称为弹性动脉。中、小动脉中膜以平滑肌为主，称为肌性动脉。一般情况下，平滑肌呈环形排列，其收缩与舒张可改变管腔大小，从而影响血流阻力和局部血流量。

（3）外膜 较厚，由结缔组织构成，内有神经和血管。

2. 静脉 与各级相应动脉比较，静脉的管径大、管壁薄。管壁也可分为内膜、中膜和外膜，但三层膜都较薄，而且分界不明显（图6-16）。内膜最薄，由内皮和结缔组织构成。中膜次之，分布有稀疏的环形平滑肌。外膜最厚，由结缔组织构成，内有神经和血管，大静脉的外膜分布有纵行平滑肌。

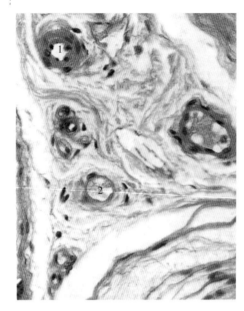

图 6-15 微动脉和微静脉光镜像（高倍）

1. 微动脉；2. 微静脉

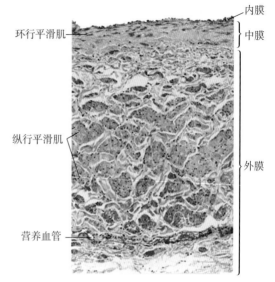

图 6-16 大静脉光镜像（低倍）

内膜
环行平滑肌
中膜
纵行平滑肌
外膜
营养血管

3. 毛细血管（图 6-17） 主要由内皮和基膜构成。毛细血管数量最多，分布广，常常互相吻合成网。其管径细，管壁薄，通透性大，有的毛细血管内皮细胞还有许多贯穿细胞的小孔，这些特点都有利于血管内血液和周围组织进行物质交换。另外，分布于肝、脾、骨髓和一些内分泌腺中的毛细血管管腔大，壁薄，粗细不均，称为血窦。

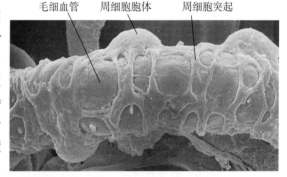

毛细血管　周细胞胞体　周细胞突起

图 6-17 毛细血管扫描电镜像

（三）微循环

微循环指微动脉到微静脉之间的血液循环（图 6-18）。它是血液循环的功能单位，主要由微动脉、后微动脉、毛细血管前括约肌、真毛细血管、通血毛细血管（直捷通路）、动静脉短路、微静脉等构成，有三条循环途径（图 6-19）。

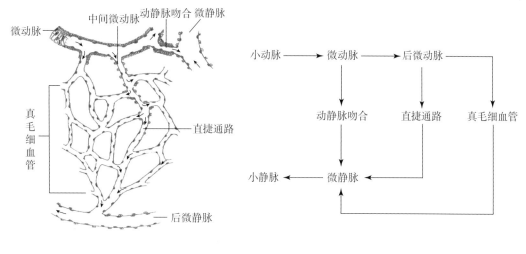

图 6-18　微循环模式图　　　　　　　图 6-19　微循环途径

（四）肺循环的血管

1.肺循环的动脉　肺动脉干自右心室发出，分为左、右肺动脉，分别经左、右肺门进入左、右肺。左、右肺动脉在肺内逐级分支，最后形成毛细血管网包绕肺泡。

肺动脉分叉处与主动脉弓下缘之间有一结缔组织索，称动脉韧带，是胚胎时期动脉导管的遗迹，出生后闭锁。

2.肺循环的静脉　毛细血管包绕肺泡后，又逐级汇合成小静脉，最后形成左、右各两条肺静脉，经肺门出肺，注入左心房。

（五）体循环的动脉

体循环的动脉一般呈对称分布。躯干动脉有脏支和壁支之分，行程中多居于身体的屈侧、深部或比较安全的部位，常以最短的距离到达它所分布的器官，配布形式与它所供血器官的形态、大小和功能相适应，如关节周围的动脉网，胃、肠动脉环或动脉弓等。

体循环的动脉主干是主动脉。主动脉由左心室发出，先行向右上，再呈弓形弯向左后，沿脊柱左侧下降，穿过膈的主动脉裂孔入腹腔，至第4腰椎体下缘分为左、右髂总动脉。依其行程分为升主动脉、主动脉弓和降主动脉三段。降主动脉以膈为界，分为胸主动脉和腹主动脉。

升主动脉起自左心室，先行向右前上，至右侧第2胸肋关节移行为主动脉弓。升主动脉起始处发出左、右冠状动脉，分布于心脏（图6-20）。

主动脉弓是升主动脉的延续。主动脉弓的凸侧从右向左依次发出头臂干、左颈总动脉和左锁骨下动脉三大分支。头臂干粗而短，行向右上，至右侧胸锁关节后方分为右颈总动脉和右锁骨下动脉。主动脉弓壁内有压力感受器，能感受血压的变化。在主动脉弓的稍下方，有2～3个粟粒样小体，称主动脉体。主动脉体是化学感受器，能感受血液中 CO_2 浓度的变化。

1.头颈部的动脉 主干是左、右颈总动脉（图 6-21）。左颈总动脉起于主动脉弓，右颈总动脉起于头臂干。两侧颈总动脉在胸锁关节的后方进入颈部，沿气管和喉的外侧上行，至甲状软骨上缘分为颈内动脉和颈外动脉。颈总动脉末端、颈内动脉起始处稍膨大，称颈动脉窦。颈动脉窦壁内有压力感受器，能感受血压的变化。在颈总动脉分叉处的后方，有一扁椭圆形小体，称颈动脉体，属化学感受器，功能与主动脉体相同。

（1）颈内动脉 由颈总动脉发出后，垂直上升至颅底，经颈动脉管入颅腔，分布于脑和视器等处。

（2）颈外动脉 起自颈总动脉，在胸锁乳突肌深面上行，进入腮腺实质内分为上颌动脉和颞浅动脉。颈外动脉的主要分支有：①面动脉：自颈外动脉发出，经下颌下腺深面前行，绕过下颌骨至面部，经口角、鼻翼外侧上行至内眦，称为内眦动脉。面动脉沿途分支分布于下颌下腺、腭扁桃体和面部等处。在咬肌前缘与下颌骨下缘交界处，位置表浅，易触及其搏动。当头面部出血时，可在此将面动脉压向下颌骨体进行止血（表6-1）。②颞浅动脉：经颧弓根部浅层上行，分布于腮腺及颞、顶、额部的软组织。在耳屏前上方，位置表浅，可触及其搏动。当颅顶软组织出血时，可在耳屏前上方压迫颞浅动脉止血（表 6-1）。③上颌动脉：经下颌支深面行向前方，分布于口腔、鼻腔和硬脑膜等处。分布于硬脑膜的分支称为脑膜中动脉，向上经棘孔入颅，分为前、后两支。前支行经翼点深面，当颞骨骨折时易被损伤，形成硬膜外血肿。

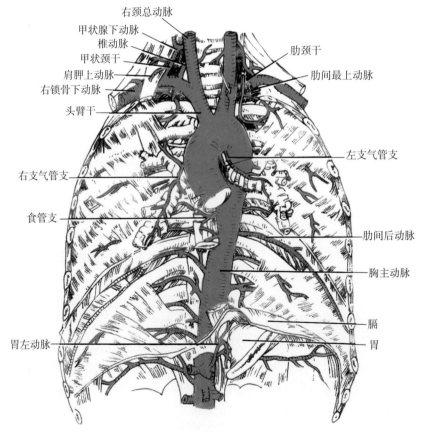

图 6-20 胸主动脉及其分支

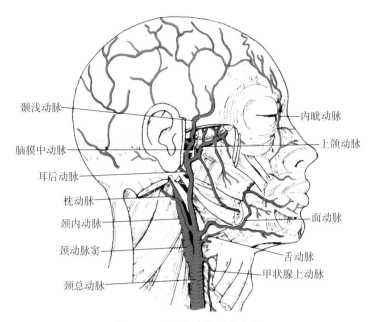

颞浅动脉

脑膜中动脉

耳后动脉

枕动脉

颈内动脉

颈动脉窦

颈总动脉

内眦动脉

上颌动脉

面动脉

舌动脉

甲状腺上动脉

图 6-21　颈外动脉及其分支

2. 锁骨下动脉及上肢的动脉

（1）锁骨下动脉　是上肢的动脉主干（图 6-22），呈弓状越过胸膜顶前方，向外上经胸廓上口进入颈根部，至第 1 肋外侧缘处移行为腋动脉。锁骨下动脉分支分布于脑、脊髓、颈、胸前壁、心包、膈及腹前壁上部等处。主要分支有：①椎动脉：向上穿过第 6 到第 1 颈椎的横突孔，经枕骨大孔入颅腔，分支分布于脑和脊髓；②胸廓内动脉：在胸骨外缘约 1cm 处沿第 1 ~ 6 肋软骨内面下行，穿膈后称为腹壁上动脉；③甲状颈干：为一短动脉干，发出甲状腺下动脉至甲状腺。

（2）上肢的动脉　①腋动脉（图 6-23）：为锁骨下动脉的延续，行于腋窝的深部，至臂部移行为肱动脉。腋动脉主要分支分布于肩部、胸前外侧壁及乳房等处。②肱动

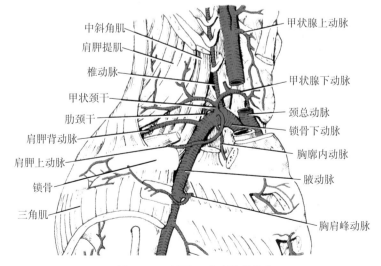

中斜角肌

肩胛提肌

椎动脉

甲状颈干

肋颈干

肩胛背动脉

肩胛上动脉

锁骨

三角肌

甲状腺上动脉

甲状腺下动脉

颈总动脉

锁骨下动脉

胸廓内动脉

腋动脉

胸肩峰动脉

图 6-22　锁骨下动脉及其分支

脉（图6-24）：沿肱二头肌的内侧缘下行至肘窝，至肘窝深部分为桡动脉和尺动脉。在肘窝的内上方，肱二头肌腱的内侧可触及肱动脉搏动，此处是测量血压时的听诊部位。③桡动脉和尺动脉（图6-25）：分别沿前臂肌前群的桡侧和尺侧内下行，经腕到手掌。桡动脉在腕上部位置表浅，是临床诊脉和测量脉搏的部位。④掌浅弓和掌深弓（图6-26，图6-27）：由尺、桡两动脉的终支和分支相互吻合而成。从弓发出指掌侧固有动脉，沿

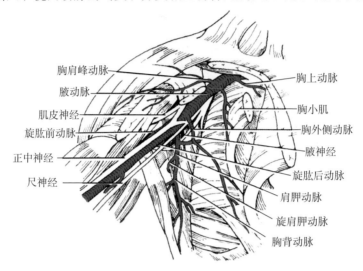

图 6-23　腋动脉及其分支

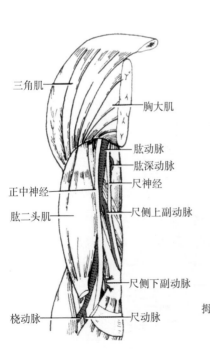

图 6-24　肱动脉及其分支

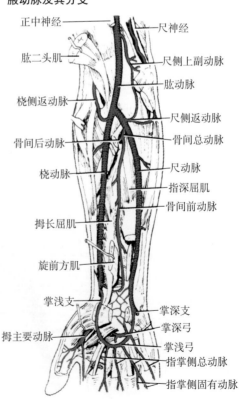

图 6-25　前臂的动脉（前面）

手指掌面的两侧行向指尖。当手指出血时，可在指根两侧进行压迫止血（表6-1）。

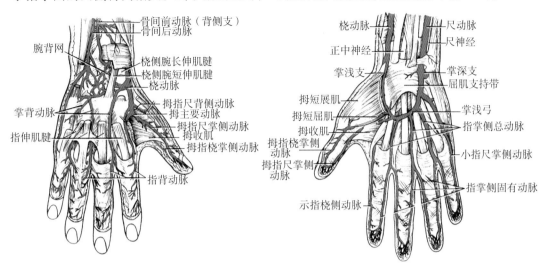

图6-26　手的动脉（背侧浅层）　　　　　　图6-27　手的动脉（掌侧浅层）

3.胸部的动脉　胸部的动脉主干是胸主动脉（图6-20），分支有脏支和壁支：①壁支：主要有9对肋间后动脉和1对肋下动脉，分布于胸壁、腹壁、背部和脊髓等处。②脏支：主要有支气管支、食管支和心包支，分布于气管、支气管、食管和心包等处。

4.腹部的动脉　腹主动脉是腹部动脉的主干（图6-28），其分支也有脏支和壁支之分：①壁支细小，主要为4对腰动脉，分布于脊髓、腰部和腹前外侧壁等处。②脏支粗大，分为成对和不成对脏支两种。成对的脏支有肾上腺中动脉、肾动脉和睾丸（卵巢）动脉；不成对的脏支有腹腔干、肠系膜上动脉和肠系膜下动脉。

（1）肾上腺中动脉　约在第1腰椎平面起自腹主动脉，分布于肾上腺。

（2）肾动脉　约在第2腰椎平面起自腹主动脉侧壁，横行向外经肾门入肾。

（3）睾丸动脉　细长，自肾

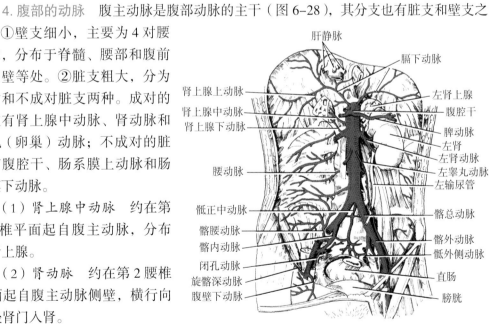

图6-28　腹主动脉及其分支

动脉的稍下方起于腹主动脉前壁，沿腰大肌前面行向外下，经腹股沟管入阴囊，分布于睾丸、附睾。在女性，该动脉称卵巢动脉，主要分布于卵巢和输卵管。

（4）腹腔干　为一粗而短的动脉干（图6-29），在主动脉裂孔的稍下方发自腹主动脉前壁，分为胃左动脉、肝总动脉和脾动脉三支：①胃左动脉：分布于食管下段、贲门以及胃小弯左侧部的胃壁。②肝总动脉：行向右，分为肝固有动脉和胃十二指肠动脉。肝固有动脉分支分布于肝、胆囊和胃小弯右侧的胃壁；胃十二指肠动脉分支分布于胃大弯右侧部胃壁、大网膜右侧部、十二指肠和胰。其中，胆囊动脉由肝固有动脉右支发出。③脾动脉：分支分布于胰、脾、胃大弯左侧部胃壁以及大网膜左侧部（图6-30）。

（5）肠系膜上动脉　起自腹腔干稍下方腹主动脉前壁，向下经胰头和十二指肠水平部之间进入小肠系膜根，行向右下至右髂窝（图6-31）。主要分支分布于小肠、盲肠、阑尾、升结肠和横结肠。

（6）肠系膜下动脉　约在第3腰椎高度起自腹主动脉的前壁，行向左下（图6-32）。主要分支分布于降结肠、乙状结肠和直肠上部。其中，分布于直肠上部的终末支，称直肠上动脉。

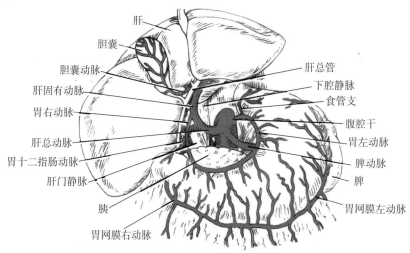

图 6-29　腹腔干及其分支（前面）

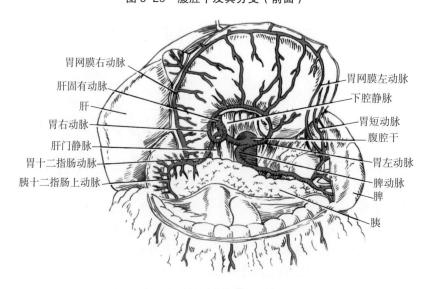

图 6-30　腹腔干及其分支（胃翻向上）

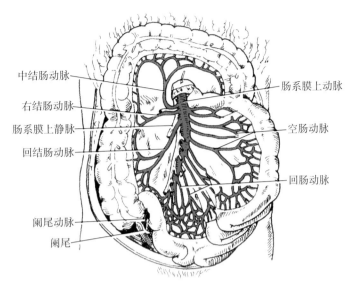

中结肠动脉　　　　　　　　　　肠系膜上动脉
右结肠动脉　　　　　　　　　　空肠动脉
肠系膜上静脉
回结肠动脉　　　　　　　　　　回肠动脉
阑尾动脉
阑尾

图 6-31　肠系膜上动脉及其分支

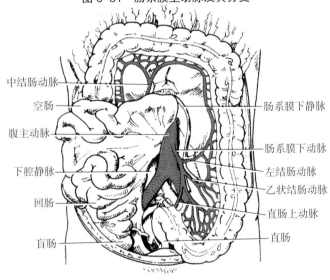

中结肠动脉　　　　　　　　　　肠系膜下静脉
空肠　　　　　　　　　　肠系膜下动脉
腹主动脉　　　　　　　　　左结肠动脉
下腔静脉　　　　　　　　乙状结肠动脉
回肠　　　　　　　　　　直肠上动脉
盲肠　　　　　　　　　　直肠

图 6-32　肠系膜下动脉及其分

5. 盆部的动脉　降主动脉在第 4 腰椎体下缘平面分为左、右髂总动脉，沿腰大肌内侧行向外下，至骶髂关节前方分为髂内动脉和髂外动脉（图 6-33，图 6-34）。

（1）髂内动脉　比较粗短，分为壁支和脏支。壁支分布于臀部、股内侧部、髋关节会阴部等处。脏支分布于盆腔脏器，主要有：①直肠下动脉：分布于直肠下部；②子宫动脉：走行在子宫阔韧带内，在子宫颈外侧约 2cm 处，越过输尿管前方，分布于子宫、阴道、输卵管和卵巢；③阴部内动脉：分布于肛门、会阴部和外生殖器。

（2）髂外动脉　沿腰大肌的内侧缘下行，经腹股沟韧带中点稍内侧的深面进入股前部，移行为股动脉。髂外动脉在腹股沟韧带的上方发出腹壁下动脉，腹壁下动脉向内上进入腹直肌鞘，分布于腹直肌，并与腹壁上动脉相吻合。

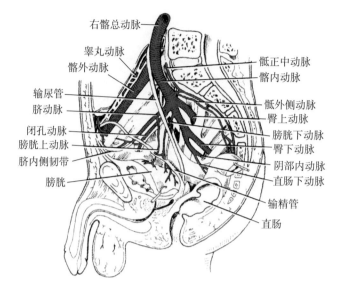

图 6-33 髂内、外动脉及其分支（男性）

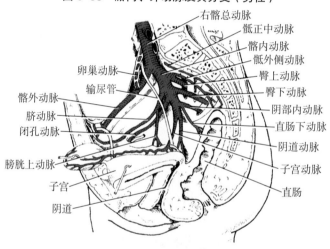

图 6-34 髂内、外动脉及其分支（女性）

6. 下肢的动脉

（1）股动脉 是下肢的动脉干（图 6-35），在股三角内下行，继而转向后方，进入腘窝移行为腘动脉。股动脉沿途分支分布于股部。在腹股沟韧带中点稍内侧的下方，股动脉位置表浅，可触及股动脉的搏动。当下肢外伤出血时，可在此将股动脉压向后外方的耻骨，进行止血（表 6-1）。

（2）腘动脉 在腘窝深面下行，至腘窝下部分为胫前动脉和胫后动脉（图 6-36）。

（3）胫前动脉与足背动脉 胫前动脉向前穿小腿骨间膜下行至足背移行为足背动脉。胫前动脉分支分布于小腿肌前群。足背动脉位置表浅，在踝关节前方，内、外踝连线的中点处可触及其搏动（图 6-37）。

（4）胫后动脉与足底内、外侧动脉 胫后动脉在小腿肌后群的浅、深两层之间下行，经内踝后方进入足底，分为足底内侧动脉和足底外侧动脉。胫后动脉的分支分布于小腿肌后群和外侧群，足底内、外侧动脉分布于足底和足趾（图 6-38）。

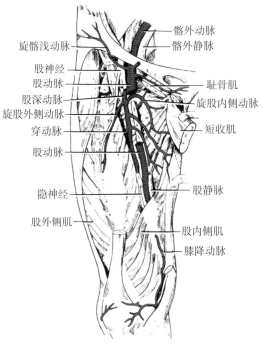

图 6-35　股动脉及其分支

髂外动脉
髂外静脉
旋髂浅动脉
股神经
股动脉
股深动脉
旋股外侧动脉
穿动脉
股动脉
耻骨肌
旋股内侧动脉
短收肌
隐神经
股静脉
股外侧肌
股内侧肌
膝降动脉

腘动脉
膝上内侧动脉
膝中动脉
膝下内侧动脉
胫后动脉
趾长屈肌
膝上外侧动脉
膝下外侧动脉
腘肌
胫前动脉
腓动脉
腓动脉
跟网

图 6-36　小腿的动脉（后面）

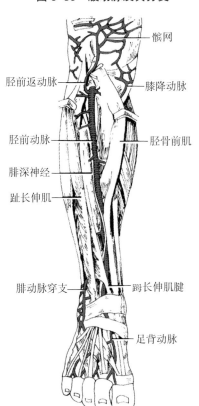

髌网
胫前返动脉
膝降动脉
胫前动脉
胫骨前肌
腓深神经
趾长伸肌
腓动脉穿支
拇长伸肌腱
足背动脉

图 6-37　小腿的动脉（前面）

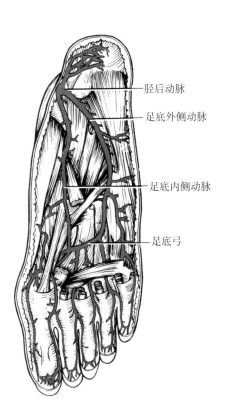

胫后动脉
足底外侧动脉
足底内侧动脉
足底弓

图 6-38　足底动脉

想一想

心肌梗死时需介入治疗放入支架，如导丝引 2 个支架从左桡动脉进入，到达前室间支（前降支），不经过下面哪条血管（　　）

A. 肱动脉　B. 锁骨下动脉　C. 主动脉弓　D. 左冠状动脉　E. 右冠状动脉

答案是 E。前降支是左冠状动脉的分支。如到达后室间支，不经过左冠状动脉。导丝也常通过股动脉进入。

知识链接

经动脉器官造影途径

由右股动脉插管至右肾的途径：右股动脉→右髂外动脉→髂总动脉→腹主动脉→右肾动脉→右肾（肾动脉的逐级分支）。

该技术多是从较粗的动脉插入，逆血流到达造影器官动脉起始处，进入该动脉，再顺血流进入要求的小动脉。

表 6-1　动脉压迫止血点简表

动脉	压迫止血点	主要止血范围
颈总动脉	胸锁乳突肌前缘，环状软骨平面，向后压在第 6 颈椎横突上	头颈部
面动脉	咬肌前缘与下颌骨下缘交界处，压向下颌骨下缘	面部
颞浅动脉	外耳门前方颧弓根部，压向颧弓	头前外侧部
锁骨下动脉	锁骨中点上方向下，压在第 1 肋骨上	上肢
肱动脉	臂中部内侧，向外压向肱骨	前臂、手
指动脉	手指两侧，向中部压向指骨	手指
股动脉	腹股沟韧带中点稍下方，压向耻骨，常需双手拇指重叠按压	下肢
足背动脉	踝关节前方，内、外踝连线中点向深部按压	足部

（六）体循环的静脉

静脉在结构和配布上虽与动脉有许多相似之处，但由于两者功能不同，静脉具有下列特点：①静脉起始于毛细血管，在向心回流的过程中，不断接受属支，管径由细逐渐变粗；②静脉的数量多，管壁薄，管腔大，血流缓慢；③静脉之间有丰富的吻合，浅静脉之间、深静脉之间、浅与深静脉之间存在广泛的交通，浅静脉常吻合形成静脉网，深静脉常在某些器官周围吻合成静脉丛；④中等静脉管壁内面，常有半月形向心开放的静脉瓣，可以防止血液反流，在重力影响较大的下肢静脉中静脉瓣较多。

体循环的静脉分为浅静脉和深静脉，浅静脉位于浅筋膜内，较大的可透过皮肤看到，又称皮下静脉。临床上常经浅静脉进行注射、输液、输血、采血或插入导管等。深静脉位于深筋膜深面，多与同名动脉伴行。

体循环的静脉包括上腔静脉系、下腔静脉系和心静脉系（详见心的静脉）。

1. 上腔静脉系　上腔静脉系的主干是上腔静脉，由左、右头臂静脉汇合而成，沿升主动脉的右缘下行，注入右心房。上腔静脉主要收集头颈、上肢、胸壁和部分胸腔器官的静脉血（图6-39）。

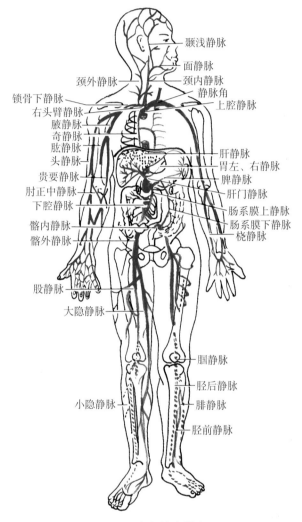

图 6-39　全身静脉模式图

（1）头颈部的静脉　头颈部每侧有两条静脉干，即颈内静脉和颈外静脉（图6-40）。

①颈内静脉　在颅底颈静脉孔处与颅内的乙状窦相续，向下与颈内动脉和颈总动脉伴行，至胸锁关节的后方，与同侧的锁骨下静脉汇合成头臂静脉，汇合处形成的夹角称为静脉角，有淋巴导管注入。颈内静脉在颅外的重要属支有面静脉和锁骨下静脉。

面静脉起于内眦静脉，与面动脉伴行，至舌骨平面注入颈内静脉。面静脉借内眦静脉、眼静脉与颅内海绵窦相交通。由于面静脉在口角以上一般无瓣膜，故面部尤其是鼻根至两侧口角的三角形区域内发生化脓性感染时，若处理不当（如挤压等），病菌可经上述途径进入颅内而引起颅内感染，故临床上称该三角为"危险三角"。

②颈外静脉　是颈部最大的浅静脉，由下颌后静脉的后支、耳后静脉和枕静脉汇合而成，沿胸锁乳突肌表面下行，在锁骨上方穿深筋膜注入锁骨下静脉。颈外静脉位置表浅，管径较大，临床上常被选为小儿穿刺抽血的静脉（表6-2）。

（2）上肢的静脉　上肢的静脉分深静脉和浅静脉。深静脉与同名动脉伴行，收集同名动脉分布区域的静脉血，最后汇合成锁骨下静脉。

上肢的浅静脉有（图6-41）：①手背静脉网：位于手背皮下，由附近的浅静脉吻合而成，位置表浅，临床上常在此进行静脉穿刺输液（表6-2）；②头静脉：起于手背静脉网的桡侧，沿上肢的前外侧上行，注入腋静脉或锁骨下静脉；③贵要静脉：起于手背静脉网的尺侧，沿前臂内侧皮下上行，在臂中部注入肱静脉；④肘正中静脉：斜行于肘窝皮下，连接头静脉与贵要静脉。

（3）胸部的静脉　胸部的静脉主干是奇静脉。奇静脉沿脊柱的右侧上行，至第4胸椎高度，向前跨越右肺根上方，注入上腔静脉，收集胸壁、食管、气管及支气管等处的静脉血。

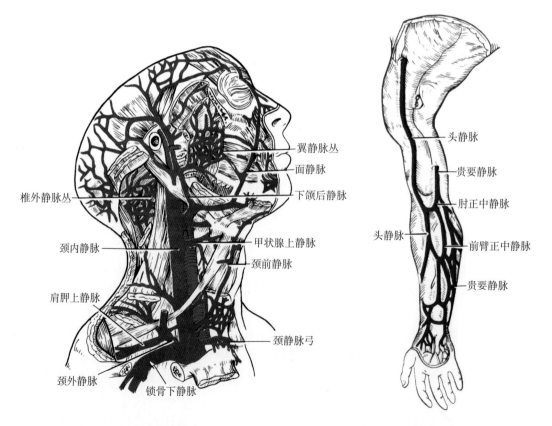

图6-40　头颈部的静脉　　　　　　　　图6-41　上肢的浅静脉

想一想、练一练

静脉输液，从头静脉进针：①液体流入肺毛细血管需要经过哪些途径（以往常用的测臂肺循环时的途径）？②液体流入舌毛细血管需要经过哪些途径（测臂舌循环时的途径）？请回答。

A. 右心房　B. 左心室　C. 肱静脉　D. 锁骨下静脉　E. 颈外静脉

答案：①（A、D）；②（B、D、E）。

第1题循环路径经过了小循环，第2题还通过了大循环。

2. 下腔静脉系　下腔静脉系的主干是下腔静脉。下腔静脉在第 4 ~ 5 腰椎椎体右前方由左、右髂总静脉汇合而成，沿腹主动脉右侧上行，经肝的后缘向上，穿经膈的腔静脉裂孔入胸腔，注入右心房（图6-42），沿途收集下肢、盆部和腹部的静脉血。

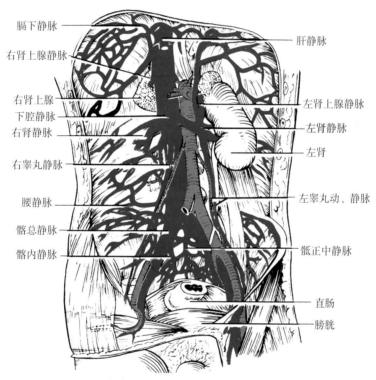

膈下静脉　右肾上腺静脉　右肾上腺　下腔静脉　右肾静脉　右睾丸静脉　腰静脉　髂总静脉　髂内静脉　肝静脉　左肾上腺静脉　左肾静脉　左肾　左睾丸动、静脉　骶正中静脉　直肠　膀胱

图 6-42　下腔静脉及其属支

（1）下肢的静脉　分为深静脉和浅静脉。下肢的深静脉与同名动脉伴行，收集同名动脉分布区域的静脉血，最后经股静脉延续为髂外静脉。

下肢的浅静脉主要有两条，即大隐静脉和小隐静脉：①大隐静脉：是人体内最长的浅静脉，起自足背静脉弓的内侧端，经内踝前方，沿小腿和大腿的内侧上行，在腹股沟韧带的下方注入股静脉（图6-43）。在内踝前方，大隐静脉位置表浅，是临床静脉输液或切开的常用部位（表6-2）。②小隐静脉：起于足背静脉弓的外侧端，经外踝后方沿小腿的后面上行至腘窝，注入腘静脉（图 6-43）。

（2）**盆部的静脉** ①髂外静脉：是股静脉向上的直接延续，主要收集腹前壁下部和下肢的静脉血。②髂内静脉：髂内静脉及其属支均与同名动脉伴行，收集范围与髂内动脉的分布范围基本一致。不同的是在盆腔器官周围或壁内多形成静脉丛，有直肠静脉丛、子宫静脉丛和膀胱静脉丛等。③髂总静脉：位于髂总动脉的后内侧，由同侧髂内静脉与髂外静脉汇合而成。左、右髂总静脉于第 5 腰椎平面汇合成下腔静脉。

（3）**腹部的静脉** 腹部的静脉直接或间接地注入下腔静脉，主要有肾静脉、睾丸（卵巢）静脉、肝静脉和肝门静脉。其中，肾静脉、肝静脉、右睾丸（或卵巢）静脉直接注入下腔静脉，而左睾丸（或卵巢）静脉向上呈直角汇入左肾静脉。

肝门静脉为一粗而短的静脉干，长 6~8cm，由肠系膜上静脉和脾静脉在胰头和胰体的后方汇合而成。肠系膜下静脉一般注入脾静脉，肝门静脉向上进入肝十二指肠韧带内，至肝门处分左、右两支入肝左、右叶。肝门静脉收集腹腔内不成对器官（肝除外）的静脉血。

肝门静脉的主要属支有脾静脉、肠系膜上静脉、肠系膜下静脉、胃左静脉、胃右

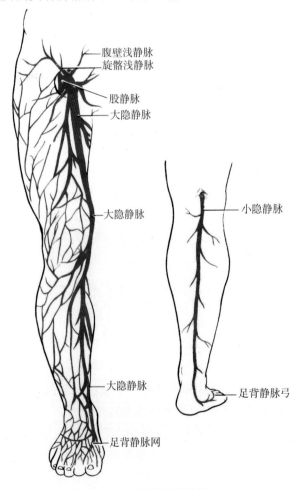

腹壁浅静脉
旋髂浅静脉
股静脉
大隐静脉
大隐静脉
小隐静脉
大隐静脉
足背静脉弓
足背静脉网

图 6-43 下肢的浅静脉

静脉、胆囊静脉和附脐静脉等。肝门静脉及其属支通常被称为肝门静脉系，它与上、下腔静脉系之间有较多的吻合，最具临床意义的吻合有三处：① 食管静脉丛：胃左静脉借食管静脉丛与奇静脉的属支相吻合，构成肝门静脉与上腔静脉之间的交通。②直肠静脉丛：肠系膜下静脉的属支直肠上静脉借直肠静脉丛与髂内静脉的属支直肠下静脉相吻合，构成肝门静脉与下腔静脉之间的交通。③脐周静脉网：位于脐周的皮下组织内，借胸、腹壁的浅静脉分别汇入腋静脉和股静脉，构成肝门静脉与上、下腔静脉之间的交通。

肝门静脉与腔静脉的吻合见图 6-44 和图 6-45：

肝门静脉→胃左静脉→食管静脉丛→食管静脉→奇静脉→上腔静脉

肝门静脉→附脐静脉→脐周静脉网→胸壁、腹壁的静脉→上、下肢的深静脉→上、下腔静脉

肝门静脉→脾静脉→肠系膜下静脉→直肠上静脉→直肠静脉丛→直肠下静脉→髂内静脉→髂总静脉→下腔静脉

图 6-44　肝门静脉与腔静脉的吻合

正常情况下，肝门静脉系与上、下腔静脉系之间吻合支细小，血流量较小，各属支的血液分别流向所属静脉系。如肝硬化等原因，肝门静脉血液回流受阻时，由于肝门静脉内无功能性静脉瓣，肝门静脉的血液可经上述吻合支建立侧支循环，由上、下腔静脉回流入右心房，此时易造成吻合处细小静脉曲张，甚至破裂出血。如食管静脉丛曲张、破裂，可造成呕血；直肠静脉丛曲张、破裂，可造成便血；脐周静脉网曲张，则引起脐周及腹前壁静脉曲张等。

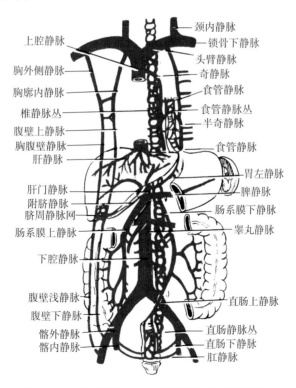

图 6-45　肝门静脉与上、下腔静脉间的交通支

表 6-2 动、静脉穿刺常用血管简表

血管	穿刺部位	主要用途
股动脉	腹股沟韧带中点稍下方可触及搏动	采血，插管进行导管介入术（造影或放支架）
桡动脉	腕关节上方，桡骨茎突表面可触及搏动	采血，插管进行导管介入，诊脉和测量脉搏
足背动脉	踝关节前方，内、外踝连线中点可触及搏动	采血，测量脉搏
头皮静脉	额部	输液，输血，注射，小儿常用
颈外静脉	胸锁乳突肌表面	采血，小儿常用；导管介入术
锁骨下静脉	锁骨与第1肋之间，紧贴锁骨背面。也可经上肢浅静脉插管到锁骨下静脉，甚至头臂静脉、上腔静脉，临床统称锁骨下静脉穿刺（PICC）	可长期保留插管，进行输液、输血等
头静脉、贵要静脉	前臂	输液，输血，注射，血
肘正中静脉	肘关节前面，肘窝内	注射，采血
手背静脉	手背	输液，输血，注射
股静脉	腹股沟韧带中点稍下方，股动脉内侧	采血
大隐静脉	内踝前方	输液，输血，注射，采血

第二节 淋巴系统

淋巴系统由淋巴管道、淋巴器官和淋巴组织组成。当血液流经毛细血管动脉端时，水和营养物质经毛细血管壁进入组织间隙，形成组织液。组织液与细胞进行物质交换后，大部分经毛细血管静脉端重新吸收到静脉，小部分则进入毛细淋巴管成为淋巴。淋巴沿各级淋巴管道向心流动，途经淋巴组织和淋巴器官，最后注入静脉，此过程称淋巴循环。因此，可将淋巴系统视作心血管系统的辅助系统。此外，淋巴器官和淋巴组织还具有产生淋巴细胞、过滤淋巴和参与免疫应答的功能。

一、淋巴管道

淋巴管道分为毛细淋巴管、淋巴管、淋巴干和淋巴导管（图 6-46）。

1. **毛细淋巴管** 毛细淋巴管是淋巴管道的起始部，它以膨大的盲端起于组织间隙，彼此相互吻合成毛细淋巴管网。毛细淋巴管的结构特点是管壁仅由一层叠瓦状邻接的内皮细胞构成，基膜不连续，通透性较大，一些大分子物质、癌细胞和细菌等比较容易进入毛细淋巴管。

2. **淋巴管** 淋巴管由毛细淋巴管汇合而成。其管壁结构与小静脉相似，但管径较细、管壁较薄。淋巴管内有丰富的瓣膜，具有防止淋巴逆流的作用。淋巴管可分为深、浅淋巴管。淋巴管在向心的行程中，一般要经过一个或多个淋巴结。

3. **淋巴干** 淋巴干由全身各部的淋巴管经过一系列的淋巴结后汇合形成。全身共有9条淋巴干：左、右颈干，左、右锁骨下干，左、右支气管纵隔干，左、右腰干和肠干。

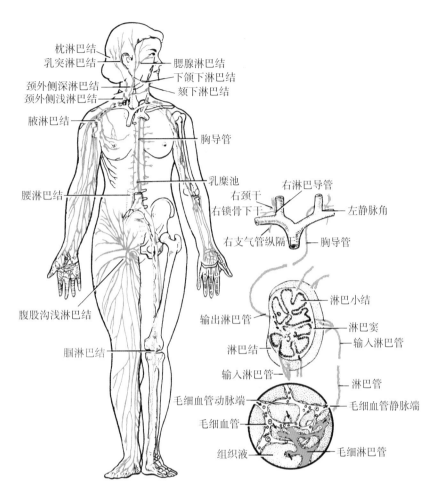

图 6-46　全身浅、深淋巴管和淋巴结

4. 淋巴导管　全身淋巴干最终汇合成两条淋巴导管，即左、右淋巴导管，分别注入左、右静脉角（图 6-47）。

（1）左淋巴导管（胸导管）　是全身最大的淋巴导管，通常起于第 1 腰椎前方的乳糜池。乳糜池为胸导管起始部的囊状膨大，由左、右腰干和肠干汇合而成。胸导管向上穿膈的主动脉裂孔进入胸腔，在食管后方沿脊柱的前方上行，至颈根部呈弓状弯向左侧注入左静脉角。胸导管在注入左静脉角处，还收纳左颈干、左锁骨下干和左支气管纵隔干。胸导管收集下肢、盆部、腹部、左半胸部、左上肢和左半头颈部的淋巴，即全身 3/4 的淋巴。

（2）右淋巴导管　较短，由右颈干、右锁骨下干和右支气管纵隔干汇合而成，注入右静脉角。右淋巴导管收集右上肢、右半胸与右半头颈部的淋巴，即全身 1/4 的淋巴。

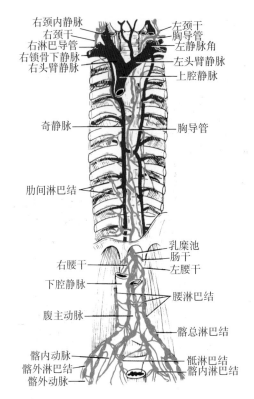

右颈内静脉
右颈干
右淋巴导管
右锁骨下静脉
右头臂静脉

左颈干
胸导管
左静脉角
左头臂静脉
上腔静脉

奇静脉

胸导管

肋间淋巴结

乳糜池
肠干
左腰干

右腰干

下腔静脉

腰淋巴结

腹主动脉

髂总淋巴结

髂内动脉
髂外淋巴结
髂外动脉

骶淋巴结
髂内淋巴结

图 6-47　胸导管和右淋巴导管

二、淋巴器官

淋巴器官主要由淋巴组织构成，包括淋巴结、脾、胸腺等。

（一）淋巴结

1. **淋巴结的形态**　淋巴结为灰红色扁椭圆形小体，质软，常群集存在。淋巴结一侧隆凸，有数条输入淋巴管进入；另一侧凹陷称淋巴结门，有血管、神经及 1~2 条输出淋巴管出入。淋巴结多在血管周围配布，收集所在部位的淋巴液。

2. **淋巴结的微细结构**　淋巴结的表面覆有结缔组织构成的被膜，被膜分支深入淋巴结内，形成小梁，小梁分支并相互连接成网，构成淋巴结的支架，支架的网眼内充满淋巴组织。淋巴结的实质分为浅层的皮质和深部的髓质。

（1）皮质　由浅入深分为浅皮质区和深皮质区，两部分界限不明显。浅皮质区淋巴组织密集成团，形成许多淋巴小结。淋巴小结由 B 淋巴细胞构成，在病毒、细菌等抗原刺激下，B 淋巴细胞分裂、分化，形成生发中心，产生新的 B 淋巴细胞。深皮质区主要是弥散淋巴组织，由 T 淋巴细胞构成，经抗原刺激，可以发生免疫应答。

（2）髓质　主要由髓索构成。髓索呈条索状，分支相互连接成网，内有 B 淋巴细胞、浆细胞和巨噬细胞。

3. **淋巴结的功能**

（1）造血功能　淋巴结内的淋巴细胞，可分裂、分化形成新的淋巴细胞。

（2）滤过功能　当淋巴流经淋巴结时，巨噬细胞可将淋巴内的细菌等异物吞噬，起到过滤淋巴的作用。

（3）参与免疫　当遇到抗原刺激，淋巴结内的B淋巴细胞能迅速转化为浆细胞，产生抗体；T淋巴细胞也可转变为具有杀伤能力的细胞。

4.全身重要的淋巴结群　淋巴结多沿血管成群分布于人体的一定器官或部位，并接受回流的淋巴。因此，当某器官或部位发生病变时，如细菌或肿瘤细胞等可沿淋巴管进入淋巴结，引起相应淋巴结的肿大和疼痛。因此，了解淋巴结的位置和引流途经，对疾病的诊断和治疗具有重要的意义。

（1）头颈部的淋巴结群（图6-48）　头部主要有下颌下淋巴结，收集面部和口腔的淋巴，注入颈外侧深淋巴结。颈部主要有颈外侧浅淋巴结和颈外侧深淋巴结，收集枕部、耳后部、颈浅部及头颈部、胸壁上部等处的淋巴，注入胸导管和右淋巴导管。其中，深部淋巴结中的左锁骨上淋巴结，在胃癌或食道癌时，癌细胞可通过淋巴液逆流经左锁骨下干到左锁骨上淋巴结，如果左锁骨上淋巴结肿大说明癌可能已经转移。

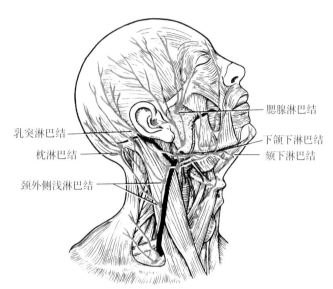

图 6-48　头颈部浅淋巴管和淋巴结

（2）上肢的淋巴结群　上肢的淋巴结主要为腋淋巴结（图6-49）。位于腋窝疏松结缔组织内，沿着腋血管及其分（属）支排列，收纳上肢、胸壁前外侧、乳房等处的淋巴。其输出管形成锁骨下干，左侧注入胸导管，右侧注入右淋巴导管。乳腺癌常转移到腋淋巴结。

（3）胸部的淋巴结群　胸部的淋巴结位于胸骨旁及胸腔

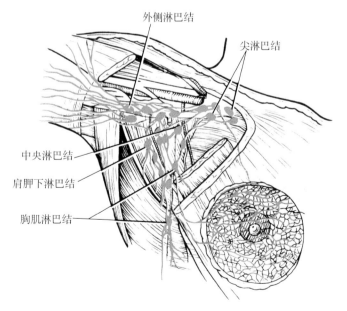

图 6-49　腋淋巴结和乳房淋巴管

脏器的周围（图 6-50，图 6-51）。胸壁的浅淋巴管大部分注入腋淋巴结，深淋巴管分别注入沿肋间后血管排列的肋间淋巴结和沿胸廓内血管排列的胸骨旁淋巴结等。胸腔脏器的淋巴结主要有位于肺门处的支气管肺淋巴结（肺门淋巴结）、气管支气管淋巴结、气管旁淋巴结、纵隔前淋巴结等。其输出管相互汇合构成左、右支气管纵隔干，分别注入胸导管和右淋巴导管。

（4）腹部的淋巴结群　主要有腰淋巴结、腹腔淋巴结和肠系膜上、下淋巴结（图 6-52），收纳腹部、盆部和下肢等处的淋巴，其输出管汇合成左、右腰干及肠干注入乳糜池。

（5）盆部的淋巴结群　盆部的淋巴结沿髂内、外血管及髂总血管排列，分别称为

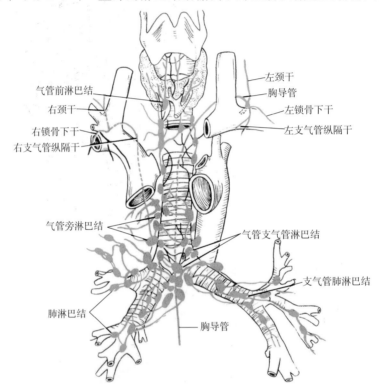

图 6-50　气管、支气管和肺的淋巴结

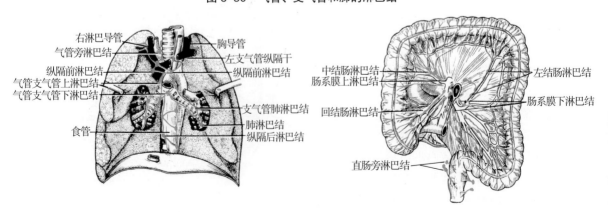

图 6-51　胸腔脏器淋巴结　　　　　图 6-52　沿肠系膜上、下动脉分布的淋巴结

髂内淋巴结、髂外淋巴结和髂总淋巴结（图6-53）。收纳同名动脉分布区的淋巴，最后经髂总淋巴结的输出管注入腰淋巴结。

（6）下肢的淋巴结群　下肢的主要淋巴结有腹股沟浅淋巴结和腹股沟深淋巴结，收纳腹前外侧壁下部、臀部、会阴及下肢等处的淋巴，其输出管注入髂外淋巴结。

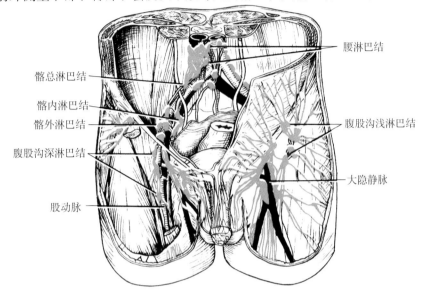

图6-53　腹股沟及盆部淋巴结

（二）脾

1. **脾的位置**　脾是人体最大的淋巴器官，位于左季肋区，与第9～11肋相对应，其长轴与第10肋方向基本一致（图6-54）。正常情况下在左肋弓下不能触及脾。脾与左肾、左肾上腺、胃底、胰腺、膈、结肠左曲相邻。

2. **脾的形态**　脾是椭圆形的实质性器官，色暗红，质地软而脆，重约150g。脾分为膈、脏两面，上、下两缘，前、后两端。膈面平滑隆凸，朝向外上方，与膈相贴。脏面凹陷，近中央处为脾门，是血管、神经和淋巴管出入的部位。脾的下缘钝厚，上缘较锐利，有2～3个切迹，称脾切迹，是临床上触诊脾的标志。

3. **脾的微细结构**　脾的表面覆有致密结缔组织构成的被膜，内含少量平滑肌。被膜分支深入脾内，形成小梁，小梁及其分支相互连接成网，构成脾的支架。脾的实质分为红髓和白髓两部分，由淋巴组织构成。

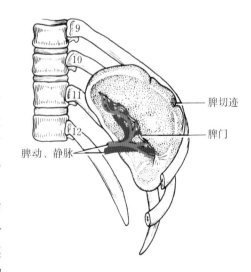

图6-54　脾的位置

（1）**白髓**　散在分布于红髓内，包括动脉周围淋巴鞘和淋巴小结。动脉周围淋巴鞘呈圆筒状，主要由 T 淋巴细胞围绕中央动脉而成。淋巴小结呈球形，位于动脉周围淋巴鞘一侧，形态与淋巴结内的淋巴小结相似，主要由 B 淋巴细胞构成。

（2）红髓 由脾索和脾窦构成。脾索呈索状，分支相互连接成网，内有许多 B 淋巴细胞、网状细胞、巨噬细胞和红细胞等。脾窦位于脾索之间，是形态不规则的腔隙，窦内有较多的巨噬细胞（图 6-55）。

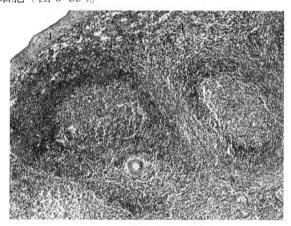

图 6-55　脾光镜像（低倍）
1. 被膜；2. 淋巴小结；3. 中央动脉；4. 红髓

4.脾的功能

（1）造血功能 脾繁殖淋巴细胞。在某些病理状态下，脾也具有产生多种血细胞的能力。

（2）储存血液 红髓是储存红细胞和血小板的部位。在机体需要时，可借被膜内平滑肌收缩，把储存的血细胞释放入血液循环。

（3）过滤血液 脾内巨噬细胞可将血液中的细菌等异物吞噬，也可吞噬体内衰老的红细胞以及血小板，起到过滤血液的作用。但是，当脾功能亢进时，可因其吞噬过度而引起血细胞减少。

（4）参与免疫 当细菌、病毒等抗原物质侵入机体时，可引起脾内 T、B 淋巴细胞的免疫应答。

（三）胸腺

1.胸腺的位置 胸腺位于胸骨柄后方，上纵隔的前部（图 6-56）。上端有时可达到颈根部、甲状腺的下缘。

2.胸腺的形态 胸腺呈锥体形，分左右两叶，重约 30g。新生儿和幼儿的胸腺相对较大，青春期最为发达，以后逐渐萎缩，成人胸腺的腺组织被结缔组织代替。

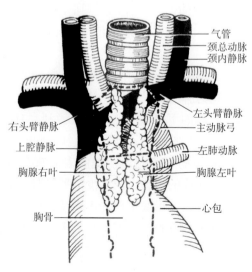

图中标注：气管；颈总动脉；颈内静脉；左头臂静脉；主动脉弓；左肺动脉；胸腺左叶；心包；右头臂静脉；上腔静脉；胸腺右叶；胸骨

图 6-56　胸腺

3. 胸腺的功能　胸腺具有内分泌功能，可分泌胸腺素。胸腺素可使骨髓产生的淋巴干细胞转化为 T 淋巴细胞，参与免疫反应。

知识拓展

单核吞噬细胞系统

　　单核吞噬细胞系统包括结缔组织中的巨噬细胞、血液中的单核细胞、神经组织中的小胶质细胞，以及淋巴结、脾和骨髓内的巨噬细胞等。这些细胞均起源于单核细胞，能吞噬细菌、异物和体内衰老死亡的细胞，对人体有重要的保护作用。

复习题

1. 叙述大、小循环的途径。
2. 心有哪些瓣膜？各有何作用？
3. 心传导系是如何组成的？
4. 请依次列出体循环的主要动脉及分支。
5. 在活体上，哪些部位可以触及动脉搏动？
6. 请说出全身主要动脉的压迫止血点。
7. 肝门静脉有哪些吻合与侧支循环？
8. 静脉输液、输血、采血常用哪些血管？
9. 简述脾的位置和形态。
10. 全身主要淋巴结有哪些？

思考题

1. 大隐静脉发生栓塞，且栓子脱落发生了肺梗死，请说出栓子流经到肺的途径。
2. 对乳腺癌、胃癌的患者，哪些淋巴结必查？
3. 心肌梗死时做介入治疗放支架，如导丝引导支架从左桡动脉进入，到达后室间支，经过了哪些血管？
4. 做锁骨下静脉穿刺（PICC）时，如从贵要静脉进针，到达下腔静脉，经过了哪些循环途径？

第七章　泌尿系统

本章导学

　　人体每天有很多代谢废物产生，是通过哪些器官排出体外的呢？人体的排泄器官有肾、肺、皮肤、消化道等。通过对泌尿系统的学习，你一定能够认识到，肾是人体最重要的排泄器官。据统计，每4～5分钟的肾血流量相当于全身的血量，其目的就是将由血液运输来的代谢废物及时由肾滤过排出。所以有人将泌尿系统比作"一座城市的污水处理系统"。

　　泌尿系统由肾、输尿管、膀胱和尿道组成（图7-1）。其主要功能是排出机体新陈代谢中产生的废物（如尿素、尿酸等）以及多余的水分和某些无机盐类，以保持机体内环境的稳态。肾脏是泌尿系统中最重要的器官，能不断地生成尿液，尿液经输尿管运送到膀胱暂时贮存，当贮存到一定量后，激发排尿反射，经尿道排出体外。

第一节　肾

一、肾的形态

　　肾是成对的红褐色的实质性器官，形似蚕豆。肾分上、下两端，前、后两面，内、外侧两缘。肾的外侧缘隆凸，内侧缘中部凹陷，称肾门。肾门是肾的血管、肾盂、神经和淋巴管等出入的部位，这些出入肾门的结构被结缔组织包裹，总称肾蒂（图7-2）。自肾门向肾内凹陷形成的窦腔，称肾窦，其容纳肾小盏、肾大盏、肾盂、肾血管、淋巴管、神经及脂肪组织等。

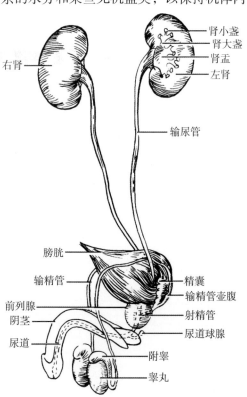

图7-1　男性泌尿（生殖）系统

二、肾的位置和毗邻

1. **肾的位置**　肾左右各一，紧贴于腹后壁上部，脊柱的两侧，属于腹膜外位器官。左肾上端平第 11 胸椎体下缘，下端平第 2 腰椎下缘，第 12 肋斜过左肾中部的后方。右肾由于受肝的影响，位置比左肾约低半个椎体，因此第 12 肋斜过右肾上部的后方（图 7-3）。肾门约平第 1 腰椎体平面，距前正中线约5cm。在腰背部，肾门的体表投影一般在竖脊肌外侧缘与第 12 肋所形成的夹角内，临床上称为肾区（图 7-4）。当肾患某些疾病时，该区出现压痛和叩击痛。

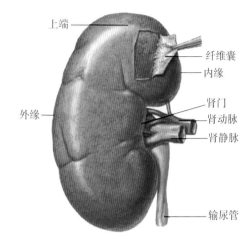

图 7-2　肾的形态

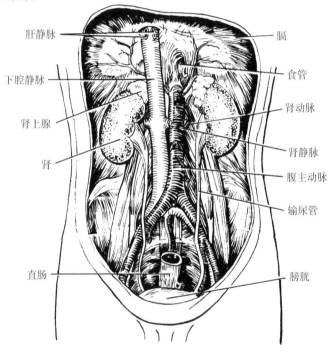

图 7-3　肾的位置

2. **肾的毗邻**　肾的上方有肾上腺，左肾前上部与胃底后面相邻，中部与胰尾和脾的血管相接触，下部与空肠和回肠左曲相邻；右肾前上部与肝相邻，下部与结肠右曲相接触，内侧邻接十二指肠；两肾后面与腰大肌、腰方肌相邻。

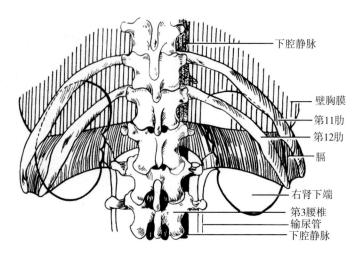

图 7-4　肾门的体表投影与肋脊角

 背一背

肾的形态和位置

形如蚕豆表面平，脊柱旁列八字形；

被膜肾蒂腹内压，相邻器官都固定；

左肾上平胸十一，右低半椎十二中；

肾门约对一腰椎，病变肾区叩压疼。

三、肾的被膜

肾的表面包有三层被膜，由内向外依次为纤维囊、脂肪囊和肾筋膜（图 7-5）。肾

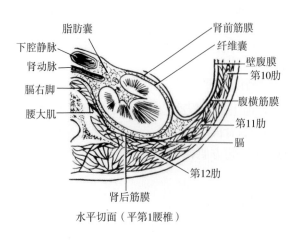

水平切面（平第1腰椎）　　　　　　　　矢状切面（经右肾）

图 7-5　肾的被膜

纤维囊与肾连接疏松，易于剥离，但当肾病变时，肾纤维囊与肾实质粘连，不易剥离。肾的正常位置除主要依赖肾的被膜外，肾血管、肾的邻近器官和腹内压等也有固定作用。当肾的固定装置不健全时，常可引起肾移位。

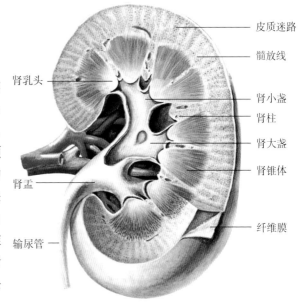

四、肾的剖面结构

在肾的冠状切面上，可见肾实质分为肾皮质和肾髓质（图 7-6）：①肾皮质：位于周围部，血管丰富，新鲜标本上呈红褐色，其内含大量颗粒状的肾小体。肾皮质深入髓质内的部分，称肾柱。②肾髓质：位于中央部，血管较少，呈淡红色，主要由 15 ~ 20 个肾锥体构成。肾锥体呈锥体形，底部朝向肾皮质，尖端朝向肾窦，称肾乳头。其顶端有许多肾乳头孔，为乳头管的开口。

图 7-6　肾的冠状切面

包绕在肾乳头周围的漏斗状膜性管道，称肾小盏。每 2 ~ 3 个肾小盏汇合成 1 个肾大盏，每 2 ~ 3 个肾大盏汇合成 1 个前后扁平呈漏斗状的肾盂。肾盂出肾门后逐渐变细移行为输尿管。

五、肾的组织结构

肾实质主要由大量弯曲走行的小管构成，这些小管与尿的生成有关，称泌尿小管。泌尿小管间有少量结缔组织、血管和神经等，称肾间质。泌尿小管的组成如下（图 7-7）：

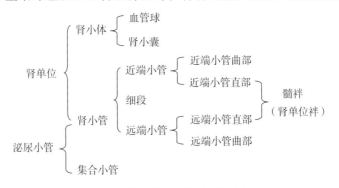

图 7-7　肾单位与泌尿小管的组成

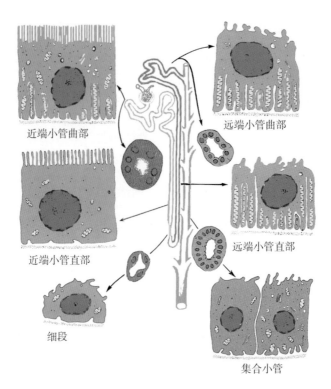

近端小管曲部

远端小管曲部

近端小管直部

远端小管直部

细段

集合小管

图 7-8　肾单位和集合小管

（一）肾单位

肾单位是肾结构和功能的基本单位，每个肾有 100 万 ~ 150 万个肾单位。每个肾单位分为肾小体和肾小管两部分（图 7-7，图 7-8）。

1. **肾小体**　位于肾皮质内，呈球形，由肾小球和肾小囊构成（图 7-9）。

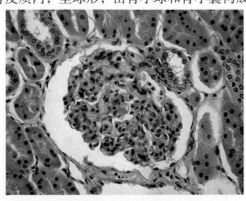

图 7-9　肾皮质微细结构
△远端小管曲部；☆近端小管曲部；↑致密斑

（1）肾小球（血管球）　是入球微动脉与出球微动脉之间盘曲成球状的毛细血管团。入球微动脉粗短，出球微动脉细长，使毛细血管内维持较高的血压，有利于原尿的形成。肾小球的毛细血管壁由内皮细胞和基膜构成，内皮细胞的无核部分有许多小孔，有利于血液中小分子物质的滤出。

（2）**肾小囊** 是肾小管起始端膨大并凹陷而成的双层盲囊。囊壁分脏、壁两层，两层之间的腔隙称肾小囊腔，与肾小管相通。肾小囊的壁层为单层扁平上皮，脏层多为突起的足细胞，其突起相互穿插嵌合，贴在肾小球毛细血管的外面，突起之间有宽约 25nm 的裂孔，裂孔上盖有薄层的裂孔膜。

肾小球毛细血管有孔内皮细胞、基膜和足细胞的裂孔膜，共同构成滤过膜或滤过屏障，对血液有滤过作用（图 7-10，图 7-11）。当血液流经肾小球时，除大分子物质外，血浆中大部分成分都可经过滤过膜滤入肾小囊腔，生成超滤液，即原尿。

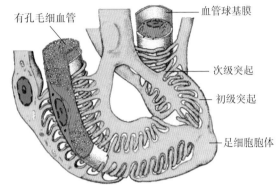

图 7-10　足细胞与毛细血管立体模式图

2. **肾小管** 是一条长而弯曲的上皮性管道，起自肾小囊，由肾皮质伸入肾髓质，再返回肾皮质，止于集合管。根据肾小管的位置、形态和功能，依次分为近端小管、细段和远端小管三段（图 7-8）。近端小管和远端小管又均可分为曲部和直部。近端小管直部、细段和远端小管直部组成的"U"形结构称髓袢（又称肾单位袢）。

（1）**近曲小管（近端小管曲部）** 是肾小管中最长最粗的一段，管壁厚，管腔小而不规则。管壁与肾小囊壁层相续，由单层立方或锥体形细胞构成，细胞界限不清晰，其游离面有刷状缘。近曲小管是重吸收的主要部位（图 7-8，图 7-9）。

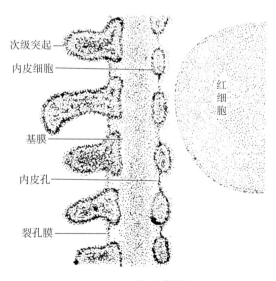

图 7-11　滤过膜模式图

（2）**髓袢** 分降支和升支。近端小管直部和远端小管直部管壁均为单层立方上皮，其间的细段为单层扁平上皮。髓袢的功能是减缓原尿在肾小管中的流速，以利于吸收部分水分和无机盐。

（3）**远曲小管（远端小管曲部）** 管道较短，管腔较大，盘曲在肾小体附近。管壁由单层立方上皮构成，细胞界限较清晰，其游离面无刷状缘。远曲小管具有重吸收和分泌功能（图7-8，图7-9）。

（二）集合小管

集合小管（图7-8）续接于远曲小管的末端，自肾皮质行向肾髓质，当到达髓质深部后，陆续与其他集合小管汇合，最后形成管径较粗的乳头管，开口于肾乳头。其管壁的上皮细胞由单层立方上皮逐渐变为单层柱状上皮。集合小管有重吸收原尿中的水和无机盐的功能。

（三）球旁复合体

球旁复合体由球旁细胞和致密斑等组成（图7-12）。

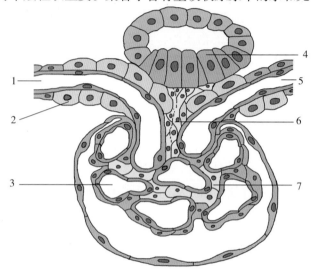

1. **球旁细胞**　是入球微动脉近肾小球处，管壁的平滑肌细胞分化成的立方形或多边形细胞。球旁细胞能分泌肾素。肾素在血液内经过复杂的生化反应后，能使血压升高。某些肾病伴有高血压，与肾素分泌有关。

2. **致密斑**　是肾远曲小管邻近肾小球一侧的管壁上皮细胞变为高柱状、排列紧密而形成的椭圆形结构。一般认为致密斑是钠离子感

图7-12　球旁复合体模式图
1. 入球微动脉；2. 球旁细胞；3. 毛细血管；4. 致密斑
5. 出球微动脉；6. 球外系膜细胞；7. 球内系膜细胞

受器，能感受小管液中 Na^+ 浓度的变化，并将信息传至球旁细胞，调节肾素分泌。

六、肾的血液循环

肾的血液循环有两大作用：一是营养肾组织，二是参与尿的生成。

肾的血液循环特点：①肾动脉直接起于腹主动脉，血管粗短，血流量大，流速快。②入球微动脉粗短，出球微动脉细长，所以血管球压力高，有利于血浆滤出生成原尿。③出球微动脉在肾小管周围形成第二次毛细血管网，压力低，有利于肾小管和集合管的重吸收。④直小血管与髓袢伴行，有利于髓袢和集合管的重吸收以及尿液的浓缩。

知识拓展

　　肾移植术是将供体的健康肾移植到患者体内，以代替无功能病肾的一种器官移植手术。肾移植术是随着免疫抑制药理学的发展和手术技术的进步而发展起来的。肾移植患者术后5年存活率可达70%，我国每年实施肾移植术四千余例次，居亚洲之首，最长健康存活达23年。目前我国已有91家医院能够开展肾移植术。肾移植术是目前公认的晚期肾功能衰竭最理想的治疗方法。

背一背

肾血液循环

肾血循环特点四，管粗压高快循环；

入球短粗出球细，滤出原尿不困难；

两级毛细血管网，先滤后吸多完善。

第二节　输尿管道

一、输尿管

输尿管为一对位于腹膜外的细长肌性管道，自肾盂起始后，首先沿腹后壁腰大肌表面下行，至小骨盆上口，跨越髂血管进入盆腔，再沿盆腔侧壁弯曲向前，在膀胱底的外上角，斜穿膀胱壁，以输尿管口开口于膀胱底内面。

输尿管长 25 ~ 30cm，管径粗细不等，全长有 3 处狭窄：① 输尿管起始处；② 与髂血管交叉处；③ 斜穿膀胱壁处。当尿路结石下降时，易嵌顿于狭窄处，引起排尿困难和剧烈绞痛。

背一背

输尿管特点

输尿管，细又长，上起肾盂下连膀；

三处狭窄要记住，起始越髂穿膀胱；

结石下降易滞留，请君快喝排石汤。

二、膀胱

膀胱是一个贮存尿液的囊状肌性器官，伸缩性较大。成人膀胱容量一般为 300 ~ 500ml，女性较男性小，新生儿膀胱容量约为成人的 1/10。

（一）膀胱的形态、位置和毗邻

膀胱的形态和位置因其充盈度不同而异。膀胱充盈时，呈卵圆形；膀胱空虚时呈三棱锥体形（图 7-13），可分尖、底、体、颈 4 部分。其尖朝向前上方，称膀胱尖；底近似三角形，朝向后

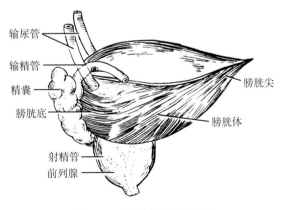

图 7-13　膀胱外形（男性）

下方，称膀胱底；膀胱尖与底之间的部分称膀胱体；膀胱的最下部称膀胱颈，颈的下端有尿道内口，通尿道。

　　成人的膀胱位于盆腔的前部，其前方为耻骨联合，后方在男性为精囊、输精管末端和直肠，在女性则与子宫颈和阴道相邻。膀胱颈在男性下邻前列腺，在女性则紧贴尿生殖膈。膀胱上面有腹膜覆盖，男性邻小肠，女性则有子宫伏于其上（图7-14，图7-15）。

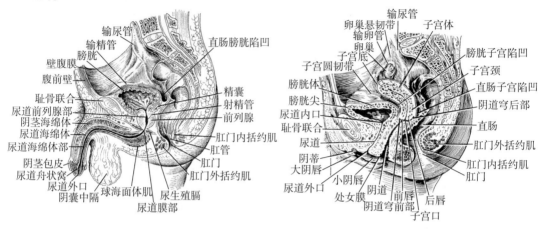

图 7-14　男性盆腔正中矢状切面　　　　图 7-15　女性盆腔正中矢状切面

　　膀胱空虚时，膀胱尖不超过耻骨联合上缘；充盈时，膀胱尖上升至耻骨联合以上，腹前壁折向膀胱的腹膜也随之上移，使膀胱的前下壁直接与腹前壁相贴。因此，当膀胱充盈时在耻骨联合上缘进行膀胱穿刺，穿刺针可不经腹膜腔而直接进入膀胱。

（二）膀胱壁的构造

膀胱壁由黏膜、肌层和外膜三层构成。

1. **黏膜**　黏膜的上皮是变移上皮。膀胱空虚时，黏膜由于肌层的收缩而形成许多皱襞；当膀胱充盈时，皱襞则消失。但在膀胱底的内面，两输尿管口与尿道内口之间的三角形区域，无论膀胱处于空虚还是充盈状态，黏膜表面始终光滑无皱襞，此区称膀胱三角（图7-16）。膀胱三角是肿瘤和结核的好发部位，也是膀胱镜检寻找输尿管口的重要标志。

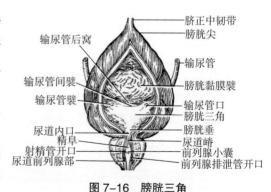

图 7-16　膀胱三角

2. **肌层**　由平滑肌构成，又称逼尿肌。在尿道内口处有环行的膀胱括约肌（尿道内括约肌）。

3. **外膜**　在膀胱的上面为浆膜（即脏腹膜），其余部分为纤维膜。

📖 背一背

膀胱特点

外观膀胱锥体形，顶尖底大体膨隆；

内面三角有特点，结核肿瘤好发生。

三、尿道

尿道是膀胱通向体外的排尿管道。男、女性尿道有很大差异：男性尿道具有排尿与排精的功能，将在男性生殖器中叙述；女性尿道长 3～5cm，紧贴阴道前壁，起于膀胱的尿道内口，穿过尿生殖膈以尿道外口开口于阴道前庭。由于女性尿道与阴道相邻，且短、宽、直，故易引起逆行尿路感染。

知识拓展

尿路感染是所有细菌感染中最常见的感染之一，而女性的尿路感染最易发生且反复发作。原因是女性尿道较男性的尿道短、宽、直，并易于扩张，直接开口于阴道前庭，阴道的前方。不洁的性生活、不正确的擦肛方向及不清洁的内裤、盆浴等均能引起尿道逆行感染，最易反复发作。所以，青少年不宜穿紧身裤，尤其是夏季。

复习题

1. 在肾的冠状切面上，可见哪些结构？
2. 简述肾单位的组成。
3. 简述球旁复合体的组成和功能
4. 膀胱的形态、位置、毗邻如何？
5. 简述输尿管三个狭窄及临床意义。
6. 说出女性尿道的形态结构、特点及临床意义。

思考题

1. 服食核黄素（维生素 B_2）后，尿液呈黄色，请问核黄素在体内经过哪些结构？
2. 为何膀胱高度充盈时，沿耻骨联合上缘进行膀胱穿刺可不伤及腹膜？

第八章 生殖系统

 本章导学

男、女从青春期开始出现一系列与性别有关的特征变化，男性表现为胡须生长、喉结突出、声音低沉、骨骼粗壮等，女性表现为乳腺发育、骨盆宽大、音调较高等。

生殖系统分男性生殖系统和女性生殖系统，其功能是产生生殖细胞，繁殖新个体和分泌性激素。按器官所在的部位不同，分内生殖器和外生殖器。内生殖器多位于盆腔内，包括产生生殖细胞的生殖腺、输送生殖细胞的输送管道和附属腺；外生殖器则显露于体表，主要为性交器官。

第一节 男性生殖系统

男性生殖系统的内生殖器由生殖腺（睾丸）、输精管道（附睾、输精管、射精管和尿道）及附属腺（精囊、前列腺、尿道球腺）组成；外生殖器包括阴囊和阴茎（图8-1，图8-2）。

一、男性内生殖器

（一）睾丸

睾丸是男性生殖腺，具有产生精子和分泌雄激素的功能。

1. 睾丸的形态和位置　睾丸呈扁椭圆形，位于阴囊内，左右各一，分上、下两端，内、外两面，前、后两缘（图8-2）。后缘有血管、神经和淋巴管出入，并与附睾、输精管起始部相接触。上端被附睾头遮盖。睾丸除后缘外都被覆有鞘膜，鞘膜由浆膜构成，分脏、壁两层，脏层紧贴睾丸表面，壁层贴附于阴囊内面。脏、壁两层在睾丸后缘相互移行，围成密闭的腔隙，称鞘膜腔。鞘膜腔内含少量浆液，起润滑作用。睾丸在出生前未降至阴囊，而停滞于腹腔或腹股沟管内，称隐睾症。

2. 睾丸的微细结构　睾丸表面包被有一层致密结缔组织构成的白膜，白膜在睾丸后缘增厚形成睾丸纵隔。纵隔的结缔组织呈放射状伸入睾丸实质，将其分隔成许多锥体

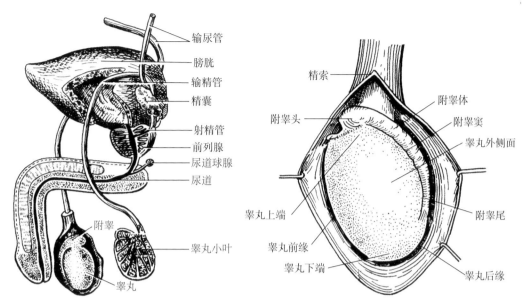

图 8-1　男性生殖系统概观

图 8-2　左侧睾丸及附睾

形的睾丸小叶，每个小叶内含 1～4 条生精小管（精曲小管）。生精小管在近睾丸纵隔处变为短而直的直精小管，直精小管进入睾丸纵隔相互吻合形成睾丸网，最后在睾丸后缘发出十多条睾丸输出小管进入附睾（图 8-3）。生精小管之间的结缔组织称睾丸间质。

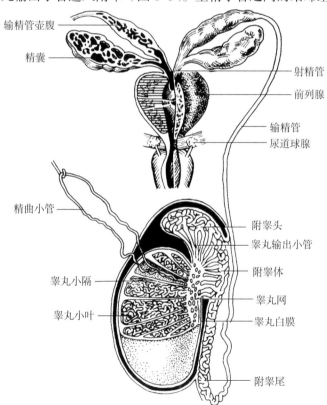

图 8-3　睾丸和附睾的结构及排精途径模式图

（1）生精小管　是产生精子的场所（图8-4），主要由生精上皮构成。生精上皮由支持细胞和5～8层生精细胞组成。上皮外有较厚的基膜，基膜外侧有胶原纤维和一些梭形的类肌细胞，类肌细胞收缩时有助于精子的排出。

①生精细胞　包括精原细胞、初级精母细胞、次级精母细胞、精子细胞和精子（图8-4）。

精原细胞：紧贴基膜，细胞较小，圆形或椭圆形，核染色较深。

初级精母细胞：位于精原细胞近腔侧，体积较大，核大而圆。初级精母细胞经过DNA复制后，进行第一次成熟分裂，形成两个次级精母细胞。

次级精母细胞：靠近管腔，核圆形，染色较深，染色体核型为23, X或23, Y。次级精母细胞很快便进行第二次成熟分裂，形成两个精子细胞。

精子细胞：靠近管腔，核小而圆。精子细胞不再分裂，经复杂的形态变化发育成精子。

精子：形似蝌蚪，全长约60μm，分头、尾两部。头内主要有一个染色质高度浓缩的细胞核，核的前2/3有顶体覆盖。顶体内含多种水解酶，如顶体蛋白酶、透明质酸酶、酸性磷酸酶等。在受精时，精子释放顶体酶，溶解卵细胞外周的结构，在受精时起重要作用。尾部细长，是精子的运动装置（图8-5）。

②支持细胞　呈不规则的高柱状或长锥形，底部紧贴基膜，顶部伸达管腔面。相邻支持细胞间镶嵌着各级生精细胞（图8-4）。支持细胞对

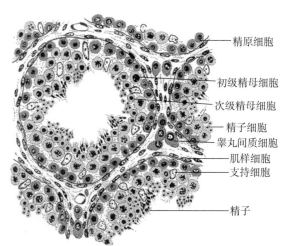

精原细胞
初级精母细胞
次级精母细胞
精子细胞
睾丸间质细胞
肌样细胞
支持细胞
精子

图8-4　生精小管及睾丸间质模式图

生精细胞起支持、营养作用；吞噬精子形成过程中脱落的残余胞质；合成和分泌雄激素结合蛋白，与雄激素结合后，可保持生精小管内雄激素的水平，促进精子的发生和成熟。

（2）睾丸间质　生精小管之间的睾丸间质为疏松结缔组织，除富含丰富的血管、淋巴管和一般的结缔组织细胞外，还有一种间质细胞。该细胞成群分布，体积较大，圆形或多边形，核圆居中，胞质嗜酸性较强（图8-4）。间质细胞分泌雄激素，雄激素有促进精子发生、促进男性生殖器官的发育、维持第二性征和性功能等作用。

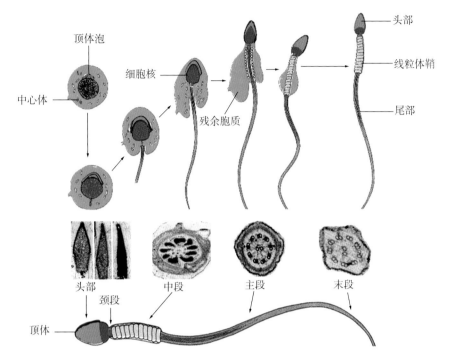

图 8-5 精子形成和精子超微结构示意图

 背一背

睾丸外形扁椭圆，两端两面两个缘；

分泌激素维性征，产生精子子孙延。

（二）附睾、输精管、射精管

1.附睾 附睾紧贴于睾丸的上端和后缘，可分为头、体、尾三部（图 8-2）。头部由睾丸输出小管组成，输出小管的末端连接一条附睾管，构成体部和尾部。附睾管的末端续于输精管。附睾的功能除暂时贮存精子外，其分泌的液体还为精子提供营养，并促进精子继续发育成熟。

2.输精管 输精管是附睾管的延续，长 31 ~ 32cm，管壁较厚，活体触摸时呈细的圆索状（图 8-1，图 8-3）。输精管行程较长，可分为 4 部：①睾丸部：为输精管的起始部，自附睾尾沿睾丸后缘上行至睾丸上端；②精索部：介于睾丸上端与腹股沟管皮下环之间，此段位置表浅，容易触及，是临床上施行输精管结扎术常用的部位；③腹股沟管部：位于腹股沟管内，在施行疝修补术时，注意勿伤及输精管；④盆部：由腹股沟管腹环至输精管末端，此段最长。输精管盆部经腹环入盆腔，沿骨盆外侧壁向后下走行，经输尿管末端的前上方到膀胱底的后面，位居精囊的内侧，在此膨大形成输精管壶腹（图 8-3，图 8-6）。壶腹下端变细，并与精囊的排泄管合成射精管。

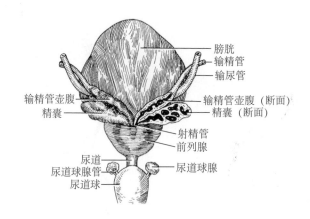

膀胱
输精管
输尿管

输精管壶腹
精囊

输精管壶腹（断面）
精囊（断面）

射精管
前列腺

尿道
尿道球腺管
尿道球

尿道球腺

图 8-6 精囊、前列腺和尿道球腺

3. 射精管 射精管由输精管末端和精囊的排泄管汇合而成，长约 2cm，穿过前列腺实质，开口于尿道前列腺部。

精索为一对柔软的圆索状结构，从腹股沟管腹环穿经腹股沟管，出皮下环后延至睾丸上端。它由输精管、睾丸动脉、输精管血管、蔓状静脉丛、神经、淋巴管等结构外包三层被膜构成。蔓状静脉丛的扩张、迂曲可影响精子的产生和精液的质量，是男性不育症的因素之一。

（三）精囊、前列腺和尿道球腺

1. 精囊 精囊又名精囊腺，为扁椭圆形的囊状器官，位于膀胱底后方，输精管壶腹的外侧（图 8-6），左右各一，其排泄管与输精管末端合成射精管。

2. 前列腺 前列腺为一实质性器官，位于膀胱颈和尿生殖膈之间，包绕尿道的起始部（图 8-3，图 8-6）。呈栗子形，上端宽大称底，下端尖细称尖，两者之间称为体。体后面有一纵形浅沟为前列腺沟，活体直肠指诊可触及此沟。

前列腺由腺组织、平滑肌和结缔组织构成，表面包有坚韧的前列腺囊。小儿的前列腺甚小，腺组织不发育。性成熟期腺组织迅速生长。老年期腺组织退化萎缩，如腺内结缔组织增生，则形成前列腺肥大，可压迫尿道，引起排尿困难。

3. 尿道球腺 尿道球腺是一对豌豆大的球形腺体，埋藏在尿生殖膈内（图 8-6），以细长的排泄管开口于尿道球部。

 背一背

前列腺居膀胱下，形态重要栗子大；
五个分叶围尿道，前后左右中叶峡；
老年男性排尿难，首先把它来检查；
直肠前壁仔细摸，前列腺沟有变化。

二、男性外生殖器

（一）阴囊

阴囊是位于阴茎后下方的皮肤囊袋（图 8-7）。阴囊壁由皮肤、肉膜、精索外筋膜、提睾肌和精索内筋膜组成。皮肤薄而绵软，颜色深暗。肉膜是阴囊的浅筋膜，含平滑肌纤维，随外界温度变化而舒缩，以调节阴囊内的温度，有利于精子的发育和生存。肉膜在正中线上形成阴囊中隔将阴囊腔分为两半，各容纳一侧的睾丸和附睾。

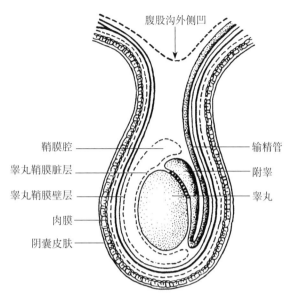

图 8-7　阴囊的结构

（二）阴茎

阴茎可分为头、体、根三部分（图 8-8）：后端为阴茎根，固定于耻骨下支和坐骨支；中部为阴茎体，呈圆柱形，悬于耻骨联合的前下方；前端膨大为阴茎头，尖端为矢状位的尿道外口。

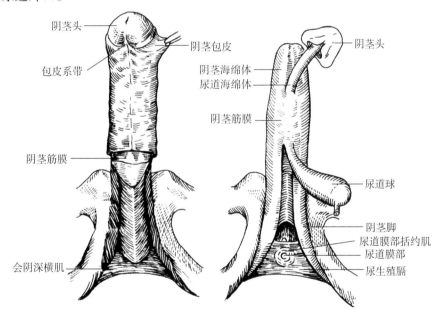

图 8-8　阴茎的外形与构造

阴茎由两条阴茎海绵体和一条尿道海绵体组成，外包筋膜和皮肤。阴茎海绵体位于阴茎的背侧，左右各一。前端左右两侧紧密结合，变细嵌入阴茎头后面的凹陷内。后端两侧分开，分别附着于两侧的耻骨下支和坐骨支。尿道海绵体位于阴茎海绵体的腹侧，有尿道贯穿其全长，前端膨大即阴茎头，后端膨大形成尿道球。海绵体为勃起组织，由许多小梁和腔隙组成，这些腔隙直接沟通血管，当腔隙充血时，阴茎则变硬勃起。

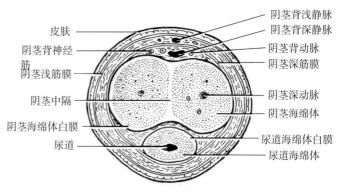

图 8-9　阴茎横切面

阴茎三个海绵体外面共同包有阴茎深、浅筋膜和皮肤（图 8-9）。阴茎的皮肤薄而柔软，富有伸展性。皮肤在阴茎头处返折形成双层的皮肤皱襞，包绕阴茎头称阴茎包皮。在阴茎头腹侧中线上，包皮与尿道外口下端相连的皮肤皱襞，称包皮系带。在做包皮环切手术时，注意勿伤及包皮系带，以免影响阴茎的正常勃起。幼儿包皮较长，包绕整个阴茎头，随年龄增长，包皮逐渐退缩。若成年后仍包被阴茎头不能退缩，称包皮过长或包茎。包皮腔内易积存包皮垢，可引起阴茎包皮炎，也可刺激诱发阴茎癌。

（三）男性尿道

男性尿道兼有排尿和排精功能（图 8-10，图 7-14）。起于膀胱的尿道内口，止于阴茎头的尿道外口，成人长 16～22cm，管径平均为 5～7mm，全程可分为三部：前列腺部、膜部和海绵体部。临床上将前列腺部和膜部称为后尿道，海绵体部称为前尿道。

1.前列腺部　为尿道穿过前列腺的部分，长约 3cm，是尿道中最宽和最易扩张的部分。其后壁上有射精管和前列腺排泄管的开口。

2.膜部　为尿道穿过尿生殖膈的部分，短而窄，长约 1.5cm，其周围有尿道膜部括约肌环绕，可控制排尿。此部位置较固定，外伤性尿道断裂易发生于膜部。

3.海绵体部　为尿道穿过尿道海绵体的部位，长 12～17cm。尿道球内的尿道最宽，称尿道球部，尿道球腺开口于此。阴茎头内的尿道扩大称尿道舟状窝。

男性尿道在行程中粗细不一，有三处狭窄、三处扩大和两个弯曲。三处狭窄是尿道内口、尿道膜部和尿道外口。其中，尿道外口最为狭窄，尿道结石易滞留于狭窄处。三处扩大分别位于前列腺部、尿道球部和尿道舟状窝。自然悬垂时，阴茎有两个弯曲：一个弯曲位于耻骨联合下方，凹向上，称耻骨下弯，在耻骨联合下方 2cm 处，包括前列腺部、膜部和海绵体部的起始段；此弯曲恒定，不可改变。另一个弯曲在耻骨联合前下方，凹向下，在阴茎根与阴茎体之间，称耻骨前弯，当将阴茎提向腹前壁时，此弯曲可变直。临床上向尿道插入导尿管时，即采取此位置，以免损伤尿道（图 7-14）。

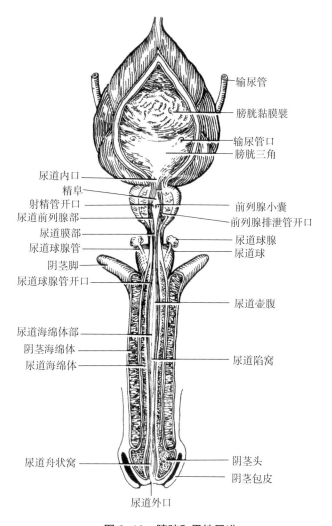

输尿管

膀胱黏膜襞

输尿管口
膀胱三角

尿道内口
精阜
射精管开口
尿道前列腺部
尿道膜部
尿道球腺管
阴茎脚
尿道球腺管开口

前列腺小囊
前列腺排泄管开口
尿道球腺
尿道球

尿道海绵体部
阴茎海绵体
尿道海绵体

尿道壶腹

尿道陷窝

尿道舟状窝

阴茎头
阴茎包皮

尿道外口

图 8-10　膀胱和男性尿道

知识拓展

男性患者导尿术

　　操作要点：将阴茎向上提起，使其与腹壁呈 60°，尿道耻骨前弯消失，轻柔缓慢插管，使导尿管顺着尿道的耻骨下弯方向进入。导尿管自尿管外口插入 7～8cm 时相当于尿道海绵体部的中段，因该处的黏膜上有尿道球腺的开口，开口处形成许多大小不等的尿道陷窝，若导尿管前端顶住陷窝则出现阻力，此时轻轻转动导尿管便可顺利通过。当导尿管进入到尿道膜部或尿道内口狭窄时，因刺激而使括约肌痉挛导致进管困难时，切勿强行插入。当导尿管自尿道外口插入约 20cm，见有尿液流出，再继续插入 2cm，切勿插入过深，以免导尿管盘曲。

第二节　女性生殖系统

女性内生殖器由生殖腺（卵巢）、输送管道（输卵管、子宫、阴道）和附属腺（前庭大腺）组成（图7-15，图8-11）；外生殖器即女阴。

一、女性内生殖器

（一）卵巢

卵巢为女性生殖腺，是产生女性生殖细胞和分泌雌性激素的器官。

1. **卵巢的位置和形态**　卵巢左右各一，位于子宫两侧、骨盆侧壁的卵巢窝内。卵巢呈扁椭圆形，它分上、下两端，前、后两缘和内、外侧面。前缘有血管、神经，出入称卵巢门。上端借卵巢悬韧带连于骨盆，下端借卵巢固有韧带连于子宫两侧（图8-11，图7-15）。

卵巢的大小和形态随年龄不同而有所变化。幼女的卵巢较小，性成熟期卵巢最大，

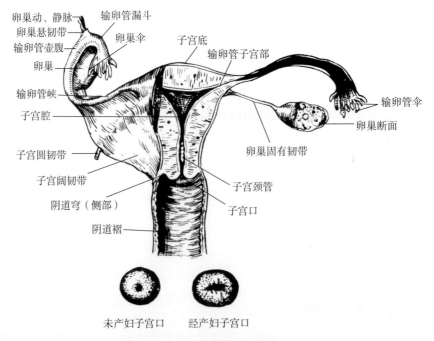

图8-11　女性内生殖器

并由于多次排卵表面形成瘢痕，50岁以后卵巢开始萎缩。

2. **卵巢的微细结构**　卵巢是实质性器官，表面被覆单层扁平或立方上皮，上皮深面为薄层致密结缔组织，称白膜。卵巢实质的外周部称卵巢皮质，含有不同发育阶段的卵泡和黄体等。中央部为卵巢髓质，由疏松结缔组织、血管和神经等构成（图8-12）。

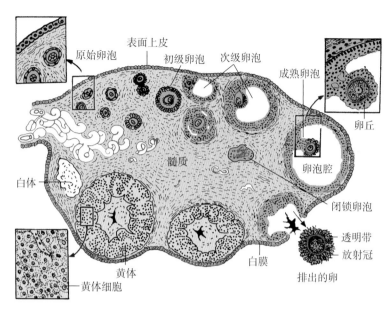

图 8-12 卵巢结构模式图

（1）卵泡的发育及排卵　卵泡由一个卵母细胞和包绕它的许多卵泡细胞组成。卵泡发育从胚胎时期已经开始，至出生时有原始卵泡 100 万 ~ 200 万个，到青春期仅存 4 万个。卵泡的发育分为原始卵泡、生长卵泡和成熟卵泡三个阶段。

第一阶段——原始卵泡：原始卵泡位于皮质浅层，由一个初级卵母细胞和周围的一层扁平卵泡细胞组成。初级卵母细胞是卵细胞的幼稚阶段，呈圆形，核大而圆，染色浅，核仁明显。卵泡细胞对卵母细胞有营养和支持作用。

第二阶段——生长卵泡：又分初级卵泡和次级卵泡两个阶段：①初级卵泡：是由初级卵母细胞及其周围单层或多层的立方或柱状卵泡细胞组成。从青春期开始，在垂体促性腺激素的作用下，每月都有一些原始卵泡开始生长发育。初级卵母细胞体积增大，但仍停留于第一次成熟分裂的前期。在初级卵母细胞与卵泡细胞之间出现一层含糖蛋白的嗜酸性膜，称透明带。当卵泡生长时，卵泡细胞周围的结缔组织形成卵泡膜。②次级卵泡：当初级卵泡的卵泡细胞增多至十余层时，细胞之间出现一些含有液体的不规则小腔，以后相继融合形成一个新月形的卵泡腔，内含卵泡液。随着卵泡腔的形成，紧靠初级卵母细胞的卵泡细胞逐渐变成柱状，围绕透明带呈放射状排列，称放射冠。随着卵泡液的增多，卵泡腔扩大，初级卵母细胞、透明带、放射冠及部分卵泡细胞突入卵泡腔内形成卵丘。此时卵泡膜分为两层，内层富含毛细血管和细胞；外层纤维较多，细胞、血管较少。

第三阶段——成熟卵泡：生长卵泡经上述发育阶段后，卵泡细胞停止增殖，但卵泡液急剧增多而体积显著增大，直径可达 1.8cm，并向表面突出，称成熟卵泡。在排卵前 36 ~ 48 小时，初级卵母细胞完成第一次成熟分裂，形成一个次级卵母细胞和第一极体。

（2）排卵　成熟卵泡内的卵泡液继续增多，致使卵泡更加向卵巢表面突出，使局部的卵泡壁、白膜和卵巢上皮均逐渐变薄，结构松散，最后破裂，于是次级卵母细胞、透明带和放射冠随卵泡液一起从卵巢排出，此过程称排卵，一般发生在月经周期的第14天。通常每月有 15 ~ 20 个原始卵泡开始发育，但最后成为成熟卵泡并排卵的只有一个，而且双侧卵巢交替排卵，其余的卵泡在不同发育阶段闭锁，称闭锁卵泡。

卵泡细胞和卵泡膜的细胞与雌激素的合成和分泌有关。

（3）黄体的形成与退化　排卵后，卵泡壁塌陷，残留的卵泡壁、卵泡膜及血管内陷，形成一个体积较大、血管丰富的内分泌细胞团，称为黄体。黄体维持的时间取决于排出的卵是否受精。若排出的卵未受精，黄体仅能维持 2 周即退化，称月经黄体；若排出的卵已受精，黄体则继续发育，可维持 6 个月才退化，称妊娠黄体。黄体退化后，逐渐被结缔组织代替，称白体。

（二）输卵管

输卵管是一对输送卵细胞的弯曲的肌性管道（图 8–11）。

1. **输卵管的位置、分部和形态**　输卵管连于子宫底的两侧，包裹在子宫阔韧带上缘内，长 10 ~ 14cm。输卵管内侧端以输卵管子宫口与子宫腔相通，外侧端以输卵管腹腔口开口于腹膜腔。输卵管由内侧向外侧分为 4 部分：

（1）输卵管子宫部　是输卵管贯穿子宫壁的一段，以输卵管子宫口开口于子宫腔。

（2）输卵管峡　输卵管峡紧接子宫部的外侧，短而狭窄，壁较厚，输卵管结扎常在此处进行。

（3）输卵管壶腹　输卵管壶腹约占输卵管全长的 2/3，粗而弯曲，血管丰富，卵子常在此受精。

（4）输卵管漏斗　是输卵管外侧端的膨大部，其末端的中央有输卵管腹腔口开口于腹膜腔，卵巢排出的卵即由此进入输卵管。漏斗末端的边缘形成许多细长的指状突起，称输卵管伞，是手术时识别输卵管的标志。

2. **输卵管的微细结构**　输卵管的管壁是由黏膜、肌层和浆膜三层结构构成。黏膜上皮为单层柱状上皮。肌层为平滑肌，呈内环、外纵排列。

临床上将卵巢和输卵管合称为子宫附件。

 背一背

> 卵巢输卵管，二者称附件；
> 若有罹患时，两者皆受难。

（三）子宫

子宫是孕育胎儿和形成月经的器官。

1. **子宫的形态和分部**　子宫为中空的肌性器官，富有伸展性。成人未产妇的子宫呈倒置的梨形，长 7 ~ 8cm，最宽径 4cm，厚 2 ~ 3cm。子宫可分底、体、颈三部（图7–15，图 8–11）：上端在输卵管子宫口以上的圆凸部分为子宫底；下端变细的部分为子宫颈；底与颈之间的部分为子宫体。子宫颈下端伸入阴道内的部分，称子宫颈阴道部，是宫颈癌和宫颈糜烂的好发部位；在阴道以上的部分为子宫颈阴道上部。子宫颈阴道上部与子宫体相接处较狭细，称子宫峡。在非妊娠期，子宫峡不明显，长仅 1cm；在妊娠期，子宫峡逐渐伸展变长，可达 7 ~ 11cm，形成子宫下段，产科常在此进行剖腹取胎术。

子宫的内腔较狭窄，分上、下两部。上部在子宫体内，称子宫腔，为倒置的三角形，其两侧通输卵管子宫口；尖向下，通子宫颈管。下部位于子宫颈内，呈棱形，称子宫颈管，其上口通子宫腔，下口通阴道称子宫口。未产妇的子宫口为圆形，经产妇的子宫口呈横裂状（图 8-11）。

2. **子宫的位置和固定装置** 子宫位于小骨盆腔的中央，在膀胱和直肠之间，下端接阴道，两侧有输卵管和卵巢。成年女子子宫的正常位置呈轻度的前倾前屈位。前倾是指子宫长轴向前倾斜，与阴道间形成凹向前的弯曲。前屈是指子宫颈与子宫体构成开口向前的角度。

子宫正常位置依赖盆底肌的承托和韧带的牵拉固定。子宫的韧带有（图 8-13）：

（1）**子宫阔韧带** 由子宫两侧缘延至骨盆侧壁的双层腹膜皱襞形成，其上缘游离，内有输卵管。前层覆盖子宫圆韧带，后层包被卵巢，两层内含血管、神经、淋巴管和结缔组织等。子宫阔韧带可限制子宫向两侧移位。

（2）**子宫圆韧带** 是由平滑肌和结缔组织构成的圆索状结构，起自子宫前面的两侧，输卵管子宫口的下方，向前下方穿腹股沟管，止于大阴唇皮下，是维持子宫前倾的重要结构。

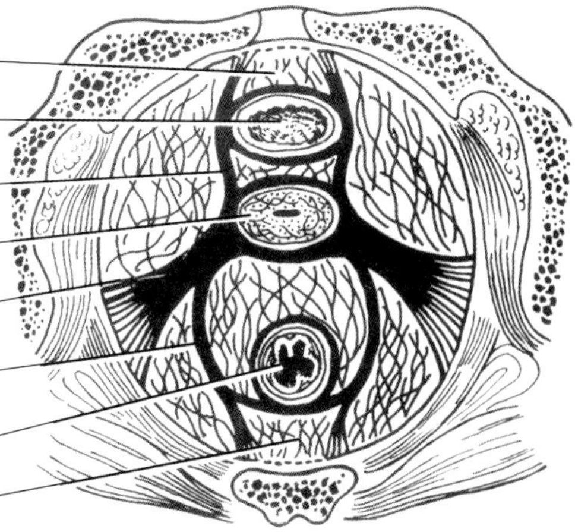

（3）**子宫主韧带** 为子宫颈两侧连于骨盆侧壁的结缔组织和平滑肌纤维，有固定子宫颈、阻止子宫下垂的作用。

图 8-13 子宫的固定装置模式图

（4）**子宫骶韧带** 由结缔组织和平滑肌构成，起自子宫颈后面，向后绕过直肠两侧，固定于骶骨前面，有维持子宫前屈的作用。

3. **子宫的微细结构** 子宫壁很厚，从内向外可分为三层，即内膜、肌层和外膜（图8-14）。

（1）**内膜** 即子宫黏膜，由单层柱状上皮和固有层组成，其中子宫颈阴道部为复层扁平上皮。上皮向固有层内凹陷形成许多单管腺，称子宫腺。固有层由结缔组织构成，其中的星形细胞称基质细胞。内膜固有层内血管丰富，子宫动脉分支进入子宫内膜后，向子宫腔面垂直穿行，至功能层弯曲成螺旋形，称螺旋动脉。

子宫内膜可分为浅表的功能层和深部的基底层，功能层较厚，基底层较薄而致密。

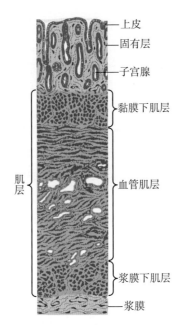

图 8-14　子宫的微细结构

在月经周期，功能层可剥脱，而基底层不剥脱。

（2）肌层　由许多平滑肌束和结缔组织构成。肌束之间有较大的血管穿行。

（3）外膜　大部分为浆膜。

4. 子宫内膜的周期性变化　从青春期开始，子宫底和体的内膜在卵巢激素的作用下，出现周期性变化（图 12-2）（详见第十二章）。

背一背

前膀胱，后直肠，子宫位于正中央；

倒置梨形盆中央，前倾前屈是正常；

上下三部底体颈，梭形颈管三角腔；

上通卵管下阴道，卵管卵巢列两旁。

（四）阴道

阴道是连接子宫和外生殖器的肌性管道，是性交的器官，也是排出月经和娩出胎儿的通道。

1. 阴道的位置和形态　阴道位于盆腔的中央，前方与膀胱底和尿道相邻，后方贴近直肠（图 7-15，图 8-11）。阴道上端较宽阔，连接子宫颈阴道部，二者间形成环状间隙，称阴道穹。阴道穹后部较深，与直肠子宫陷凹紧邻，两者之间仅隔以阴道后壁及腹膜。阴道下端较狭窄，以阴道口开口于阴道前庭。处女的阴道口周围有处女膜附着，破裂后，阴道口周围留有处女膜痕。个别女子处女膜厚而无孔，称处女膜闭锁或无孔处女膜，需进行手术治疗。

2.阴道黏膜的结构特点　阴道黏膜形成许多横行皱襞。上皮为复层扁平上皮，在雌激素的影响下增生变厚，增加对病原体侵入的抵抗力。同时上皮内含糖原，受乳酸杆菌作用后分解为乳酸，保持阴道内的酸性环境，对阴道起自净作用。

二、女性外生殖器

女性外生殖器又称女阴（图 8-15），包括以下各部分：

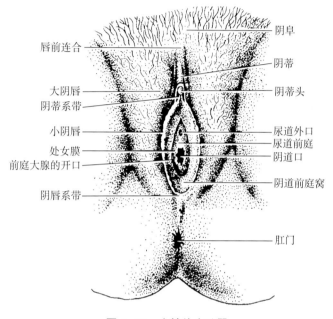

图 8-15　女性外生殖器

1.阴阜　阴阜为耻骨联合前方的皮肤隆起，成年时生有阴毛。

2.大阴唇　大阴唇为一对纵行隆起的皱襞，富有色素，长有阴毛。大阴唇的前、后端左右互相连合，分别称为唇前连合和唇后连合。

3.小阴唇　小阴唇位于大阴唇内侧，为一对较薄而光滑的皮肤皱襞。

4.阴道前庭　阴道前庭是位于两侧小阴唇之前的裂隙，其前部有较小的尿道外口，后部有较大的阴道口，阴道口两侧有前庭大腺的开口。

5.阴蒂　阴蒂位于尿道外口的前方，由两个阴蒂海绵体组成，相当于男性的阴茎海绵体。露于体表的为阴蒂头，富含神经末梢，感觉灵敏。

6.前庭球　前庭球相当于男性尿道海绵体，呈马蹄形，分为两个外侧部和中间部。外侧部较大，位于大阴唇的深面；中间部细小，位于阴蒂体与尿道外口之间的皮下。

7.前庭大腺　前庭大腺是女性的附属腺体，左右各一，位于阴道口的两侧，前庭球的后端，形如豌豆。前庭大腺能分泌黏液润滑阴道口，导管开口于阴道前庭的小阴唇与处女膜之间的沟内，相当于小阴唇中 1/3 与后 1/3 交界处。

第三节 乳房和会阴

一、乳房

乳房是哺乳动物特有的结构。男性乳房不发达，女性乳房于青春期后开始发育生长，妊娠和哺乳期有分泌活动。

（一）乳房的位置和形态

乳房位于胸前部，胸大肌和胸筋膜的表面（图 8-16）。在胸大肌前面的深筋膜与乳腺体后面的包膜之间为乳腺后间隙，内有一层疏松结缔组织，无大血管存在，隆乳术时

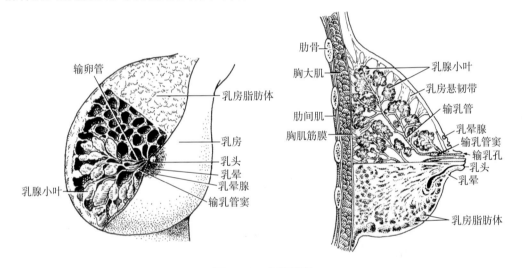

图 8-16　女性乳房

常将假体（如硅胶等）植入此处，使乳房隆起。成年未产妇女乳房呈半球形，乳房中央为乳头，其顶端有输乳管开口。乳头周围的环形色素沉着区，称乳晕。

（二）乳房的内部结构

乳房内部主要由乳腺、致密结缔组织和脂肪组织构成。乳腺位于皮肤和胸肌筋膜之间，被致密结缔组织和脂肪组织分隔成 15 ～ 20 个乳腺叶。每个乳腺叶都有一条输乳管，乳腺叶和输乳管围绕乳头呈放射状排列。因此在乳房手术时，应尽量采用放射状切口，以减少对乳腺叶和输乳管的损伤。乳房表面的皮肤、胸肌筋膜和乳腺之间，连有许多纤维结缔组织束，称乳房悬韧带（Cooper 韧带），对乳房起支持作用。当癌组织浸润时，乳房悬韧带缩短，牵拉皮肤，使皮肤形成许多小凹，是乳腺癌的一种特殊体征。

二、会阴

会阴有广义和狭义之分（图 8-17）。广义会阴是指封闭小骨盆下口的所有软组织。其境界呈菱形，前界为耻骨联合下缘，后界为尾骨尖，两侧为耻骨下支、坐骨支、坐骨结节和骶结节韧带。以两侧坐骨结节的连线为界，可将会阴分为前、后两个三角形的区域，前方为尿生殖三角（区），男性有尿道通过，女性有尿道和阴道通过；后方为肛门三角（区），有肛管通过。

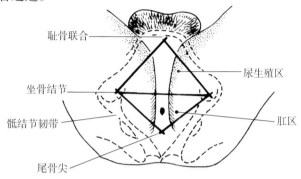

图 8-17　女性会阴分区

狭义会阴在男性是指阴茎根后端与肛门之间的狭小区域。在女性即产科会阴，是指阴道后端与肛门之间狭小区域的软组织，解剖学上称这一区域为会阴中心腱。产妇分娩时应注意保护此区，以免造成会阴撕裂。

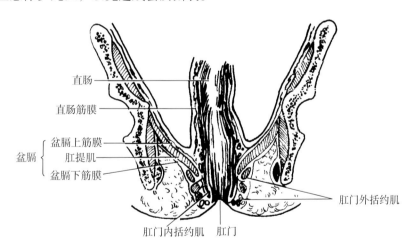

图 8-18　盆腔冠状切面模式图

（一）肛门三角的肌（图 8-18）

1. 肛提肌　为一对宽的薄肌，起自骨盆侧壁，止于直肠及会阴中心腱至尾骨尖的连线上。其主要作用是加强和提起盆底，承托盆腔器官，并对肛管、阴道有括约作用。

2. 肛门外括约肌　为环绕肛门的骨骼肌，可随意括约肛门。

盆膈上、下筋膜与肛提肌共同构成盆膈，作为盆腔的底，中央有直肠通过。

（二）尿生殖三角的肌

尿生殖三角的肌可分为浅、深两层。浅层肌包括会阴浅横肌、球海绵体肌和坐骨海绵体肌；深层肌包括会阴深横肌和尿道膜部括约肌。

1.会阴深横肌　肌束横行，张于两侧坐骨支之间，在中线两侧纤维相互交错，封闭尿生殖三角的后部，一部分止于会阴中心腱，收缩时可加强会阴中心腱的稳固性。

2.尿道膜部括约肌　在会阴深横肌前方，肌束包绕尿道膜部。女性包绕阴道和尿道，又叫尿道阴道括约肌，可紧缩尿道和阴道。尿生殖膈上、下筋膜与会阴深横肌、尿道膜部括约肌共同构成尿生殖膈，中央有尿道通过，在女性还有阴道通过。

思考题

1.男性输精管结扎、女性输卵管结扎常选何部位进行，为什么？
2.试分析老年男性排尿困难的原因。
3.给男性导尿要经过哪些狭窄和弯曲？
4.写出精子的产生部位和排出途径。
5.写出子宫的位置和固定装置。
6.输卵管分成哪几部分？各部分有何临床意义？

第九章　感觉器官

　　本章导学

　　人们之所以能够听到美妙动听的蝉鸣、音乐，闻到花草芳香，看到秀美的山川，感知春、夏、秋、冬的变化，窥知自然世界，这都要归功于人体内许多能够感受体内、外界环境变化的感受器。那么，人体有哪些感受器呢？它们是怎么完成这些感觉功能的呢？通过本章的学习，可以全面了解它们神秘的结构和神奇的功能。现在就让我们一起来到"心灵之窗"——眼，然后步入"山顶秘洞"——耳，体验"眼观六路、耳听八方"的美妙感觉。

第一节　视觉器官

　　视觉系统包括视觉器官、视神经和视觉中枢。通过视觉系统的活动产生视觉，人类可以获得外界各种物体、文字和图像等形象与色彩的主观映像。人脑获得的信息中 95% 以上来自视觉。视觉器官简称为视器，即眼，是感受可见光刺激的特殊感觉器官，包括眼球和眼副器（图 9-1）。

一、眼球

　　眼球位于眶内，近似球形，向后经视神经连于脑。眼球包括眼球壁和眼球内容物两部分（图 9-2，图 9-3）。

（一）眼球壁

　　眼球壁分三层，由外向内分别为纤维膜、血管膜和视网膜。

　　1. 纤维膜（外膜）　位于最外层，由坚韧的致密结缔组织构成，有维持眼球形态和保护眼球内容物的作用。纤维膜可分为角膜和巩膜两部分。

　　（1）角膜　占纤维膜的前 1/6，略向前凸，无色

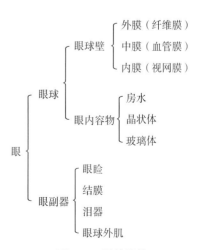

图 9-1　眼的结构

透明，具有折光作用。角膜上无血管，但有丰富的感觉神经末梢，因此感觉非常灵敏。

（2）巩膜　占纤维膜的后 5/6，呈乳白色，坚韧而不透明。巩膜与角膜的交界处有一环形的小管，称巩膜静脉窦。

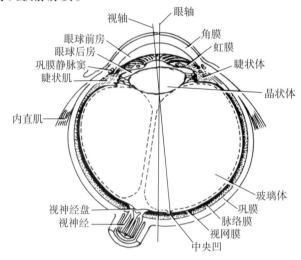

图 9-2　右眼球水平切面示意图

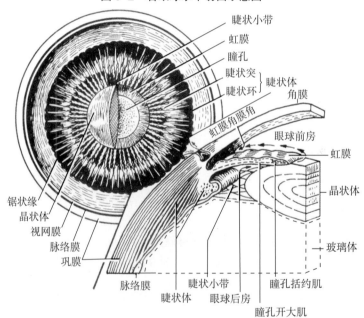

图 9-3　虹膜角膜角示意图

知识链接

眼与健康

眼睛是心灵之窗，而且眼睛也是反映自身健康的一个风向标。如果巩膜变成淡灰色，可能有消化不良；巩膜上有蓝斑，可能有寄生虫感染；如果巩膜发黄，提示有肝胆疾病。

2.血管膜（中膜） 位于眼球壁的中层，由疏松结缔组织构成，含有丰富的血管和色素细胞，呈棕黑色，有营养眼球和遮光的作用。血管膜由前向后分为虹膜、睫状体和脉络膜三部分。

（1）虹膜 位于角膜后方，为圆盘状薄膜，其颜色有种族和个体差异，黄种人多呈棕色。虹膜中央的圆孔为瞳孔，是光线进入眼球内的唯一通道。虹膜内有两种不同排列方向的平滑肌——瞳孔括约肌和瞳孔开大肌，分别缩小与开大瞳孔，从而控制进入眼内光线的多少。

想一想

虹膜还有其他颜色吗？

（2）睫状体 位于虹膜的后方，表面有放射状的突起称睫状突，睫状突发出的睫状小带与晶状体相连。睫状体内有睫状肌，该肌收缩和舒张牵动睫状小带，可调节晶状体的曲度而改变折光率，如表9-1所示。睫状体还有产生房水的作用。

表9-1 视近物和视远物时睫状体和晶状体的正常变化

距离	睫状肌	睫状小带	晶状体
视近物	收缩	松弛	曲度变大，折光率增强
视远物	舒张	拉紧	曲度变小，折光率减弱

（3）脉络膜 为血管膜的后2/3，是一层富含血管和色素细胞的疏松结缔组织，具有营养眼球和遮光的作用。其外面与巩膜疏松相连，内面紧贴视网膜，后面有视神经穿过。

3.视网膜（内膜） 为眼球壁的最内层，分为视部和盲部两部分。其中盲部贴于虹膜和睫状体内面，无感光作用；视部贴于脉络膜内面，具有感光作用。在视网膜视部，视神经起始处有一白色圆盘状隆起，称视神经盘或视神经乳头，视神经、视网膜中央动、静脉由此出入。该处无感光细胞，因而无感光功能，称生理性盲点。在视神经盘颞侧约3.5mm处有一黄色小区，称黄斑，其中央凹陷，称中央凹，是视力（辨色力、分辨力）最敏锐的部位（图9-4）。

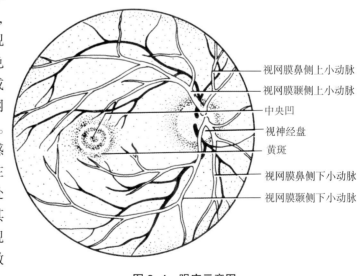

视网膜鼻侧上小动脉
视网膜颞侧上小动脉
中央凹
视神经盘
黄斑
视网膜鼻侧下小动脉
视网膜颞侧下小动脉

图9-4 眼底示意图

视网膜为高度特化的神经组织，细胞排列规整，分为4层，由外向内依次为色素上皮层、视细胞层、双极细胞层和节细胞层（图9-5）。

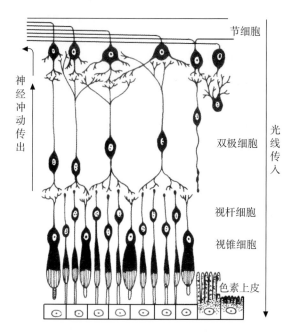

图 9-5 视网膜神经细胞示意图

（1）色素上皮层 是由色素细胞构成的单层立方上皮，细胞内有大量的色素颗粒，可防止强光对视细胞的损害。

（2）视细胞层 由视细胞构成。视细胞又称感光细胞，是感受光线的神经元，分视锥细胞和视杆细胞两种。视锥细胞主要分布于视网膜的中央部，尤其在中央凹处分布最为密集，是视觉最敏锐区。视杆细胞主要分布于视网膜的周围部。

（3）双极细胞层 内有双极细胞，为双极神经元，是连接视细胞与节细胞的中间神经元。

（4）节细胞层 内有节细胞，为多级神经元，树突与双极细胞形成突触，轴突向视神经盘处集中，穿出眼球形成视神经。

知识拓展

重留光明在人间——角膜移植

我国目前大约有400万人因角膜病致残，但每年能做的角膜手术只有两千余例，不及美国的1/10。我们缺乏的不是技术，而是角膜。

角膜移植是用健康人捐献的角膜代替患者病变角膜的一种重要的眼科成形、复明手术。手术中，医生切掉角膜的病变部分甚至整个角膜，然后缝合上健康的角膜组织，使许多患者重见光明。不少人认为角膜移植是整个眼球都被移植，其实并非如此。就眼球而言，目前只是角膜可以移植，眼睛的其他活组织移植还处于研究和探索之中。

 想一想

为什么说"眼里掺不得沙子"？

（二）眼球内容物

眼球内容物包括房水、晶状体和玻璃体（图 9-2）。它们均无血管分布，呈无色透明状。角膜、房水、晶状体和玻璃体 4 种不同的传光介质，合称眼的折光系统，能使所视物体在视网膜上形成清晰的物像。

1. 房水　为无色透明的液体，充满于眼房内。眼房是位于角膜与晶状体之间的腔隙，以虹膜为界分为前房和后房，两者经瞳孔相通。前房的周缘为虹膜与角膜之间形成的夹角，称虹膜角膜角（图 9-3），与巩膜静脉窦相邻。

房水由睫状体产生，先进入后房，经瞳孔到前房，然后通过虹膜角膜角入巩膜静脉窦，最后汇入眼静脉，此过程称房水循环。房水有营养角膜和晶状体及维持眼内压的作用。当房水回流受阻时，引起眼内压升高，导致视网膜受压而出现视力减退甚至失明，临床上称青光眼。

2. 晶状体　位于虹膜与玻璃体之间的双凸透镜结构。晶状体无色透明，富有弹性，其周缘借睫状小带与睫状体相连。晶状体的凸度可随睫状肌的舒缩而改变。长时间视近物，睫状肌则长时间处于收缩状态而疲劳，久之则不能完全复原，成为近视眼。晶状体可因病变或创伤而变浑浊，影响光线通过，出现视力模糊，称白内障。

3. 玻璃体　为无色透明的胶状物质，充填于晶状体与视网膜之间，其水分含量占 99%，有折光和支撑视网膜的作用。

知识拓展

青光眼和白内障

正常情况下房水不停地进行循环、更新，维持眼内压的正常。若房水在循环过程中任何部位受阻，均可引起眼内压升高，导致视神经盘凹陷、视神经萎缩和视野缺损，使视力受损，甚至失明，临床上称为青光眼。还可出现头痛、眼痛、呕吐、视力障碍等症状。

正常人体的晶状体透明无血管，它的主要营养来自房水。各种原因导致晶状体浑浊而影响视力，称为白内障。白内障患者通过手术，摘除浑浊的晶状体并植入人造晶状体，可以恢复视力。

 想一想、练一练

1. 人眼的哪些结构发生哪些病变会引起失明？
2. 外界光线要经过哪些结构才能在视网膜上成像？

二、眼副器

眼副器包括眼睑、结膜、泪器、眼球外肌和眶内结缔组织等，有保护、支持和运动眼球的作用。

1. 眼睑　位于眼球前方，有保护眼球的作用，分为上睑和下睑，二者之间的裂隙称睑裂，其内、外侧角分别称内眦和外眦。眼睑的游离缘称睑缘，睑缘的前缘生有睫毛，睫毛根部的皮脂腺称睑缘腺。若皮脂腺导管阻塞，发炎肿胀，称睑腺炎，又称麦粒肿。眼睑的后缘有睑板腺的开口，若导管受阻，可形成睑板腺囊肿，又称霰粒肿。眼睑由外向内由皮肤、皮下组织、肌层、睑板和结膜构成。皮下组织疏松，易发生水肿。睑板由致密结缔组织构成，内有睑板腺，其分泌物有润滑睑缘的作用，也可防止泪液外溢。

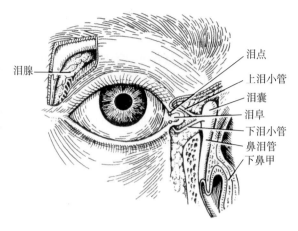

图 9-6　泪器示意图

2. 结膜　是一层富有血管和神经末梢的透明薄膜，覆盖于眼睑内表面和巩膜的表面。在眼睑内表面的称睑结膜，在巩膜表面的称球结膜。二者互相移行，在其反折处分别形成结膜上穹和结膜下穹，当睑裂闭合时，上、下穹合成结膜囊。

3. 泪器　由泪腺和泪道构成（图 9-6）。

（1）泪腺　位于眶上壁前外侧的泪腺窝内，其排泄管开口于结膜上穹。泪腺不断分泌泪液，借瞬目运动涂布于眼球表面，具有润滑和清洁角膜、冲洗结膜囊的作用。多余的泪液经泪点入泪小管。泪液含溶菌酶，有杀菌作用。

（2）泪道　包括泪点、泪小管、泪囊和鼻泪管。

①泪点　上睑缘、下睑缘靠近内眦处各有一小突起，其顶部的小孔即泪点，是泪小管的入口。

②泪小管　起于上、下泪点，分别形成上泪小管和下泪小管，向内侧汇聚后开口于泪囊。

③泪囊　位于泪囊窝内，上端为盲管，高于内眦；下端移行为鼻泪管。

④鼻泪管　内衬黏膜，下端开口于下鼻道外侧壁的前部。

4. 眼球外肌　眼球外肌配布于眼球周围，均为骨骼肌，共有 7 块（图 9-7）：

（1）上睑提肌　收缩时提起上睑，开大睑裂。

（2）上直肌　收缩时可以使眼球转向上内方。

（3）下直肌　收缩时可以使眼球转向下内方。

（4）内直肌　收缩时可以使眼球转向内侧。

（5）外直肌　收缩时可以使眼球转向外侧。

（6）上斜肌　收缩时可以使眼球转向下外侧。

（7）下斜肌　收缩时可以使眼球转向上外侧。

眼球的正常运动是由上直肌、下直肌、内直肌、外直肌、上斜肌、下斜肌这 6 块眼球外肌协同作用的结果。

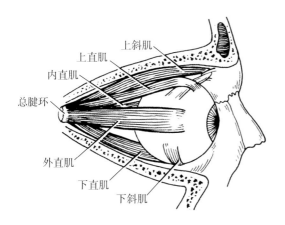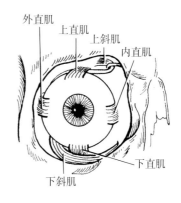

图 9-7　眼球外肌示意图

 想一想、练一练

为什么滴眼药水时会感觉咽部是苦的？

三、眼的血管和神经（图9-8）

1.**动脉**　眼的血液供应主要来自于眼动脉。眼动脉在颅腔内自颈内动脉发出后，伴视神经穿视神经管入眶，分支供应眼球、眼球外肌、泪腺和眼睑等。其中最重要的分支为视网膜中央动脉，该动脉在视神经盘处穿入并分布至视网膜各部，营养视网膜内层。临床常用眼底镜观察此动脉的形态，帮助诊断动脉硬化等疾病。

2.**静脉**　与同名动脉伴行，最后形成视网膜中央静脉，经眼上静脉、眼下静脉向后穿眶上裂入颅腔，注入海绵窦。眼上、下静脉无静脉瓣，向前与面静脉相吻合，故面部感染可经此侵入颅内。

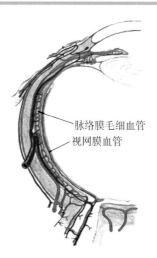

脉络膜毛细血管
视网膜血管

图 9-8　眼的血管和神经示意图

3.**神经**　分布于眼的神经较多：视神经管理视觉；交感神经管理瞳孔开大肌；副交感神经管理睫状肌和瞳孔括约肌；动眼神经、滑车神经、展神经共同支配眼球外肌。

第二节　位听器官

位听器官又称耳，其功能是可以感受听觉和位置觉。耳包括外耳、中耳、内耳三部分；内耳又称迷路，包括耳蜗、前庭和半规管（图9-9，图9-10）。外耳和中耳收集和传导声波，内耳有听觉感受器和位置觉感受器。

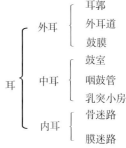

图 9-9　耳的结构组成

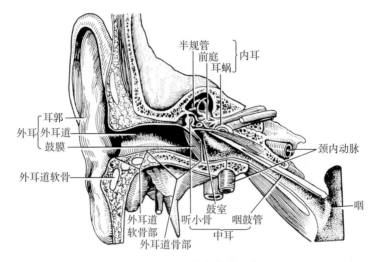

图 9-10　前庭蜗器示意图

一、外耳

外耳包括耳郭、外耳道和鼓膜三部分。

1. **耳郭**　位于头部两侧，大部分以弹性软骨为支架，外覆皮肤和薄层皮下组织，中部的深凹为外耳门，通向外耳道。外耳门前方有一突起，称为耳屏。耳郭下部无软骨的部分为耳垂，可作为临床采血的部位。耳郭有收集声波和判断声波来源方向的作用（图9-11）。

2. **外耳道**　是外耳门至鼓膜之间的一段弯曲的管道，成人长2.0～2.5cm，分为外侧1/3的软骨部和内侧2/3的骨部。检查鼓膜时，应将耳郭拉向后上方，使外耳道变直，即可观察到鼓膜。外耳道皮肤与软骨和骨紧密相连，皮下组织较少，故发生疖肿时压迫神经，产生剧烈疼痛。外耳道皮肤内有耵聍腺，可分泌耵聍，对鼓膜具有保护作用。外耳道具有传导声波的作用。

3. **鼓膜**　位于外耳道与中耳鼓室之间，为一半透明薄膜。鼓膜的中央向内侧凹陷，称鼓膜脐，有锤骨附着。鼓膜上1/4为松弛部，下3/4为紧张部。活体观察鼓膜时可见其前下部有一锥形的反光区，称光锥。当鼓膜异常时，光锥可变形或消失（图9-12）。

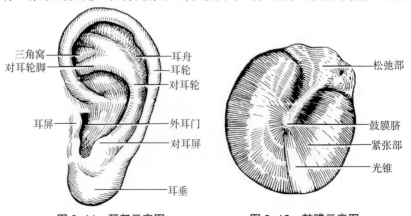

图 9-11　耳郭示意图　　　　图 9-12　鼓膜示意图

知识拓展

鼓膜的紧张部可随着声波一起振动，这样就可以将声波转变成一种机械波，经听小骨传至内耳。如果鼓膜损伤，就会影响到鼓膜的振动，使听力下降。

想一想、练一练

检查小儿和成人鼓膜的方法有什么不同？

二、中耳

中耳位于外耳和内耳之间，包括鼓室、咽鼓管、乳突小房。

1. 鼓室 位于鼓膜与内耳之间的一个不规则含气小腔，大体呈六面体。鼓室壁分为上壁、下壁、前壁、后壁、外侧壁、内侧壁。其中外侧壁为鼓膜，内侧壁为内耳，在内侧壁的后部有两个小孔，分别为前庭窗和蜗窗，前庭窗被镫骨覆盖，蜗窗被膜封闭。鼓室的前壁借咽鼓管与咽相通，后壁有乳突小房的开口。

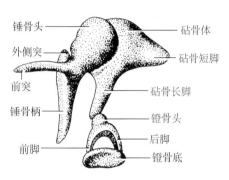

图 9-13 听小骨示意图

在鼓室内有三块听小骨，由外向内依次为锤骨、砧骨和镫骨（图 9-13）。锤骨柄与鼓膜相连，镫骨底封闭前庭窗，砧骨介于二者之间。三块听小骨以关节相互连结成听小骨链（图 9-14）。

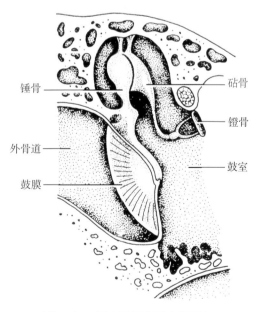

图 9-14 听小骨示意图（切面）

2. 咽鼓管 为中耳鼓室与鼻咽部之间的通道。幼儿与成人的咽鼓管有所不同，区别见表 9-2。

表 9-2　幼儿与成人咽鼓管的区别

年龄	长度	形态	管径
幼儿	短	直	大
成人	长	弯	小

3. 乳突小房 为位于颞骨乳突内的许多含气小腔，它们互相连通，向前与鼓室相通。

知识拓展

中耳炎

中耳炎是幼儿常见的一种疾病，成年人发病率较低，这是为什么呢？原来幼儿的咽鼓管较成年人的短而平直，管径相对较大，这样，流质食物（如乳汁）就容易从咽部经咽鼓管流入鼓室，使鼓室产生炎症，即中耳炎。中耳炎如治疗不及时，脓液可穿透鼓膜，造成鼓膜穿孔，也可向后蔓延至乳突小房，造成乳突炎。

 想一想

为什么感冒严重的时候会耳朵痛？

三、内耳

内耳位于鼓室的内侧，在颞骨的骨质内，由一系列复杂的管道组成，故又称迷路。迷路分为骨迷路和膜迷路，骨迷路为骨性隧道，膜迷路是位于骨迷路内的膜性管道。膜迷路内含有内淋巴，膜迷路与骨迷路之间充满外淋巴，内、外淋巴互不相通。位置觉感受器和听觉感受器位于膜迷路内。

1. 骨迷路 由后外向前内分为相互连通的骨半规管、前庭和耳蜗三部分（图 9-15）。

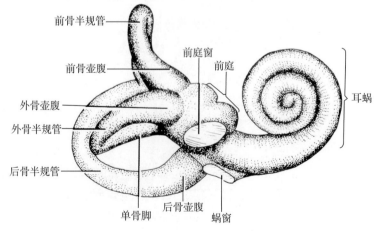

图 9-15　骨迷路示意图

（1）骨半规管 为三个相互垂直的"C"形小管，分别为前、后、外骨半规管。每个骨半规管有两个脚，其中细的称单骨脚，膨大者称壶腹骨脚，膨大部称骨壶腹。前、后骨半规管的单骨脚合成一个总骨脚，故三个骨半规管有5个孔开口于前庭。

（2）前庭 位于骨迷路的中部，为不规则的腔隙。前庭的外侧壁即鼓室的内侧壁，有前庭窗和蜗窗。

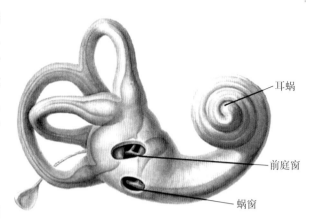

图 9-16 耳蜗示意图

（3）耳蜗 形似蜗牛壳，由一条蜗螺旋管围绕蜗轴旋转两圈半构成。蜗轴向蜗螺旋管伸出骨螺旋板，骨螺旋板与膜迷路的蜗管相连，二者共同将蜗螺旋管分隔为顶侧的前庭阶和近蜗底侧的鼓阶（图9-16）。鼓阶起于蜗窗（被第2鼓膜封闭），前庭阶与鼓阶在蜗顶借蜗孔相通。

2. 膜迷路 套于骨迷路内封闭的膜性管或囊，形似骨迷路，也由相互连通的三部分构成，由后外侧向前内侧分别为膜半规管、椭圆囊和球囊、蜗管（图9-17）。

（1）膜半规管 位于骨半规管内，两者形状相似，但膜半规管管径较小，其在骨壶腹内相应的膨大即膜壶腹。在每个膜壶腹内均有一个隆起，称壶腹嵴，为位置觉感受器，可感受旋转运动的刺激。

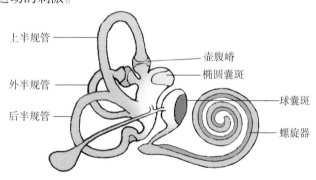

图 9-17 右侧膜迷路示意图

（2）椭圆囊和球囊 位于前庭内两个相互连通的小囊，椭圆囊以5个开口连通膜半规管，球囊借一细管与蜗管相连。在两个囊壁的内面有位置觉感受器，分别称椭圆囊斑和球囊斑，可感受直线变速运动的刺激。

（3）蜗管 位于蜗螺旋管内，也盘绕蜗轴旋转两圈半。其顶端为盲管，下端借小管与球囊相通。在耳蜗的切面上，蜗管呈三角形，有上、下和外侧三壁，蜗管的上壁称前庭膜，下壁称基底膜，外侧壁与蜗螺旋管的外侧壁相贴。基底膜上有毛细胞、支持细胞和盖膜等结构形成的螺旋器（Corti 器），为听觉感受器（图9-18）。

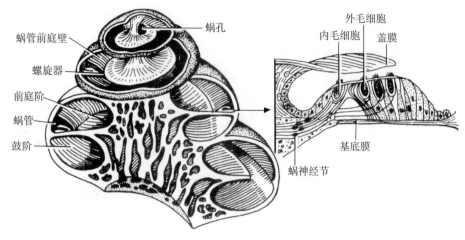

图 9-18　蜗管示意图

第三节　皮　　肤

皮肤是人体最大的器官，覆盖于身体表面，成人约占体重的 16%，面积因身高、体重而异。皮肤的表面积为 1.2 ~ 2.0m^2，厚度为 1.5 ~ 4.0mm。皮肤具有屏障、保护、感觉、吸收、排泄、调节体温和参与免疫应答等多种功能。当皮肤受到严重破坏时，可危及生命。

一、皮肤的结构

皮肤由表皮和真皮两部分组成（图 9-19）。表皮是皮肤的浅层，为角化的复层扁平上皮；真皮位于表皮的深面，由致密结缔组织构成。

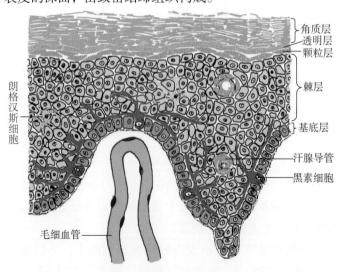

图 9-19　皮肤结构示意图

1. 表皮　表皮内无血管，但表皮细胞间有明显的间隙，从基膜渗透来的组织液可在细胞间隙内流动，与表皮细胞进行物质交换。身体各部的表皮薄厚不一，但由深入浅均由 5 层构成（图 9-19）：

（1）**基底层**　为附着于基膜上的一层矮柱状或立方形细胞，称基底细胞，具有较强的分裂增殖能力，新生的细胞逐渐向表层推移，依次转化成其他各层细胞。在基底层细胞之间散在分布着一些黑素细胞，此种细胞的多少可决定皮肤颜色的深浅。

（2）**棘层**　位于基底层的上方，由 4～10 层多边形的棘细胞组成。细胞表面有许多细小的棘状突起，故称棘细胞。

（3）**颗粒层**　位于棘层的上方，由 3～5 层梭形细胞构成。

（4）**透明层**　位于颗粒层的上方，由数层扁平细胞构成。细胞质呈均质透明状，细胞核已消失。

（5）**角质层**　由数层扁平的角质细胞组成。角质细胞为干、硬的死细胞，无核，无细胞器；细胞质内充满角质蛋白，是角质细胞的主要成分。浅层角质细胞的桥粒消失，细胞连接松散，脱离后形成皮屑。角质层细胞虽已死亡，仍有较强的耐摩擦和耐酸、耐碱等屏障保护作用。

2.**真皮**　位于表皮的深面，由致密结缔组织构成，分为乳头层和网状层，二者之间无明显界限。

（1）**乳头层**　为与表皮相连的部分，结缔组织呈乳头状突向表皮，称真皮乳头。乳头内有丰富的毛细血管和感受器，如游离神经末梢和触觉小体等。真皮乳头扩大了表皮与真皮的接触面，使两者连接牢固，并有利于表皮从真皮组织液中吸取营养。

（2）**网织层**　位于乳头层的深部，较厚，与乳头层无明显分界。此层结构较致密，粗大的胶原纤维束互相交织成网状，并含许多弹性纤维，使皮肤具有较强的韧性和弹性。网织层内有许多细小的血管、淋巴管、神经及汗腺、皮脂腺和毛囊，可见环层小体。

二、皮肤的附属器

皮肤的附属器包括毛发、皮脂腺、汗腺和指（趾）甲等（图 9-20）。

1.**毛发**　是上皮组织的衍生物，人体皮肤除了手掌和足底等处外，均有毛发分布，分毛干和毛根两部分。露在皮肤外的部分称毛干，埋在皮肤内的部分称毛根，包在毛根外面的上皮及结缔组织形成的鞘称毛囊，毛根和毛囊末端膨大称毛球，毛球是毛发的生长点。毛球基部凹陷，结缔组织随神经和毛细血管突入其内，形成毛乳头，有营养

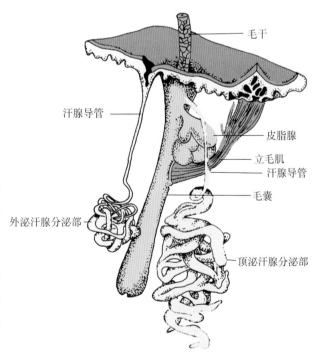

毛干
汗腺导管
皮脂腺
立毛肌
汗腺导管
毛囊
外泌汗腺分泌部
顶泌汗腺分泌部

图 9-20　皮肤附属器示意图

毛发的作用。毛囊的一侧附有一束平滑肌连接真皮浅层，称立毛肌，收缩时可使毛发竖立。毛发有一定的生长周期，定期脱落和更新。

2. 皮脂腺　位于毛囊和立毛肌之间，开口于毛囊上段或皮肤表面。皮脂腺分泌皮脂，对皮肤和毛发具有滋润和保护作用。皮脂腺的分泌受性激素的调节，青春期分泌旺盛。

知识拓展

痤　疮

痤疮俗称"青春痘"，又叫"面疱"、"粉刺"、"酒刺"、"暗疮"等，是最常见的毛囊皮脂腺的慢性炎症性皮肤病。因皮脂腺管与毛孔的堵塞，皮脂外流不畅所致。自青春发育期后，几乎每个人都在脸上或其他部位生过痤疮，只是有些人数量少、时间短，一般在25岁以后自然趋向痊愈，所以不必放在心上；有的人数量多，表现为丘疹、黑头、脓疱、结节、囊肿，甚至瘢痕，常有碍美观。有的人胡乱求医或自己乱治，导致病情恶化，产生更多的瘢痕，遗憾终生。

3. 汗腺　属于单管状腺，分泌部在真皮深部或皮下组织内盘曲成团，导管由真皮上行，穿过表皮，开口于皮肤表面。汗腺的分泌液称汗液，具有排泄水分和废物、调节体温、参与水和电解质代谢等作用。

4. 指（趾）甲　位于手指和足趾末节的背面，由排列紧密的角质层形成。它的前部露出于体表称甲体，甲体的近端埋在皮肤内称甲根，甲体深面的皮肤称甲床，甲根附着处的甲床上皮称甲母质，该处的上皮基底层细胞分裂活跃，是甲的生长区。甲体两侧的皮肤皱襞称甲襞，甲体与甲襞之间的浅沟称甲沟，甲沟易被细菌感染，形成甲沟炎。

知识拓展

人到中年，皮肤逐渐老化，表皮各层细胞数量减少，基底层细胞增殖减慢，真皮乳头变平，弹性纤维断裂变性，皮下脂肪减少，汗腺萎缩，从而出现皮肤干燥、松弛、粗糙，面部皱纹增多，特别是口周和眼外角处出现放射性皱纹等，毛发再生能力下降，黑素合成障碍，毛发变成灰白或白色。

 想一想、练一练

临床上的青霉素皮试是注射到皮肤的哪层？

复习题

1. 眼球壁有哪些结构？
2. 简述眼折光系统的组成。
3. 中耳包括哪些部分？
4. 简述皮肤的分层。

第十章　神经系统

本章导学

　　睡眠、运动、吃饭、说话、思考、记忆以及呼吸、心跳等，这些正常的生命活动都是在神经系统的控制下完成的。俗话说："人无头不走，鸟无头不飞。"脑作为人体的最高司令部，由无数神经细胞构成，能迅速分析各种信息，向全身传达命令。

　　通过本章学习，你将会对神经系统的组成、形态、结构与功能有较深刻的理解，同时也会对机体各系统作用的调节产生好奇和联想。

第一节　概　　述

　　神经系统由脑、脊髓及连于脑和脊髓的周围神经组成。在人体各个系统中，神经系统的结构和功能最为复杂，在体内起主导作用。神经系统既可以控制和调节体内各器官、系统的活动，使人体成为一个有机的整体；又可以对体内、外环境变化做出迅速而完善的适应性反应，从而维持机体内环境的相对稳定。

　　人类在长期从事劳动、语言交流和社会活动过程中，大脑皮质高度发展，具有复杂的思维、意识活动，使人类远远超越其他动物，成为主宰世界的主人，不仅能被动地适应环境的变化，还能主动地认识世界和改造世界。

一、神经系统的区分

　　神经系统按其所在位置可分为中枢神经系统和周围神经系统（图 10-1，图 10-2）。

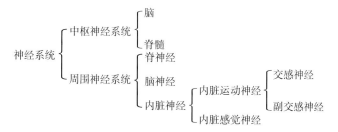

图 10-1　神经系统的组成

中枢神经系统包括脑和脊髓，分别位于颅腔和椎管内；周围神经系统包括脑神经、脊神经和内脏神经。脑神经与脑相连，脊神经与脊髓相连，二者中分布于心肌、平滑肌、腺体的部分称内脏神经。

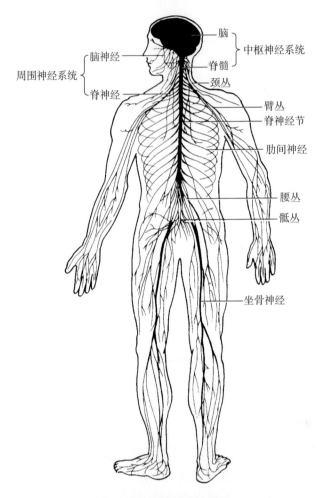

图 10-2　神经系统的概况

二、神经系统的活动方式

神经系统的功能活动十分复杂，但其基本活动方式是反射。反射活动的结构基础是反射弧。反射弧包括感受器、传入神经、神经中枢、传出神经和效应器 5 个部分（图10-3）。

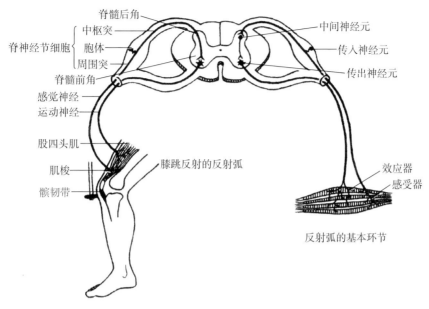

脊髓后角
脊神经节细胞 ⎰ 中枢突
          ⎱ 胞体
          ⎱ 周围突
脊髓前角
感觉神经
运动神经
股四头肌
肌梭
髌韧带
中间神经元
传入神经元
传出神经元
膝跳反射的反射弧
效应器
感受器
反射弧的基本环节

图 10-3 反射弧示意图

三、神经系统的常用术语

在神经系统中，神经元胞体和突起在不同部位有不同的集聚方式，因而具有不同的名称。

1. **灰质和白质** 在中枢神经系统内，神经元胞体和树突聚集之处，在新鲜标本上呈灰色，称灰质。位于大脑和小脑表面的灰质层，称皮质。在中枢神经系统内，神经纤维聚集之处，在新鲜标本上色泽白亮，称白质。大脑和小脑内的白质，称髓质。

2. **神经核和神经节** 形态与功能相似的神经元胞体聚集成团，在中枢神经系统内称神经核，在周围神经系统内称神经节。

3. **纤维束和神经** 在中枢神经系统内，起止、行程与功能相同的神经纤维聚集成束，称纤维束。在周围神经系统内，神经纤维聚集而成的束状结构，称神经。

4. **网状结构** 在中枢神经系统内，神经纤维交织成网状，神经元或较小的核团散在其中，这种结构称网状结构。

第二节 中枢神经系统

一、脊髓

（一）脊髓的位置和外形

脊髓位于椎管内，上端在枕骨大孔处与延髓相连，下端在成人平第 1 腰椎体下缘，新生儿约平第 3 腰椎体下缘。因此，腰椎穿刺应在第 3~4 腰椎或第 4~5 腰椎之间进行，以免损伤脊髓。

脊髓呈前后略扁的圆柱形，长 40~45 cm，全长有两处膨大，即颈膨大和腰骶膨大。脊髓末端变细呈圆锥状，称脊髓圆锥，其向下延续的一条无神经组织的细丝，称终丝，终丝末端附于尾骨的背面。在脊髓圆锥下方，腰、骶、尾神经根围绕终丝形成马尾（图 10-4，图 10-5）。

脊髓表面有 6 条纵行的沟或裂。前面正中的深沟称前正中裂；后面正中的浅沟称

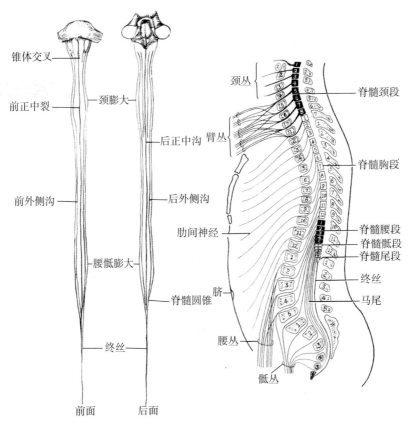

图 10-4 脊髓的外形　　图 10-5 脊髓圆锥与马尾

后正中沟。脊髓两侧前后各有 1 条浅沟，分别称前外侧沟和后外侧沟，沟内分别连有脊神经前根和后根（图 10-6）。

脊髓两侧连有 31 对脊神经，每对脊神经对应的一段脊髓，称一个脊髓节段。因此，脊髓有 31 个节段，即颈髓 8 节、胸髓 12 节、腰髓 5 节、骶髓 5 节和 1 个尾节。

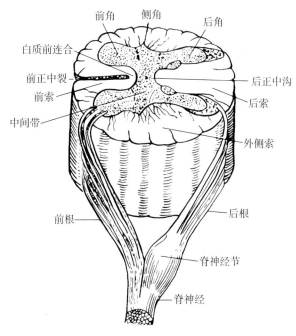

前角　　侧角　　后角
白质前连合
前正中裂
前索　　　　　　　　　　　　后正中沟
中间带　　　　　　　　　　　后索
　　　　　　　　　　　　　　外侧索
前根　　　　　　　　　　　　后根
　　　　　　　　　　　　　　脊神经节
　　　　　　　　　　　　　　脊神经

图 10-6　脊髓结构示意图

 背一背

脊髓位置外形

位居椎管扁圆柱，纵贯全长六条沟；
枕大孔处连延髓，长落第一腰下缘。
腰骶膨大颈膨大，三十一节要记清；
颈八腰五胸十二，骶五尾节单一个。

（二）脊髓的内部结构

在新鲜脊髓的横切面上，可见脊髓由中央颜色发暗的灰质和周围颜色浅淡的白质构成（图 10-6，图 10-7）。灰质的中央有贯穿脊髓全长的纵行小管，称中央管。

1. **灰质**　在横切面上呈蝶形或"H"形，左右对称。每侧灰质的前部扩大，称前角（柱），内有躯体运动神经元，其轴突组成脊神经前根，支配躯干、四肢的骨骼肌；灰质的后部狭长，称后角，内含联络神经元，接受来自脊神经后根传入的感觉冲动；在脊髓的第 1 胸节至第 3 腰节的前、后角之间还有向外突出的侧角（柱），内含交感神经元，其轴突加入脊神经前根。在脊髓骶第 2~4 节段内，相当于侧角的部位，有副交感神经元，称骶副交感核。

2. **白质**　白质借纵沟分为三个索：前正中裂与前外侧沟之间为前索，前、后外侧沟之间为外侧索，后外侧沟与后正中沟之间为后索。各索由纵行排列的长短不等的纤维束组成。

（1）**上行纤维束**　有位于后索的传导躯干、四肢本体觉和精细触觉的薄束、楔束；

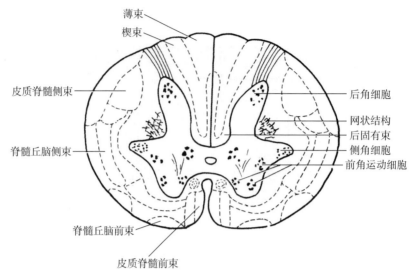

薄束
楔束
皮质脊髓侧束
脊髓丘脑侧束
后角细胞
网状结构
后固有束
侧角细胞
前角运动细胞
脊髓丘脑前束
皮质脊髓前束

图 10-7　脊髓的横切面

位于侧索的传导躯干和四肢痛、温度、触（粗）压觉的脊髓丘脑束。

（2）下行纤维束　有将大脑皮质的冲动传至脊髓前角的运动神经元，管理骨骼肌随意运动的皮质脊髓侧束和皮质脊髓前束，分别位于外侧索、前索。

（三）脊髓的功能

1.传导功能　脊髓通过上行纤维束，将脊神经分布区的各种感觉冲动传至脑。同时，脊髓又通过下行纤维束，将脑发出的冲动传至效应器。

2.反射功能　脊髓是某些反射的低级中枢，能完成许多反射活动，如膝反射、肱二头肌反射、排便反射等，正常情况下，受高位脑中枢的控制。

知识拓展

脊髓灰质前角运动细胞炎又称脊髓灰质炎（简称灰髓炎），是由脊髓灰质炎病毒引起的急性传染病。灰髓炎病毒易攻击小儿腰骶膨大，引起下肢肌软瘫、肌张力低下、肌萎缩、腱反射消失，但感觉正常。若向上累及颈膨大，可引起手肌瘫痪。由于此病常发生于小儿，故又称"小儿麻痹症"。

二、脑

脑位于颅腔内，可分为端脑、间脑、小脑和脑干 4 部分（图 10-8，图 10-9）。

（一）脑干

脑干位于枕骨大孔前上方，上接间脑，下续脊髓，后连小脑。脑干自上而下分为中脑、脑桥和延髓三部分。

1.脑干外形　分腹侧面和背侧面（图 10-10，图 10-11）：

（1）腹侧面　延髓的腹侧面上宽下窄，有与脊髓相续的前正中裂，裂的两侧上部

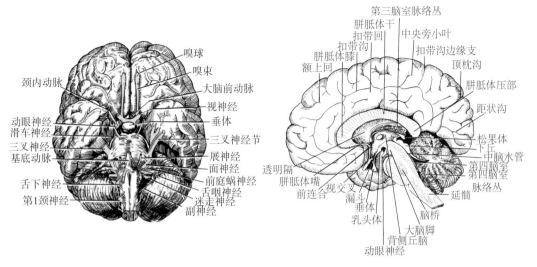

图 10-8 脑的底面　　　　　　　　　图 10-9 脑的正中矢状切面

各有一纵行隆起称锥体，它由大脑皮质到脊髓的皮质脊髓束构成。在锥体下方，皮质脊髓束的大部分纤维左、右交叉形成浅纹，称锥体交叉。延髓腹侧面连有舌咽神经、迷走神经、副神经和舌下神经（图 10-10）。

脑桥的腹侧面宽阔膨隆，称基底部，其正中线上有纵行浅沟，称基底沟，有基底动脉通过。基底部的两侧逐渐缩窄，连接小脑，缩窄处有三叉神经根。脑桥下缘借延髓脑桥沟与延髓分界，沟内中线两侧由内向外依次连有展神经、面神经和前庭蜗神经。

中脑腹侧面有两个粗大的柱状结构称大脑脚，其间的凹陷称脚间窝，窝内有动眼神经穿出。

（2）背侧面　延髓下部后正中沟两侧各有两个纵行隆起，内侧的称薄束结节，内有薄束核；外侧的称楔束结节，内有楔束核。延髓上部和脑桥共同形成菱形的凹陷，称菱形窝（图 10-11），构成第四脑室底。

中脑的背侧面有两对隆起，上方的一对称上丘，是视觉反射中枢；下方的一对称

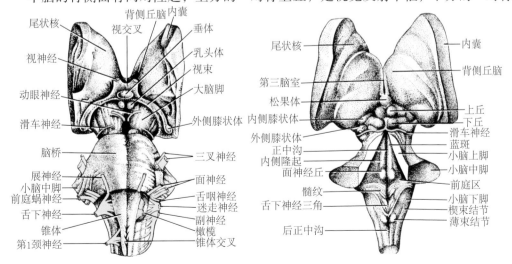

图 10-10 脑干的腹侧面　　　　　　　图 10-11 脑干的背侧面

下丘，是听觉反射中枢。下丘的下方连有滑车神经。

 背一背

脑干连脑神经

中脑三四连，脑桥五到八，

九到十二对，需在延髓查。

2.脑干的内部结构 脑干由灰质、白质和网状结构构成。

（1）灰质 主要位于背侧部，由于纵横纤维的贯穿，灰质被分散成许多团块状结构，称神经核。神经核大致分为两类：一类与脑神经相连，称脑神经核，包括脑神经感觉核和脑神经运动核；另一类不与脑神经相连，称非脑神经核，如延髓中的薄束核、楔束核，中脑内的红核与黑质等，它们是上、下行传导束的中继站。

（2）白质 多位于腹侧部和外侧部，主要由联系于端脑、间脑、小脑和脊髓之间重要的上、下行纤维束组成。上行纤维束主要有内侧丘系、脊髓丘系、三叉丘系等；下行纤维束主要是锥体束等。

（3）网状结构 位于脑干的中央区，与中枢神经系统的各部均有广泛联系，是非特异性投射系统的结构基础。

3.脑干的功能

（1）传导功能 大脑皮质与小脑、脊髓相互联系的上、下行纤维束都要经过脑干，故脑干具有传导神经冲动的功能。

（2）反射功能 脑干内有许多反射中枢。如中脑内有瞳孔对光反射中枢、脑桥内有角膜反射中枢、延髓内有调节心血管活动和呼吸运动的"生命中枢"等。

（3）网状结构的功能 脑干网状结构功能复杂，有维持大脑皮质觉醒、警觉，调节骨骼肌张力和调节内脏活动等功能。

（二）小脑

1.小脑的位置和外形 小脑位于颅后窝内，在延髓和脑桥的后上方。小脑中间较狭窄称小脑蚓，两侧膨大称小脑半球（图10-12）。小脑半球下面靠近枕骨大孔处有椭圆形膨隆，称小脑扁桃体（图10-13）。

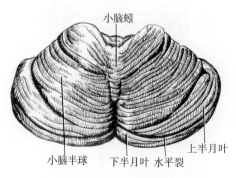

图10-12 小脑的外形（上面）

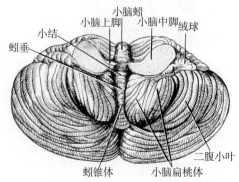

图10-13 小脑的外形（下面）

知识拓展

枕骨大孔疝

　　颅外伤或颅内病变（如出血、肿瘤等）导致颅内压过高，小脑扁桃体常被挤压而嵌入枕骨大孔，压迫延髓，导致呼吸、循环障碍而危及生命，患者常突然出现剧烈头疼、喷射性呕吐、呼吸停止、深度昏迷、四肢瘫痪、双侧瞳孔散大等，临床上称为枕骨大孔疝或小脑扁桃体疝。

　　2. 小脑的内部结构　　小脑表面是薄层灰质，称小脑皮质；皮质深面是白质，称小脑髓质；在髓质的深部藏有数对神经核，称小脑核，其中最大的一对是齿状核（图 10-14）。

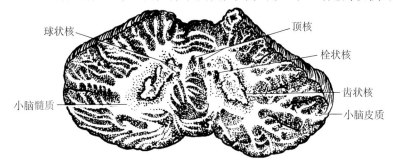

图 10-14　小脑的横切面

　　3. 小脑的功能　　见第二十章。

　　4. 第四脑室　　是位于延髓、脑桥和小脑之间的室腔。底即菱形窝，顶朝向小脑，向下通脊髓中央管，向上通中脑水管，并借 1 个正中孔和 2 个外侧孔与蛛网膜下隙相通。

（三）间脑

　　间脑位于中脑和端脑之间，大部分被大脑半球所掩盖。间脑主要包括背侧丘脑、后丘脑和下丘脑，其内部的室腔称第三脑室。

　　1. 背侧丘脑　　又称丘脑，是间脑背侧的一对卵圆形灰质核团块。丘脑内部被 "Y" 形的白质内髓板分隔成前核群、内侧核群和外侧核群三部分（图 10-15）。外侧核群中

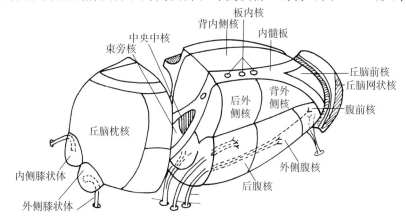

图 10-15　背侧丘脑核团的立体示意图

的腹后外侧核和腹后内侧核与全身各部的感觉（除嗅、视、听觉）传导有关，是感觉传导的中继核。

2.**后丘脑**　位于背侧丘脑后端的外下方（图 10-11，图 10-15），包括一对内侧膝状体和一对外侧膝状体。内侧膝状体与听觉传导有关；外侧膝状体与视觉传导有关。

3.**下丘脑**　位于背侧丘脑的前下方，由前向后包括视交叉、灰结节、漏斗、垂体和乳头体等结构。下丘脑的核团较多，重要的有视上核和室旁核（图 10-16）。

下丘脑是内脏活动的较高级中枢，并对内分泌、体温、摄食、水及电解质平衡、情绪反应等也起着重要的调节作用。

4.**第三脑室**　是位于间脑正中的矢状裂隙，其两侧壁和下壁由背侧丘脑和下丘脑构成。前部借左、右室间孔与侧脑室相通，后方借中脑水管与第四脑室相通。

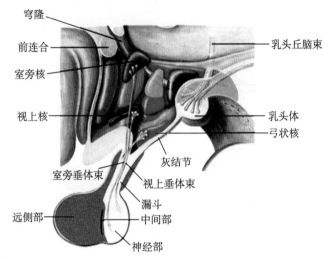

图 10-16　下丘脑的主要核团

（四）端脑

端脑又称大脑，是脑的高级部位，主要由左、右两侧大脑半球组成。两侧大脑半球之间的深裂，称大脑纵裂，裂底有连接两侧大脑半球的白质板，称胼胝体。两侧大脑半球后部与小脑间的深裂，称大脑横裂。

1.**大脑半球的外形和分叶**　大脑半球表面布满深浅不同的沟、裂和隆起的脑回。每侧大脑半球分为背外侧面、内侧面和下面，并借 3 条叶间沟分为 5 个叶（图 10-17，图 10-18）。

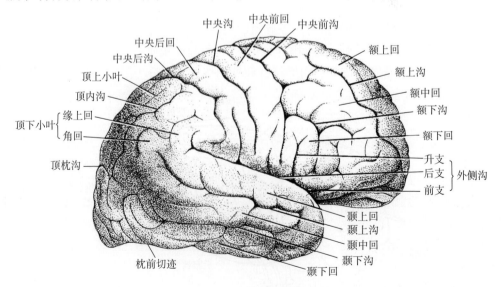

图 10-17　大脑半球背外侧面

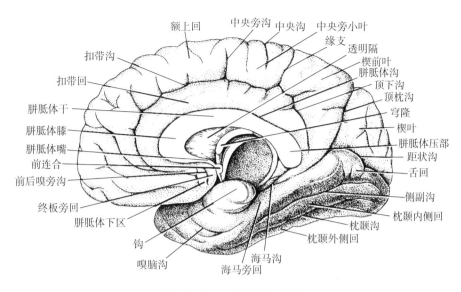

图 10-18　大脑半球内侧面

（1）叶间沟　①外侧沟：位于半球的背外侧面，自前下斜行向后上方；②中央沟：起自半球上缘中点的稍后方，沿背外侧面斜向前下方；③顶枕沟：位于半球内侧面后部，自下斜向后上，并转至背外侧面。

（2）分叶　①额叶：位于外侧沟之上，中央沟前方；②顶叶：位于外侧沟上方，顶枕沟与中央沟之间；③枕叶：位于顶枕沟后下方；④颞叶：位于外侧沟下方；⑤岛叶：隐于外侧沟深处，略呈三角形（图 10-19）。

2. 大脑半球各面的主要沟和回

（1）背外侧面　在额叶，中央沟前方有与之平行的中央前沟，两沟之间的脑回称中央前回；在中央前沟的前方有额上回、额中回和额下回。在顶叶，有与中央沟大致平行的中央后沟，两沟间的脑回称中央后回；外侧沟末端有一环形脑回，称缘上回，其后方有角回。在颞叶，颞上、下沟将颞叶分为颞上、中、下回；在颞上回的后部，脑回伸入到外侧沟内称颞横回。

（2）内侧面　在中央可见呈弓状的胼胝体。围绕胼胝体的上方，有弓状的扣带回。

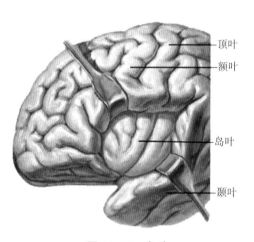

图 10-19　岛叶

在扣带回中部的上方，有中央旁小叶，为中央前回和后回延续到内侧面所构成。扣带回后端向前下延伸为海马旁回，其前端弯曲的回，称钩。扣带回、海马旁回和钩等脑回，位于大脑半球和间脑交界处的边缘，合称边缘叶。在枕叶，还可见到呈弓状的距状沟（图10-18）。

（3）下面　额叶下方有一对椭圆形的嗅球，向后延伸成嗅束，它们与嗅觉传导有关（图 10-8）。

3. 大脑半球的内部结构　大脑半球的表层是灰质，称大脑皮质；其深层是白质，称大脑髓质。在大脑半球的基底部，包埋于白质中的灰质团块，称基底核。大脑半球内的室腔称侧脑室。

（1）大脑皮质及其功能定位　大脑皮质是人体神经功能活动的最高级中枢。人类大脑皮质主要由大量的神经元及神经胶质细胞组成，据统计，成人大脑皮质有 130 亿~140 亿个神经元。在长期进化过程中，大脑皮质的不同部位逐渐成为接受某种刺激、完成某一反射活动的相对集中区，称大脑皮质的功能定位区。

①躯体运动区　位于中央前回和中央旁小叶的前部，管理对侧半身骨骼肌的随意运动。身体各部在此区的投影如倒置的人形（图 10-20）。若运动区某一局部损伤，相应部位的骨骼肌运动将会发生障碍。

②躯体感觉区　位于中央后回和中央旁小叶的后部，接受对侧半身感觉冲动（图 10-21）。身体各部在此区的投影与躯体运动区相同。若感觉区某一部位受损，将引起对侧半身相应部位的感觉障碍。

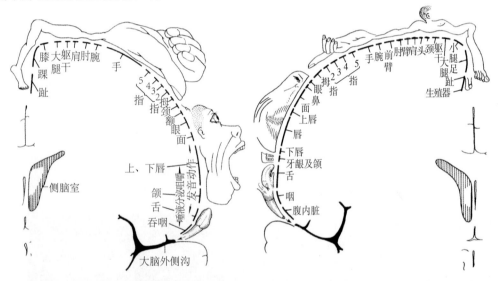

图 10-20　人体各部在大脑皮质运动区的定位　　图 10-21　人体各部在大脑皮质感觉区的定位

③视区　位于枕叶内侧面距状沟两侧的皮质，接受视网膜传来的视觉冲动。

④听区　位于颞横回，接受双侧内耳传来的听觉冲动。

⑤嗅区　位于海马旁回前部与钩，接受嗅觉冲动。

⑥语言区　又称语言中枢，内容见第二十章。

（2）基底核　是埋藏于大脑半球基底部髓质内的灰质团块，包括豆状核、尾状核和杏仁体等（图 10-22）。尾状核和豆状核合称纹状体。纹状体具有调节肌张力和协调肌群运动等作用。

（3）大脑髓质　位于大脑皮质深面，由大量纤维束组成，可分为投射纤维、连合纤维和联络纤维三类。投射纤维是联系大脑皮质和皮质下结构的上、下行纤维，这些纤维大部分经过内囊。

内囊是位于背侧丘脑、尾状核与豆状核之间的上、下行纤维束。在大脑水平切面上，左、右内囊呈"＞＜"形，分内囊前肢、内囊膝和内囊后肢三部分。其中内囊前肢位于豆状核与尾状核之间；内囊后肢位于豆状核与背侧丘脑之间，主要有皮质脊髓束、丘脑中央辐射以及视辐射（传导视觉冲动）和听辐射（传导听觉冲动）等通过；内囊膝在内囊前、后肢相交处，有皮质核束通过，内囊是大脑皮质与下级中枢联系的"交通要道"（图 10-23，图 10-24）。

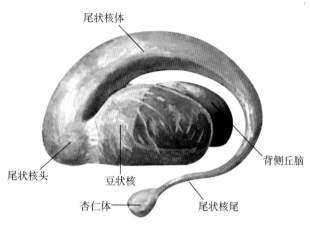

图 10-22　基底核与丘脑的位置关系

当一侧内囊受损，可导致对侧半身运动障碍、对侧半身感觉障碍和双眼对侧半视

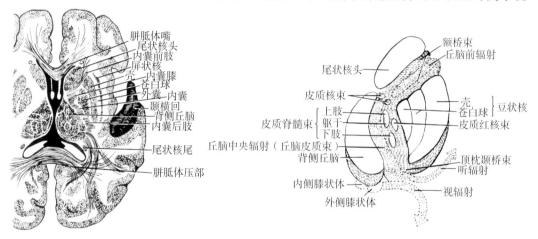

图 10-23　大脑水平切面

图 10-24　内囊示意图

野偏盲，临床上合称三偏综合征。

（4）侧脑室　位于大脑半球内，左右各一，经室间孔与第三脑室相通（图 10-25）。

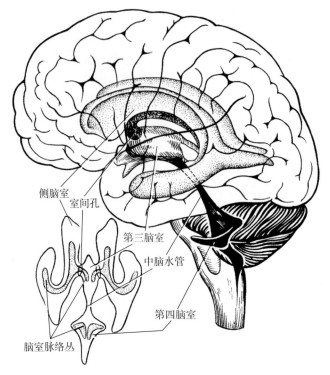

图 10-25　脑室投影图

三、脑和脊髓的被膜

脑和脊髓的表面包有 3 层膜，由外向内依次是为硬膜、蛛网膜和软膜。它们对脑和脊髓有保护和支持作用。

1. 硬膜

（1）硬脊膜　为厚而坚硬的致密结缔组织膜，呈管状包绕脊髓和脊神经根（图 10-26）。硬脊膜上端附于枕骨大孔边缘，与硬脑膜延续，下端附于尾骨。硬脊膜与椎管内面

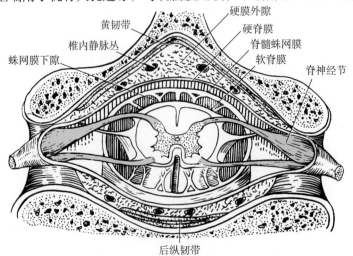

图 10-26　脊髓的被膜

的骨膜之间有狭窄腔隙，称硬膜外隙。其内含有脊神经根、淋巴管、椎内静脉丛、疏松结缔组织和脂肪，并略呈负压。临床上进行硬膜外麻醉就是将药物注入此隙，以阻断脊神经根的传导。

（2）**硬脑膜**　由两层构成，厚而坚韧。两层之间有血管和神经走行。硬脑膜在颅顶与颅骨结合疏松，颅顶骨折易导致硬脑膜血管破裂，使硬脑膜与颅骨之间形成硬膜外血肿；但在颅底部，硬脑膜则与颅骨紧密结合，故颅底骨折时，易将硬脑膜连同蛛网膜撕裂，使脑脊液外漏。

硬脑膜内层向内折叠成隔幕，深入脑的各部裂隙间，起固定和承托脑的作用（图10-27）。主要有伸入大脑纵裂内的大脑镰和伸入大脑横裂内的小脑幕。小脑幕前缘游离，称为小脑幕切迹。

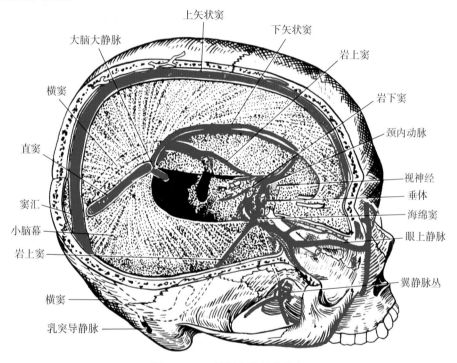

图 10-27　硬脑膜及硬脑膜窦

硬脑膜在某些部位内、外两层分开，内衬内皮细胞，形成特殊的颅内静脉管道，称硬脑膜窦。较大的窦有上矢状窦、横窦、乙状窦和海绵窦等（图10-27）。硬脑膜窦收集颅内静脉血，并与颅外静脉相通，故头面部的感染有可能经静脉蔓延到硬脑膜窦，引起颅内感染。

2. **蛛网膜**　蛛网膜位于硬脊膜和硬脑膜的深面，为缺乏血管和神经的半透明薄膜。蛛网膜与软膜之间的腔隙，称蛛网膜下隙，里面充满脑脊液。此隙在某些部位扩大形成蛛网膜下池，主要有小脑延髓池和终池。

脑蛛网膜在上矢状窦两侧形成许多颗粒状突起，突入上矢状窦内，称蛛网膜粒。脑脊液通过蛛网膜粒渗入上矢状窦，这是脑脊液回流至静脉的重要途径。

3. **软膜**　软膜很薄，富含血管，紧贴脑和脊髓的表面且深入其沟、裂中，按位置分为软脑膜和软脊膜。在各脑室的一定部位，软脑膜及其所含的血管与室管膜上皮共同突入脑室形成脉络丛。脉络丛是产生脑脊液的主要结构。

四、脑和脊髓的血管

（一）脑的血管

1. **动脉** 脑的血液供应来源于颈内动脉和椎动脉。颈内动脉主要分布于大脑半球前 2/3 和部分间脑，椎动脉主要分布于大脑半球的后 1/3、部分间脑、脑干和小脑。颈内动脉和椎动脉都发出皮质支和中央支，皮质支营养皮质和浅层髓质，中央支营养间脑、基底核和内囊等（图 10-28）。

（1）**颈内动脉** 起自颈总动脉，向上经颈动脉管入颅腔后，陆续发出分支。其主要分支有眼动脉、大脑前动脉和大脑中动脉等。大脑前动脉向前进入大脑纵裂，沿胼胝体的背面向后行（图 10-29），分布于额、

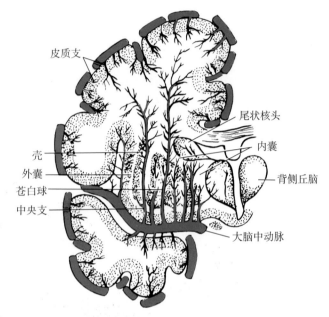

图 10-28 大脑半球内部动脉供应模式图

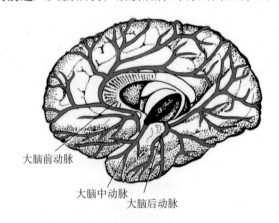

图 10-29 大脑半球背内侧面的动脉

顶叶的内侧面和背外侧面上缘的大部分及部分间脑；大脑中动脉沿外侧沟向后上行，分布于大脑半球背外侧面的大部分和岛叶、纹状体及内囊等（图 10-30）。

（2）**椎动脉** 起自锁骨下动脉，经枕骨大孔入颅后，在脑桥基底部，左、右椎动脉合并成一条基底动脉，最后至脑桥上缘处分为两条大脑后动脉（图 10-31）。椎动脉和基底动脉发出分支营养脑和脊髓的相应部位。

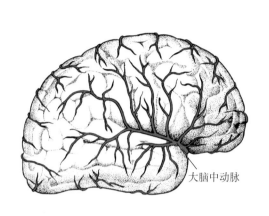

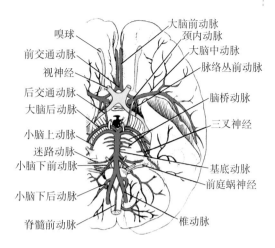

图 10-30 大脑半球背外侧面的动脉　　　　图 10-31 脑底面的动脉

（3）大脑动脉环（Willis 环）　由大脑前动脉、前交通动脉、颈内动脉、大脑后动脉和后交通动脉在脑底部环绕视交叉、灰结节及乳头体吻合而成（图 10-31）。此环将两侧颈内动脉和椎动脉相互沟通，以调节脑的血液供应。

2.静脉　脑的静脉壁薄而无瓣膜，不与动脉伴行，主要收集脑和眼的静脉血，最终汇入颈内静脉。

（二）脊髓的血管

1.动脉　包括从椎动脉分出的脊髓前、后动脉和一些节段性动脉。

2.静脉　集中于脊髓前、后静脉，再注入硬膜外隙内的静脉丛。

五、脑脊液及其循环

脑脊液是各脑室脉络丛产生的无色透明液体，充满脑室和蛛网膜下隙，成人总量平均为 150ml。脑脊液对脑和脊髓有营养和保护作用，并可调节颅内压。它处于不断产生和回流的相对平衡状态，脑脊液循环途径可简示如下（图 10-32，图 10-33）：

左
右　侧脑室 $\xrightarrow{\text{室间孔}}$ 第三脑室 $\xrightarrow{\text{中脑水管}}$ 第四脑室 $\xrightarrow[\text{两个外侧孔}]{\text{正中孔}}$ 蛛网膜下隙 $\longrightarrow$ 蛛网膜粒 $\longrightarrow$ 上矢状窦 $\longrightarrow$ 颈内静脉

图 10-32 脑脊液循环途径

知识拓展

神经系统疾病如脑膜炎、脊髓肿瘤，需行腰椎穿刺抽取脑脊液或注入药物治疗。腰椎穿刺部位通常选在脊髓下端以下的第 3 或第 4 腰椎棘突间隙，此处不易损伤脊髓。两侧髂嵴最高点连线经过第 4 腰椎棘突，可以此作为定位标志。穿刺过程同腰麻，当针进入蛛网膜下隙时，拔出针芯，可见脑脊液流出。

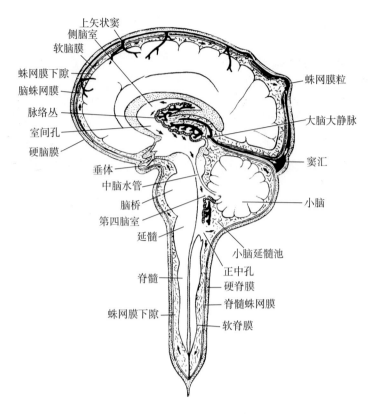

图 10-33　脑脊液循环示意图

六、血脑屏障

在中枢神经系统内，毛细血管内的血液与脑组织细胞之间存在着具有选择通透性作用的结构，称血脑屏障。其结构基础是脑毛细血管内皮、内皮细胞之间的紧密连接、毛细血管基膜以及神经胶质细胞的突起形成的胶质膜等（图 10-34）。血脑屏障可以阻止血液中的有害物质进入脑组织，但营养物质和代谢产物可顺利通过，以维持神经系统内环境的相对稳定。

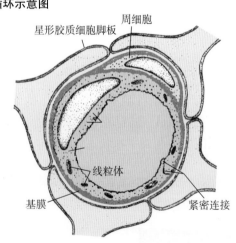

图 10-34　血脑屏障模式图

第三节　周围神经系统

一、脊神经

脊神经连于脊髓，共 31 对，包括颈神经 8 对、胸神经 12 对、腰神经 5 对、骶神经 5 对、尾神经 1 对。每条脊神经均由运动性的前根和感觉性的后根在椎间孔处汇合而成，故脊神经是混合性神经。脊神经后根上有膨大的脊神经节，节内有感觉神经元的胞体（图 10-35）。

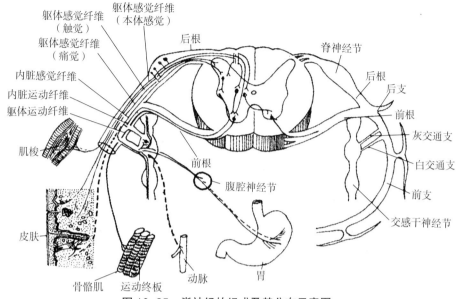

图 10-35　脊神经的组成及其分布示意图

脊神经出椎间孔后立即分为前、后两支。后支细小，分布于躯干背侧的深层肌和皮肤；前支粗长，主要分布于躯干前外侧和四肢的肌、关节和皮肤等处。除胸神经前支外，其他脊神经前支分别交织成神经丛，即颈丛、臂丛、腰丛和骶丛。

1. 颈丛　颈丛由第 1~4 颈神经前支组成，位于胸锁乳突肌上部的深面，其主要分支有：

（1）皮支　自胸锁乳突肌后缘中点穿出，呈放射状分布于枕部、颈部、肩部及胸上部的皮肤（图 10-36）。颈部表浅手术时，可在胸锁乳突肌后缘中点做局部阻滞麻醉。

（2）膈神经　是颈丛的主要分支（图 10-37）。经由胸廓上口入胸腔，下行至膈，其运动纤维支配膈，感觉纤维主要分布于心包、胸膜及膈下面的腹膜，右膈神经的感觉纤维还分布于肝、胆囊和胆道。

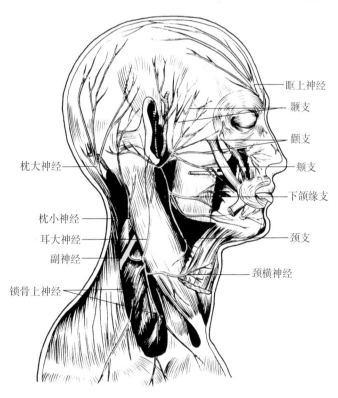

图 10-36　颈丛皮支

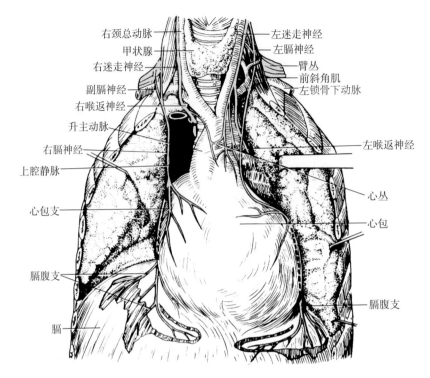

图 10-37　膈神经

2.臂丛　臂丛由第 5~8 颈神经前支和第 1 胸神经前支的大部分纤维组成，先自斜角肌间隙穿出，经锁骨中点后方进入腋窝，围绕在腋动脉周围（图 10-38）。臂丛的主要分支有：

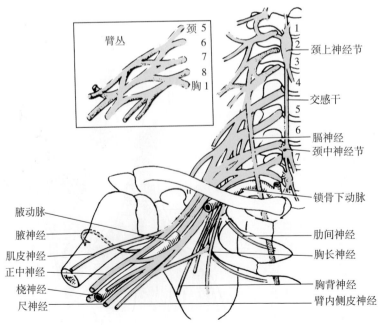

图 10-38　臂丛的组成

（1）肌皮神经　肌支支配臂肌前群（如肱二头肌）（图 10-39）；皮支分布于前臂外侧皮肤。

（2）正中神经　沿肱二头肌内侧缘伴肱动脉下行至肘窝，于前臂前群浅、深层肌之间下行，经腕入手掌（图 10-39）。其肌支支配前臂肌前群桡侧大部分、手掌部鱼际及中间群的一部分；皮支分布于掌心、鱼际、桡侧三个半指掌面的皮肤（图 10-41）。正中神经损伤症状见表 10-1。

（3）尺神经　随肱动脉下行，在臂中部转向后下，经尺神经沟进入前臂，与尺动脉伴行至手部。其肌支支配前臂肌前群尺侧小部分和部分手肌；皮支分布于手掌尺侧一个半指及相应手掌皮肤、手背尺侧两个半指及相应的手背皮肤。尺神经损伤症状见表 10-1。

（4）桡神经　沿桡神经沟向外下行，经前臂背侧浅、深肌群之间下降至手（图 10-40）。肌支支配臂和前臂肌的后群；皮支分布于臂和前臂背面、手背桡侧两个半指及相应的手背皮肤。桡神经损伤症状见表 10-1。

（5）腋神经　绕外科颈的后方至三角肌深面。肌支支配三角肌；皮支分布于肩关节周围的皮肤。腋神经损伤症状见表 10-1。

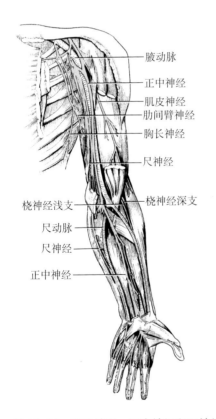

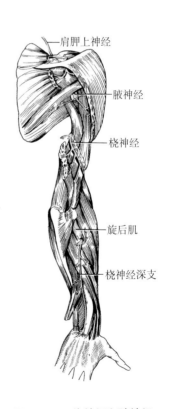

图 10-39　肌皮神经、正中神经和尺神经　　　图 10-40　桡神经和腋神经

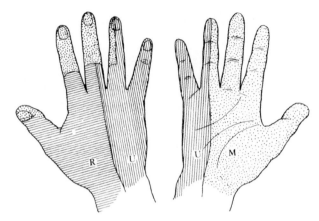

图 10-41　手皮肤的神经分布示意图

U.尺神经；R.桡神经；M.正中神经

 背一背

手的皮神经分布（图10-41）

手掌尺侧一个半，尺神经支将它管；

其余桡侧三个半，正中神经将它管；

手背皮肌更易记，桡尺神经各一半。

3.胸神经前支　胸神经前支共 12 对，第 1~11 对各自行于相应肋间隙中，称肋间神经；第 12 对行于第 12 肋下方，称肋下神经。肋间神经和肋下神经的肌支支配肋间肌和腹前外侧肌群；皮支分布于胸、腹壁皮肤及胸、腹膜的壁层，且分布有明显的节段性（图 10-42）。其分布规律是：T_2 平胸骨角平面，T_4 平乳头平面，T_6 平剑突平面，T_8 平

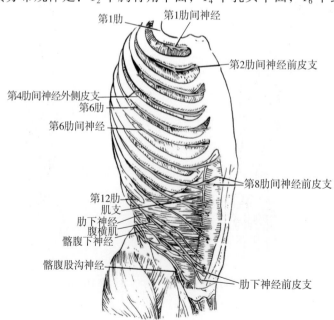

第1肋
第1肋间神经
第2肋间神经前皮支
第4肋间神经外侧皮支
第6肋
第6肋间神经
第8肋间神经前皮支
第12肋
肌支
肋下神经
腹横肌
髂腹下神经
髂腹股沟神经
肋下神经前皮支

图 10-42　躯干皮神经的节段性分布

肋弓平面，T_{10}平脐平面，T_{12}平脐与耻骨联合上缘连线中点平面。了解这种分布规律，有利于脊髓疾病的定位诊断。

4. 腰丛　腰丛由第12胸神经前支的一部分、第1~3腰神经前支及第4腰神经前支的一部分组成，位于腹后壁腰大肌深面（图10-43）。其主要分支有：

（1）股神经　经腹股沟韧带深面，股动脉外侧进入股三角。肌支支配股四头肌、缝匠肌等；皮支除分布于大腿前面的皮肤外，还有一长支称隐神经，伴随大隐静脉下行，分布于小腿内侧面和足内侧缘的皮肤（图10-44）。股神经损伤症状见表10-1。

（2）闭孔神经　穿闭孔出盆腔，分布于大腿内侧肌群、大腿内侧面皮肤和髋关节（图10-44）。

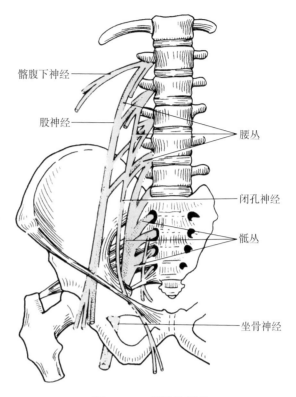

图 10-43　腰丛和骶丛

5. 骶丛　骶丛由第4~第5腰神经前支组成的腰骶干和全部骶、尾神经前支组成。位于盆腔内，骶骨和梨状肌的前面，是全身最大的脊神经丛（图10-43）。其主要分支

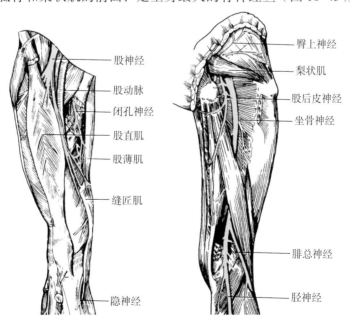

图 10-44　下肢神经（大腿）

有（图 10-44 ）：

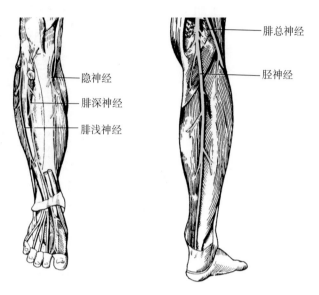

隐神经

腓深神经

腓浅神经

腓总神经

胫神经

图 10-45　胫神经和腓总神经

（1）臀上神经　经梨状肌上孔出盆腔，支配臀中、小肌。

（2）臀下神经　经梨状肌下孔出盆腔，支配臀大肌和髋关节。

（3）阴部神经　经梨状肌下孔出盆腔，绕过坐骨棘经坐骨小孔进入坐骨肛门窝，支配肛门外括约肌和肛门周围的皮肤及会阴部。

（4）坐骨神经　为全身最粗、最长的神经，经梨状肌下孔出盆腔后，在臀大肌深面，经坐骨结节与大转子连线的中点下行至大腿后面，于股二头肌深面下降达腘窝，在腘窝上角分为胫神经和腓总神经（图 10-45 ）。坐骨神经在下行途中发出分支分布于髋关节和大腿后群肌。

①胫神经　为坐骨神经本干的直接延续，沿小腿三头肌深面伴胫后动脉下行，经内踝后方进入足底，分为足底内侧神经和足底外侧神经。肌支支配小腿后群肌和足底肌；皮支分布于小腿后面和足底的皮肤。胫神经损伤症状见表 10-1 。

②腓总神经　沿腘窝外侧缘下行，绕至腓骨颈外下方，分为腓浅神经和腓深神经。其中腓浅神经在腓骨长、短肌之间下行，肌支支配小腿外侧肌群；皮支分布于小腿外侧面、足背及第 2~5 趾背面的皮肤。腓深神经伴胫前动脉下行达足背，分布于小腿前群肌，足背肌和第 1~2 趾相对缘的趾背皮肤。腓总神经损伤症状见表 10-1 。

表 10-1　脊神经主要分支损伤部位和损伤后的症状

脊神经的分支	（易）损伤部位	损伤后的症状	图例
腋神经	肱骨外科颈骨折	三角肌瘫痪。臂（肩关节）不能外展	
正中神经	臂部主干	前臂不能旋前、屈腕能力减弱、拇指不能对掌等运动障碍，且相应皮肤区出现感觉障碍；鱼际萎缩，手掌变得平坦，形成"猿手"	 猿手
尺神经	尺神经沟处	屈腕能力减弱，拇指不能内收；第4、5指的掌指关节过伸而指骨间关节弯曲，形成"爪形手"；相应皮肤区感觉丧失	 爪形手
桡神经	肱骨中段骨折；臂中段受压	不能伸腕和伸指、拇指不能外展、前臂旋后作用减弱等运动障碍。由于前臂伸肌瘫痪，抬前臂时出现"垂腕症"；前臂背侧皮肤及手背桡侧半皮肤感觉迟钝	 垂腕症
胸神经前支	肋	相应分布平面的肋间肌、腹肌瘫痪，且皮肤区感觉障碍	
股神经		屈髋无力，不能伸小腿（伸膝关节），行走困难，股四头肌萎缩，髌反射消失；大腿前面、小腿内侧和足内侧缘感觉障碍	
胫神经		小腿肌后群收缩无力，足不能跖屈和内翻，足呈背屈和外翻位，呈"钩状足"畸形；小腿后部和足底感觉障碍	 钩状足

续表

脊神经的分支	（易）损伤部位	损伤后的症状	图例
腓总神经	腓骨颈处	小腿肌前群和外侧群收缩无力，足不能背屈和外翻，致足下垂和内翻，行走时呈"跨越步态"，称"内翻马蹄足"；小腿外侧和足背皮肤感觉障碍	内翻马蹄足

二、脑神经

脑神经共 12 对（图 10-46），其排列顺序一般用罗马数字表示。按所含的纤维成分，脑神经分为三类：①感觉性脑神经：Ⅰ、Ⅱ、Ⅷ；②运动性脑神经：Ⅲ、Ⅳ、Ⅵ、Ⅺ、Ⅻ；③混合性脑神经：Ⅴ、Ⅶ、Ⅸ、Ⅹ。

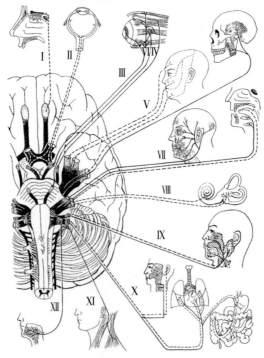

图 10-46 脑神经概况

 背一背

脑神经口诀

一嗅二视三动眼，四滑五叉六外展；

七面八听九舌咽，十迷一副舌下全。

（一）感觉性脑神经

1.嗅神经 始于鼻腔嗅区黏膜的嗅细胞，穿筛孔入颅前窝终止于嗅球，传导嗅觉冲动。

2.视神经 始于眼球的视网膜，向后经视神经管入颅腔，再经视交叉、视束连于外侧膝状体，传导视觉冲动。

3.前庭蜗神经 连于脑桥，由前庭神经和蜗神经组成。前庭神经分布于内耳的椭圆囊斑、球囊斑和壶腹嵴，传导平衡觉冲动；蜗神经分布于内耳螺旋器，传导听觉。

（二）运动性脑神经

1.动眼神经 由中脑发出，向前穿海绵窦，经眶上裂入眶。动眼神经含躯体运动和内脏运动两种纤维，其躯体运动纤维支配除上斜肌和外直肌以外的眼球外肌；内脏运动纤维（副交感纤维）支配瞳孔括约肌和睫状肌（图10-47）。

2.滑车神经 由中脑发出，向前穿海绵窦，经眶上裂入眶。支配上斜肌（图10-47）。

3.展神经 由脑桥发出，穿海绵窦后经眶上裂入眶。支配外直肌（图10-47）。

4.副神经 由延髓发出，经颈静脉孔出颅。支配胸锁乳突肌和斜方肌。

5.舌下神经 由延髓发出，经舌下神经管出颅。支配舌肌。

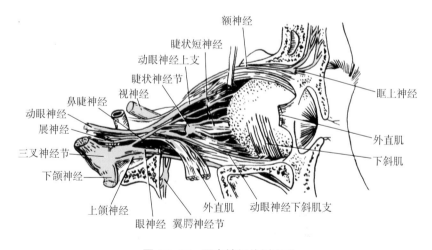

图10-47 眶内神经外侧面观

（三）混合性脑神经

1.三叉神经 连于脑桥，含躯体感觉和躯体运动两种纤维。三叉神经连有三叉神经节（内含传入神经元），并发出眼神经、上颌神经和下颌神经三大分支（图10-48）。

（1）眼神经 经眶上裂入眶，分布于眼球、泪腺、结膜、部分鼻黏膜以及鼻背和睑裂以上的皮肤（图10-48）。其中一支经眶上孔（眶上切迹）出眶，分布于额部的皮肤，称眶上神经。"压眶反射"即压迫此神经。

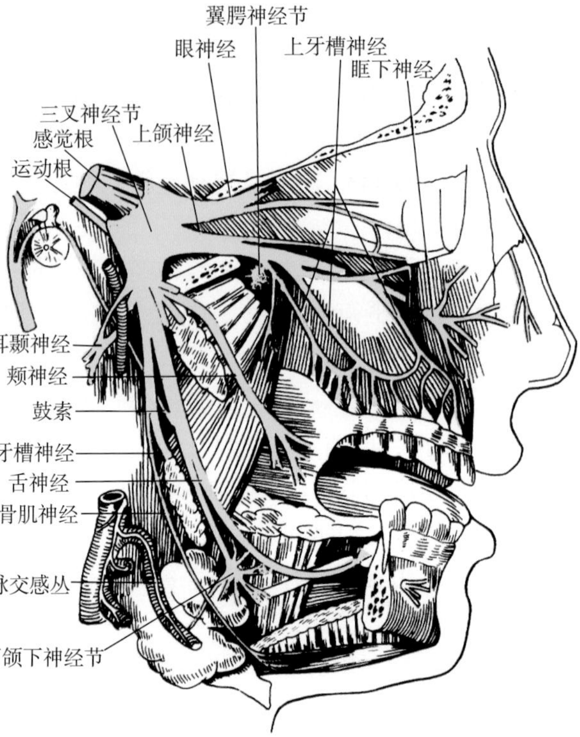

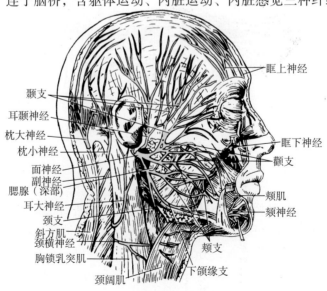

图 10-48　三叉神经

（2）上颌神经　经圆孔出颅腔，穿眶下裂入眶，最终延续为眶下神经。分布于上颌窦、鼻腔和口腔顶的黏膜，上颌牙和牙龈及睑裂与口裂之间的皮肤（图 10-49）。

（3）下颌神经　为混合神经，经卵圆孔出颅腔，其运动纤维支配咀嚼肌；感觉纤维分布于下颌牙、牙龈、口腔底、舌前 2/3 黏膜以及颞部和口裂以下的皮肤（图 10-48）。

2.面神经　连于脑桥，含躯体运动、内脏运动、内脏感觉三种纤维。面神经出脑

图 10-49　面神经（躯体运动纤维）

后经内耳门入面神经管，穿茎乳孔出颅，向前穿腮腺实质达面部（图 10-49）。其躯体运动纤维支配面肌；内脏感觉纤维分布于舌前 2/3 味蕾；内脏运动纤维支配泪腺、舌下腺和下颌下腺的分泌。

知识拓展

面神经损伤

面神经损伤是临床常见病。但损伤部位不同，临床表现也不一样。若在颅外损伤面神经，表现为同侧面肌瘫痪，患者的主要表现：患侧额纹消失，眼睑不能闭合，鼻唇沟变浅，口角偏向健侧，不能鼓腮、吹口哨。若损伤在面神经管内，则除上述表现外，还伴有患侧舌前 2/3 味觉障碍，泪腺、舌下腺及下颌下腺分泌障碍等现象。

3. 舌咽神经　连于延髓，经颈静脉孔出颅腔，含有 4 种纤维成分：躯体运动纤维支配咽肌；内脏运动纤维管理腮腺的分泌；内脏感觉纤维和躯体感觉纤维分布于咽与舌后 1/3 的黏膜，传导一般感觉和味觉；并有由内脏感觉纤维组成的颈动脉窦支，分布于颈动脉窦和颈动脉小球，参与血压和呼吸的反射性调节。

背一背

舌的神经分布

舌前三分之二温痛，三叉神经管理；
舌前三分之二味觉，七面神经传递；
舌后三分之一感觉，九舌咽神经包；
舌内舌外肌运动，舌下神经全都管。

4. 迷走神经　连于延髓，经颈静脉孔出颅腔，随食管穿膈达腹腔。迷走神经是行程最长、分布范围最广的脑神经，含 4 种纤维成分：内脏运动纤维（副交感纤维）和内脏感觉纤维分布于颈、胸和腹部的多种脏器，如呼吸道、心、肺、肝、脾、胰、肾、胃、结肠左曲以上的肠管，管理这些脏器的运动和感觉；躯体感觉纤维分布于耳郭、外耳道的皮肤和硬脑膜；躯体运动纤维支配软腭肌、咽、喉肌。

迷走神经在颈、胸部的主要分支有（图 10-50）：

（1）喉上神经　在颈内动脉内侧下行，约在舌骨大角处分为内、外支。内支分布于会厌、舌根及声门裂以上的喉黏膜；外支支配环甲肌。

（2）颈心支　与交感神经一起构成心丛，分布于心。

（3）喉返神经　左、右喉返神经返回的位置不同。左喉返神经绕主动脉弓，右喉返神经绕右锁骨下动脉，返回至颈部。在颈部，两侧的喉返神均沿气管与食管之间的沟内上行，分支分布于除环甲肌以外的所有喉肌和声门裂以下的喉黏膜。

12 对脑神经的性质、分布范围及损伤后的主要表现见表 10-2。

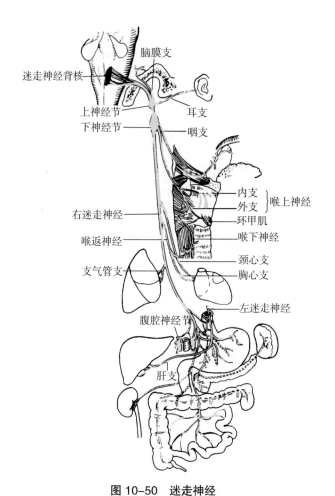

图 10-50　迷走神经

表 10-2　脑神经顺序、名称、分布及损伤后的主要表现

顺序和名称	性质	分布	损伤后主要表现
I 嗅神经	感觉性	鼻腔嗅黏膜	嗅觉障碍
II 视神经	感觉性	眼球视网膜	视觉障碍
III 动眼神经	运动性	上、下、内直肌，下斜肌，上睑提肌，瞳孔括约肌，睫状肌	眼向外下斜视，上睑下垂，对光反射消失
IV 滑车神经	运动性	上斜肌	眼不能向外下斜视
V 三叉神经	混合性	头面部皮肤，眼球及眶内结构，口腔、鼻腔黏膜，舌前 2/3 黏膜，牙及牙龈，咀嚼肌	头面部感觉障碍，角膜反射消失，咀嚼肌瘫痪
VI 展神经	运动性	外直肌	眼向内斜视
VII 面神经	混合性	面肌、颈阔肌、泪腺、下颌下腺、舌下腺、鼻腔及腭腺体、舌前 2/3 味蕾	面肌瘫痪，额纹消失，眼不能闭合，口角歪向健侧，分泌障碍，角膜干燥，舌前 2/3 味觉障碍
VIII 前庭蜗神经	感觉性	壶腹嵴、球囊斑和椭圆囊斑、螺旋器	眩晕，眼球震颤，听力障碍
IX 舌咽神经	混合性	咽肌、腮腺、咽壁、鼓室黏膜、颈动脉窦、颈动脉小球、舌后 1/3 黏膜及味蕾	咽反射消失，分泌障碍，咽、舌后 1/3 味觉障碍，一般感觉障碍

顺序和名称	性质	分布	损伤后主要表现
Ⅹ迷走神经	混合性	咽、喉肌，胸腹部脏器，结肠左曲以上肠管，咽喉黏膜，耳，硬脑膜	发音困难，声音嘶哑，呛咳，吞咽障碍，心动过速，内脏活动障碍
Ⅺ副神经	运动性	咽、喉肌，胸锁乳突肌，斜方肌	面不能转向健侧，不能提患侧肩胛骨
Ⅻ舌下神经	运动性	舌内、外肌	舌肌瘫痪，伸舌时舌尖偏向患侧

三、内脏神经

内脏神经随脊神经和脑神经走行，主要分布于内脏、心血管和腺体，按性质可分为内脏运动神经和内脏感觉神经。

（一）内脏运动神经

内脏运动神经调节内脏、心血管的运动和腺体的分泌，通常不受人的意识控制，故又称自主神经或植物神经。与躯体运动神经相比，两者在形态结构、分布范围和功能上有较大的差异（表10-3）。

表10-3 躯体运动神经和内脏运动神经的比较

	躯体运动神经	内脏运动神经
低级中枢	脑干躯体运动核、脊髓灰质前角	脊髓灰质侧角、脑干及骶副交感核
支配对象	骨骼肌	平滑肌、心肌、腺体
低级中枢至效应器的神经元	仅一级神经元	由两级神经元构成，有节前、节后纤维之分
神经纤维特点	为有髓纤维，传导速度较快	为无髓或薄髓纤维，传导速度较慢
支配器官形式	仅以一种纤维独立支配	多数器官为交感、副交感纤维双重支配
功能特征	受意识支配	不受意识支配
分布特点	直接到达效应器	在器官附近或壁内先形成神经丛，由神经丛再发出分支支配效应器

内脏运动神经（图10-51）自低级中枢到达所支配的器官一般需经过两个神经元。第1个神经元称节前神经元，胞体位于脑干和脊髓内，其发出的轴突称节前纤维，第2个神经元称节后神经元，胞体位于周围部的内脏神经节内，其发出的轴突称节后纤维。

根据形态、功能和分布特点，内脏运动神经分交感神经和副交感神经两部分。

1. 交感神经

（1）低级中枢 位于脊髓胸1~腰3节段的灰质侧角内，由交感神经元的胞体构成。

（2）周围部 包括交感神经节、节前纤维和节后纤维。

1）交感神经节 按其所在位置分：①椎旁节：对称性地位于脊柱两侧，共有22~24对和1个奇节，并借节间支连成左、右两条交感干。②椎前节：位于脊柱前方，包括腹腔神经节、主动脉肾神经节、肠系膜上神经节及肠系膜下神经节等。

2）节前纤维 是脊髓侧角交感神经节前神经元发出的纤维。它们随脊神经前根出椎间孔后到达相应椎旁节或椎前节换神经元。

3）节后纤维 是椎旁节和椎前节内的节后神经元发出的纤维，分布于内脏、心血

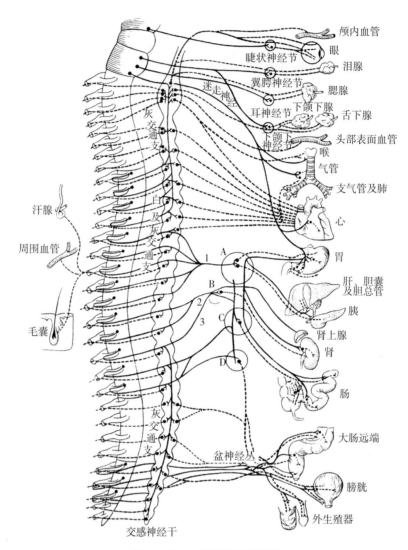

图 10-51 内脏运动神经概观

A.腹腔神经节；B.主动脉肾神经节；C.肠系膜上神经节；D.肠系膜下神经节

1.内脏大神经；2.内脏小神经；3.内脏最小神经

管和腺体，具体分布见表10-4。

表 10-4 交感神经分布概况

节前纤维的来源	神经元胞体的位置	节后纤维的分布
脊髓胸1~5节段的侧角	椎旁节	头颈、胸腔器官及上肢的血管、汗腺、竖毛肌
脊髓胸5~12节段的侧角	椎旁节或椎前节	肝、胰、脾、肾等腹腔实质器官及结肠左曲以上的消化管
脊髓腰1~3节段的侧角	椎旁节或椎前节	结肠左曲以下的消化管、盆腔脏器和下肢的血管、汗腺、竖毛肌

2.副交感神经

（1）低级中枢 位于脑干的副交感神经核和脊髓第2~4骶髓节段的副交感核内，由副交感神经元构成。

（2）周围部　包括副交感神经节、节前纤维和节后纤维。

1）副交感神经节　按其所在位置分：①器官旁节：位于所支配器官的附近。②器官内节：散在分布于所支配器官的壁内，数量较多。

2）节前纤维和节后纤维　①脑干副交感神经：由脑干副交感神经核发出的节前纤维分别加入Ⅲ、Ⅶ、Ⅸ、Ⅹ对脑神经，到达副交感神经节换神经元后，节后纤维分布于所支配的器官。②骶部副交感神经：由脊髓骶部副交感神经核发出的节前纤维随骶神经出骶前孔，又组成盆内脏神经，到达副交感神经节换神经元后，发出节后纤维分布于结肠左曲以下的消化管、盆腔脏器及外生殖器。

3.交感神经与副交感神经的主要区别　交感神经和副交感神经共同支配体内大多数器官，形成对内脏器官的双重神经支配，但两者在来源、结构、分布和功能等方面又有所不同（表10-5）。

表10-5　交感神经与副交感神经的主要区别

	交感神经	副交感神经
低级中枢	脊髓胸1~腰3节侧角	脑干副交感核，脊髓第2~4骶节副交感核
神经节	椎旁节、椎前节	器官旁节、壁内节
节前节后纤维	节前纤维短，节后纤维长	节前纤维长，节后纤维短
分布范围	广泛（全身的血管、内脏平滑肌、心肌、腺体、竖毛肌、瞳孔开大肌等）	较局限（大部分血管、肾上腺髓质、汗腺、竖毛肌等处无分布）

（二）内脏感觉神经

内脏感觉神经接受内脏的各种刺激，并将其传入至中枢。中枢可通过内脏运动神经直接调节内脏器官的活动，也可以通过神经–体液间接调节其活动。内脏感觉神经一般对器官的扩张、平滑肌剧烈收缩、牵拉以及缺血、炎症等刺激敏感，但对疼痛定位不准确。

第四节　神经传导通路

传导通路是指高级中枢与感受器或效应器之间传导神经冲动的通路。它是由若干神经元借突触连接而成的神经元链。从感受器到大脑皮质的神经传导通路称感觉（上行）传导通路；从大脑皮质到效应器的神经传导通路称运动（下行）传导通路。

一、感觉传导通路

感觉传导通路主要有本体觉、浅感觉和视觉传导通路。这些传导通路的共性是：①从感受器到大脑皮质，至少要经过三级神经元；②第2级神经元发出的纤维要交叉至对侧上行；③第3级神经元在间脑；④都经过内囊，投射到大脑皮质特定的感觉区，产生清晰特定的感觉。

1.躯干和四肢的本体觉、精细触觉传导通路　本体觉是指骨、关节、肌、腱的位置觉、运动觉和振动觉；精细触觉是指辨别两点距离和物体纹理的感觉。此传导通路如下（图 10-52）：

躯干、四肢的骨、关节、肌、肌腱的感受器→ 脊神经节（第1级神经元胞体）→ 薄束、楔束 → 薄束核、楔束核（第2级神经元胞体）→内侧丘系交叉 → 内侧丘系→ 丘脑腹后外侧核（第3级神经元胞体）→ 内囊后肢 → 中央后回上、中部和中央旁小叶的后部

图 10-52　本体觉、精细触觉传导通路

2. 痛、温度、粗触觉传导通路　痛、温度、粗触觉传导通路又称浅感觉传导通路，传导皮肤、黏膜的痛觉、温度觉和粗略触觉冲动。此通路由三级神经元组成，具体传导路径如下：

（1）躯干和四肢的痛、温度和粗触觉传导通路（图 10-53，图 10-55）：

躯干、四肢的皮肤感受器→ 脊神经节（第1级神经元胞体） → 脊髓后角细胞（第2级神经元胞体）→交叉至对侧→脊髓丘脑束→ 丘脑腹后外侧核（第3级神经元胞体）→内囊后肢→ 中央后回上、中部和中央旁小叶的后部

图 10-53　躯干和四肢的痛、温度和粗触觉传导通路

（2）头面部的痛、温度、粗触觉传导通路（图 10-54，图 10-55）：

头面部的皮肤、黏膜感受器 → 三叉神经节（第1级神经元胞体） → 三叉神经脊束核、脑桥核（第2级神经元胞体）→交叉至对侧→三叉丘系→ 丘脑腹后内侧核（第3级神经元胞体）→ 内囊后肢 → 中央后回的下部

图 10-54　头面部的痛、温度、粗触觉传导通路

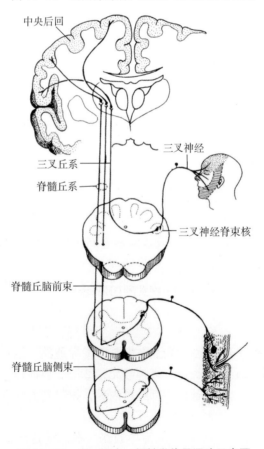

图 10-55　痛、温度、粗触觉传导通路示意图

3.视觉传导通路 视网膜的感光细胞接受光的刺激，产生神经冲动，经双极细胞传给节细胞，节细胞的轴突组成视神经。两侧视神经入颅腔形成视交叉，其中只有来自视网膜鼻侧半的纤维左、右交叉，而来自视网膜颞侧半的纤维不交叉。继而交叉的纤维和不交叉的纤维共同组成视束，视束的纤维多数止于外侧膝状体。外侧膝状体发出的纤维组成视辐射，经内囊后肢投射到枕叶距状沟两侧的皮质，产生视觉（图 10-56，图 10-57）。

视杆、视锥细胞 → 双极细胞（第1级神经元）→ 节细胞（第2级神经元）→ 视神经 →视交叉（视网膜鼻侧纤维交叉、颞侧纤维不交叉）→ 视束 →外侧膝状体（第3级神经元）→ 内囊后肢→距状沟两侧（视区）

图 10-56 视觉传导通路

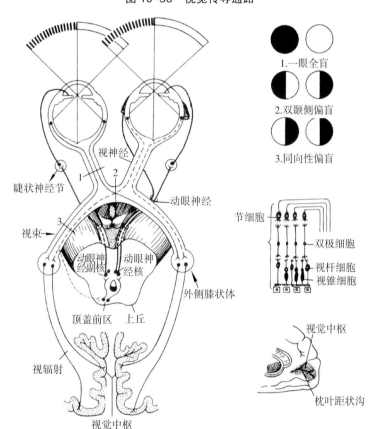

图 10-57 视觉传导通路示意图

视束的一部分纤维进入中脑的上丘，参与瞳孔对光反射。
视觉传导通路不同部位损伤的临床表现见表 10-6：

表 10-6　视觉传导通路损伤后的表现

损伤部位	临床表现	Left（左）	Right（右）
一侧视神经	该眼视野全盲	◐	●
视交叉中央部	双眼视野颞侧半偏盲 （桶状视野）	●	◑
视交叉外侧部损伤	患侧视野鼻侧半偏盲	◐	◑
一侧视束（视辐射、视区）	双眼病灶对侧视野 同向性偏盲	◑	◑

（注：假设损伤的是右侧部位）

二、运动传导通路

大脑皮质是躯体运动的最高级中枢，其对躯体运动的调节是通过锥体系和锥体外系两部分传导通路来实现的。

1. 锥体系　锥体系主要管理骨骼肌的随意运动，由上、下运动神经元组成。上运动神经元的胞体位于大脑皮质内，下运动神经元的胞体位于脑干和脊髓内。锥体系包括皮质核束和皮质脊髓束。

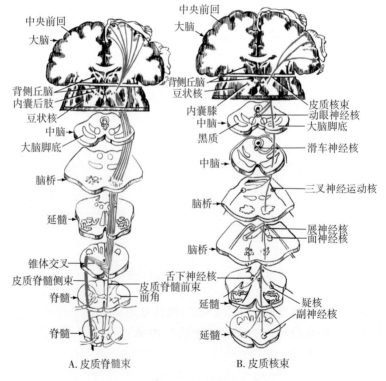

图 10-58　锥体系

（1）**皮质核束**　自大脑皮质下行至脑干内躯体运动核的纤维称皮质核束。其大部分纤维终止于双侧脑神经运动核，小部分纤维则完全交叉到对侧，终止于面神经核下部和舌下神经核(图 10-58B，图 10-59)。脑神经运动核再发出纤维随脑神经分布到头、颈、咽、喉的骨骼肌。

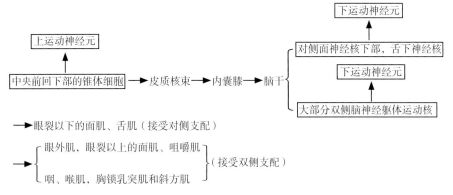

图 10-59 皮质核束传导通路

（2）皮质脊髓束 自大脑皮质下行至脊髓的纤维称皮质脊髓束。在锥体下端，皮质脊髓束的大部分纤维交叉到对侧形成锥体交叉，再下行终止于脊髓各节段，主要支配四肢肌；没有交叉的纤维下行终止于同侧脊髓各节段,支配躯干和四肢肌（图 10-58A，图 10-60）。

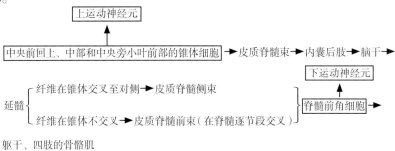

图 10-60 皮质脊髓束传导通路

2.锥体外系 锥体外系是指锥体系以外的控制骨骼肌运动的下行纤维束。

复习题

1.简述脊髓的位置、内部结构和功能。
2.简述与脑干相连的脑神经。
3.简述间脑的位置、分部及各部的功能。
4.简述大脑皮质各功能定位的位置和功能。
5.正中神经、桡神经、尺神经、腋神经、胫神经、腓总神经损伤各出现什么症状?
6.比较躯体运动神经和内脏运动神经在结构和分布上的差异。

思考题

根据你所学的解剖学知识分析脑脊液穿刺应选何部位进行? 并指出穿刺层次。

第十一章　内分泌系统

📖 本章导学

　　内分泌系统是机体的重要调节系统之一。它在中枢神经系统的调控下，实现对机体的新陈代谢、生长发育和生殖活动等的体液调节。本章将对主要内分泌腺的形态和位置进行简要描述。

　　内分泌系统由内分泌腺、内分泌组织和散在于器官组织中的内分泌细胞共同组成。人体的内分泌腺有垂体、甲状腺、甲状旁腺、肾上腺，松果体、胸腺，内分泌组织有胰岛、性腺等（图11-1）。

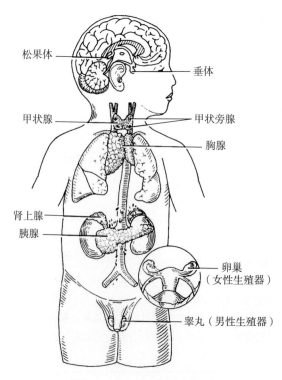

图11-1　内分泌腺分布概况

第一节 甲 状 腺

一、甲状腺的形态和位置

甲状腺是人体内最大的内分泌腺，正常成人重 20~25g。甲状腺呈"H"形，分左、右两侧叶和中间的甲状腺峡。侧叶贴附在喉下部和气管上部的侧面，峡部多位于第 2~4 气管软骨环的前方，有时自峡部向上伸出一个锥状叶（图 11-2）。甲状腺前面仅有少数肌肉和筋膜覆盖，肿大时可在体表摸到。甲状腺侧叶和气管软骨环之间常有结缔组织相连，故吞咽时可随喉上下移动。

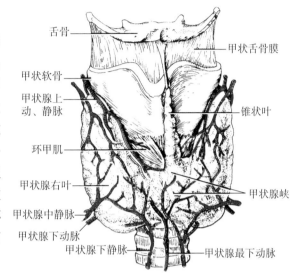

图 11-2 甲状腺（前面）

二、甲状腺的组织结构

甲状腺表面由一层结缔组织薄膜包裹。此膜伸入腺组织，将甲状腺分为许多大小不等的滤泡，约三百万个。滤泡壁由单层立方上皮细胞构成，滤泡腔内充满胶状质，其主要成分是甲状腺球蛋白。滤泡上皮细胞能合成甲状腺激素，储存于滤泡腔内。滤泡之间有一些散在的滤泡旁细胞，又称 C 细胞，分泌降钙素（图 11-3）。甲状腺激素的作用主要是促进机体正常生长发育和调节新陈代谢；降钙素能降低血钙和血磷。

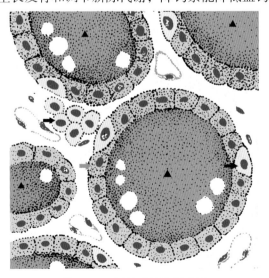

图 11-3 甲状腺结构模式图
→ 滤泡上皮细胞；➡ 滤泡旁细胞；▲胶质

第二节 甲状旁腺

甲状旁腺为棕黄色的扁椭圆形小体，似黄豆大小，通常有上、下两对，均贴附在甲状腺两侧叶的后面（图11-4）。甲状旁腺主要由主细胞构成（图11-5），后者合成和分泌甲状旁腺激素，有升高血钙和降低血磷的作用。

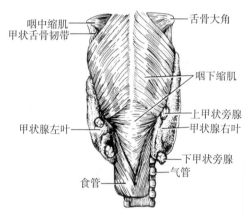

图 11-4 甲状旁腺

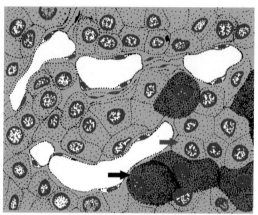

图 11-5 甲状旁腺结构模式图
➡ 主细胞；➡ 嗜酸性细胞

知识拓展

　　甲状旁腺激素分泌不足或因手术时甲状旁腺切除过多，会产生钙的代谢失常，低血钙导致手足抽搐，严重时可因喉肌痉挛发生窒息；甲状旁腺激素分泌过多时，则引起骨质过度吸收，容易发生骨折。

第三节 肾 上 腺

肾上腺位于腹膜之后，肾的上内方，左右各一，左侧的近似半圆形，右侧的呈三角形（图11-6）。肾上腺表面有一层结缔组织被膜，实质分为中心部的髓质和表层的皮质两部分。皮质呈浅黄色，髓质为棕色，它们实际上是两个内分泌腺体，在形态发生、细胞构筑以及激素的生物效应等方面均完全不同。

一、肾上腺皮质

肾上腺皮质由三层上皮细胞组成，从外向内依次为球状带、束状带和网状带（图11-7）。球状带的细胞呈锥形，排列成球状团块，合成和分泌盐皮质激素，主要是醛固酮；束状带细胞呈多边形，排列成单行或双行索状，合成和分泌糖皮质激素，主要是皮质醇；网状带细胞形态不规则，排列为索状并相互吻合成网状，主要分泌雄激素，也分泌少量的糖皮质激素和雌激素。

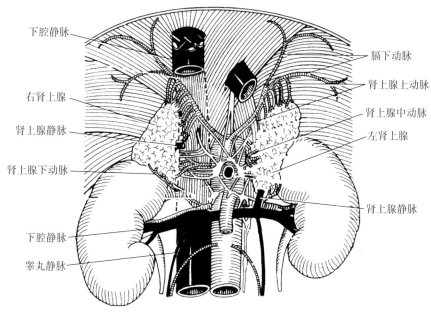

图 11-6　肾上腺

二、肾上腺髓质

肾上腺髓质细胞排列为索状或团状，并相互连接成网，分为嗜铬细胞和交感神经节细胞两种。嗜铬细胞合成和分泌肾上腺素和去甲肾上腺素，对机体的心血管系统、内脏平滑肌、能量代谢、神经系统均有调节作用。

表 11-1　肾上腺的组织结构及分泌的激素

肾上腺实质	分类	细胞形态、特点	分泌激素
皮质	球状带	细胞呈锥形或矮柱状，排列成球状	盐皮质激素
	束状带	细胞呈多边形，排列成索状	糖皮质激素
	网状带	细胞形态不规则，互相吻合成网状	雄激素，雌激素
髓质	肾上腺素细胞	髓质细胞排列为索状或团状	肾上腺素
	去甲肾上腺素细胞		去甲肾上腺素

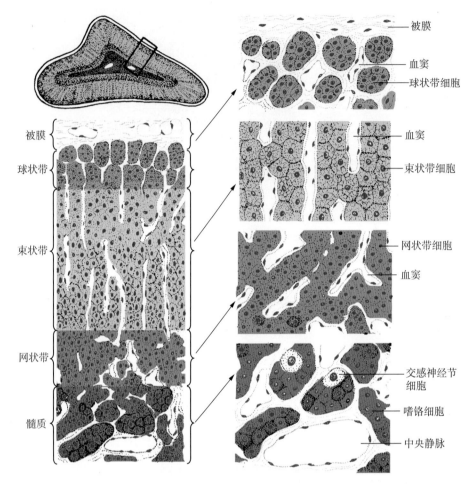

图 11-7 肾上腺的组织结构模式图

第四节 垂 体

垂体位于颅底蝶骨体上面的垂体窝内，呈椭圆形，外包坚韧的硬脑膜，借漏斗连于下丘脑（图 11-8，图 11-9）。垂体分为位于前方的腺垂体和后方的神经垂体，其各部名称如下：

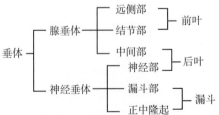

图 11-8 垂体的分布

腺垂体主要由腺细胞构成，分泌生长素、催乳素、促黑素及促激素 4 类激素。

神经垂体由无髓神经纤维和神经胶质细胞构成，它储存和释放由下丘脑视上核、室旁核合成的血管升压素和缩宫素两种激素。

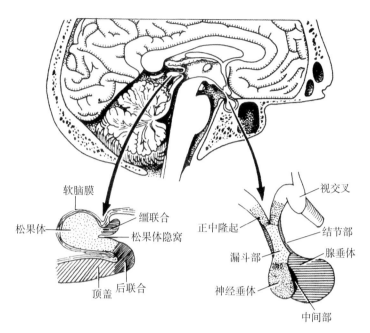

图 11-9 垂体和松果体

第五节 松 果 体

松果体位于间脑前丘和丘脑之间，以细柄与第三脑室顶相连，第三脑室凸向柄内形成松果体隐窝，为长 5~8mm、宽 3~5mm 的灰红色椭圆形小体（图 11-9）。松果体在儿童期比较发达，一般在 7 岁后开始退化。松果体的功能尚不十分了解。一般认为，人的松果体能合成、分泌多种生物胺和肽类物质，主要是调节神经的分泌和生殖系统的功能。

第六节 胰 岛

胰岛散布在胰腺的各处，以胰尾为最多，是许多大小不等的细胞团（图 4-33）。人的胰腺内有 100 万~200 万个胰岛，胰岛中主要有 A、B、D、PP 4 种功能不同的细胞。A 细胞分泌胰高血糖素；B 细胞分泌胰岛素；D 细胞分泌生长抑素；PP 细胞分泌胰多肽。胰岛素是促进合成代谢、维持血糖浓度稳定的主要激素。

复习题

1. 简述甲状腺的形态、位置。
2. 说出肾上腺皮质的结构特点和各部分泌的激素。
3. 垂体位于何处？包括几部分？它能分泌哪些激素？

第十二章　人体胚胎发育概要

 本章导学

　　你知道人体是怎么形成的吗？要想了解这个神秘而又神奇的复杂过程，那就来仔细学习人体胚胎发育概要吧。通过学习，你可以了解人体种子（受精卵）的发育过程，并能运用所学知识搞好优生优育等宣传工作。

　　人体胚胎学的研究范围涉及生殖细胞的形成、受精、胚胎发育、胚胎与母体的关系及先天性畸形等。人体胚胎在母体子宫内的发育经历约 266 天（38 周），可分为 3 个时期：①胚前期：从受精到第 2 周末；②主胚期：从第 3 周至第 8 周末；③胎儿期：从第 9 周至出生。前两期受精卵由单个细胞经过迅速而复杂的增殖分化，发育为具有各器官、系统及外形的胎儿雏形；后一期胎儿逐渐长大，各器官、系统继续发育，多数器官出现不同程度的功能活动。

第一节　生殖细胞的成熟

一、精子的发生和成熟

　　精子的成熟要经过分裂、生长、成熟和变形等 4 个阶段。从精原细胞到精子的形成需 64~75 天，在附睾内经 2 周左右继续发育成熟，逐渐获得运动能力（图 12-1）。

　　每个初级精母细胞，经过两次成熟分裂形成 4 个精子，它们都只有 23 条染色体，其中 2 个精子的染色体是 23，X，另 2 个精子的染色体是 23，Y，精子进入女性生殖管道后经子宫和输卵管分泌物的作用，才获得受精能力。精子在女性生殖管道内能存活 1~3 天，但授精能力仅能维持 24 小时。

二、卵的发生和成熟

　　卵由卵原细胞生长增大成为初级卵母细胞，经过两次成熟分裂所形成。初级卵母细胞完成第一次成熟分裂时，形成一个大的次级卵母细胞和一个小的第一极体，它们各有 23 条染色体，即 23，X。第二次成熟分裂后，次级卵母细胞分裂形成一个大而成熟的卵和一个小的第二极体（图 12-1），各有 23 条染色体（23，X）。第二次成熟分裂要在受精时才能完成，如果卵不受精，则第二次成熟分裂不能完成，并于排卵后 12~24 小时后退化。

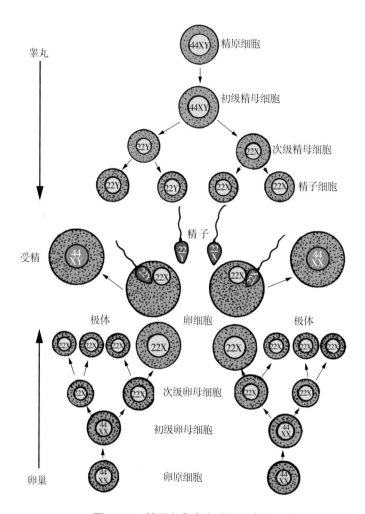

图 12-1　精子和卵发生过程示意图

知识拓展

性别与识别

　　在人类历史上，人们对性别本身的认识和区分经历了几个阶段。传说中的亚当夏娃时代，人类只通过外表区分男女。显微镜发明以后，人们发现性别不同其染色体也不同，即男性为 46，XY，女性为 46，XX。随着生物技术的发展，人们发现男女的根本差别在基因，而不在染色体里。基因性别是"男性"，染色体却可能表现为"女性"。因此，有许多想变成女性的男人，其基因本来就可能是"女性"但染色体却表现为"男性"。随着基因密码不断被破译，现代研究发现，许多与性别有关的现象包括同性恋等，都有其生物学原因。

想一想、练一练

1. 如何为孕妇推算预产期？
2. 泰国人妖的性别是什么？

第二节 胚胎的早期发育

一、受精

精子与卵子的结合，形成受精卵的过程称为受精。

（一）受精的部位、时间及过程

受精的部位在输卵管壶腹部。受精的时间一般发生在排卵后 24 小时以内，因为卵细胞在排出 12~24 小时后生命力逐渐下降甚至死亡。

受精的过程：正常成年男性一次可射出 3 亿 ~5 亿个精子，但是由阴道穿过子宫颈、子宫腔和输卵管而到达输卵管壶腹部的只有 300~500 个最强壮的精子。当精子穿越卵细胞周围的放射冠及透明带时，其顶体释放顶体酶，这一过程称为顶体反应。而后精子头部与卵细胞膜融合，随即精子头部进入卵细胞内。卵细胞受精子的激发完成第二次成熟分裂。此时精子的核和卵细胞的核分别称为雄性原核和雌性原核，然后两核相互靠近，核膜消失，互相融合，即形成受精卵（图 12-2）。

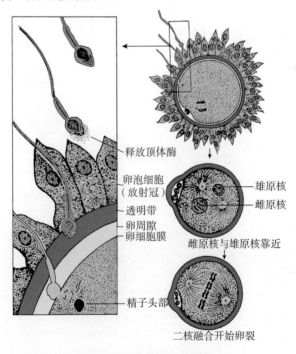

释放顶体酶
卵泡细胞（放射冠）
透明带
卵周隙
卵细胞膜
精子头部
雄原核
雌原核
雌原核与雄原核靠近
二核融合开始卵裂

图 12-2 受精过程示意图

（二）受精的必备条件

1. 卵细胞在排卵前必须处于第二次成熟分裂中期。

2. 精子必须发育正常并有足够数量。正常成年男性每次射精 3~5ml，每毫升含精子 1 亿 ~2 亿个；若精液少于 1ml，或精子密度低于每毫升 500 万个，或畸形精子超过 20%，或精子活力低下，或卵细胞发育不正常，受精成功的概率均很小，并且容易出现胚胎畸形。

3. 男、女性生殖管道必须通畅。

4. 精子和次级卵母细胞必须在限定时间内相遇。若排卵 12 小时后和射精 24 小时后，卵和精子即使相遇也失去了受精能力。

5. 雌激素与孕激素是维持和调节生殖细胞发生、发育及其在生殖管道中正常运转的重要条件，如果这两种激素的水平太低，也会影响受精过程。

知识拓展

人工授精和试管婴儿

人工授精就是人工把精液注入女性生殖管道使之受孕的方法。用丈夫的精液行人工授精称夫精人工授精；而使用自愿献精者精液的人工授精称为供精人工授精，两者在技术上基本相同。

人卵体外受精（IVF）技术建立于 1969 年。用人工方法，让卵和精子在人体以外受精和发育，这种生殖方法叫做体外发生。一般是把 4 细胞或 8 细胞时期的胚移植到母体子宫内发育，直至分娩，国际上把这种形式的体外发生称为体外受精 - 胚胎移植（IVF-ET），由此诞生的婴儿通常称为试管婴儿。我国于 1988 年春天诞生首例"试管婴儿"。IVF 和 ET 技术的发展，可以解决因输卵管堵塞而不能怀孕妇女的生育问题。目前，体外受精获得的早期人胚，经冷冻保存后再移植入子宫的胚胎也获得成活。

（三）受精的意义

1. 受精标志着新生命的开始，受精卵经生长、发育，逐渐形成一个新个体。

2. 染色体数目恢复为 23 对，一半来自父方，一半来自母方，因此，受精卵具有双亲的遗传物质。

3. 决定新个体的遗传性别，如果核型为 23，X 的精子与卵（核型均为 23，X）受精，受精卵的核型即为 46，XX，由此发育成的新个体的遗传性别就是女性；如果核型为 23，Y 的精子与卵结合，受精卵的核型即为 46，XY，新个体的遗传性别就是男性。

二、卵裂和胚泡形成

受精卵进行的细胞分裂，称卵裂。卵裂发生的子细胞，称卵裂球。在受精后 72 小时，受精卵分裂成 12~16 个细胞，形似桑椹，称桑椹胚（图 12-3）。在卵裂的同时，受精卵逐渐向子宫腔方向移动，桑椹胚继续分裂，并由输卵管进入子宫腔。进入子宫腔的桑椹胚细胞继续分裂，数目逐渐增多，在受精后第 7 天形成囊泡状的胚泡（或囊胚）。胚泡由胚泡腔、滋养层和内细胞群 3 部分组成（图 12-4）。胚泡腔内含液体，滋养层由单层细胞构成，可吸收营养，故名滋养层。其中与内细胞群相邻的部分又称极端滋养层，将来发育成胎盘，内细胞群将来发育成胎儿。

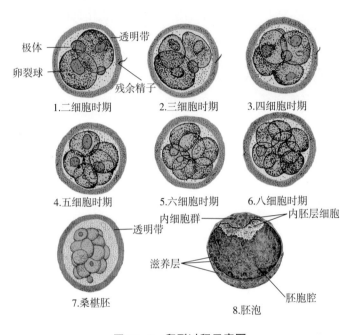

图 12-3　卵裂过程示意图

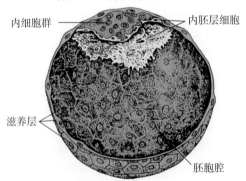

图 12-4　胚泡的形态

三、植入与蜕膜

1. 植入

（1）植入的概念　胚泡埋入子宫内膜的过程，称植入（也叫着床）。

（2）植入的时间　植入开始于受精后的第 6~8 天，至第 11~12 天完成。

（3）植入的过程　胚泡植入时，其极端滋养层先与子宫内膜接触，并分泌蛋白水解酶将与之接触的子宫内膜溶解，形成缺口，胚泡由此陷入子宫内膜；随着胚泡的逐渐陷入，缺口周围的上皮细胞增生，将缺口修复，至此胚泡即完全植入子宫内膜（图 12-5）。

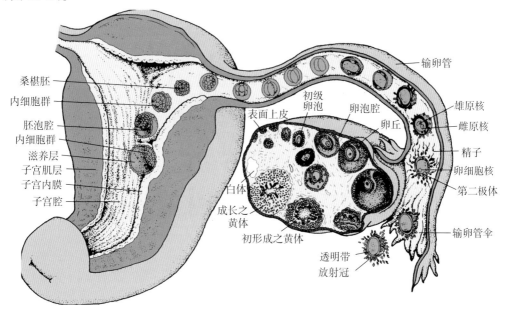

图 12-5 排卵、受精、卵裂和植入的位置

（4）植入的条件　植入的条件主要有：①子宫内膜必须处于分泌期，这依赖于母体性激素的正常分泌，以便为胚泡的植入创造适宜的内膜环境；②胚泡必须按时进入宫腔；③透明带必须按时消失。人为地干扰植入条件，如口服避孕药、在宫腔内放置节育器等，均可阻碍植入，达到避孕的目的。

（5）植入的部位　胚泡通常植入在子宫底或子宫体上部。

知识拓展

前置胎盘与宫外孕

若胚泡在子宫颈内口附近植入并在此形成胎盘，称前置胎盘，分娩时胎盘可堵塞产道，导致难产，或胎盘早期分离而引起大出血，处理不当可危及母婴生命。若植入发生在子宫以外的部位，称宫外孕，常发生在输卵管，偶见于子宫阔韧带、肠系膜，甚至卵巢表面等处。

2. 蜕膜　胚泡植入后的子宫内膜功能层称为蜕膜，胎儿分娩时脱落。

根据蜕膜与胚胎的关系，蜕膜可分 3 部分：位于胚泡深面的部分，称为基蜕膜（或称底蜕膜）；包被于胚泡表面的部分，称包蜕膜；其他的部分为壁蜕膜。而壁蜕膜和包蜕膜之间的部分为子宫腔。随着胚胎的逐渐生长发育，包蜕膜与壁蜕膜之间的子宫腔逐渐变窄；最后，壁蜕膜与包蜕膜融合，子宫腔消失（图 12-6）。

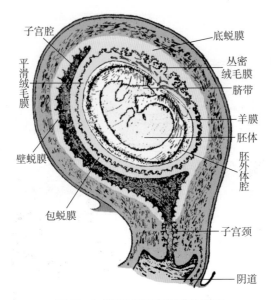

图 12-6　胚胎与子宫蜕膜的关系

四、胚层的形成与分化

(一)三胚层的形成

大约在受精后第 7 天,内细胞群就已分化为两层细胞,上方的一层柱状细胞称外胚层,下方的一层立方细胞称内胚层,二者紧密相贴,形成一个圆盘状的结构,称胚盘(图 12-7,图 12-8)。胚盘是形成胎儿的原基。在内、外胚层形成的同时,外胚层的背侧出现一个腔,由羊膜上皮围成,称羊膜腔,羊膜环绕羊膜腔而形成的囊状结构叫羊膜囊。在内胚层的腹侧出现一个囊,称卵黄囊。胚胎发育至第 3 周,胚盘的外胚层细胞迅速增生,形成一条细胞索,称原条。原条的细胞分裂增殖,并向深部迁移进入内、外胚层之间形成的新细胞层即中胚层,至此,胚盘由原来的两个胚层变为三个胚层(图 12-8)。

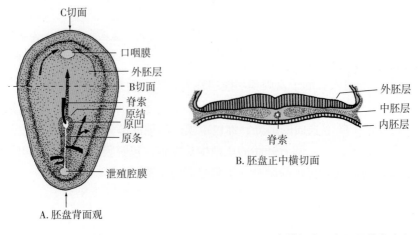

图 12-7　胚盘　　　　　图 12-8　胚盘横切(示中胚层的发生)

（二）三胚层的分化

从第4周至第8周，三胚层的细胞不断增殖和分化，形成了人体的各种细胞、组织和器官原基。

胚盘的两侧缘向腹侧面卷曲，使平膜状的胚盘变成圆桶状的胚体。内胚层则被包入胚体内形成原肠。原肠将来主要形成消化管、消化腺、气管、肺、膀胱及尿道等处的上皮。

中胚层形成后，外胚层细胞增厚呈板状，称神经板。神经板中央沿长轴下陷，称神经沟。神经沟两侧边缘隆起，形成神经褶。两侧的神经褶逐渐靠拢愈合成头尾方向的管状结构，称神经管。神经管的头端膨大发育成脑，尾端细长演变成脊髓。其余部分的外胚层将来分化成皮肤的表皮及其附属结构等（图12-9）。

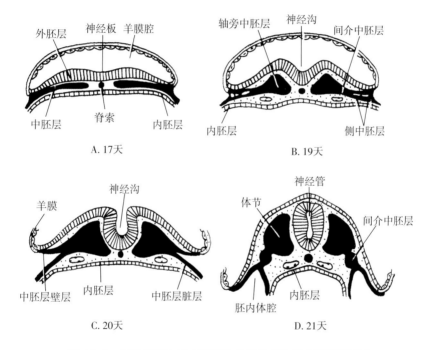

图 12-9　胚盘横切（示中胚层的早期分化和神经管的形成）

紧邻神经管两侧的中胚层不断生长增厚，呈节段状，称体节。体节主要形成椎骨、骨骼肌和真皮。体节外侧的中胚层，称间介中胚层，将来分化形成泌尿、生殖系统的主要器官；间介中胚层外侧的中胚层，称侧中胚层。侧中胚层内形成的腔隙，称胚内体腔。胚内体腔将来分化形成心包腔、胸膜腔和腹膜腔。

 想一想、练一练

避孕的方法有哪几种？

<h1 style="text-align:center">第三节 胎膜与胎盘</h1>

一、胎膜

胎膜是胎儿发育过程中的附属结构，胎儿娩出时，胎膜即与胎儿脱离。胎膜包括绒毛膜、羊膜、卵黄囊、尿囊和脐带等，

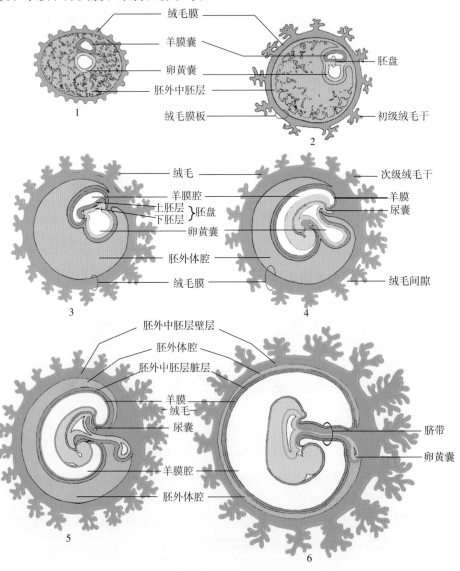

图 12-10 胎膜的形成

1. 绒毛膜　绒毛膜由滋养层和胚外中胚层发育而成。胚胎发育到第 2 周，滋养层和胚外中胚层的细胞共同向周围生长，形成许多细小的突起，称绒毛。此时胚泡的滋养层就称绒毛膜。在绒毛膜内的胚外中胚层形成血管，血管内含有胎儿的血液。

胚胎早期，绒毛膜表面都有绒毛，后来与包蜕膜相接的绒毛由于供血不足而逐渐退化消失，故称平滑绒毛膜；而与基蜕膜相邻接的绒毛供血充足，发育旺盛，反复分支，呈树枝状，称丛密绒毛膜。

绒毛膜的主要功能是从母体子宫吸收氧气和营养物质供胎儿生长发育，并排出胎儿代谢产物。

知识拓展

葡萄胎

绒毛滋养层细胞过度增殖，间质变性水肿，血管消失，绒毛呈水泡状或葡萄状，胎儿死亡，整个胎块像串串葡萄，故称葡萄胎。

2.羊膜 羊膜为半透明的薄膜。最初附于胚盘的周缘，羊膜腔位于胚盘的背侧；随着胚盘向腹侧卷曲，羊膜的附着缘移向胚体的腹侧面，羊膜腔也逐渐向腹侧扩展；最后，羊膜的附着线移到胎儿脐带根部，此时胎儿完全游离于羊膜腔内。由于羊膜腔的逐渐扩大，使羊膜和平滑绒毛膜逐渐接近，最终融合，胚外体腔消失。

羊膜腔内的淡黄色液体，称羊水，主要由羊膜不断分泌产生，其中也含有胎儿的排泄物。羊水不断产生又不断被羊膜吸收和被胎儿吞饮，所以羊水是不断更新的。羊水的含量足月胎儿约有 1000ml。若羊水少于 500ml 为羊水过少，若多于 1500ml 为羊水过多。羊水过少或过多常预示胎儿有某种先天性畸形。

羊水的功能是：①保护胎儿免受外力的震动及挤压。②防止胎儿肢体与羊膜发生粘连。③分娩时扩张宫颈和冲洗、润滑产道。

知识拓展

羊水穿刺

穿刺抽取羊水进行胎儿脱落细胞染色体检查、DNA 分析或测定某些物质含量的变化，可早期诊断某些先天性疾病。

3.脐带 脐带是连于胎儿脐部与胎盘之间的条索状结构。由羊膜包绕体蒂、尿囊及卵黄囊等结构所构成，长约 55cm，是胎盘与胎儿之间物质运输的血管通道，内含有一对脐动脉和一条脐静脉。

功能：脐带是胎儿与胎盘的血管通道，也是胎儿与母体之间物质交换的通道。

二、胎盘

1.胎盘的形态结构 足月胎儿的胎盘呈圆盘状，由胎儿的丛密绒毛膜和母体子宫的基蜕膜构成。胎盘的胎儿面覆盖羊膜而平滑，其中央与脐带相连。胎盘的母体面粗糙（图 12-11）。胎盘被不规则的浅沟分为 15~20 个稍为突起的胎盘小叶。小叶之间有基蜕膜形成的胎盘隔。胎盘隔之间的腔隙，称绒毛间隙，其内充满了母体血液，绒毛浸于血液之中（图 12-12）。

2. 胎盘的功能

（1）物质交换　当胎儿血液流经胎盘时，胎儿生长发育所需的营养物质和氧气通过胎盘屏障从母体血液中获得，同时又将自身的代谢产物和二氧化碳排泄到母体血液内，然后再由母体排出体外。

（2）防御屏障　胎盘膜是分隔子体血和母体血的薄层结构，有选择性通透功能，在母体血与胎儿血之间进行物质交换时起屏障作用。

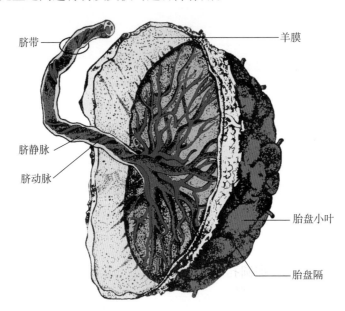

图 12-11　胎盘和脐带

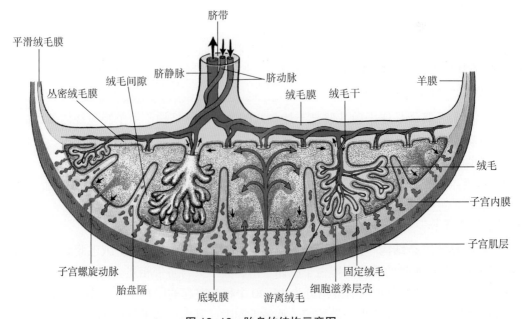

图 12-12　胎盘的结构示意图

（3）内分泌功能　胎盘能分泌多种激素，对维持妊娠、保证胎儿正常发育起着重要作用。主要激素有：①绒毛膜促性腺激素（HCG）：能促进母体内黄体的生长发育，从而维持妊娠。②雌激素（P）和孕激素（E）：妊娠第 4 个月开始分泌，以后逐渐增多，以便在母体的黄体退化后，继续维持妊娠。③绒毛膜促乳腺生长激素（HCS）：受精后第 2 个月开始分泌，第 8 个月达高峰，直至分娩，其作用是促进母体的乳腺和胎儿的生长发育。

知识拓展

绒毛膜促性腺激素

受精后第 2 周开始，在母体尿中出现绒毛膜促性腺激素，第 8 周达到最高峰后下降。检查该激素是诊断早期妊娠的方法之一。

妇女妊娠后喜欢吃酸性食物，是因为绒毛膜促性腺激素抑制胃酸的分泌，反射性引起孕妇想吃酸性食物以开胃，来调节胃酸的不足。

第四节　胎儿血液循环

一、胎儿心血管系统的结构特点

1. **卵圆孔和动脉导管**　卵圆孔位于房间隔的中下部，血液可经卵圆孔由右心房流入左心房。动脉导管是连于肺动脉干与主动脉弓之间的一条短血管，血液可由肺动脉干流入主动脉弓。

2. **脐动脉与脐静脉**　脐动脉有两条，起自髂总动脉，经胎儿脐部和脐带进入胎盘。脐静脉为一条，从胎盘经脐带进入胎儿体内，入肝后续为静脉导管，经肝静脉注入下腔静脉回到右心房，并发出分支与肝血管相通。

二、胎儿血液循环途径

胎儿的血液在胎盘内与母体血液进行物质交换后，经脐静脉进入静脉导管，然后汇入下腔静脉（图 12-13）。下腔静脉的血液流入右心房后，大部分经卵圆孔流入左心房，再经左心室流入主动脉。主动脉中大部分血液经主动脉弓的分支流入头颈部和上肢，只有少量血液流入降主动脉。上腔静脉的血液流入右心房，与少量来自下腔静脉的血液一起流入右心室，

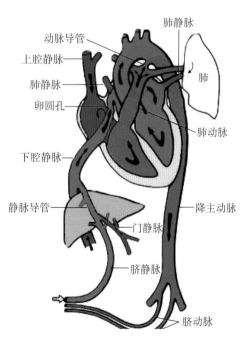

图 12-13　胎儿血液循环途径

再流入肺动脉。因胎儿肺无呼吸功能，肺动脉的血液大部分经动脉导管流入降主动脉。降主动脉中的血液一部分供应躯干和肢体，另一部分经脐动脉流入胎盘，再与母体进行物质交换。

知识拓展

婴儿适当啼哭的益处

　　婴儿时期，适当地让孩子哭一哭并非坏事。它不但可以使更多的"原始"肺泡得到充分膨胀，锻炼肺泡的舒缩能力，而且还可以增加婴儿的肺活量，增强机体抵抗力。那些哭声洪亮有力的婴儿，多半身体健康，很少有疾病发生。但并非有意识地促使婴儿去哭，也不要让婴儿哭起来没完没了，取其适当才是上策。

三、胎儿出生后心血管系统的变化

　　胎儿出生后，脐循环中断，肺开始呼吸，动脉导管、静脉导管和脐血管均废用，血液循环发生一系列改变（图 12-14）。主要变化如下：

　　1.脐静脉（腹腔内部分）闭锁，成为由脐部至肝的肝圆韧带。

　　2.脐动脉大部分闭锁成为脐外侧韧带，仅近侧段保留成为膀胱上动脉。

　　3.肝内的静脉导管闭锁成为静脉韧带。

　　4.由于脐静脉闭锁，从下腔静脉注入右心房的血液减少，右心房压力降低；同时，肺开始呼吸，大量血液由肺静脉回流进入左心房，左心房压力升高，于是卵圆孔瓣膜紧贴于继发隔（第二房间隔），使卵圆孔闭锁。若出生一年后卵圆孔仍未封闭或封闭不全，称卵圆孔未闭，属先天性心脏病。

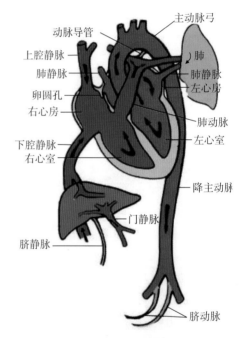

图 12-14　胎儿出生后血液循环途径的变化

　　5.动脉导管闭锁成为动脉韧带。若动脉导管未闭锁，称动脉导管未闭。

 想一想

脐血有用吗？

第五节 双胎、多胎和联胎

一、双胎

一次分娩出生两个新生儿的现象，称双胎或孪生，发生率占 1%。

1. **单卵双胎** 由一个受精卵发育成两个胎儿的现象称单卵双胎或真双胎。单卵双胎性别相同，容貌、性格也很相似。单卵双胎主要有以下几种情况（图 12-15）：①受精卵分裂产生两个卵裂球，两者各自发育成一个胎儿。②形成两个内细胞群，各自形成一个胎儿。③形成两个原条，各自形成一个完整的胎儿，但易发生联胎。单卵双胎的遗传基因完全一致，它们之间若做器官移植，一般不会发生排斥反应。

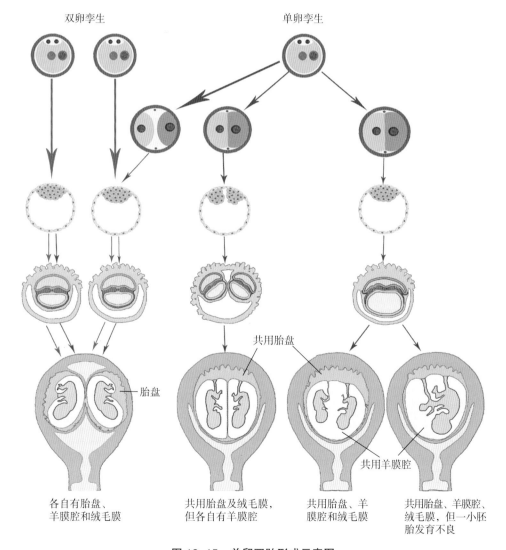

图 12-15 单卵双胎形成示意图

2. 双卵双胎 卵巢排出两个卵子，分别受精后发育成两个胎儿的现象称双卵双胎或假双胎。两个胎儿的性别可相同，也可不相同，容貌、性格如同一般的兄弟姐妹。

二、多胎

一次分娩两个以上新生儿者称为多胎。多胎的形成原因可以是单卵多胎、多卵多胎和混合性多胎。三胎发生率约万分之一，四胎发生率约百万分之一，且不易存活。

三、联胎

联胎发生于真孪生。当一个胚盘出现两个原条并分别发育为两个胚胎时，若两个原条或内细胞群靠得较近，胚体形成时发生局部联接，称联胎（图12-16）。联胎有对称型和不对称型两类。对称型指两个胚胎大小相同，可有头联体双胎、臀联体双胎、胸腹联体双胎等。不对称型联胎是双胎一大一小，小者常发育不全，形成寄生胎或胎中胎。

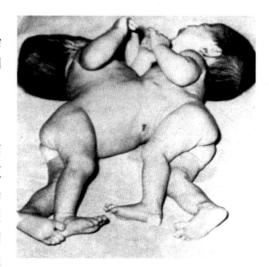

图 12-16　胸腹联体双胎示意图

想一想

1. 单卵双胎有几个胎盘？
2. 生活中哪些动物是多胎生？

第六节　先天畸形与优生

先天畸形是由于胚胎发育紊乱所致的出生时即可见的形态结构异常。器官内部的结构异常或生化代谢异常，则在出生后一段时间或相当长时间才显现。因此，将形态结构、功能、代谢和行为等方面的先天性异常，统称为出生缺陷。

一、先天畸形的分类

1. 整胎发育畸形 多由严重遗传缺陷引起，大都在胚胎早期死亡或流产。

2. 胚胎局部发育畸形 由胚胎局部发育紊乱引起，畸形多在两个器官以上，如并肢畸形等。

3. 器官局部畸形 由某一器官不发生或发育不全所致，如双侧或单侧肺发育不全、室间隔缺损等。

4. 发育过度畸形 由某器官或器官的一部分增生过度所致，如多指（趾）畸形。

5. 联体畸形 即联胎。

二、先天畸形发生的原因

1. 遗传因素　包括基因突变和染色体畸变。如果这些遗传改变累及生殖细胞，由此引起的畸形就会遗传给后代。以染色体畸变引起的较多。

2. 环境因素　能引起出生缺陷的环境因素，统称致畸因子。环境致畸因子主要有5类：①生物性致畸因子：如风疹病毒、单纯疱疹病毒及梅毒螺旋体等；②物理性致畸因子：如各种射线、机械性压迫和损伤等；③致畸性药物：多数抗癌药物、某些抗生素、抗惊厥药物和激素均有不同程度的致畸作用；④致畸性化学物质：在工业"三废"、食品添加剂和防腐剂中，含有一些有致畸作用的化学物质；⑤其他致畸因子：大量吸烟、酗酒、缺氧和严重营养不良等均有致畸作用。

三、致畸敏感期

胚胎发育第3~8周是人体外形及内部许多器官、系统原基发生的重要时期，此期对致畸因子（如某些药物、病毒及微生物等）的影响极其敏感，易发生先天畸形，称致畸敏感期。孕妇在此期应特别注意避免与致畸因子接触。

知识拓展

优生的措施

1. 避免近亲结婚。
2. 接受婚前咨询和检查，防止将遗传病传给下一代。
3. 保持身体健康，怀孕之前和怀孕期间避免接触有害物质等。
4. 做好孕期保健，预防病毒感染，注意孕期用药和营养卫生。
5. 定期做产前检查。

 想一想

什么是近亲结婚？有什么影响？

复习题

1. 简述受精的时间、地点和意义。
2. 简述胎盘的结构和功能。

第二篇 人体的基本功能

第十三章 人体功能调节、内环境及其稳态

 本章导学

> 人体的一切生命活动都是在一定环境中进行的。人体的环境有内环境和外环境之分，且经常发生变化，影响人体的生命活动。人体通过自身功能调节以适应内外环境变化。

第一节 机体的内环境及其稳态

一、人体对外环境的适应

外环境是指整个人体生存的环境，包括自然环境和社会环境。外环境中的各种条件变化都可构成对人体的刺激而影响生命活动。但人体能够随环境条件的变化，不断地调整自身各部分的功能和相互关系，使人体与环境取得平衡统一，保证生命活动正常进行。人体能够根据外部情况来调整内部关系的生理特性，称为适应性。例如天气变冷，机体散热增加，体温下降，可以通过增添衣服来减少散热、提高肌紧张以增加产热等措施，维持体温的稳定。

人类作为生态系统的组成部分，一方面要依赖环境、适应环境，另一方面又不断地影响和改变环境。随着科学技术的发展，人类在适应外环境的同时，更能主动地改善和保护自然生态环境，使环境适应人体生命活动的需要。

二、人体内环境与稳态

组成人体的细胞数以亿计，其中绝大多数细胞并不与外环境直接接触，而是浸浴和生存在细胞外液之中。细胞代谢所需要的 O_2、营养物质的摄取、CO_2 及其他代谢产物的排出，都必须通过细胞外液进行。所以，细胞外液是细胞直接生活的体内环境，称为人体的内环境。

细胞外液是人体体液的一部分。体液是人体内液体的总称。在成人，体液约占体重的 60%。体液可分为两大部分：①存在于细胞内的称为细胞内液，约占 2/3（约占体重的 40%）；②存在于细胞外的称为细胞外液，约占 1/3（约占体重的 20%），包括组织液、血浆、淋巴液和脑脊液等。体液的各部分彼此隔开而又互相沟通。细胞内液与组织液之间通过细胞膜进行物质交换；而血浆与组织液之间则通过毛细血管壁进行水分和某些物质的交换。血浆是体液中最活跃的部分，成为沟通人体内外环境的媒介（图 13-1）。

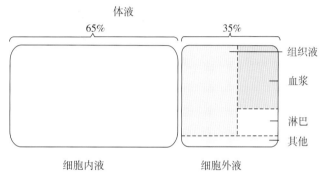

图 13-1　体液分布与含量

外环境的各种因素经常发生较大的变化，而内环境的各种理化因素（温度、渗透压、酸碱度和各种化学成分的浓度等）则保持相对稳定。例如，外环境的温度有季节性的变化，但人体的体温总是维持在 37℃左右。内环境的理化特性保持相对稳定的状态称为稳态。内环境的稳态是维持细胞正常生理功能和保证人体生命活动正常进行的必要条件。由于细胞的不断代谢和外环境的影响，内环境的稳态不断地受到扰乱和破坏，正常人体通过调节系统的作用，改变各器官、组织的活动，可以维持内环境中各种理化因素和物质浓度的相对稳定。所以，内环境的稳态是一种动态的相对稳定。人体一切调节活动的最终生物学意义在于维持内环境的稳态。一旦调节系统或器官、组织的活动发生紊乱，稳态就不能维持，细胞的新陈代谢和人体各种功能活动将不能正常进行，即产生疾病，甚至危及生命。

第二节　人体生理功能的调节

人体生理功能的调节是指人体对内外环境条件变化做出适应性反应的过程。通过人体各部分功能活动的相互协调和配合，使人体能够保持内环境的稳态和对外环境的适应，以维持人体生命活动的正常进行，这些都需要通过人体生理功能的调节来完成。

人体生理功能的调节方式主要有三种，即神经调节、体液调节和自身调节。

1.神经调节　　神经调节是指通过神经系统的活动对人体生理功能进行调节。神经调节是通过反射活动来实现的。反射是指在中枢神经系统的参与下，人体对刺激发生的规律性反应。反射活动的结构基础是反射弧（图 10-3）。反射活动的完成有赖于反射弧的结构完整和功能的正常，其中任何一部分结构被破坏或功能障碍，都会使相应的反射活动消失。

反射可分为非条件反射和条件反射两大类（详见第 20 章表 20-3）。

神经调节的特点是迅速、短暂而精确，具有高度的协调和整合功能，是人体生理功能调节中最主要的调节方式。

2.体液调节　　体液调节是指人体的一些细胞（如内分泌细胞）生成的某些化学物质（激素、代谢产物及其他化学物质）通过体液运输到达全身或局部，调节各器官、组织或细胞的生理活动。上述的化学物质（如激素）随血液循环到达全身各处，调节人体的代谢、生长发育等活动，称为全身性体液调节。激素由内分泌细胞分泌，被激素作用的器官、细胞分别称为靶器官、靶细胞。上述的化学物质（如代谢产物）通过在局部组织液内扩散，调节邻近组织、细胞的活动，称为局部性体液调节。体液调节的特点是缓慢、持久而广泛。

在完整的人体内，神经调节和体液调节是密切联系的。大多数内分泌腺或内分泌细胞直接或间接地受神经系统的控制。如肾上腺髓质受交感神经支配，当交感神经兴奋时，不仅通过传出神经，还促使肾上腺髓质分泌肾上腺素和去甲肾上腺素，经过血液运输作用于心脏、血管、胃肠等。所以，体液调节常通过反射弧传出途径中的一个中间环节或辅助部分来发挥作用，形成神经 - 体液调节（图 13-2）。

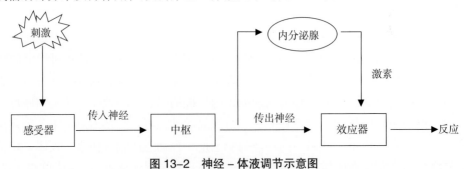

图 13-2　神经 - 体液调节示意图

3.自身调节　　自身调节是指组织、细胞在不依赖于神经或体液调节的情况下，对刺激产生的一种适应性反应。例如，当动脉血压在一定范围内波动时，肾小球血管可通过自身的舒缩活动来改变血流阻力，使脑血流量保持相对恒定。

一般说来，自身调节是一种原始简单、局限、调节幅度较小且不十分灵敏的调节方式，但对于人体某些生理功能的调节仍有一定意义。

表 13-1　机体三种调节方式的特点

调节方式	特点
神经调节	迅速、短暂而精确，具有高度的协调和整合功能
体液调节	缓慢、持久而广泛
自身调节	原始简单、局限，调节幅度较小，不十分灵敏

第三节　体内的控制系统

人体生理功能的调节与工程技术的自动控制具有共同的规律。控制系统是一闭合回路，在控制部分和受控部分之间，存在着往返的双向信息联系。在人体内，控制部分相当于反射中枢或内分泌腺；受控部分相当于效应器或靶器官、靶细胞。控制部分通过控制信息（神经冲动、激素）来影响受控部分的活动；同时，受控部分在其功能发生变化时，又可将变化的信息（反馈信息）传送至控制部分，改变其活动的强度。这种由受控部分发出的信息，对控制部分的活动状态加以影响的过程，称为反馈（图 13-3）。根据反馈信息作用的不同，将反馈分为负反馈和正反馈两类。

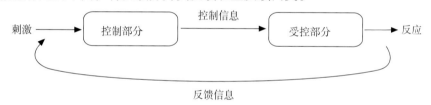

图 13-3　人体生理功能调节的反馈控制示意图

1.负反馈　负反馈是指反馈信息与控制信息作用相反的反馈。负反馈是可逆的，在人体生理功能调节中最为常见，其意义在于维持人体生理功能的相对稳定。如维持人体内环境的稳态、人体动脉血压的相对稳定、人体体温的相对恒定等均属于负反馈范畴。

2.正反馈　正反馈是指反馈信息与控制信息作用一致的反馈。正反馈是不可逆的，在人体生理功能调节中远不如负反馈多见，其意义在于使某些生理功能一旦发动就迅速加强，直至完成。如排尿、排便、分娩、血液凝固等。

反馈作用反映了人体功能活动调节的自动化。通过反馈作用，使人体对刺激的反应能够足量、及时、适度地达到某种生理需要的状态，从而使人体对内外环境的适应更为完美（表 13-2）。

表 13-2　正反馈与负反馈的比较

	正反馈	负反馈
定义	反馈信息与控制信息作用一致的反馈	反馈信息与控制信息作用相反的反馈
是否可逆	不可逆	可逆
意义	使某些生理功能一旦发动就迅速加强，直至完成	维持人体生理功能的相对稳定
发生比例	少数生理活动（排尿、排便、分娩、血液凝固等）	是人体中最常见的

复习题

1. 简述人体内环境稳态的维持及意义。

2. 机体功能活动的调节方式有哪些？各有何特点？

3. 何谓负反馈、正反馈？各有何生理意义？

思考题

1. 当人受到惊吓时，会有什么样的表现？请说出其调节方式。

2. 反应与反射是同一概念吗？

第十四章　细胞的基本功能

 本章导学

  地球上的生物，几乎全是由细胞构成。细胞是人体结构和功能的基本单位，人体内的各种生命活动都在其基础上进行。研究细胞的功能活动，将有助于揭示生命活动的本质，理解人体及各组织、器官和系统的基本生命活动规律。

第一节　细胞膜的物质转运功能

一、小分子物质和离子的跨膜转运

  细胞在新陈代谢过程中所需的营养物质及细胞产生的代谢产物，都必须跨越细胞膜才能转运到相应的部位，即物质转运。根据物质跨膜转运的方向和能量消耗的情况，将小分子物质和离子的跨膜转运分为被动转运和主动转运两大类。

（一）被动转运

  被动转运是不需要消耗能量，物质顺浓度差和电位差跨膜转运的方式。根据转运过程中是否需要细胞膜上特殊蛋白质的帮助又可分为单纯扩散和易化扩散。

  1.单纯扩散　单纯扩散是指脂溶性小分子物质顺浓度差和电位差跨膜转运的方式。由于细胞膜的基架是脂质双分子层，因而只有脂溶性物质能以单纯扩散的方式通过细胞膜，体内以这种方式转运的物质主要有 CO_2、O_2、NH_3、乙醇等。单纯扩散的方向和速度取决于物质在膜两侧的浓度差和膜对该物质的通透性（图 14-1）。

  2.易化扩散　易化扩散是指脂溶性很低或非脂溶性的小分子物质或离子借助特殊膜蛋白质的帮助，顺浓度差和电位差跨膜转运的方式。根据参加易化扩散的膜蛋白质的不同，将其分为载体易化扩散和通道易化扩散两种类型。

  （1）载体易化扩散　通过细胞膜中载体蛋白构型的变化，物质顺浓度差和电位差转运的方式称为载体易化扩散。载体易化扩散的特点有：①特异性高：一种载体只能转运某种特定结构的物质。②饱和现象：由于膜上载体和载体结合位点的数目都是有限的，因此，当被转运物质全部占据载体结合位点时，转运速率将达到饱和而不再继续增加。③竞争性抑制：如果一个载体可以同时转运 A 和 B 两种物质，而且物质通过细胞膜的总量又是一定的，那么当 A 物质转运增加时，B 物质的转运就会减少。

（2）通道易化扩散　借细胞膜中通道蛋白的帮助，物质顺浓度差和电位差跨膜转运的方式称为通道易化扩散。细胞膜上的通道蛋白像贯通细胞膜的一条管道，在一定条件下迅速开放或关闭。开放时，物质顺浓度差和电位差移动；关闭时，虽然膜两侧存在浓度差和电位差，但物质不能通过细胞膜。控制通道开放或关闭的因素是环境中化学物质的浓度或膜电位改变。根据引起通道关闭的条件不同，将通道分为两类：①化学门控通道：它们由化学物质的改变来控制通道开或关，例如细胞外液中某种递质、激素或 Ca^{2+} 浓度改变等。②电压门控通道：由膜两侧电位差的改变来控制通道开或关。当膜两侧电位差变化到某一临界值时，通道蛋白分子的结构发生变化，允许某物质通过通道，该物质即可顺浓度差和电位差移动，如 Na^+ 通道、K^+ 通道和 Ca^{2+} 通道等。这些通道主要分布在神经纤维和肌细胞膜中，是可兴奋细胞产生生物电的基础（图 14-1）。

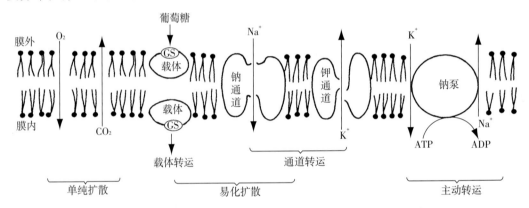

图 14-1　细胞膜对物质转运的几种形式示意图

（二）主动转运

主动转运是指细胞借助膜上特殊蛋白（泵蛋白）的作用，通过耗能过程，将小分子物质或离子逆浓度差和电位差进行跨膜转运的方式。主动转运分为原发性主动转运和继发性主动转运。

1.原发性主动转运　是指细胞直接利用代谢产生的能量，将物质（通常是带电离子）逆浓度差或电位差进行跨膜转运的方式。介导这一过程的膜蛋白称为离子泵。离子泵可将细胞内的 ATP 水解为 ADP，并利用高能磷酸键贮存的能量完成离子的跨膜转运。离子泵由于具有水解 ATP 的能力，所以也称作 ATP 酶。

人体的细胞膜上普遍存在的离子泵主要是钠 – 钾泵，简称钠泵，也称 Na^+-K^+-ATP 酶（图 14-2）。钠泵每分解一分子 ATP 可将 3 个 Na^+ 移出胞外，同时将 2 个 K^+ 移入胞内。由于钠泵的活动，使细胞内 K^+ 的浓度为细胞外液中的 30 倍左右，而细胞外液中 Na^+ 浓度为细胞质中的 10 倍左右，当细胞内 Na^+ 浓度升高或细胞外 K^+ 浓度升高时，都可激活钠泵。

2.继发性主动转运　有些物质虽然也是逆浓度差主动转运，但不是直接依靠 ATP 分解能量，而是依靠 Na^+（或其他物质）在膜两侧的浓度差，即依靠存储在离子浓度差中的能量来完成转运。由于造成 Na^+ 浓度差的原因是钠泵分解 ATP 消耗能量的结果，因此这是一种间接利用 ATP 能量完成的主动转运过程，称为继发性主动转运。葡萄糖、氨基酸在小肠黏膜的重吸收就是通过这种转运方式完成的。

二、大分子物质或物质团块的跨膜转运

大多数细胞都能摄入或排出大分子物质，有些细胞甚至能吞入物质团块。细胞对这些物质的转运功能是通过细胞膜的变形运动来完成的，即入胞作用和出胞作用（图 14-2）。

1.入胞作用（胞吞作用）　大分子物质或物质团块从细胞外进入细胞内的过程称入胞作用。若进入的物质为固体则称为吞噬，如白细胞或巨噬细胞将异物或细菌吞噬到细胞内部的过程。若所进入的物质为液体则称为吞饮，如小肠上皮细胞对营养物质的吸收过程。

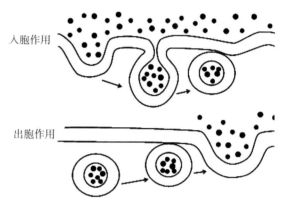

图 14-2　入胞作用与出胞作用示意图

2.出胞作用（胞吐作用）　大分子物质或物质团块由细胞内排出到细胞外的过程，称出胞作用。如消化腺分泌消化液、内分泌腺分泌激素、神经末梢释放神经递质等，都是通过出胞作用完成的。

入胞作用和出胞作用都伴随着膜的变形运动，都需要消耗能量，属于主动转运。

表 14-1　细胞膜对各种物质的转运方式

	转运物质	是否需要膜蛋白	物质转运方向	是否耗能
单纯扩散	脂溶性小分子物质（CO_2、O_2 等）	否	顺浓度差和电位差	否
易化扩散	脂溶性低或非脂溶性小分子物质或离子，载体（葡萄糖、氨基酸）通道（各种离子）	载体蛋白通道蛋白	顺浓度差和电位差	否
主动转运	小分子物质和离子	泵蛋白	逆浓度差和电位差	是
入胞	大分子物质或物质团块		从膜外到膜内	是
出胞	大分子物质或物质团块		从膜内到膜外	是

细胞的跨膜信号转导功能

　　人体细胞的活动主要接受各种化学物质的调节，如神经递质和激素。大多数调节性化学物质并不进入细胞，而是作用于细胞膜表面的特殊蛋白质结构（受体），通过蛋白质分子构型的改变，将调节信息以新的信息形式传递至膜内，进一步引起细胞相应功能变化，这一过程称为跨膜信号转导。

　　受体是细胞膜上或细胞内的一些能与细胞外的信号分子（如激素、神经递质、细胞因子、药物、抗原、病原体和毒素等）相互作用的分子。它们能选择性地与细胞外的信号分子相结合而产生一定的生理效应。受体多数属于蛋白质。按存在的部位不同，可将受体分为细胞膜受体、胞质受体和核内受体三种类型。受体与化学物质（配体）结合是引起信号传递并发挥调节的初始阶段。目前已被克隆的膜受体有数百种，根据它们的分子结构和信号转导方式，大体可以分为三类：①G 蛋白耦联受体；②离子通道受体；③酶耦联受体。每类受体都通过各自不同的细胞信号分子完成信号转导。

第二节　细胞的生物电现象

　　生物电现象是指细胞在安静和活动状态时伴有的电现象。它与细胞兴奋的产生和传导有着密切的关系。现以神经细胞为例来讨论细胞的生物电现象。

一、静息电位及其产生机制

（一）静息电位的概念

　　静息电位是指细胞在未受刺激时（静息状态下）存在于细胞膜内外两侧的电位差。可用示波器进行观察测量。将示波器的两个测量电极放置在神经细胞外表面任意两点或均插入细胞膜内时，示波器上的光点在零位线上做横向扫描，表明细胞膜外表面或内表面任意两点间不存在电位差。若将其中一个电极置于细胞膜外表面，另一个电极插入细胞膜内，则示波器光点立即从零电位向下移动，并以此水平做横向扫描，说明细胞膜内外存在着电位差而且膜内电位较膜外低。若以膜外电位为零，则膜内电位为负值。一般以细胞膜内的电位值表示静息电位（图 14-3）。

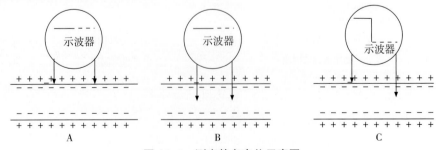

图 14-3　测定静息电位示意图

A. 细胞膜外表面两点间电位差；B. 细胞膜内表面两点间电位差；C. 细胞膜内外电位差

不同组织细胞的静息电位是不同的，例如神经细胞约 –70mV、骨骼肌细胞约
–90mV、平滑肌细胞约 –55mV 等。细胞在静息时膜两侧保持内负外正的状态，称为极
化。极化和静息电位都是细胞处于静息状态的标志。以静息电位为准，若膜内电位向负
值增大方向变化，称为超极化；膜内电位向负值减小方向变化，称为去极化；细胞发生
去极化后，向原先的极化方向恢复，称为复极化。从生物电来看，细胞的兴奋和抑制都
以极化为基础，细胞去极化时表现为兴奋，超极化时则表现为抑制。绝大多数细胞的静
息电位都是稳定的、分布均匀的负电位。

（二）静息电位产生的机制

"离子流学说"认为，生物电的产生必须具备两个条件：①细胞膜内外两侧离子分
布和浓度不同。②细胞膜在不同情况下对离子的通透性不同。静息状态下细胞膜内外主
要离子分布及膜对离子的通透性见表 14–2。

表 14–2 静息状态下细胞膜内外主要离子分布及膜对离子的通透性

主要离子	膜内离子浓度（mmol/L）	膜外离子浓度（mmol/L）	膜内与膜外离子比例	膜对离子通透性
Na^+、	14	142	1：10	通透性很小
K^+、	155	5	31：1	通透性很大
Cl^-	8	110	1：14	通透性次之
A^-（蛋白质）	60	15	4：1	无通透性

在静息状态下，由于膜内外 K^+ 存在浓度差和膜对 K^+ 有较大的通透性，因而一部
分 K^+ 顺浓度差向膜外扩散，增加了膜外正电荷；虽然膜内带负电的蛋白质离子（A^-）
有随 K^+ 外流的倾向，但因膜对 A^- 没有通透性，而被阻隔在膜的内侧面。随着 K^+ 不断
外流，膜外正电荷逐渐增多，于是膜外电位上升，膜内因负电荷增多而电位下降，这样
使紧靠膜的两侧出现一个外正内负的电位差。这种电位差的存在，使 K^+ 的继续外流受
到膜外正电荷的排斥和膜内负电荷的吸引，以致限制了 K^+ 的外流。随着电位差的增大，
K^+ 外流的阻力也随之增大。最后，当促使 K^+ 外流的浓度差和阻止 K^+ 外流的电位差所
构成的两种互相拮抗的力量相等时，K^+ 的净外流停止，此时膜电位就是 K^+ 的平衡电位。
K^+ 的平衡电位与实际测得的静息电位略有差别，通常比测定值高（即负值略小），这是
由于在静息状态下膜对 Na^+ 也有较小的通透性，有少量 Na^+ 顺浓度差向膜内扩散的缘故。
简而言之，静息电位主要是 K^+ 外流所形成的电 – 化学平衡电位。

二、动作电位及其产生机制

1. 动作电位的概念 细胞膜受到刺激时，在静息电位的基础上发生一次可扩布的
电位变化，称为动作电位（图 14–4）。

动作电位包括上升相和下降相。上升相表示膜的去极化过程，此时膜内原有的负
电位迅速消失，并进而变为正电位，即由 –70mV 变为 +35mV，出现膜两侧电位倒转（外
负内正），其超出零电位的部分称为超射。下降相代表膜的复极化过程，是膜内电位从
上升相顶端下降到静息电位水平的过程。神经纤维动作电位的主要部分由于幅度大、时

程短（不到2毫秒），电位波形呈尖锋形，称锋电位。在锋电位完全恢复到静息电位水平之前，膜两侧还有微小的连续缓慢的电位变化，称为后电位（图14-4）。

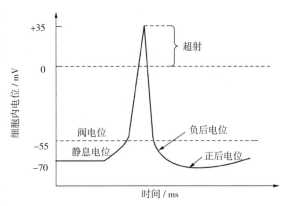

图14-4　神经纤维动作电位示意图

2. 动作电位的产生机制　动作电位上升相是由于细胞受到有效刺激后，膜外 Na^+ 大量内流，膜内电位迅速升高，使原来的负电位消失并高出膜外电位，在膜两侧形成一个内正外负的电位差。这种电位差的存在，使 Na^+ 的继续内流受到膜内正电荷的排斥和膜外负电荷的吸引，因而 Na^+ 内流量逐渐减少，当促使 Na^+ 内流的浓度差与阻止 Na^+ 内流的电位差所构成的两种互相拮抗的力量相等时，Na^+ 的净内流停止。此时膜电位为 Na^+ 的平衡电位。简而言之，动作电位的上升相是 Na^+ 内流所形成的电 – 化学平衡电位，是膜由 K^+ 平衡电位转为 Na^+ 平衡电位的过程。

动作电位下降相是由于膜电位接近 Na^+ 平衡电位时，膜上 Na^+ 通道已关闭，对 Na^+ 的通透性迅速下降，与此同时，膜上 K^+ 通道开放，对 K^+ 的通透性大增，于是，K^+ 顺浓度差和电位差迅速外流，使膜内外电位又恢复原来的内负外正的静息水平，形成动作电位的下降相。简而言之，动作电位下降相是 K^+ 外流所形成，是膜由 Na^+ 平衡电位转变为 K^+ 平衡电位的过程。

细胞膜在复极化后，膜电位虽然恢复，但膜内 Na^+ 有所增多而 K^+ 有所减少。这时便激活了细胞膜上的钠 – 钾泵，通过 Na^+、K^+ 的主动转运，重新将它们调整到原来静息时的水平，以维持细胞正常的兴奋性。

3. 动作电位的引起与传导

（1）动作电位的引起　细胞膜受到阈刺激或阈上刺激后，首先是该部位细胞膜上 Na^+ 通道少量开放，膜对 Na^+ 的通透性稍有增加，少量 Na^+ 由膜外流入膜内，使膜内外电位差减小，当达到某一临界值时，受刺激部位膜上的 Na^+ 通道全部开放，使膜对 Na^+ 的通透性突然增大，于是膜外 Na^+ 顺浓度差和电位差迅速大量内流，从而暴发动作电位。能使膜对 Na^+ 通透性突然增大的临界膜电位数值称为阈电位。阈电位比静息电位小 10~20mV。任何刺激必须使膜内负电位降到阈电位水平，才能暴发动作电位。

一次阈下刺激虽然不能触发动作电位的发生，但可引起局部去极化，这种局部去极化的电位称为局部电位。局部电位具有以下特点：①等级性：局部电位的大小可以随刺激强度增大而增大。②电紧张性传播：可向周围传播，其电位变化逐渐减小，最后消失。③可总和：几个阈下刺激引起的局部反应可叠加起来，通过总和使细胞内电位达到阈电位，从而触发动作电位。

（2）动作电位的传导　动作电位一旦发生，就能沿细胞膜向邻近未兴奋部位传导。其传导机制以"局部电流学说"解释。该学说认为，当细胞某一局部受刺激而兴奋时，其兴奋部位膜电位由原来的内负外正转变为内正外负的去极化状态，于是兴奋部位和邻近的静息部位之间出现了电位差，导致局部的电荷移动，即膜外正电荷由静息部位移向兴奋部位，膜内正电荷由兴奋部位移向静息部位，形成局部电流环路。这

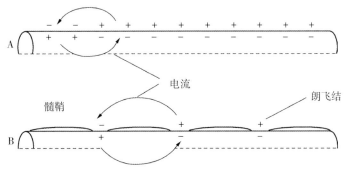

图 14-5　神经纤维动作电位传导示意图

种局部电流使静息部位的膜内电位升高和膜外电位降低，使相邻部位的膜产生局部去极化（局部兴奋）。当这种局部去极化达到阈电位时，该部位就暴发新的动作电位。这个新的兴奋部位，又与它相邻的静息部位之间出现局部电流，如此沿膜连续移动就表现为动作电位的传导。有髓神经纤维动作电位的传导是从一个郎飞结传到相邻的郎飞结，呈跳跃式传导，其传导速率比无髓神经纤维快得多（图 14-5）。

简而言之，动作电位的传导是细胞的兴奋部位与静息部位之间产生局部电流导致的结果。动作电位在神经纤维上的传导，称为神经冲动。

动作电位与局部反应相比，其特点是：①不衰减性传导：动作电位传导时，电位幅度不会因距离增大而减小。②"全或无"现象：动作电位要么不产生（无），一旦产生就是最大值（全）。幅度不随刺激强度的增加而增大。③双向性传导：如果刺激神经纤维中段，产生的动作电位可沿膜向两端传导。

第三节　肌细胞的收缩功能

人体各种形式的运动，主要是靠肌纤维（肌细胞）的收缩来完成的。由肌纤维构成的肌组织包括骨骼肌、心肌和平滑肌，它们在结构和功能上虽有差异，但收缩的基本形式和原理是相似的。本节以骨骼肌为例，主要讨论肌纤维收缩的基本知识。

一、骨骼肌的收缩原理

目前公认的骨骼肌收缩机制是肌丝滑行学说（图 14-6）。该学说认为，肌纤维收缩并不是肌纤维中肌丝本身的缩短或卷曲，而是细肌丝（图 14-7）在粗肌丝（图 14-8）之间滑行的结果（图 14-9）。肌丝滑行使肌节长度缩短，肌原纤维缩短表现为肌纤维收缩。

肌纤维处于静息状态时，原肌球蛋白遮盖肌球蛋白上与横桥结合的位点，横桥无法与位点结合。当肌纤维兴奋时，终池内的 Ca^{2+} 进入肌浆，致使肌浆中 Ca^{2+} 浓度升高，Ca^{2+} 与肌钙蛋白结合，引起肌钙蛋白构型发生改变，牵拉原肌球蛋白移位，将肌动蛋白上与横桥结合的位点暴露出来，引发横桥与肌动蛋白结合。横桥一旦与肌动蛋白结合，便激活横桥上的 ATP 酶，ATP 分解释放能量，使横桥发生扭动，牵拉细肌丝向 M 线肌

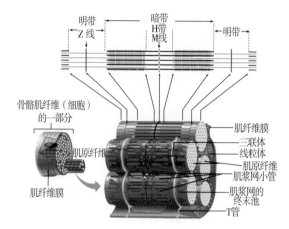

图 14-6　骨骼肌纤维超微结构示意图

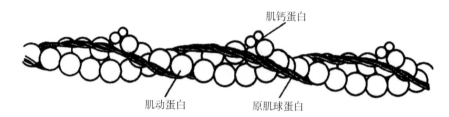

图 14-7　细肌丝结构示意图

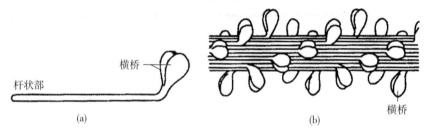

图 14-8　粗肌丝结构示意图

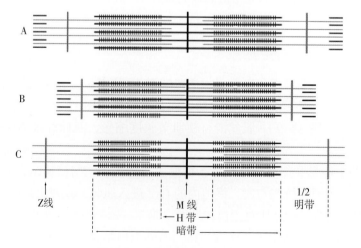

图 14-9　肌丝滑行过程示意图

节中心方向滑行，结果使肌节缩短、肌纤维收缩（图 14-10）。

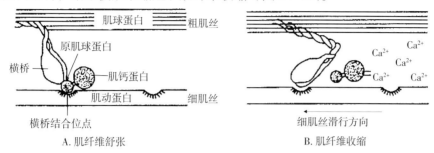

图 14-10 肌丝滑行机制示意图

当肌浆中 Ca^{2+} 浓度降低时，肌钙蛋白与 Ca^{2+} 分离，原肌球蛋白又回归原位将肌动蛋白上的结合点掩盖起来。横桥停止扭动，与肌动蛋白脱离，细肌丝滑出，肌节恢复原长度，表现为肌纤维舒张。

二、兴奋-收缩耦联

肌纤维膜上的动作电位怎样触发肌纤维内的活动，使它产生机械收缩呢？肌纤维兴奋时，首先在肌膜上产生动作电位，然后才触发肌纤维收缩。肌纤维动作电位引发机械收缩的中介过程，称为兴奋 - 收缩耦联。

在人体中，骨骼肌受躯体运动神经支配。当神经冲动经运动终板传至肌纤维→肌膜产生动作电位→沿横管膜迅速传到三联体→终池膜上 Ca^{2+} 通道开放→终池内的 Ca^{2+} 释放入肌浆中→ Ca^{2+} 浓度迅速升高→ Ca^{2+} 与肌钙蛋白结合→横桥与肌动蛋白结合→肌节缩短、肌纤维收缩。当神经冲动停止时，肌膜及横管膜电位恢复→终池膜上 Ca^{2+} 通道关闭，同时终池膜上 Ca^{2+} 泵将 Ca^{2+} 泵回终池贮存→肌浆中 Ca^{2+} 浓度降低→肌纤维舒张。由此可见，三联体是兴奋-收缩耦联的结构基础，Ca^{2+} 是兴奋-收缩耦联的关键物质。

三、骨骼肌的收缩形式

骨骼肌收缩是指肌肉张力增加和（或）肌肉长度缩短的机械变化，其收缩形式有以下几种：

1. 等长收缩和等张收缩　等长收缩是指肌肉收缩时，长度不变而张力增加；等张收缩是指肌肉收缩时，张力不变而长度缩短。肌肉收缩表现为哪种方式，主要看其所承受的负荷情况。负荷有两种：肌肉在收缩前所承受的负荷称为前负荷，其作用是可以增加肌肉收缩前的长度（初长度），进而增强肌肉的收缩力。在肌肉收缩过程中所承受的负荷称为后负荷，由于有后负荷的存在，肌肉不可能立即缩短，首先表现为张力增加，以克服负荷。即处于等长状态；当张力增加到等于或大于后负荷时，肌肉缩短而张力不再增加，即处于等张状态。

人体骨骼肌的收缩大多数情况下为混合形式，没有单纯的等长或等张收缩。如在维持身体姿势时，有关的骨骼肌以产生张力为主，偏于等长收缩；而肢体自由运动时，有关的骨骼肌以长度缩短为主，偏于等张收缩。

2. 单收缩和强直收缩　骨骼肌受到一次刺激，引起一次收缩，称为单收缩。骨骼肌受到连续刺激时，可出现持续的收缩状态，称为强直收缩。由于刺激的频率不同，强直收缩可分为两种：①不完全强直收缩：连续刺激的频率较低，新刺激落在前一次收缩的舒张期内，会表现出舒张不完全。②完全强直收缩：连续刺激的频率较高，新刺激落在前一次收缩的收缩期内，会出现收缩的叠加现象。据测定，完全强直收缩的肌张力可达单收缩的 3~4 倍，因而可产生强大的收缩效果（图 14-11）。

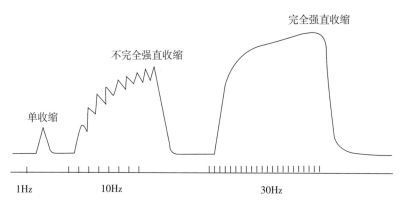

图 14-11　骨骼肌的收缩曲线

正常情况下，人体内骨骼肌的收缩不属于完全强直收缩，这是因为躯体运动神经传来的冲动频率总是连续的。

复习题

1. 试归纳细胞膜转运物质的方式和特点。
2. 对比静息电位和动作电位的主要区别。
3. 何谓单收缩与强直收缩？

思考题

当针刺到手时，手为什么会收缩？其过程是怎样的？

第十五章　血液的功能

 本章导学

> 血液是流动的组织，有细胞也有间质。那么，它有什么样的功能呢？

血液是流动于心血管系统内的液态结缔组织，由血浆和血细胞组成。在心脏泵的推动下，血液在心血管系统中不断循环流动，具有运输物质、功能调节、免疫防御、止血等生理功能，是机体内环境的重要组成部分，对各器官、系统的活动和人体健康具有十分重要的意义。

第一节　血液的组成和理化特性

一、血液的组成和血量

正常血液为红色黏稠液体，由血浆和悬浮于其中的血细胞组成。取适量新鲜血液加入经抗凝剂（如柠檬酸钠）处理的比容管中并混匀，在离心机中离心沉淀后，血液可分为三层：上层淡黄色透明的液体是血浆，下层深红色不透明的是红细胞，中间一薄层呈灰白色的是白细胞和血小板（图 15-1）。血细胞占全血容积的百分比称血细胞比容。正常成年男性为 40%~50%，女性为 37%~48%，新生儿约 55%。由于血液中白细胞和血小板仅占总容积的 0.15%~1%，因此，血细胞比容接近于红细胞比容。

血量是指全身血液的总量，正常成年人血量相当于体重的 7%~8%，也就是说，每千克体重有 70~80ml 血液。体重 60kg 的人，血量为 4.2~4.8L。安静时，人体血液的大部分在心血管内快速循环流动，称为循环血量；小部分血液滞留在肝、脾、

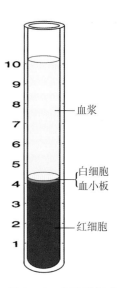

图 15-1　血液的组成

肺、腹腔静脉和皮下静脉丛等处，流速相对较慢，称为储存血量。当剧烈运动、情绪激动或大失血时，储存血量可被动员释放出来，补充循环血量，以适应机体的需要。

二、血液的理化特性

1. **颜色** 血液呈红色，是因为红细胞内含有血红蛋白。动脉血中的血红蛋白含氧丰富，呈鲜红色；静脉血中的血红蛋白含氧较少，呈暗红色。血浆因含胆色素而呈淡黄色，空腹血浆清澈透明，进食较多的脂类食物后，因血液中形成较多的血浆脂蛋白而变浑浊。因此，临床上检验某些血液成分时，要求空腹采血。

2. **比重** 正常成年人全血比重为 1.050~1.060，其大小主要取决于红细胞数量，红细胞越多，全血比重越大。血浆比重为 1.025~1.030，其大小与血浆蛋白含量有关，血浆蛋白含量越高，血浆比重越大。可以借此进行血细胞的分离制备和红细胞沉降率的测定。

3. **黏滞性** 血液的黏滞性为 4~5，主要取决于血细胞比容；血浆的黏滞性为 1.6~2.4，主要取决于血浆蛋白的含量。血液黏滞性过高可使外周循环阻力增加，血压升高；还可影响血液流动的速度，从而影响器官的血液供应。

4. **酸碱度** 血液呈弱碱性，正常人血浆的 pH 值保持在 7.35~7.45。血液酸碱度的相对恒定，对机体生命活动有重要意义，当血浆 pH 值低于 7.35 时为酸中毒，高于 7.45 时为碱中毒。血液酸碱度主要依靠血液中缓冲对的缓冲作用，以及肺、肾的排泄功能来维持。

第二节 血　浆

一、血浆的化学成分及其生理功能

血浆是血液中的液体部分，约占全血的 55%。其主要成分包括水、血浆蛋白、无机盐、气体、代谢产物、激素及 O_2 和 CO_2 等气体分子。这些成分是决定血浆理化特性和生理功能的物质基础。测定血浆的化学成分，可了解机体内环境的变化及新陈代谢状况（表 15-1）。

表 15-1　血浆的主要化学成分及其生理功能

化学成分	特性/生理功能
水（91%~92%）	运输、调节体温
血浆蛋白（6%）	
白蛋白（54%）	形成血浆胶体渗透压
球蛋白（38%）	抗体、脂类与金属离子载体
纤维蛋白原（7%）	凝血因子
其他蛋白（1%）	酶、激素、凝血因子
无机盐	
Na^+、K^+、Ca^{2+}、Mg^{2+}、Cl^-、HCO_3^-、SO_4^{2-}、HPO_4^-	形成血浆晶体渗透压，维持酸碱平衡和神经、肌肉兴奋性
非蛋白含氮化合物	
氨基酸	蛋白质单位物质

续表

化学成分	特性/生理功能
尿素	蛋白质降解产物
肌酐	肌肉分解产物
尿酸	核酸降解产物

气体

O_2、CO_2、N_2

其他

葡萄糖、脂类、酮体、乳酸、维生素、激素

1. **水** 水既是营养物质又是代谢产物的运输工具，占血浆总量的91%~92%。另外，水还能运输热量，参与体温调节。

2. **血浆蛋白** 血浆蛋白是血浆中多种蛋白质的总称，分为白蛋白、球蛋白和纤维蛋白原三类。正常成年人血浆蛋白总量为65~85g/L。其中，白蛋白含量最高，为40~48 g/L，是构成血浆胶体渗透压的主要成分。球蛋白为15~30g/L，白蛋白和球蛋白含量比值（A/G）为1.5~2.5，白蛋白和大多数球蛋白由肝脏产生，肝脏发生疾病时，白/球比值下降。抗体大多为球蛋白，能与抗原（如细菌、病毒或异种蛋白）相结合，从而消灭致病物。另外，白蛋白、球蛋白还可与许多物质结合，在血液中发挥运输的功能。纤维蛋白原由肝脏合成，主要参与血液凝固，与前两种蛋白比较相对分子量最大，数量最少，为2~4g/L。

3. **无机盐** 血浆中的无机盐占血浆总量的0.9%，主要以离子形式存在，其中以Na^+、Cl^-为主，另外还有K^+、Ca^{2+}、HCO_3^-、HPO_4^-等。无机盐在形成和维持血浆晶体渗透压、酸碱平衡及神经、肌肉正常兴奋性等方面发挥着重要作用。

4. **非蛋白含氮化合物** 非蛋白含氮化合物是血浆中除蛋白质以外的含氮化合物的总称，包括氨基酸、尿素、尿酸和肌酐等。非蛋白含氮化合物所含的氮量称非蛋白氮（NPN）。正常成年人血液中NPN含量为14~25mmol/L。非蛋白含氮化合物是蛋白质和核酸的代谢产物，主要通过肾排出体外。临床上通过测定血浆NPN含量，可以了解蛋白质的代谢水平及肾脏的排泄功能。

5. **其他成分** 血浆中还含有葡萄糖、脂类、酮体、乳酸、维生素和激素等有机化合物。另外，还有O_2、CO_2和N_2等气体分子。

二、血浆渗透压

渗透现象是指被半透膜隔开的不同浓度溶液，水分子从低浓度侧向高浓度侧扩散的现象，渗透现象发生的动力来自溶液所固有的渗透压。所谓渗透压是指水分子通过半透膜进入溶液的扩散动力。渗透压是溶液的基本特性，其大小与溶液所含溶质的颗粒数成正比，与溶质的种类和颗粒大小无关。也就是说，溶质的颗粒数越多，溶液的渗透压越大。

（一）血浆渗透压的形成

正常人的血浆渗透压约为300mOsm/（kg·H_2O）（毫渗），相当于5790mmHg。血浆渗透由两部分构成，一部分是由血浆中溶解的晶体物质，如 NaCl、葡萄糖和尿素等形成的晶体渗透压；另一部分是由血浆蛋白等大分子胶体物质形成的胶体渗透压。由于血浆中晶体物质的分子量小、颗粒数目多，所形成的晶体渗透压大，所以血浆渗透压主要来自晶体渗透压。而血浆蛋白分子量大、颗粒数目小，因此，所形成的胶体渗透压较小，一般不超过 1.3 mOsm/（kg・H_2O）（相当于 25mmHg）。

生理学上通常以人血浆的正常渗透压为标准，与血浆渗透压相等的溶液称为等渗溶液。0.9%NaCl 或 5% 葡萄糖溶液为人体或哺乳动物的等渗溶液；高于血浆渗透压的溶液称为高渗液，低于血浆渗透压的溶液称为低渗液。

知识拓展

等张溶液

通常把能够使悬浮于其中的红细胞保持正常形态和大小的溶液称为等张溶液，等张溶液是不能自由通过细胞膜溶质所形成的等渗溶液。0.9%NaCl 溶液既是等渗溶液也是等张溶液。1.9% 尿素虽然与血浆等渗，但因尿素分子能自由通过红细胞膜，因此，1.9% 尿素是等渗溶液，但不是等张溶液。

（二）血浆渗透压的生理作用

血浆渗透压具有吸引水分子通过半透膜的能力，由于细胞膜和毛细血管壁通透性不同，因此，血浆晶体渗透压和胶体渗透压表现出不同的生理作用。

1. 血浆晶体渗透压的生理作用　血浆中的小分子物质容易通过毛细血管壁，因此，血浆与组织液晶体渗透压相等。由于晶体物质绝大部分不易透过细胞膜，血浆晶体渗透压对维持细胞内外水平衡、保持细胞正常形态和体积具有重要作用（图 15-2）。当细胞外液晶体渗透压升高时，细胞脱水、皱缩；反之，细胞水肿，甚至破裂。皱缩和破裂的细胞都难以发挥正常功能。

2. 血浆胶体渗透压的生理作用　通常情况下，血管内血浆蛋白质浓度大于组织液蛋白质浓度。由于蛋白质不易通过毛细血管壁，因此，血管内外的胶体渗透压不相等，血浆胶体渗透压大于组织液渗透压。血浆胶体渗透压吸引组织液中的水分子进入毛细血

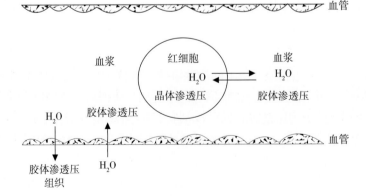

图 15-2　血浆渗透压示意图

管，以维持血容量的相对稳定（图 15-2）。血浆胶体渗透压对调节毛细血管内外水平衡、维持正常血容量有十分重要的作用。临床上，肝、肾等疾病引起血浆蛋白降低，可因血浆胶体渗透压降低而使水潴留于组织内，导致组织水肿和血容量降低。

背一背

血浆渗透压

渗透压，晶和胶，不靠大小靠多少；

晶体多，晶渗大，胶体少，胶渗小；

胶体吸水到血管，晶体影响是细胞。

第三节　血　细　胞

一、红细胞

表 15-2　血细胞分类和计数正常值

血细胞	正常值
红细胞	男：（4.50~5.50）×10^{12}/L
	女：（3.80~4.60）×10^{12}/L
白细胞	（4.0~10.0）×10^9/L
中性粒细胞	0.5~0.7
嗜酸性粒细胞	0.005~0.03
嗜碱性粒细胞	0~0.01
淋巴细胞	0.2~0.3
单核细胞	0.03~0.08
血小板	（100~300）×10^9/L

1.红细胞的数量与形态　红细胞是血液中数量最多的血细胞（表 15-2）。成熟的红细胞（RBC）呈双凹圆盘状，表面光滑，无细胞核，细胞质内亦无细胞器（图 15-3），但含有大量血红蛋白。正常成人血液中血红蛋白男性为 120~160g/L，女性为 110~150g/L。

2.红细胞的生理特性

（1）红细胞的可塑变形性　红细胞在通过直径比它小的毛细血管和血窦孔隙时可以改变其形状，通过后仍恢复原形，此特性称可塑变形性。红细胞的变形能力取决于其表面积与体积的比值，比值越大，变形能力越强。正常双凹圆盘状红细胞变形能力大于异常球形红细胞变形能力，衰老、受损红细胞的变形能力常降低。

（2）红细胞的渗透脆性　红细胞在低渗溶液中发生膨胀破裂的特性称为红细胞的渗透脆性。正常情况下，红细胞内的渗透压与血浆渗透压大致相等，红细胞在血液中能够保持正常的大小和形态。如果将红细胞置于浓度递减的低渗 NaCl 溶液中，由于细胞内渗透压大于细胞外渗透压，水将进入到细胞内，使红细胞膨胀，甚至破裂，血红蛋白释放入溶液中，称为溶血。一般情况下，人的红细胞在 0.45% NaCl 溶液中部分红细胞开始破裂；在 0.35% 或更低的 NaCl 溶液中，红细胞则全部破裂。临床上常以 0.45%NaCl 到 0.35% NaCl 溶液为正常人红细胞的脆性范围。如果红细胞在高于 0.45%NaCl 溶液中时出现破裂，表明红细胞的脆性大；相反，在低于 0.35%NaCl 溶液中时才出现破裂，表明脆性小。

知识拓展

生理盐水

0.9%NaCl 溶液，俗称生理盐水，是指生理学或临床医学上常用的渗透压与人体血浆渗透压相等的氯化钠溶液。19 世纪中后期，生理学研究发现，0.6% 的盐溶液可维持神经肌肉组织的兴奋性，被称为生理水。0.6% 的盐溶液随后被大量应用于大出血患者或动物，可挽救生命，因此被称为生理盐水。随着渗透压概念的出现，人们发现 0.6% 的盐溶液只是和蛙的血浆等渗，是这类动物的等渗盐溶液，人和哺乳动物的生理盐水应该是 0.9%NaCl 溶液。1896 年，荷兰医生海姆伯格在人的红细胞溶血实验中发现，0.9%NaCl 溶液是人血液的等渗溶液，与人血浆电解质浓度并不一致，0.92%NaCl 溶液才是人的生理浓度盐溶液。但是，生理盐水这一概念仍沿用至今。

（3）红细胞的悬浮稳定性　红细胞能相对稳定地悬浮在血浆中而不易下沉的特性，称为红细胞的悬浮稳定性。将加入抗凝剂的新鲜血液置于血沉管中，垂直静置，由于红细胞的比重大于血浆，红细胞将逐渐下沉，在单位时间内（1 小时）红细胞下沉的距离，称为红细胞沉降率，简称血沉（ESR）。用韦氏法检测，正常成年男性血沉为 0~15 mm/h，女性为 0~20mm/h。红细胞下沉愈快，其悬浮稳定性愈小。

红细胞能相对稳定地悬浮于血浆中，与红细胞的形态、红细胞表面带有负电荷有关。正常双凹圆盘形红细胞，由于其表面积与体积的比值较大，细胞间产生的摩擦力也较大，红细胞下沉缓慢。在某些疾病（如活动性肺结核、风湿热、恶性肿瘤等）时，红细胞彼此能较快地以凹面相贴，称之为红细胞叠连。红细胞叠连后，细胞团块的总表面积与总体积之比减小，摩擦力减小而血沉加快。决定红细胞叠连形成的因素主要与血浆蛋白的种类及其含量有关。通常血浆中带正电荷的球蛋白、纤维蛋白原和胆固醇含量升高时，其所带正电荷会抵消红细胞表面的负电荷，使红细胞彼此叠连，红细胞沉降率加快；反之，血浆中带负电荷的白蛋白、卵磷脂的含量升高时，红细胞沉降率减慢。

3. 红细胞的生理功能　红细胞的主要生理功能是运输 O_2 和少量 CO_2，缓冲血液酸碱度。这一功能主要是通过红细胞中的血红蛋白来实现的。红细胞一旦溶血破裂，血红蛋白释放出来，红细胞即丧失其运输功能。

4. 红细胞的生成与破坏

（1）红细胞的生成　胚胎时期红细胞的生成部位为肝、脾和骨髓；出生后主要在骨髓造血；到成年时，只有扁骨、不规则骨以及长骨近端骨骺的红骨髓才能造血。如果骨髓造血功能受到放射线、药物等理化因素的抑制，将使红细胞、白细胞和血小板的生成均减少，称为再生障碍性贫血。

在红细胞的生成过程中，铁和蛋白质是血红蛋白合成的主要原料。正常饮食能保证蛋白质供给，如果某些原因引起蛋白质供给不足，可导致红细胞生成减慢、寿命缩短，引起贫血，称为营养不良性贫血。正常成人每天需铁量为 20~30mg。其中，95% 来自于衰老红细胞在体内破坏后释放的铁，其余 5% 由饮食提供。长期慢性失血（如钩虫病）、生长发育期的婴幼儿、孕妇和哺乳母亲，铁的需求量大，可因食物中铁供给不足引起小细胞低色素性贫血（缺铁性贫血）。

在红细胞的发育成熟过程中，叶酸和维生素 B_{12} 是合成 DNA 的前身物质所必不可少的重要辅酶。当叶酸和维生素 B_{12} 缺乏时，可导致 DNA 合成减少，幼红细胞分裂增殖减慢，细胞体积增大，引起巨幼红细胞性贫血。饮食中的维生素 B_{12} 只有与胃腺壁细胞分泌的内因子结合形成复合物，才能在回肠被吸收。如果内因子缺乏，也能引起巨幼红细胞性贫血。

（2）红细胞的破坏　正常人红细胞的平均寿命约为 120 天。每天约有 1/120 的红细胞因衰老而被破坏。衰老红细胞主要在脾、肝和骨髓中被破坏，并由巨噬细胞清除。红细胞被吞噬后，血红蛋白分解，释放出铁、氨基酸和胆红素。其中，铁和氨基酸可被重新利用，而胆红素由肝排入胆汁，最后被排出体外。脾是红细胞破坏的主要场所，脾功能亢进时，可使红细胞破坏增加，引起脾性贫血。

5. 红细胞生成的调节　红细胞的生成主要受促红细胞生成素和雄激素两种激素的调节：

（1）促红细胞生成素　是调节红细胞生成的重要因素，主要在肾合成，由肾球旁细胞分泌。促红细胞生成素可刺激红骨髓造血，并促进红细胞分化成熟。严重肾疾患时，促红细胞生成素合成不足，红细胞减少，临床称之为肾性贫血。

（2）雄激素　雄激素能直接刺激骨髓造血，也能促进肾释放促红细胞生成素，使红细胞生成增多。因此，成年男性红细胞多于女性。

二、白细胞

1. 白细胞的计数和分类（表 15-2）　白细胞无色呈球形，有细胞核。正常成人血液中白细胞（WBC）计数为（4.0~10.0）× 10^9 / L。白细胞可分为两类：细胞质含有特殊颗粒的，称粒细胞；无特殊颗粒的，称无粒细胞。粒细胞包括中性粒细胞、嗜酸性粒细胞、嗜碱性粒细胞；无粒细胞包括淋巴细胞和单核细胞。

2. 白细胞的形态和生理功能

（1）中性粒细胞　占白细胞总数的 0.5~0.7，是数量最多的白细胞。细胞球形，核染色质呈团块状，形态多样：有的呈弯曲杆状，称杆状核；有的呈分叶状，叶间有细丝相连，称分叶核。分叶核多为 2~5 叶，正常人以 2~3 叶者居多，细胞核分叶数随细胞老化而增加。当机体受到细菌严重感染时，血液中杆状核与 2 叶核中性粒细胞增多，称核左移；相反，当 4~5 叶核中性粒细胞增多时，称核右移，表明骨髓造血功能障碍。细胞质一般呈粉红色，有许多细小的淡紫色或淡红色颗粒，颗粒内含溶菌酶等多种酶（图 15-3），可杀死侵入机体的细菌。

中性粒细胞的主要功能是吞噬细菌和异物。当细菌侵入或局部有炎症时，中性粒细胞通过变形运动穿过毛细血管壁，大量集中到病灶处，将细菌吞噬，并在细胞内将细菌分解消化。中性粒细胞在吞噬细菌后，自身也死亡，成为脓细胞。

（2）嗜酸性粒细胞　占白细胞总数的 0.005~0.03。细胞球形，核常为 2 叶。细胞质内充满粗大的嗜酸性颗粒，染色橘红色（图 15-3），颗粒内含有组胺酶等多种酶。

嗜酸性粒细胞能吞噬抗原抗体复合物，释放组胺酶灭活组胺，从而减轻过敏反应。另外，嗜酸性粒细胞释放的某些酶，对寄生虫有很强的杀灭作用。因此，在过敏性疾病或寄生虫感染时，血液中嗜酸性粒细胞增多。

（3）嗜碱性粒细胞　占白细胞总数的 0~0.01，数量最少。细胞球形，细胞核 2~3 叶，呈 S 形或不规则形，着色较浅。细胞质内可见嗜碱性颗粒，染成紫蓝色（图 15-3），颗粒内含有肝素、组胺和过敏性慢反应物质等，参与过敏反应。嗜碱性粒细胞在组织中存活大约 10 天。

（4）淋巴细胞　占白细胞总数的 0.2~0.3。细胞圆形或椭圆形，大小不等，核圆形，染成深蓝色，占细胞的大部分，细胞质很少（图 15-3）。淋巴细胞可分为 T 淋巴细胞和 B 淋巴细胞两类，其主要功能是参与机体的特异性免疫。T 淋巴细胞主要参与细胞免疫，B 淋巴细胞主要参与体液免疫。

（5）单核细胞　占白细胞总数的 0.03~0.08，体积最大。细胞圆形，细胞核不规则，染色质细而松散，着色较浅，细胞质较多，染成灰蓝色（图 15-3）。单核细胞由骨髓生成，进入血液时仍未发育成熟，吞噬能力较弱。2~3 天后进入组织，发育转变为巨噬细胞，吞噬能力大大提高，可吞噬各种进入细胞内的致病物和衰老死亡的细胞，识别和杀伤肿瘤细胞，参与激活淋巴细胞的特异性免疫功能。

3. 白细胞的生成与破坏

（1）白细胞的生成　中性粒细胞、嗜酸性粒细胞、嗜碱性粒细胞共同起源于骨髓的原始细胞，淋巴细胞、单核细胞则主要在脾、淋巴结、胸腺、消化管管壁的淋巴组织中发育成熟。白细胞的生成也需要蛋白质、叶酸、维生素 B_6 和维生素 B_{12} 等。

（2）白细胞的破坏　白细胞寿命较短，一般在血液中仅停留几小时后即进入组织。在组织中，大多数白细胞寿命为几小时到几天，单核细胞可存活数月，淋巴细胞寿命可长达一年以上。衰老的白细胞，大部分由肝、脾内的巨噬细胞吞噬和分解，小部分穿过消化道和呼吸道黏膜而被排出。

三、血小板

1. 血小板的形态和数量　血小板体积很小，正常时呈双面微凸圆盘状，是从骨髓成熟的巨核细胞胞浆裂解脱落下来的具有生物活性的小块细胞质，无细胞核，有完整的细胞膜，细胞质内含有多种细胞器（图 15-3）。血小板平均寿命为 7~14 天，但是，只有进入血液后的前两天具有生理功能。正常成年人血小板计数为（100~300）$\times 10^9$/L。

2. 血小板的生理特性

（1）黏附　当血管受损后内皮下胶原暴露，血小板立即黏附于胶原纤维上，这种血小板与非血小板表面的黏着称为血小板黏附。血小板黏附是止血过程的开始，如果血小板黏附功能受损，可能发生出血。

（2）聚集　血小板彼此黏着的现象称为血小板聚集。血小板的聚集通常有两个时相，即第一聚集时相和第二聚集时相。第一聚集时相发生迅速，也能迅速解聚，为可逆性聚集；第二聚集时相发生缓慢，但不能解聚，为不可逆性聚集。

（3）释放　血小板受刺激后将贮存在其颗粒内的物质（如 5- 羟色胺、ADP、ATP、儿茶酚胺、Ca^{2+} 等）排出的现象称为血小板释放，也称血小板分泌。

（4）收缩　血小板具有收缩能力。血小板收缩蛋白发生收缩，可以使血凝块回缩，堵塞血管破损处。

（5）吸附　血小板表面可吸附血浆中多种凝血因子。当血管内皮破损时，随着血小板黏附和聚集，可使破损处凝血因子浓度升高，有利于血液凝固和生理性止血。

3. 血小板的生理功能

（1）维持血管内皮的完整性　血小板对毛细血管内皮细胞有支持、营养作用，并可维持毛细血管的通透性。血小板能随时沉着于毛细血管壁上，填补内皮细胞脱落处的空隙，与内皮细胞相互粘连融合，从而维持内皮的完整性。当血小板减少到 $50 \times 10^9/L$ 以下时，毛细血管壁通透性和脆性增加，即使微小的创伤也会造成毛细血管破裂出血，引起皮肤和黏膜下出现血点或紫癜。

（2）参与生理性止血与凝血　正常情况下，小血管破裂引起出血，几分钟后出血自然停止的现象，称为生理性止血。小血管破裂后，首先出现受损小血管收缩，这是由于损伤刺激反射性地引起局部血管收缩和血小板释放 5- 羟色胺等缩血管物质，以缩小

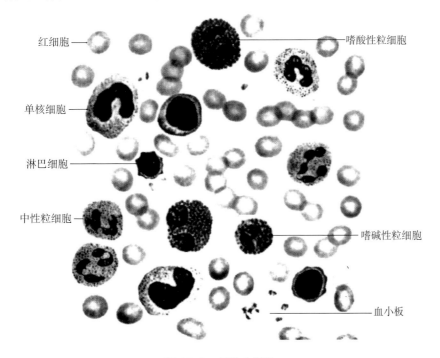

图 15-3　各种血细胞

或封闭血管破损处，产生暂时性止血效应；其次，血小板黏附、聚集，形成松软的止血栓，堵住血管破损处；最后，黏附聚集的血小板表面吸附大量凝血因子，促进血液凝固形成凝血块，并使血块回缩，形成牢固的止血栓，达到有效的生理性止血的目的。因此，生理性止血是受损小血管收缩，血小板黏附、聚集和凝血等共同作用的结果。

知识拓展

　　临床上针刺耳垂或指尖使血液自然流出，然后测定从出血到自行停止所需的时间，称为出血时间，正常人出血时间为1~4分钟。检查出血时间，可以了解生理性止血过程是否正常。从血液流出至出现纤维蛋白细丝所需的时间称为凝血时间，正常人凝血时间为2~8分钟（玻片法）。检查凝血时间，可以了解凝血因子是否正常。

第四节　血液凝固与纤维蛋白溶解

一、血液凝固

　　血液凝固是指血液由流动的液体状态变成不能流动的凝胶状态的过程，简称凝血。血液凝固是一个十分复杂的酶促反应过程，结果是将血浆中的可溶性纤维蛋白原转变成不溶性纤维蛋白。纤维蛋白交织成网，血细胞和其他血液成分被固定在网内，最终形成凝血块。血液凝固需要多种凝血因子和血小板的参与。

　　1. 凝血因子　血浆与组织中直接参与血液凝固的物质统称为凝血因子。目前，国际公认的凝血因子有12种，按照各凝血因子被发现的顺序，用罗马数字编号命名（表15-3）。其中，因子VI是由因子V转变而来，不再被视为一个独立的凝血因子。此外，还有前激肽释放酶、血小板磷脂（PF_3）等也参与凝血过程。

表 15-3　国际命名编号的凝血因子

凝血因子	中文习惯名称
I	纤维蛋白原
II	凝血酶原
III	组织因子（组织凝血激酶）
IV	钙离子
V	前加速素
VII	前转变素
VIII	抗血友病因子
IX	血浆凝血激酶
X	Stuart Porower 因子
XI	血浆凝血活酶前质
XII	接触因子
XIII	纤维蛋白稳定因子

凝血因子的化学本质，除因子Ⅳ是Ca^{2+}外，其余均为蛋白质，而且大多数因子都是以无活性的酶原形式存在，只有在激活情况下，才具有酶的活性。习惯上在凝血因子代号的右下角加"a"以表示"活化型"凝血因子，如因子Ⅱ被激活为因子$Ⅱ_a$。此外，因子Ⅲ由组织细胞释放，又称组织因子，其余凝血因子均存在于血浆中。这些因子大多数在肝脏合成，其中，因子Ⅱ、Ⅶ、Ⅸ、Ⅹ的生成需要维生素K的参与，当肝脏病变或维生素K缺乏时，凝血因子合成障碍，引起凝血功能异常。

2.血液凝固过程　血液凝固的基本过程分为三个步骤：凝血酶原激活物的形成；凝血酶的形成；纤维蛋白的形成。

（1）凝血酶原激活物的形成　凝血酶原激活物是由因子X_a、V_a、Ca^{2+}和PF_3共同形成的，其中，关键因子是因子Ⅹ。按照因子Ⅹ的激活途径和参与凝血因子的不同，可分为内源性凝血途径和外源性凝血途径（图15-4）。

①内源性凝血途径　内源性凝血途径是指参与凝血的因子全部来自血液。当血管内膜受损时，内膜下胶原纤维暴露，或有带有负电荷的异物附着，因子Ⅻ与之结合并被激活为因子$Ⅻ_a$，$Ⅻ_a$激活因子Ⅺ为因子$Ⅺ_a$。此外，因子$Ⅻ_a$还能激活前激肽释放酶为激肽释放酶；激肽释放酶发挥正反馈作用，反过来激活因子Ⅻ，形成更多的$Ⅻ_a$。因子$Ⅺ_a$在有Ca^{2+}存在下可激活因子Ⅸ，因子$Ⅸ_a$与因子Ⅷ、Ca^{2+}在血小板磷脂表面结合成复合物，共同激活因子Ⅹ，生成因子X_a。在此激活过程中，因子Ⅷ本身不能激活因子Ⅹ，但可使因子$Ⅸ_a$对因子Ⅹ的激活速度提高。如果因子Ⅷ缺乏，患者凝血过程将非常缓慢，轻微外伤即可引起出血不止，临床称之为血友病。

②外源性凝血途径　由存在于血液之外的组织因子与血液接触而启动的凝血过程，称为外源性凝血途径，又称组织因子途径。在生理情况下，血细胞和内皮细胞不表达组织因子。只有当血管损伤时，组织细胞释放组织因子进入血管，与血浆中的Ca^{2+}和因子Ⅶ共同组成复合物，在血小板磷脂和Ca^{2+}存在下迅速激活因子Ⅹ为因子X_a。

（2）凝血酶的形成　因子X_a与因子Ⅴ、Ca^{2+}在血小板磷脂表面结合成凝血酶原激活物，血浆中的凝血酶原可快速被激活成凝血酶。复合物中的因子Ⅴ是辅因子，因子Ⅴ不能激活凝血酶原，但可使因子X_a对凝血酶原激活的速度大大提高。

（3）纤维蛋白的形成　凝血酶能催化纤维蛋白原分解，促使纤维蛋白原转变为纤维蛋白单体。在Ca^{2+}参与下，凝血酶还能激活因子ⅩⅢ，被激活的$ⅩⅢ_a$能使纤维蛋白单体相互联结，形成不溶于水的纤维蛋白多聚体，即纤维蛋白。相互联结的纤维蛋白交织成网，网罗血细胞形成凝血块。当凝血块形成1小时后，其中的血小板收缩蛋白收缩，凝血块变小、变硬，表面析出淡黄色的液体，称为血清。

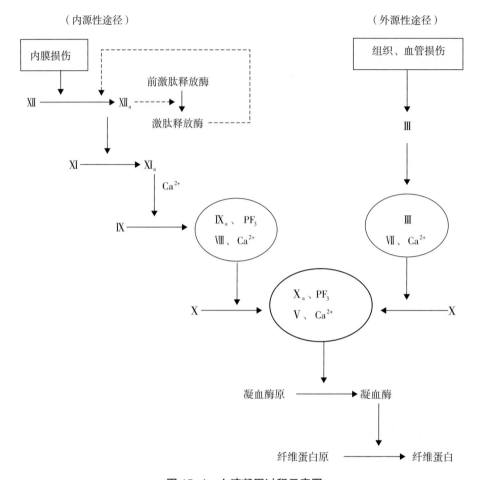

图 15-4　血液凝固过程示意图

血清与血浆的区别

血清中不含纤维蛋白原和在血液凝固过程中被消耗掉的凝血因子。

3. 抗凝系统　正常情况下，血液在血管中一般不会发生凝血。原因在于：①血管内皮光滑完整，避免了凝血系统的激活和血小板的活化；②血流速度快，血小板不易黏附聚集，即使少量凝血因子被激活，也被血流冲走稀释，并在肝、脾等处被巨噬细胞吞噬破坏；③血液中存在抗凝血物质。

血液中的抗凝物质主要有抗凝血酶Ⅲ和肝素。抗凝血酶Ⅲ由肝脏和血管内皮细胞产生，通过与凝血酶及凝血因子结合而抑制其活性。肝素能与抗凝血酶Ⅲ结合，可使抗凝血酶Ⅲ抗凝作用大大增强。

二、纤维蛋白溶解

正常情况下，组织损伤后形成止血栓，止血栓以后将逐步溶解，从而保证血管的畅通，也有利于受损组织的再生和修复。这种纤维蛋白被分解液化的过程称为纤维蛋白溶解，简称纤溶。纤溶系统主要包括纤维蛋白溶解酶原、纤溶酶、纤溶酶原激活物与纤溶抑制物。

1. 纤维蛋白溶解过程　纤溶过程可分为纤溶酶原的激活与纤维蛋白（或纤维蛋白原）的降解两个基本阶段（图 15-5）。

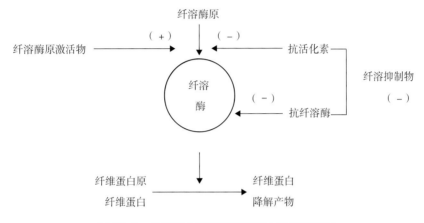

图 15-5　纤维蛋白溶解系统激活与抑制示意图

（1）纤溶酶原的激活　纤溶酶原是血浆中的一种单链的 β 球蛋白。纤溶酶原经各种激活物的作用，可被激活成具有催化活性的纤溶酶。体内主要存在两类纤溶酶原激活物：①血管内激活物：由血管内皮细胞合成和释放；②组织激活物：组织损伤时释放，以子宫、前列腺、甲状腺、肾上腺、淋巴结、卵巢和肺中含量最多。因此，这些部位手术后易发生渗血、妇女月经血通常不会凝固等都与组织激活物在这些器官中含量丰富有关。此外，血液凝固过程启动后激活的XII$_a$因子也通过激活激肽释放酶而启动纤溶过程，这种作用可能对维持血液凝固与纤维蛋白溶解之间的动态平衡有一定的意义。

（2）纤维蛋白的降解　纤溶酶是一种活性很强的蛋白酶，可水解纤维蛋白和纤维蛋白原，使之降解为可溶性的小肽，这些小肽统称为纤维蛋白降解产物（FDP）。纤溶酶是血浆中活性最强的蛋白酶，底物是纤维蛋白和纤维蛋白原，但其特异性较差，除主要降解纤维蛋白和纤维蛋白原外，对多种凝血因子及补体也有一定的降解作用。因此，纤溶酶也有抗凝血作用。

2. 纤溶抑制物　血浆中还存在多种抑制纤维蛋白溶解的物质，统称纤溶抑制物，根据其作用可分为两类：一类是抗活化素，能够抑制纤溶酶原的激活；另一类是抗纤溶酶，通过与纤溶酶结合成复合物而使其失活。

知识拓展

　　血液凝固与纤维蛋白溶解机理已经广泛应用于临床。外科手术时，常用温盐水纱布、凝胶海绵进行压迫止血，目的是提高温度使各种凝血酶活性增强，也在局部提供了异物表面，加速了因子Ⅻ激活和血小板黏附、聚集，最终加快血液凝固速度。术前注射维生素K，能促进凝血因子的合成；术后使用抗纤溶酶，可抑制纤维蛋白溶解，这些措施均可防止伤口出血。储存血液一般用柠檬酸钠做抗凝剂，因为柠檬酸钠能与因子Ⅳ（Ca^{2+}）结合，抑制血液凝固。肝素在体内、外均能发挥抗凝作用，常常用于防治血栓形成。纤溶酶原激活物（尿激酶、链激酶）一般用于治疗血栓性疾病。

第五节　血型和输血

　　输血是抢救急性大失血和治疗某些疾病（如严重贫血或严重感染）的有效手段。但是，并不是任何人的血液都可以相互输受，输血受血型的限制。

　　血型是指血细胞膜上特异性抗原的类型，临床上通常是指红细胞膜上特异性抗原的类型。迄今发现的红细胞血型系统有几十种，目前临床实践中意义最大的血型系统是ABO 血型系统和 Rh 血型系统。

一、ABO血型系统

（一）ABO 血型系统的抗原和抗体及其分型依据

　　ABO 血型系统中，红细胞膜上有两种不同的抗原，即 A 抗原和 B 抗原。根据红细胞膜上两种抗原是否存在，将血液分为 4 种类型：凡红细胞膜上只含 A 抗原者为 A 型；只含 B 抗原者为 B 型；含有 A 与 B 两种抗原者为 AB 型；A 和 B 两种抗原都没有者为 O 型。人类血清中含有与其相对应的两种抗体，即抗 A 抗体和抗 B 抗体。不同血型的人，其血清中可能含有不同的抗体，但不含有与自身红细胞抗原相对应的抗体。也就是说，A 型血中含有抗 B 抗体；B 型血中含有抗 A 抗体；O 型血中含有抗 A 和抗 B 抗体；AB 型血中不含抗 A 和抗 B 抗体（表 15-4）。

表 15-4　ABO 血型系统的抗原和抗体

血型	凝集原（抗原）	凝集素（抗体）
A	A	抗 B
B	B	抗 A
AB	A 和 B	无抗 A 和抗 B
O	无 A 和 B	抗 A 和抗 B

（二）交叉配血试验与输血原则

　　当含有 A 抗原的红细胞与含有抗 A 抗体的血清相遇，或含有 B 抗原的红细胞和含有抗 B 抗体的血清相遇时，在体外，红细胞会凝集成团，即发生凝集反应，血型抗原和血型抗体又分别被称为凝集原（抗原）和凝集素（抗体）；在体内，则会发生溶血反应。因此，同型输血，避免在输血过程中发生溶血反应，是输血应遵循的根本原则。

ABO 血型系统还存在多个亚型，为避免亚型之间发生凝集反应，即使同型输血，也必须进行交叉配血试验。

交叉配血试验分为主侧试验与次侧试验：主侧试验是把供血者的红细胞与受血者的血清进行配合试验；次侧试验是把受血者的红细胞与供血者的血清进行配合试验（图 15-6）。

1. 配血不合　主侧出现凝集反应为配血不合，绝对不能输血。

2. 配血相合　主侧、次侧均不出现凝集反应为配血相合，可以输血。此时供血者与受血者为同型血。

3. 配血基本相合　主侧不出现凝集反应、次侧出现凝集反应为配血基本相合。只有在紧急情况下，可进行少量输血（少于 300ml），输血速度要缓慢，并密切观察有无输血反应。如有反应，应立即停止输血。

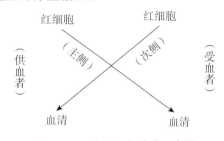

图 15-6　交叉配血试验示意图

异型输血时，主要考虑主侧是否有凝集反应，原因在于异型输血量少、缓慢，供血者的血浆可被受血者体内大量的血液所稀释，抗体浓度降低，与受血者的红细胞发生凝集反应的可能性大大降低。由于 O 型血红细胞膜上不含有 A、B 抗原，AB 型血浆中不含抗 A 和抗 B 抗体，因此，O 型血的人被称为"万能供血者"，AB 型血的人被称为"万能受血者"。

二、Rh血型系统

Rh 因子是人类红细胞膜上存在的另一类抗原，最初在恒河猴（Rhesus monkey）红细胞上被发现，因此，该血型系统被命名为 Rh 血型系统。现已发现多种 Rh 抗原，与临床关系密切的是 C、c、D、E、e 5 种，其中，D 抗原的抗原性最强。医学上通常将红细胞膜上含有 D 抗原者，称为 Rh 阳性；无 D 抗原者，称为 Rh 阴性。Rh 血型系统的特点是血清中不存在抗 Rh 的天然抗体。但是，Rh 阴性的人在经 D 抗原刺激后，可以产生抗 D 抗体。

Rh 阴性的人，第一次接受 Rh 阳性的血液输血后一般不产生明显的反应，但在第二次或多次输入 Rh 阳性血液时即可发生红细胞凝集反应而溶血。另外，由于 Rh 系统的抗体主要是 IgG，分子较小能透过胎盘。当 Rh 阴性的母亲孕育了 Rh 阳性血型的胎儿，分娩时，胎儿的红细胞或 D 抗原进入母体，使母体产生抗 D 抗体。如果再次孕育 Rh 阳性血型胎儿，抗 D 抗体可通过胎盘进入胎儿体内，与胎儿红细胞膜上的 D 抗原发生凝集反应，引起胎儿死亡或新生儿溶血。已产生抗 D 抗体的妇女，在接受 Rh 阳性供血者的血液时，也会发生凝集反应。因此，对 Rh 阴性者的输血以及多次妊娠的妇女应予以特别重视。

知识拓展

在我国汉族和大部分少数民族人口中，Rh 阳性者约占 99%，Rh 阴性者仅占 1% 左右。但有些民族的人群中，Rh 阴性的人比例较高，如塔塔尔族为 15.8%、苗族为 12.3%、布依族和乌孜别克族为 8.7%。因此，医务工作者应特别重视少数民族地区的 Rh 血型患者。

复习题

1. 说明血液的组成。
2. 说明血浆蛋白质的生理功能。
3. 简述血浆晶体渗透压和胶体渗透压的形成及其生理意义。
4. 简述红细胞的形态和功能及红细胞的生成条件。
5. 简述各类白细胞的生理功能。
6. 说明血小板在生理止血中的重要作用。
7. 说明 ABO 血型系统的分型依据。
8. 说明血型与输血的关系；交叉配血试验及其结果分析。
9. 说明 Rh 血型的分型依据及其特点。

第十六章 血液循环

📖 本章导学

　　每个人都拥有一定量的血液，人体内的血液是怎样流动的？几千年来人们一直在不断地探索……

　　循环系统是由心脏和血管组成的封闭式系统，其主要功能是推动和输送血液环流全身，保证血液功能的实现。血液在心血管系统中按一定方向周而复始地循环流动，称为血液循环。其中，心脏通过节律性的收缩和舒张，在瓣膜的导向作用下，不断地推动血液沿血管定向流动。心脏是血液循环的动力，血管是血液流动的管道。

第一节　心脏生理

一、心肌细胞的生物电现象

　　心脏的舒缩活动是以心肌细胞的生物电现象为基础的。心肌细胞有两类：一类是普通的心肌细胞，包括心房肌细胞和心室肌细胞，具有收缩功能，称为工作细胞或非自律细胞；另一类是特殊分化的心肌细胞，具有自动产生节律性兴奋的特殊功能，称为自律细胞，构成心的特殊传导系统。两类细胞的生物电现象各自不同，简介如下：

　　1. 心室肌细胞的生物电现象　心室肌细胞的电活动分为静息电位和动作电位，其静息电位约为 $-90mV$，产生机制与神经纤维基本相同，主要是由于 K^+ 外流形成的电 – 化学平衡电位。心室肌细胞的动作电位比较复杂，历时较长，可分为 5 个时期或两个过程，即去极化过程的 0 期和复极化过程的 1、2、3、4 期（图 16–1，表 16–1）。

　　（1）0 期（去极化过程）　此期与神经纤维的去极化过程相似。心室肌细胞在刺激作用下，膜内电位从静息时的 $-90mV$ 去极化到阈电位 $-70mV$ 时，膜上 Na^+ 通道开放，Na^+ 内流，膜内电位迅速上升到 $+30mV$ 左右，呈极化倒转。

　　（2）1 期（快速复极化初期）　膜上 Na^+ 通道关闭，K^+ 通道开放，K^+ 外流，膜内电位快速下降至 $0mV$ 左右。

　　（3）2 期（缓慢复极化期或平台期）　由于肌膜上 Ca^{2+} 通道开放，Ca^{2+} 内流，与 K^+

外流处于一个相对平衡的状态，使复极化过程变得非常缓慢，膜内电位基本停滞在0mV水平，记录的波形比较平坦，称为平台期。平台期是心室肌细胞动作电位持续时间长的主要原因，也是心室肌细胞动作电位的主要特征。

（4）3期（快速复极化末期）　由于Ca^{2+}通道关闭，Ca^{2+}内流停止，K^+快速外流，膜内电位由0mV快速复极到-90mV静息电位水平。

（5）4期（静息期）　是恢复期。膜电位虽然恢复到静息电位水平，但细胞内外原有的离子浓度已有所改变，这种变化激活了膜上的钠-钾泵、钙泵，排出Na^+和Ca^{2+}，摄回K^+，使细胞内外离子浓度恢复正常。

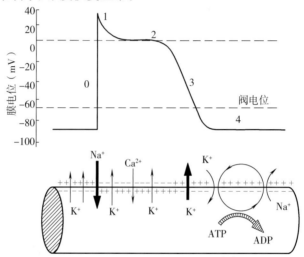

图16-1　心室肌细胞动作电位与离子转运

表16-1　心室肌细胞动作电位分期

分期		离子流方向	电流	时间（毫秒）
去极化过程（0期）		Na^+内流	90mV→+30mV	1~2
复极化过程	1期（快速复极初期）	K^+快速外流	+30mV→0mV	10
	2期（平台期、缓慢复极期）	Ca^{2+}内流，K^+外流	保持在0mV水平	100~150
	3期（快速复极末期）	K^+快速外流	0mV→-90mV	100~150
	4期（静息期）	Na^+、Ca^{2+}泵出细胞外，K^+泵入细胞内	保持-90mV水平	

 背一背

心室肌细胞动作电位

心电有特点，五期两过程。

0期内流钠，1期外流钾；

2期有平台，钙内钾向外；

3期钾外流，4期全恢复。

2. 窦房结等自律细胞的生物电特点　自律细胞动作电位4期的膜电位不稳定，而是缓慢自动去极化，去极化达阈电位水平时，产生一次新的动作电位。这种现象周而复始，动作电位就不断发生。4 期自动去极化过程是形成自动节律性的基础，也是自律细胞与非自律细胞生物电现象的主要区别（图 16-2）。

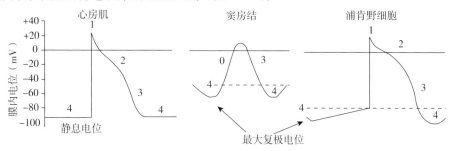

图 16-2　心房肌、窦房结和浦肯野细胞的生物电现象

 想一想

比较骨骼肌细胞与心肌细胞动作电位有何异同？

二、心肌的生理特性

心肌具有自律性、传导性、兴奋性和收缩性等生理特性。其中，前三者是以心肌细胞生物电活动为基础的，属于心肌的电生理特性，后者属于心肌的机械特性。

（一）自动节律性

组织、细胞在没有外来刺激或神经冲动的条件下，能自动地产生节律性兴奋的特性，称为自动节律性，简称自律性。心肌的自律性来源于自律细胞，各部分自律细胞的自律性高低不同。通常，生理学上以细胞每分钟兴奋的频率作为衡量自律性高低的指标。其中，窦房结的自律性最高，每分钟约 100 次；房室结次之，每分钟约 50 次；浦肯野细胞自律性最低，每分钟 20~40 次。正常心脏的节律性活动受自律性最高的窦房结所引导，窦房结是心脏活动的正常起搏点。由窦房结引起的正常心跳节律称为窦性心律。窦房结之外的其他自律细胞本身的自律性在正常情况下并不表现出来，这些自律细胞称为潜在起搏点。潜在起搏点可以在窦房结起搏功能发生障碍时发挥起搏点的作用。然而，当其自律性异常升高并超过窦房结或窦房结自律性降低时，可成为异位起搏点。由异位起搏点引起的心跳节律，称为异位心律。

（二）传导性

心肌细胞传导兴奋的能力称为传导性。正常情况下，窦房结发出的兴奋直接传播到左、右心房，引起两心房的兴奋和收缩，同时迅速传到房室结，再经房室束、左右束支及浦肯野细胞传播到左、右心室，引起两心室的兴奋。房室结是正常兴奋由心房传入心室的唯一通道，传导速度缓慢，耗时较长，称为房室延搁。房室延搁的存在具有重要的生理意义，它保证了心室收缩发生在心房收缩完成之后，有利于心室的充盈和射血。

（三）兴奋性

心肌细胞具有兴奋性，并且在兴奋过程中其兴奋性会发生周期性变化。以下以心室肌细胞为例，说明发生一次兴奋的周期性变化（图 16-3，图 16-4）。

1. 有效不应期 从去极化开始经过 0、1、2、3 期复极化到 −60mV 的这段时期内，心肌细胞对任何刺激都不能产生动作电位，称为有效不应期，说明此期内心肌兴奋性已消失。

2. 相对不应期 复极化从 −60mV 到 −80mV 期间，只有给予阈上刺激，细胞才能产生动作电位，说明此期内心肌兴奋性有所恢复，但仍低于正常水平。所以，这一时期被称为相对不应期。

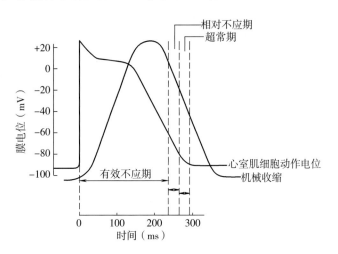

图 16-3　心室肌兴奋的周期性变化及其与机械收缩的关系

3. 超常期 复极化从 −80mV 到 −90mV 期间，此时膜电位和阈电位之间的差距很小，即使给予阈下刺激也能引起动作电位，称为超常期。说明此期内心肌兴奋性高于正常。

与骨骼肌相比，心室肌动作电位时程和不应期特别长，有效不应期一直持续到心肌收缩活动的舒张早期。这一特点具有重要的生理意义，可以使心肌不发生完全强直收缩，总是保持着收缩和舒张交替进行的节律性活动，保证心脏泵血功能的正常完成。

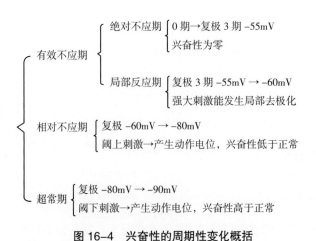

图 16-4　兴奋性的周期性变化概括

知识拓展

期前收缩与代偿间歇

正常情况下，心脏按窦房结发出的冲动进行节律性活动。如果在心室肌细胞的有效不应期之后，相对不应期或超常期内，下一次窦房结冲动传来之前，受到人工刺激或异位起搏点传来的刺激，心室肌可以提前产生一次兴奋和收缩，称为期前收缩（早搏）。与正常收缩一样，期前收缩也存在有效不应期。当期前收缩发生后，来自窦房结的正常冲动这时正好落在期前收缩的有效不应期，不能引起心肌收缩，只有等待窦房结再次传来兴奋。因此，在期前收缩之后常常会出现一个较长的心室舒张期，称为代偿间歇。期前收缩与代偿间歇是临床常见的异位心律。

（四）收缩性

心肌细胞与骨骼肌细胞的收缩原理基本相同，但心肌收缩有其自身的特点：

1. 不发生完全强直收缩。

2. 同步收缩：由于心肌具有合胞体的特性，而且心传导系统传导速度非常快，所以，每次兴奋几乎同时到达所有心房肌或心室肌细胞，引起心房或心室同步收缩。

3. 对细胞外液 Ca^{2+} 依赖性较大：由于心肌细胞肌质网不发达，贮 Ca^{2+} 少，故心肌兴奋－收缩耦联依赖于细胞外液的 Ca^{2+}。当细胞外液 Ca^{2+} 浓度升高时，心肌收缩力增强；反之，心肌收缩力减弱。

（五）理化因素对心肌特性的影响

1. 温度　在一定范围内，体温升高，心率加快；体温降低，心率减慢。一般情况下，体温每升高 1℃，心率约增加 10 次 / 分。

2. 酸碱度　血液 pH 值降低，心肌收缩力减弱；pH 值升高，心肌收缩力增强而舒张不完全。

3. 主要离子对心肌的影响　K^+ 对心肌细胞有抑制作用。血 K^+ 浓度升高时，心肌的自律性、传导性和收缩性均下降，表现为心率减慢、传导阻滞、心肌收缩力减弱，严重时心脏活动停滞于舒张状态。血 K^+ 浓度降低时，心肌的自律性和收缩性均升高，但传导性降低，容易发生异位心律。由于 K^+ 对心肌细胞有抑制作用，故临床上给患者补 K^+ 时必须稀释后（浓度小于 0.3%）由静脉缓慢滴注。

Ca^{2+} 有增强心肌收缩力的作用。当血 Ca^{2+} 浓度升高时，心肌收缩力增强；当血 Ca^{2+} 浓度降低时，心肌收缩力减弱。

三、心脏的泵血功能

心脏的功能与它的结构相适应。心脏肌肉发达，因而能够强有力地收缩，就像水泵一样，能够将血液泵至全身，上至大脑，下至手指和脚趾。即使做倒立动作，血液也能向上流到脚趾。下面我们来分析心脏泵功能的原理。

1. **心动周期** 心脏的一次收缩和舒张构成一个机械活动周期，称为心动周期。心率指每分钟心跳的频率。安静时正常成年人心率为60~100次/分。如果心率按75次/分计算，每个心动周期持续0.8秒，其中心房收缩期为0.1秒，舒张期为0.7秒。心房收缩时，心室处于舒张期。心房收缩期结束后，左、右心室随即同步收缩，持续0.3秒，心室舒张期为0.5秒。心室舒张期的前0.4秒，心房也处于舒张期，这一时期称为全心舒

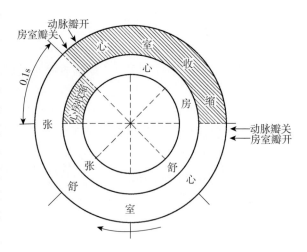

图 16-5 心动周期示意图

张期。随后心房又开始收缩，进入下一个心动周期（图16-5）。可见，无论心房或心室，其舒张期均长于收缩期。当心率加快时，心动周期缩短，收缩期和舒张期均缩短，但舒张期缩短更明显。心率过快时，心肌休息时间相对缩短，这对心的持久活动非常不利。由于在心脏的泵血过程中心室起主要作用，可以作为分析心脏泵血过程的基本单位。

2. **心脏的泵血过程** 心脏泵血功能的完成，主要取决于两个因素：①心脏节律性收缩和舒张造成心室和心房以及动脉之间的压力差，形成推动血液流动的动力；②心脏内4套瓣膜的启闭控制着血流的方向（图16-6）（表16-2）。

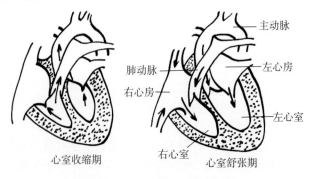

图 16-6 心脏的射血与充盈

（1）**心室收缩与射血过程** 心动周期是从心房收缩开始。但是，泵血功能主要是靠心室完成。下面从心室收缩开始分析其泵血过程：

①**等容收缩期** 心室开始收缩，室内压迅速升高，很快超过房内压，房室瓣关闭，阻止血液倒流。这时室内压低于动脉压，动脉瓣仍处于关闭状态，心室成为一个封闭的腔，心室容积不变，称为等容收缩期。此期持续约0.05秒。

②**射血期** 心室继续收缩，当室内压超过主动脉压时，血液循压力梯度冲开动脉瓣进入主动脉，此期称为射血期，历时约0.25秒。

（2）心室舒张与充盈过程

①等容舒张期　心室收缩完成后开始舒张，室内压下降，主动脉内的血液向心室反流，推动动脉瓣关闭。此时室内压仍高于房内压，房室瓣也处于关闭状态，心室再次形成一个封闭腔，心室容积不变，称为等容舒张期，约 0.07 秒。

②充盈期　随着心室肌的舒张，室内压进一步下降，当室内压低于房内压时，聚积在心房内的血液即冲开房室瓣流入心室，使心室充盈，此期称为充盈期，历时约 0.43 秒。在此期的前 0.33 秒内，心室的血液充盈主要是由于心室舒张，室内压下降所形成的"抽吸"作用，流入心室的血量约占总充盈量的 70%。在此期的最后 0.1 秒，心房开始收缩，房内压升高，将心房内的血液压入心室（约占总充盈量的 30%）。心脏的泵血功能主要是靠心室的舒缩活动来完成的，心房仅起辅助作用。

表 16-2　心动周期心腔压力、瓣膜和血流等变化表

时期		压力比较	房室瓣	动脉瓣	血流方向	心室容积
心房收缩期		房内压＞室内压<动脉压	开	关	房→室	增大
室缩期	等容收缩期	房内压＜室内压<动脉压	关	关	血液存于心室	不变
	射血期	房内压＜室内压＞动脉压	关	开	室→动脉	减小
室舒期	等容舒张期	房内压＜室内压<动脉压	关	关	血液存于心房	不变
	充盈期	房内压＞室内压<动脉压	开	关	房→室	增大

四、心输出量及其影响因素

心输出血量的多少是评价心脏功能最基本的指标。正常人左心和右心排出的血量基本相等。

1. 搏出量和心输出量　一侧心室每收缩一次所射出的血量，称为每搏出量，简称搏出量。一侧心室每分钟射出的血量，称为每分输出量，简称输出量，心输出量等于搏出量与心率的乘积。在静息状态下，正常成年人平均心率为 75 次 / 分，搏出量约 70ml，心输出量约为 5L/min（4.5~6L/min）。心输出量与机体的代谢水平相适应，并与年龄、性别等因素有关。

2. 影响心输出量的因素　心输出量决定于搏出量和心率，搏出量受心肌的前负荷、后负荷和心肌收缩力的影响。

（1）心肌前负荷　是指心室舒张末期的血液充盈量。在一定范围内，前负荷增大，心肌初长度增加，收缩力增强，搏出量增多。但是，前负荷过大，例如静脉血快速、大量地回流入心脏时，心肌初长度超过一定限度，收缩力反而减弱，搏出量减少。因此，临床上静脉输液时要严格控制输液量和输液速度，防止发生急性心力衰竭。心肌收缩力因初长度变化而发生变化的现象属于自身调节。

（2）心肌后负荷 是指心肌收缩时所遇到的阻力，即动脉血压。动脉血压升高，后负荷增大，心室等容收缩期延长，射血期缩短，搏出量减少。反之，动脉血压降低时，搏出量增多。

（3）心肌收缩力 是指心室肌细胞本身的功能状态。心肌收缩力增强，搏出量增多；心肌收缩力减弱，搏出量减少。通常心肌收缩力受神经及体液因素的调节，交感神经兴奋、血中肾上腺素增多时，心肌收缩能力增强；迷走神经兴奋时，心肌收缩能力减弱。

（4）心率 在一定范围内，心率加快，心输出量增多。但心率过快（超过 180 次 / 分）时，由于心动周期缩短，尤其是心舒期显著缩短，心室充盈减少，搏出量和心输出量相应减少；心率过缓（低于 40 次 / 分），尽管心舒期延长，充盈量和搏出量增多，但是，心室容积有限，不能无限制地增加充盈量和搏出量，心输出量反而减少。

3. 心力储备 心输出量随机体代谢的需要而增加的能力，称为心力储备。正常成年人在做剧烈运动时，心率可达 180~200 次 / 分，搏出量可达 150~170ml，心输出量可提高 5~7 倍，达到 30L/min 左右。加强体育锻炼可以提高心力储备。

知识拓展

老年人心功能与输液

由于老年人心肌细胞萎缩，心包膜下脂肪增多，心内膜增厚，使心脏生理功能减退，输液时要注意控制总量、减少钠盐，还要根据病情控制输液速度。

五、心音与心电图

（一）心音

在心动周期中，心肌收缩、瓣膜开闭和血流冲击血管壁等引起的机械振动，通过传导，在胸壁一定部位用听诊器听到的特定声音，称为心音。一般情况下，胸壁听诊可以听到两个心音，即第一心音和第二心音。

第一心音发生在心室收缩开始时，主要是房室瓣关闭以及心室射血冲击动脉壁引起的振动。特点是音调低，持续时间较长。第一心音是心室收缩期开始的标志，其强弱可反映心肌收缩的力量以及房室瓣的功能状态。

第二心音发生在心室舒张开始时，主要是动脉瓣关闭、血流冲击大动脉根部及心室内壁引起的振动。特点是音调高，持续时间较短。第二心音是心室舒张期开始的标志，其强弱可反映动脉血压的高低以及动脉瓣的功能状态。

心音听诊在判断心脏收缩能力和瓣膜功能方面具有重要意义，还可以判断心率以及心律是否正常。

表16-3 第一心音与第二心音比较表

	第一心音	第二心音
特点	音调较低，持续时间较长	音调较高，持续时间较短
产生主要原因	心室肌收缩，房室瓣关闭所引起的振动	动脉瓣关闭所引起的振动
意义	标志心室收缩开始，反映心肌收缩力的强弱及房室瓣的功能状态	标志心室舒张开始，反映血压的高低及动脉瓣的功能状态

知识拓展

心脏杂音及临床意义

心脏杂音是指在心音与额外心音之外，心脏收缩或舒张时血液在心脏或血管内产生涡流所致的室壁、瓣膜或血管振动所产生的异常声音。杂音分为功能性及器质性两类：功能性杂音发生于无器质性改变的心脏，可为生理性，见于正常人；亦可见于某些病理状态（如贫血、发热）。器质性杂音往往有助于诊断心脏病的解剖学改变（如瓣膜口狭窄、异常通道）及推断病因（如风湿性、先天性、梅毒性心脏病）。临床可根据心脏杂音的性质协助诊断心脏疾病。

（二）心电图

每个心动周期中，由窦房结产生兴奋，依次传向心房、心室。这种兴奋产生和传递的生物电活动可以通过心脏周围的组织和体液传至全身体表。将心电图机的引导电极置于体表的一定部位，记录出来的心脏电变化曲线，称为心电图。它是心脏兴奋的产生、传导和恢复过程中生物电变化的综合波形，具有重要的临床意义。

正常典型的心电图是由 P 波、QRS 波群、T 波以及各波间代表时间的线段所组成（图16-7，表16-4）。

1. P 波 正常 P 波为圆屋顶形，历时 0.08~0.11 秒，幅度不超过 0.25mV。P 波反映左右心房的去极化过程。

2. QRS 波群 由 3 个紧密相连的波形组成，第一个向下的波为 Q 波，紧接着是高而尖向上的 R 波，最后是一个向下的 S 波。波群历时 0.06~0.1 秒，反映左右心室的去极化过程。

3. T 波 T 波与 R 波方向一致，历时 0.05~0.25 秒，波幅为 0.1~0.8mV。T 波反映左右心室的复极化过程。

4. P-R 间期 指从 P 波起点到 QRS 波群起点之间的时程，一般为 0.12~0.2 秒。P-R 间期反映兴奋从窦房结产生，经心房、房

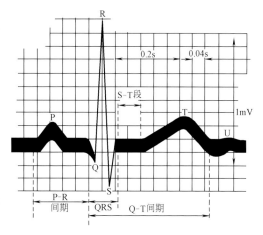

图 16-7 正常心电图模式图

室结、房室束、左右束支和浦肯野纤维网到达心室肌，引起心室兴奋所需要的时间。

5. Q-T 间期　指从 QRS 波群的起点到 T 波终点之间的时程，反映心室从去极化开始到复极化结束所需要的时间。

6. S-T 段　指从 QRS 波群终点到 T 波起点之间与基线平齐的线段，反映心室各部分心肌都处在动作电位平台期的早期，各部分之间的电位差很小。

表 16-4　心电图各波、段（期）的意义

波形名称	意义	幅度（mV）	持续时间（秒）
P 波	左右心房的去极化过程的电位变化	0.05~0.25	0.08~0.11
QRS 波群	左右心室的去极化过程的电位变化	—	0.06~0.1
T 波	左右心室的复极化过程的电位变化	0.1~0.8	0.05~0.25
P-R 间期	从心房开始兴奋到心室开始兴奋的时间	—	0.12~0.20
Q-T 间期	心室肌去极化和复极化的总时间	同基线	< 0.4
S-T 段	心室肌已经全部去极化	同基线	0.05~0.15

第二节　血管生理

血管具有输送和分配血液、实现血液与组织细胞间物质交换以及参与形成和维持动脉血压等功能。

一、血压与血流

血管内流动的血液对单位面积血管壁的侧压力称为血压，即压强。血压是人体的重要生命体征，其中，动脉血压大于毛细血管血压，毛细血管血压大于静脉血压。在血管的不同部位都存在着压力差，压力差是推动血液在血管内流动的基本动力。

血液在血液循环的整个过程中，要不断克服血流阻力。血流阻力来自于血液内部各种成分之间的摩擦和血液与血管壁之间的摩擦。其大小主要取决于血管口径，尤其是小动脉和微动脉所构成的外周阻力使血压下降幅度最大，当血液流至右心房时血压已接近于零。

二、动脉血压

1. 动脉血压的概念　通常所说的血压即指动脉血压而言。动脉血压是血液对动脉管壁的侧压力，一般是指主动脉内的血压。由于在大动脉内血压下降幅度很小，因此，临床上通常以肱动脉血压代表动脉血压。在每个心动周期中，动脉血压随着心脏的舒缩活动而发生周期性变化。心室收缩时，动脉血压升高，所达到的最高值，称为收缩压。心室舒张时，动脉血压降低，所达到的最低值，称为舒张压。收缩压与舒张压之差，称为脉搏压或脉压。脉压反映动脉血压波动的幅度。一个心动周期中动脉血压的平均值，称为平均动脉压。心动周期中心舒期长于心缩期，平均动脉压更接近于舒张压，约等于舒张压加 1/3 脉压。

2.动脉血压的正常值及其相对稳定的意义　按照国际标准计量单位规定，压强的单位为帕（Pa）或千帕（kPa），但习惯上用毫米汞柱（mmHg）表示，1mmHg等于0.1333kPa。大静脉压力较低，通常以厘米水柱（cmH$_2$O）为单位，1cmH$_2$O等于0.098kPa。

我国健康成年人安静状态下，收缩压为 13.3~16.0kPa（100~120mmHg），舒张压为8.0~10.7kPa（60~80mmHg），脉压为 4.0~5.3kPa（30~40mmHg），平均动脉压为 13.3kPa（100mmHg）。

知识拓展

临床上，成年人安静时舒张压持续超过 12.0kPa（90mmHg），称为高血压；舒张压低于6.67kPa（50mmHg）、收缩压低于 12.0kPa（90mmHg），称为低血压。

动脉血压的高低随年龄、性别、身材以及身体的功能状态等情况而异。一般来说，正常人的动脉血压随年龄的增长而有所升高，收缩压比舒张压升高明显；男性比女性略高；肥胖的人血压偏高；精神紧张或体力活动时血压可暂时升高。一定高度的平均动脉压，是推动血液循环和保持各器官有足够的血流量的必要条件。动脉血压过低，血液的供应不能满足机体需要，特别是脑、心、肾等重要器官可因缺血、缺氧造成严重后果。动脉血压过高，心室肌后负荷增大，可导致心室扩大，甚至心力衰竭。血压过高还容易引起血管壁的损伤，如脑血管破裂而造成脑出血。

由此可见，动脉血压的相对稳定，是内环境稳态的重要指标，是保证正常生命活动的必要条件。

3.动脉血压的形成　心血管系统内有足够的血液充盈是形成血压的前提条件。在此基础上，心室收缩向主动脉内射血是形成动脉血压的基本因素。心室收缩释放的能量分为两部分，一部分推动血液流动，另一部分形成对血管壁的侧压力，使血管扩张。

形成动脉血压的另一个重要因素是外周阻力。因为仅有心室收缩而没有外周阻力，心室收缩期射入大动脉的血液将会迅速、全部地流向外周，不能维持一定的血压。循环系统的外周阻力主要指小动脉和微动脉对血流的阻力。由于外周阻力的存在，在心室收缩期，心室射出的血液通常只有1/3流向外周，其余血液暂时贮存于主动脉和大动脉中，使动脉血压升高。当心室舒张时，射血停止，被扩张的管壁发生弹性回缩，推动血液继续流向外周，同时使大动脉内仍保持一定量的血液充盈，舒张压维持在较高水平（图16-8）。

由此可见，动脉血压形成的前提条件是足够的循环血量充盈血管；心室收缩射血和外周阻力是形成动脉血压的两个根本因素；大动脉的弹性作用使血液连续流动和缓冲动脉血压。

4.影响动脉血压的因素 与动脉血压形成有关的各种因素，均可影响动脉血压。其主要影响因素有：

（1）搏出量 当搏出量增加而外周阻力和心率不变时，动脉血压升高，主要表现为收缩压明显升高，舒张压升高不多，脉压增大。搏出量增加时，心室收缩期射入主动脉的血量增多，血液对动脉管壁的侧压力增大，收缩压明显升高。由于动脉血压升高，血流速度加快，到心室舒张末期，大动脉内存留的血量无明显增加，因而舒张压升高不多。一般情况下，收缩压的高低主要反映搏出量的多少。

（2）心率 当其他因素不变时，心率在一定范围内增加，可使舒张压明显升高。这是因为心率加快，心室舒张期明显缩短，因而流至外周的血量减少，心室舒张末期存留于大动脉内的血量增多，使舒张压升高。

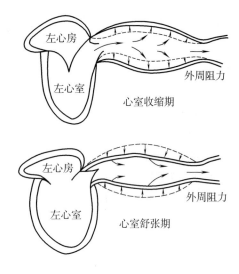

图 16-8 动脉血压示意图

（3）外周阻力 当其他因素不变时，外周阻力增大，收缩压和舒张压均升高，但舒张压升高幅度显著。因为外周阻力增大时，心室舒张期内血液流向外周的速度减慢，舒张末期存留在主动脉的血量增多，舒张压明显升高。一般情况下，舒张压的高低主要反映外周阻力的大小。

（4）循环血量与血管容积 正常情况下，循环血量与血管容积相互适应，血管内血液保持一定的充盈量，以维持血压。当循环血量减少或血管容积增加时，血压下降。例如大失血时，循环血量减少，血压下降；药物过敏或中毒性休克患者，全身小血管扩张，血管容积增大，血压下降。

（5）大动脉管壁的弹性 大动脉管壁的弹性具有缓冲动脉血压的作用。老年人由于动脉管壁弹性下降，缓冲作用减弱，收缩压升高，舒张压降低，脉压增大（表16-5）。

表 16-5 影响动脉血压的因素

影响因素	收缩压变化	舒张压变化	脉压变化
搏出量↑	↑↑	↑	↑
心率 ↑	↑	↑↑	↓
外周阻力↑	↑	↑↑	↓
循环血量↓或血管容积↑	↓	↓	↓
大动脉管壁的弹性↓	↑	↓	↑

5.动脉脉搏 心动周期中，动脉内压力的周期性变化所引起的动脉管壁搏动，称为动脉脉搏，简称脉搏。脉搏在体表可以触摸得到。

三、静脉血压与静脉血流

1.静脉血压 体循环血液经动脉和毛细血管流到小静脉时，血压降至15~20mmHg。右心房可视为体循环的终点，压力最低，接近于零。通常将各器官静脉的血压称为外周静脉压，正常值为15~20mmHg；将右心房和胸腔内大静脉的血压称为中心静脉压，正常值为4~12cmH₂O。

中心静脉压的高低，取决于心脏射血能力和静脉回心血量之间的相互关系。如果心脏射血能力较强，能及时将回流入心脏的血液射入动脉，中心静脉压就比较低；反之，如果心脏射血能力减弱，中心静脉压就会升高。另一方面，静脉回心血量增多或减少，中心静脉压也会相应地升高或降低。由此可见，中心静脉压是反映心血管功能的又一指标。

2.影响静脉血流的因素 外周静脉压与中心静脉压之差是推动静脉血流的动力，凡能改变两者之间压力差的因素，都能影响静脉血流。

（1）心肌收缩力 心肌收缩力强，搏出量多，心室排空较完全，心室舒张期室内压降低，对心房和大静脉内血液的抽吸力增大，回心血量增多；反之，心肌收缩力减弱时，回心血量减少。例如右心衰竭时，右心室收缩力显著减弱，心舒期右心室内剩余血量增多，静脉回心血量显著减少，患者可出现颈静脉怒张、肝充血肿大、下肢浮肿等体征。

（2）重力和体位 由于静脉管壁薄、易扩张，故静脉血压和静脉血流受重力和体位的影响较为明显。当人的体位由卧位变为立位时，身体低垂部位的静脉扩张，容量增加，回心血量减少，导致心输出量减少和脑供血不足，可引起头晕，甚至昏厥。

（3）呼吸运动 吸气时，由于胸膜腔负压增大，使胸腔内大静脉和心房扩张，中心静脉压降低，从而加速静脉回流；呼气时则相反，静脉血回流减少。

（4）骨骼肌的挤压作用 骨骼肌收缩时，可对肌肉内和肌肉间的静脉产生挤压，使静脉血流加快；同时，静脉内的静脉瓣使血液不会倒流。骨骼肌舒张时，静脉内压力降低，有利于毛细血管和微静脉的血液流入静脉。

知识拓展

体位性低血压

体位性低血压又叫直立性虚脱，是由于体位的改变，如从平卧位突然转为直立，或长时间站立发生的脑供血不足引起的低血压。平时活动少和长期卧床的患者，站立后容易引起体位性低血压。为预防体位性低血压，长期卧床的患者和患有高血压的老年人，站立时动作应缓慢，在站立前先挤压小腿肌肉或做四肢活动等动作，有助于促进静脉血向心脏回流，升高血压，避免体位性低血压的发生。

四、微循环和组织液

微循环是指微动脉和微静脉之间的血液循环。微循环的基本功能是实现血液和组织液之间的物质交换。

1. 微循环的血流通路及其意义 微循环的血流通路包括迂回通路、直捷通路和动静脉短路三条通路（图 16-9，表 16-6）。

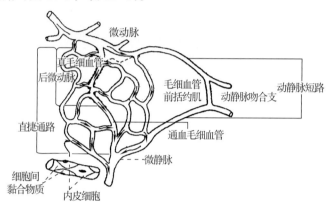

图 16-9 微循环血流通路模式图

（1）迂回通路 迂回通路是指血液经微动脉、后微动脉进入真毛细血管网，最后汇入微静脉的通路。真毛细血管穿行于组织细胞间隙中，迂回曲折，交织成网。毛细血管网中血流缓慢，是血液和组织液进行物质交换的主要场所，此通路又称营养通路。

（2）直捷通路 直捷通路是指血液从微动脉经后微动脉进入通血毛细血管，最后流入微静脉的通路。此通路直而短，血流速度快，安静时经常开放，主要功能是使部分血液迅速返回心脏，以保证静脉回心血量。

（3）动静脉短路 动静脉短路是指血液从微动脉经动静脉吻合支直接进入微静脉的通路。此通路血流速度快，无物质交换功能，多分布于皮肤，参与体温调节。

表 16-6 微循环三条通路比较表

	迂回通路	直捷通路	动静脉短路
组成	微动脉→后微动脉→毛细血管前括约肌→真毛细血管→微静脉	微动脉→后微动脉→通血毛细血管→微静脉	微动脉→动→静脉吻合支→微静脉
特点	路径长，血流缓慢，血管通透性大	主要分布于骨骼肌，经常开放，血流快	主要分布于某些皮肤和皮下组织，环境温度升高时开放，环境温度降低时关闭
功能	血液与组织细胞进行物质交换的场所	保证静脉回心血量	参与体温调节

2. 组织液的生成与回流 组织液充满在组织、细胞之间的空隙中，是组织细胞赖以生存的内环境，是血液与组织细胞进行物质交换的媒介。组织液不断生成，又不停地

回流入血液，其成分不断更新，从而保持内环境的稳态。决定组织液生成与回流的主要因素是有效滤过压。

有效滤过压=（毛细血管血压+组织液胶体渗透压）-（血浆胶体渗透压+组织液静水压）

毛细血管血压和组织液胶体渗透压是促进组织液生成的力量，血浆胶体渗透压和组织液静水压是促进组织液回流的力量。当有效滤过压为正值时，组织液生成；当有效滤过压为负值时，组织液回流（图16-10）。

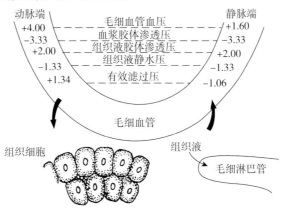

图 16-10　组织液生成与回流示意图
（图中数值单位为 kPa）

由图16-10中各数值计算可知，在毛细血管动脉端的有效滤过压为1.34kPa，液体滤出毛细血管进入组织间隙；而在毛细血管静脉端，有效滤过压为-1.06kPa，组织液大部分返回毛细血管，小部分进入毛细淋巴管成为淋巴液。

第三节　心血管活动的调节

正常人心脏的节律性搏动、心输出量、动脉血压和静脉回流量等保持相对稳定，而且在机体内外环境发生变化时，心血管活动能相应地调整，使心输出量和各组织器官的血流量适应新陈代谢和主要功能活动的需要。心血管活动的调节包括神经调节、体液调节和自身调节。

一、神经调节

神经系统对血压的调控是通过反射活动来实现的。反射的结构基础是反射弧。

（一）心血管反射的反射弧

1. 感受器（图16-11）

（1）压力感受器　在整个心血管系统，包括心房、心室、动脉和静脉的壁内存在许多传入神经末梢，当管壁被动扩张时能感受机械牵张刺激而引起心血管反射。调控血压最重要的压力感受器是颈动脉窦和主动脉弓的压力感受器。

（2）化学感受器　与调节心血管活动有关的化学感受器主要是颈动脉体和主动脉体。颈动脉体位于颈总动脉分叉处，主动脉体位于主动脉弓处。血液中的氧分压降低、二氧化碳分压升高、H^+ 浓度升高及动脉血流不足等因素，是兴奋化学感受器的适宜刺激。

2. 传入神经（图 16-11）　颈动脉窦压力感受器的传入神经是窦神经。窦神经在加入舌咽神经后进入延髓。主动脉弓压力感受器的传入神经走行于迷走神经干中。

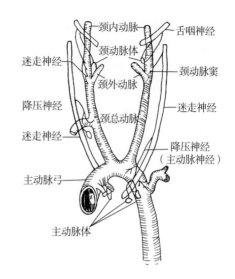

图 16-11　颈动脉窦区和主动脉弓区感受器及传入神经

知识拓展

与人不同，家兔的主动脉弓传入纤维自成一束，称为主动脉神经或减压神经。颈动脉体的传入纤维走行于窦神经中，主动脉体的传入纤维走行于迷走神经中。

3. 中枢　与心血管活动有关的中枢分布在中枢神经系统自脊髓至大脑皮质的各级水平，其基本中枢位于延髓。延髓心血管中枢包括心交感中枢（或称心加速中枢）、心迷走中枢（或称心抑制中枢）和交感缩血管中枢（或称血管运动中枢）等。

心迷走中枢活动和心交感中枢活动有着相互制约的关系，两者对心脏的作用既对立又统一，共同调节心脏的活动。正常成人在安静时，心迷走中枢的活动占优势，故窦房结自律性每分钟约 100 次，而心率保持在每分钟 75 次左右。在肌肉活动或某些情绪变化时，心交感中枢活动显著加强，使心率加快。

4. 传出神经和效应器　由心交感中枢发出的神经称为心交感神经，由心迷走中枢发出的神经称为心迷走神经，由交感缩血管中枢发出的神经称为交感缩血管神经。效应器为心脏和血管。

心脏活动受心交感神经和心迷走神经双重支配。心交感神经节后纤维末梢释放去甲肾上腺素，作用于心肌细胞膜上的 β_1 受体，可加强心脏的活动，使心率加快，心肌收缩力增强，房室传导加速，致使心输出量增多，血压上升。

心迷走神经节后纤维末梢释放乙酰胆碱，作用于心肌细胞膜上的 M 受体，可抑制心脏的活动，出现心率减慢，房室传导速度减慢甚至传导阻滞，心肌收缩力减弱，心输出量减少，血压下降。

 想一想

比较心交感神经与心迷走神经（副交感神经）的作用有何不同？

交感缩血管神经末梢释放去甲肾上腺素，去甲肾上腺素可与血管平滑肌上的 α 受体结合而引起血管收缩，也可与血管平滑肌上的 β 受体结合而引起血管舒张，但后者的作用较弱。当交感缩血管神经紧张增强时，血管在原有基础上进一步收缩，外周阻力增强；当交感缩血管神经紧张减弱时，血管在原有舒缩状态下发生舒张，外周阻力下降。

支配血管的传出神经还有交感、副交感舒血管神经等，这类神经的活动一般起调节局部血流量的作用。

（二）心血管反射

1.颈动脉窦和主动脉弓压力感受性反射　当动脉血压突然升高时，可反射性引起心率减慢，心输出量减少，血管舒张，外周阻力降低，结果动脉血压下降；而当动脉血压突然降低时，则可引起相反的效应。这种因动脉血压改变而发生的使动脉血压恢复到原先水平的反射，称为压力感受性反射，也叫减压反射。

颈动脉窦和主动脉弓压力感受性反射过程如下（图 16-12）：

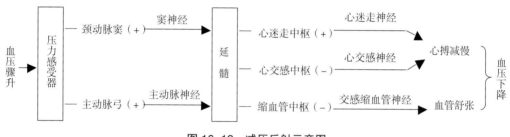

图 16-12　减压反射示意图

压力感受性反射的生理意义在于调节短时间内发生的动脉血压的变化，维持动脉血压的相对稳定。

2.颈动脉体和主动脉体化学感受性反射　化学感受性反射主要调节呼吸运动（见第十八章），但在缺氧或缺血时也能调节心血管活动。由缺氧或缺血引起的化学感受性反射能强烈地兴奋心血管中枢而使血压明显升高，使全身血量发生重新分配，以保证心、脑等重要器官的血液供应。

另外，机体还有多种心血管反射参与对心血管活动的调节，如心肺感受器、腹腔内脏感受器引起的心血管反射等。

二、体液调节

（一）全身性体液调节

参与全身性体液调节的激素或血管活性物质主要有以下几种：

1.肾上腺素和去甲肾上腺素　血液循环中的肾上腺素和去甲肾上腺素主要由肾上腺髓质分泌。它们对心血管的作用既有共性，又有个性。肾上腺素可使心率加快，房室传导加速，心肌收缩力增强，心输出量增多，因此在临床上常用作强心药。肾上腺素对皮肤、肾脏、肠胃等内脏的血管具有收缩作用；对于骨骼肌和肝脏，小剂量使这些器官的血管舒张，大剂量时才引起血管收缩。去甲肾上腺素对心肌的作用不如肾上腺素强，但可使血管发生强烈收缩，外周阻力增加，血压升高。临床上常用去甲肾上腺素升高血压（表 16-7）。

表 16-7　肾上腺素和去甲肾上腺素的区别

	来源	最终反应	临床意义
肾上腺素（Ad）	肾上腺髓质分泌	心活动↑，血压变化不大	强心急救药
去甲肾上腺素（NA）	肾上腺髓质分泌（少），交感神经末梢分泌	心脏效应不明显，血压升高明显	升压药

2. 血管紧张素　循环系统中的血管紧张素作为强烈的缩血管物质及醛固酮分泌的刺激物，在调节机体血压和体液平衡中起着重要作用。

（二）局部性体液调节

参与调节心血管活动的局部性体液因子主要有组胺、5- 羟色胺、组织代谢产物等。它们只在局部起作用，通常伴随组织代谢过程发挥舒张血管的作用，特点是易被破坏、作用持续时间较短。

一般情况下，机体内各器官的血流量主要取决于该器官的代谢活动。代谢活动愈强，血流量就愈大。

如果将调节心血管活动的神经和体液因素去除，在一定的血压变动范围内，器官、组织的血流量仍能通过局部血管舒缩活动得到适当的调节，这种调节机制存在于器官、组织本身，称为自身调节。例如本章第三节中叙述的心脏泵功能的自身调节。

总之，心血管系统活动的调节是多种机制参与的复杂过程，每一种机制通常只能在某些方面起作用。循环系统还可以通过自身及与机体其他器官相互配合来维持内环境的相对恒定。

思考题

1. 比较第一心音与第二心音的区别。
2. 简述减压反射的调节过程。
3. 影响动脉血压的因素有哪些？

第十七章 消化功能

 本章导学

人体所需的营养物质包括蛋白质、脂肪、糖类、维生素、无机盐和水。前三类物质结构复杂、分子量大，必须先在消化管内分解成为结构简单的小分子物质，才能透过消化管黏膜进入血液或淋巴。消化器官的主要生理功能是完成这两个过程，从而为机体新陈代谢提供必不可少的物质和能量来源。

消化是食物在消化道内被加工、分解为小分子的过程。食物的消化方式有两种：一种是通过消化道肌肉的舒缩活动，将食物磨碎，与消化液充分混合，并将食物不断地向消化道的远端推送，称机械消化；另一种方式是通过消化腺分泌的消化液完成的，消化液中含有各种消化酶，能分解蛋白质、脂肪和糖类等物质，使之成为小分子物质，这种消化方式称化学性消化。正常情况下，这两种方式的消化作用是同时进行、互相配合的。

食物经过消化后的小分子物质以及维生素、无机盐和水透过消化道的黏膜，进入血液和淋巴循环的过程，称为吸收。消化和吸收是两个相辅相成、紧密联系的过程。不能被消化和吸收的食物残渣，最后以粪便的形式排出体外。

第一节 消 化

一、口腔内消化

消化是从口腔开始的，食物在口腔内经咀嚼被唾液湿润，便于吞咽。

1.唾液及其作用 唾液是大小唾液腺分泌的液体。唾液为无色无味近于中性的低渗液体，其中水分约占99%。唾液能够湿润与溶解食物，引起味觉并易于吞咽，唾液淀粉酶可使淀粉分解成为麦芽糖。此外，唾液还可清洁和保护口腔，可清除口腔中的残余食物，其中的溶菌酶还有杀菌作用。

2.咀嚼和吞咽 口腔通过咀嚼运动对食物进行机械性加工。咀嚼是由各咀嚼肌有顺序地收缩而组成的复杂的反射性动作。咀嚼能使食物与唾液充分混合，以形成食团，便于吞咽。

吞咽是一种复杂的反射性动作，基本中枢位于延髓内，它使食团从口腔进入胃。

口腔内消化过程不仅完成口腔内食物的机械性和化学性加工，还能反射性地引起胃、胰、肝、胆囊等活动，为后续消化过程准备有利条件。

二、胃内消化

胃是消化道中最膨大的部分。成人的容量一般为 1~2L，因而具有暂时贮存食物的功能。食物入胃后，受到胃液的化学性消化和胃壁肌肉运动的机械性消化作用。

（一）胃液及其作用

纯净的胃液是一种无色而呈酸性反应的液体，pH 为 0.9~1.5。正常人每日分泌的胃液量为 1.5~2.5L。胃液的成分包括无机物如盐酸、钠和钾的氯化物等，以及有机物如黏蛋白、消化酶等。

1. 盐酸　胃液中的盐酸也称胃酸，其作用有：①可杀死随食物进入胃内的细菌，维持胃和小肠内的无菌状态。②激活胃蛋白酶原，使之转变为有活性的胃蛋白酶，为胃蛋白酶的作用提供必要的酸性环境。③盐酸进入小肠后，可以引起促胰液素的释放，促进胰液、胆汁和小肠液的分泌。④盐酸造成的酸性环境，有助于小肠对铁和钙的吸收。

2. 胃蛋白酶原　胃蛋白酶原不具有活性，但可以在胃酸和已激活的胃蛋白酶的作用下，转变为有活性的胃蛋白酶。胃蛋白酶能水解食物中的蛋白质，使其分解为䏡。

3. 黏液和碳酸氢盐　胃的黏液主要成分为糖蛋白。在正常人，黏液覆盖在胃黏膜的表面，形成一个凝胶层，具有润滑作用，可减少粗糙的食物对胃黏膜的机械性损伤。

4. 内因子　内因子的主要作用是与维生素 B_{12} 结合形成复合物，使之免受破坏，并能促进回肠对维生素 B_{12} 的吸收。内因子缺乏，维生素 B_{12} 吸收会出现障碍，影响红细胞的生成，可导致巨幼红细胞性贫血。

知识拓展

消化性溃疡

消化性溃疡主要指发生在胃和十二指肠的慢性溃疡，亦可发生于食管下段、胃空肠吻合口周围及含有异位胃黏膜的梅克尔憩室。这些溃疡的形成与胃酸和胃蛋白酶的消化作用有关，故称消化性溃疡。近年研究发现溃疡的形成与幽门螺杆菌（HP）的存在有关。溃疡绝大多数（95%以上）位于胃和十二指肠，故又称胃及十二指肠溃疡。本病的总发病率占人口的 5%~10%，十二指肠溃疡较胃溃疡多见，以青壮年多发，男多于女，儿童亦可发病，老年患者所占比例亦逐年有所增加。胃溃疡患者的平均年龄高于十二指肠溃疡患者约 10 岁。

（二）胃的运动

胃底和胃体的前部运动较弱，其主要功能是贮存食物；胃体的远端和胃窦则有较明显的运动，其主要功能是磨碎食物，使食物与胃液充分混合而形成食糜，以及逐步地将食糜排至十二指肠。

1. 胃的运动形式

（1）容受性舒张　当咀嚼和吞咽时，食物刺激口腔、食管等外感受器，通过迷走神经反射性地引起胃底和胃体平滑肌的舒张，使胃腔容积增大，称为胃的容受性舒张。容受性舒张使胃腔容量由空腹时的 50ml，增加到进食后的 1.5L，使胃更好地完成容受和贮存食物的功能。

（2）胃的蠕动　食物进入胃后约 5 分钟，蠕动即开始。蠕动是从胃的中部开始，有节律地向幽门方向进行。其生理意义是：使食物与胃液充分混合，以利于胃液发挥消化作用；还可搅拌和粉碎食物，并推进胃内容物通过幽门向十二指肠运动。

2. 胃排空　食物由胃排入十二指肠的过程称为胃的排空。不同的食物排空速度不同，稀的或流体食物比稠的或固体食物排空快；切碎的、颗粒小的食物比大块的食物排空快；等渗液体比非等渗液体快。在三种主要食物中，糖类的排空时间较蛋白质为短，脂肪类食物排空最慢。对于混合食物，由胃完全排空通常需要 4~6 小时。

3. 呕吐　呕吐是将胃及肠内容物从口腔强力驱出的动作。机械刺激和化学刺激作用于舌根、咽部、胃、大小肠、胆总管、泌尿生殖器官等处的感受器，都可以引起呕吐。视觉和内耳前庭的位置感觉发生改变时，也可引起呕吐。

呕吐是一种具有保护意义的防御反射，它可把胃内有害的物质排出。但长期剧烈的呕吐会影响进食和正常的消化活动，并且使大量的消化液丢失，造成体内水、电解质和酸碱平衡的紊乱。

三、小肠内消化

食糜由胃进入十二指肠后，即开始了小肠内的消化。小肠内消化是整个消化过程中最重要的阶段。在这里，食糜受到胰液、胆汁和小肠液的化学性消化以及小肠运动的机械性消化。

（一）胰液及其作用

胰液是无色无味的碱性液体，pH 为 7.8~8.4，渗透压约与血浆相等。成人每日分泌的胰液量为 1~2L。胰液中有多种消化酶，主要有：

1. 胰淀粉酶　对生的或熟的淀粉水解效率都很高，消化产物为糊精、麦芽糖。

2. 胰脂肪酶　胰脂肪酶可分解甘油三酯为脂肪酸、甘油一酯和甘油。

3. 胰蛋白酶和糜蛋白酶　这两种酶以不具有活性的酶原形式存在于胰液中。肠液中的肠致活酶可以激活胰蛋白酶原，使之变为具有活性的胰蛋白酶。胰蛋白酶和糜蛋白酶的作用相似，都能分解蛋白质为胨。当两者一同作用于蛋白质时，则可消化蛋白质为小分子的多肽和氨基酸。

由于胰液中含有水解三种主要营养物质的消化酶，因而是所有消化液中最重要的一种。

知识拓展

急性胰腺炎

急性胰腺炎是一种由于胰管阻塞、胰管内压突然升高以及胰腺血液供应不足等原因引起的胰腺急性炎症。临床表现主要有上腹痛，并有恶心、呕吐和腹胀、腰肌紧张、压痛、反跳痛、肠鸣音减弱或消失及血、尿淀粉酶升高，约半数患者伴有胆道疾病。本病是常见的急腹症之一，有水肿型和出血型两种。水肿型病变较轻，较常见；出血型又称坏死型，约占急性胰腺炎的 10%，病变严重，易产生休克，并发症较多，死亡率高。

（二）胆汁及其作用

胆汁是一种较浓的具有苦味的有色液体，成年人每日分泌胆汁 800~1000ml。胆汁的生成量和蛋白质的摄入量有关，高蛋白食物可生成较多的胆汁。胆汁中没有消化酶。胆盐是胆汁参与消化和吸收的主要成分。

胆汁对于脂肪的消化和吸收具有重要意义，具体体现为：

1.胆汁中的胆盐、胆固醇和卵磷脂等可使脂肪乳化成微滴，增加胰脂肪酶的作用面积，使其分解脂肪的作用加速。

2.胆盐是不溶于水的脂肪水解产物到达肠黏膜表面所必需的运载工具，对于脂肪消化产物的吸收有重要意义。

3.胆汁通过促进脂肪分解产物的吸收，对脂溶性维生素（维生素 A、维生素 D、维生素 E、维生素 K）的吸收也有促进作用。

4.胆汁在十二指肠中还可以中和一部分胃酸。

（三）小肠液及其作用

小肠液是一种弱碱性液体，pH 约为 7.6，渗透压与血浆相等。成年人每日分泌量为 1~3L。大量的小肠液可以稀释消化产物，使其渗透压下降，有利于吸收。由小肠腺分泌的肠致活酶能激活胰液中的胰蛋白酶原，使之变为有活性的胰蛋白酶，有利于蛋白质的消化。

（四）小肠的运动形式

小肠的运动形式包括紧张性收缩、分节运动和蠕动三种：

1.**紧张性收缩** 小肠平滑肌的紧张性收缩是其他运动形式有效进行的基础。当小肠紧张性降低时，肠腔易于扩张，肠内容物的混合和转运过程减慢；相反，当小肠紧张性升高时，食糜在小肠内的混合和运转过程就加快。

2.**分节运动** 这是一种以环行肌为主的节律性收缩和舒张运动。在食糜所在的一段肠管上，环行肌在许多点同时收缩，把食糜分割成许多节段；随后，原来收缩处舒张，而原来舒张处收缩，使原来的节段分为两半，而相邻的两半则合拢起来形成一个的节段；如此反复进行，食糜得以不断地分开，又不断地混合（图 17-1）。分节运动的推进作用很小，它的作用在于使食糜与消化液充分混合，便于进行化学性消化；它还使食糜与肠壁紧密接触，为吸收创造了良好的条件。

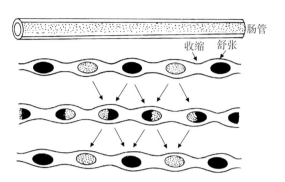

收缩　舒张

肠管

　　3. 蠕动　小肠的蠕动可发生在小肠的任何部位，近端小肠的蠕动速度大于远端。蠕动的意义在于使经过分节运动作用的食糜向前推进一步，到达一个肠段，再开始分节运动。在小肠还常可见到一种进行速度很快、传播较远的蠕动，称为蠕动冲。蠕动冲可把食糜从小肠始端一直推送到大肠。

图 17-1　小肠分节运动模式图

四、大肠的功能

　　人类的大肠内没有重要的消化活动。大肠的主要功能在于吸收水分，还可为消化后的残余物质提供暂时贮存所。

　　1. 大肠液的作用　大肠液是由肠黏膜表面的柱状上皮细胞及杯状细胞分泌的。大肠液富含黏液和碳酸氢盐，其 pH 为 8.3~8.4，主要作用在于其中的黏液蛋白能保护肠黏膜和润滑粪便。

　　2. 大肠运动的形式　大肠的运动少而慢，对刺激的反应也较迟缓。大肠是粪便的暂时贮存所。

　　3. 排便　食物残渣在大肠内停留的时间较长，一般在 10 小时以上。在这一过程中，食物残渣中的一部分水分被大肠黏膜吸收；同时，经过大肠中细菌的发酵和腐败作用，形成了粪便。粪便中除食物残渣外，还包括脱落的肠上皮细胞和大量的细菌。

　　正常的直肠通常是空的，没有粪便在内。当肠的蠕动将粪便推入直肠时，引起排便反射（图 17-2）：

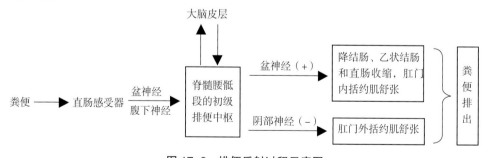

图 17-2　排便反射过程示意图

　　意识可以加强或抑制排便。人们若对便意经常予以制止，就使直肠渐渐地对粪便压力刺激失去正常的敏感性，加之粪便在大肠内停留过久、水分吸收过多而变得干硬，引起排便困难，这是产生便秘最常见的原因之一。

知识拓展

便　秘

　　便秘是临床常见的复杂症状，而不是一种疾病，主要是指排便次数减少、粪便量减少、粪便干结、排便费力等。上述症状同时存在 2 种以上时，可诊断为症状性便秘。通常以排便频率减少为主，一般每 2~3 天或更长时间排便 1 次（或每周 <3 次）即为便秘。对一组健康人调查结果表明，排便习惯多为每日 1~2 次或 1~2 日 1 次（60%），粪便多为成型或软便；少数健康人的排便次数可达 1 日 3 次（30%）或 3 日 1 次（10%），粪便为半成型或呈腊肠样硬便。因此必须结合粪便的性状、本人平时排便习惯和排便有无困难作出有无便秘的判断。如超过 6 个月即为慢性便秘。

第二节　吸　　收

　　吸收是指食物经过消化后的小分子物质及维生素、无机盐和水透过消化道的黏膜，进入血液和淋巴循环的过程。消化过程是吸收的重要前提。

一、吸收的部位

　　在口腔和食管内，食物是不被吸收的；胃只吸收酒精和少量水分；小肠是吸收的主要部位；糖类、蛋白质和脂肪的消化产物大部分是在十二指肠和空肠吸收的；回肠有其独特的功能，即主动吸收胆盐和维生素 B_{12}；大肠主要吸收水分和盐类。

　　人的小肠长约 4m，它的黏膜具有环形皱褶，并拥有大量的绒毛和微绒毛。环状皱褶、绒毛和微绒毛的存在，使小肠的吸收面积比同样长短的简单圆筒的面积增加约 600 倍，达到 $200m^2$ 左右。小肠除了具有巨大的吸收面积外，食物在小肠内停留的时间较长（3~8 小时），以及食物在小肠内已被消化到适合吸收的小分子物质，这些都是小肠在吸收中发挥作用的有利条件。

二、主要营养物质的吸收

　　1. 水、无机盐和维生素的吸收　人每日由胃肠渗透吸收到体内的液体量有 8L 之多。水分的吸收都是被动的，各种溶质，特别是 NaCl 的主动吸收所产生的渗透压梯度是水分吸收的主要动力。钠、钾等单价碱性盐吸收很快；铁、钙等多价碱性盐吸收很慢；三价铁不易被吸收，须转化为亚铁才易被吸收，维生素 C 能使三价铁转变为亚铁而促进铁的吸收；维生素 D 能促进钙的吸收。脂溶性维生素的吸收需要胆盐的存在，水溶性维生素主要在小肠上段被吸收，维生素 B_{12} 必须与内因子结合成复合物才能在回肠被吸收。

　　2. 糖的吸收　糖类只有被分解为单糖时才能被小肠上皮细胞所吸收，单糖的吸收是消耗能量的主动过程，它可逆着浓度差进行，能量来自钠泵，主要通过毛细血管进入血液。

　　3. 蛋白质的吸收　蛋白质经消化分解为氨基酸后，几乎全部被小肠吸收。煮过的蛋白质因变性而易于消化，在十二指肠和近端空肠被迅速吸收；未经煮过的蛋白质和内源性蛋白质较难消化，需进入回肠后才基本被吸收。

4.脂肪的吸收 在小肠内，脂类的消化产物脂肪酸、甘油一酯、胆固醇等很快与胆汁中的胆盐形成混合微胶粒。脂肪微胶粒的各种成分进入小肠微绒毛的上皮细胞，在这里，甘油一酯、脂肪酸和胆固醇等又逐渐地从混合胶粒中释出，重新合成甘油三酯，与细胞中的载脂蛋白合成乳糜微粒进入中央乳糜管，再扩散入淋巴后进入血液。

5.胆固醇的吸收 食物中的胆固醇部分是酯化的，必须在肠腔中经胆固醇酯酶的作用，水解为游离胆固醇后才能被吸收。游离的胆固醇通过形成混合微胶粒，在小肠上部被吸收。被吸收的胆固醇大部分在小肠黏膜中又重新酯化，生成胆固醇酯，最后与载脂蛋白一起组成乳糜微粒经由淋巴系统进入血循环。

胆固醇的吸收受很多因素的影响。食物中胆固醇含量越高，其吸收也越多。食物中的脂肪和脂肪酸有促进胆固醇吸收的作用，而各种植物固醇和食物中不能被利用的纤维素、果胶、琼脂等容易和胆盐结合形成复合物，妨碍微胶粒的形成，从而能降低胆固醇的吸收。

第三节　消化器官活动的调节

消化器官的活动也是与整个机体的需要相适应的。在非消化期，各种消化液的分泌量均较少，消化管的运动也较弱；当进食时和进食后，各种消化液的分泌量增加，消化管的运动增强。消化器官活动的这种适应性是在神经和体液因素的调节下实现的。

一、神经调节

1.消化器官的神经支配及其作用 除口腔、咽、食管上段及肛门外括约肌外，其余大部分消化器官受交感神经和副交感神经的双重支配。

各级神经中枢通过支配胃肠的交感神经和副交感神经，对壁内神经丛的活动进行调节。副交感神经兴奋时，可引起胃肠运动加强、括约肌舒张、腺细胞分泌增加。交感神经兴奋时，其作用与副交感神经的作用相反，即上述活动抑制，但对唾液腺可引起少量分泌。在特殊情况下，如肠肌的紧张性较高时，无论交感神经或副交感神经兴奋，均抑制肠运动；反之，如肠肌的紧张性降低时，两种神经兴奋可增强肠运动。

2.消化器官活动的反射性调节 调节消化活动的反射包括非条件反射和条件反射两种。反射中枢在延脑、下丘脑、边缘叶和大脑皮质等处。

（1）非条件反射 非条件反射是由食物的机械刺激、化学刺激直接作用于消化管黏膜的相应感受器引起的。

（2）条件反射 在非条件反射基础上，与食物有关的形状、颜色、气味、声音、语言、文字以及进食的环境等刺激分别作用于视、嗅、听觉感觉器，兴奋经视、嗅、听神经传入中枢形成条件反射，引起消化腺分泌和消化管运动。"望梅止渴"即是经典的一例条件反射。

二、体液调节

1. **胃肠激素对消化活动的调节** 胃肠激素与神经系统一起，共同调节消化器官的运动、分泌和吸收功能。调节消化器官活动的几种主要胃肠激素及其作用见表 17-1：

表 17-1 胃肠道激素的分泌及其生理作用

激素	分泌的部位	主要生理作用
胃泌素	胃窦和十二指肠黏膜的 G 细胞	促进胃酸和胰酶的分泌；其次可促进胰液、胆汁、小肠液的分泌和胃肠运动
促胰液素	小肠上部黏膜	使胰液的分泌量大增，促进胰酶、胆汁和小肠液分泌，抑制胃酸分泌和胃肠运动
胆囊收缩素	小肠上部黏膜	促进胆囊强烈收缩，排出胆汁，促进各种胰酶的分泌
抑胃肽	小肠上部黏膜	抑制胃液分泌和胃运动，促进胰岛素释放

2. **局部体液因素对消化活动的调节**

（1）组胺 胃体和胃底的黏膜内含有大量的组胺，由固有层中的肥大细胞产生。胃黏膜恒定地释放少量组胺，通过局部弥散到达邻近的壁细胞，与壁细胞上的 H_2 受体结合，促进胃酸分泌。

（2）前列腺素 在胃的黏膜和肌层中，存在大量的前列腺素，由组织局部产生和释放，迷走神经兴奋和胃泌素都可引起前列腺素分泌增加。前列腺素对进食、组胺和胃泌素等引起的胃液分泌有明显的抑制作用。

在上述的神经和体液两种调节机制总的规律作用下，某些消化器官又有其自身的特点。例如：唾液分泌的调节完全是纯神经反射性的；胰液分泌以及胆汁分泌和排出均受神经和体液双重控制，但以体液调节为主；胃液分泌也受神经和体液双重控制，其调节比较复杂。

复习题

1. 胃酸的生理作用有哪些?
2. 为什么小肠是营养物质的主要吸收部位?
3. 交感神经和副交感神经是如何调节消化器官的?

第十八章　呼吸功能

📖 **本章导学**

　　小明吃饭的时候还在看书，不小心呛住了，咳嗽得眼泪都出来了。同学们，你们知道"呛"是怎么回事吗？为什么呛了以后会咳嗽呢？

　　机体在进行新陈代谢过程中，要不断地消耗 O_2 并产生 CO_2。因此，机体必须源源不断地从外界获取 O_2，同时排出体内多余的 CO_2。这种机体与外环境之间的气体交换过程就是呼吸。

　　人体的呼吸过程由 4 个相互衔接的环节（图 18-1）来完成：①肺通气：肺与外界环境之间的气体交换过程，也就是通常所说的呼吸。②肺换气：肺泡与肺部毛细血管之间的气体交换过程，肺通气与肺换气合称为外呼吸。③气体在血液中的运输。④组织换气：血液与组织细胞之间的气体交换过程，又称为内呼吸。

　　呼吸的意义在于通过吸入 O_2 呼出 CO_2，保证体内 O_2 和 CO_2 浓度的相对稳定，保持内环境稳态。

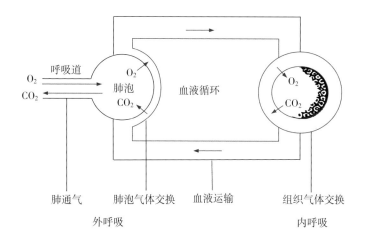

图 18-1　呼吸过程示意图

第一节 肺 通 气

肺通气是肺与外界环境之间的气体交换过程。肺通气的结构基础有呼吸道、肺、胸廓、呼吸肌和胸膜腔。呼吸道是气体进出肺的通道,对吸入气体有加温、加湿、清洁、过滤等功能;呼吸肌的收缩与舒张可以调节气道口径;胸廓节律性扩张和收缩为肺通气提供动力;胸膜腔是在胸廓与肺之间起耦联作用的关键结构。气体进出肺受两方面作用:①推动气体进出肺的动力;②阻止气体进出肺的阻力。

一、肺通气的动力

(一)肺内压

肺内压是指肺泡内的压力。肺扩张时,肺内压下降,当肺内压低于大气压时,气体进入肺内,称为吸气;肺收缩时,肺内压升高,当肺内压高于大气压时,气体由肺内排出,称为呼气。可见,肺内压与大气压之间的压力差,决定气体流动的方向,是肺通气的直接动力。肺内压的改变是由肺的扩张与收缩导致的,但肺本身并不能主动张缩,而是由胸廓的扩大和缩小引起的,而胸廓的扩大和缩小又是通过呼吸肌的舒缩实现的。这种由呼吸肌的收缩舒张引起的胸廓扩大和缩小,称为呼吸运动。可见,呼吸运动是肺通气的原动力。

(二)呼吸运动

呼吸运动包括吸气运动和呼气运动。引起呼吸运动的呼吸肌也可分为吸气肌和呼气肌,主要的吸气肌有肋间外肌和膈肌,主要的呼气肌有肋间内肌和腹肌,此外还有胸部、肩部和腹部的一些辅助呼吸肌。根据呼吸深度、参与呼吸的肌肉的主次及呼吸运动的外在表现,可将呼吸运动分成不同的类型:

1.平静呼吸和用力呼吸 安静状态下平稳而均匀的呼吸运动,称为平静呼吸,是由肋间外肌和膈肌完成的。平静吸气时,肋间外肌收缩,肋骨和胸骨上举,胸廓的前后径、左右径扩大,膈肌收缩,膈顶下降,胸廓的上下径扩大,引起胸廓和肺容积增大,于是肺内压下降低于大气压,外界气体入肺,完成吸气。平静呼气时,肋间外肌和膈肌舒张,肋骨、胸骨和膈顶均回位,胸廓容积缩小,肺依靠其自身的回缩力而回缩,肺内压上升高于大气压,肺内气体被呼出,完成呼气。因此,平静呼吸的特点是:吸气是主动的,呼气是被动的(图18-2)。

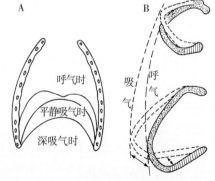

图18-2 呼吸肌活动引起的胸腔容积变化示意图

A.膈肌收缩引起的变化;B.肋间内肌、肋间外肌收缩引起的变化

运动或劳动时呼吸加深加快的呼吸运动，称为用力呼吸。用力吸气时除肋间外肌和膈肌收缩外，还有辅助吸气肌也参与收缩，胸腔和肺容积进一步扩大；而呼气时，由于呼气肌主动参与收缩，使胸廓和肺容积进一步缩小，肺通气量增加。因此，用力呼吸的特点是：呼气和吸气都是主动的。

2.胸式呼吸与腹式呼吸　以肋间外肌收缩和舒张为主，表现为胸廓起伏明显的呼吸运动，称为胸式呼吸；以膈肌收缩和舒张为主表现为腹部起伏明显的呼吸运动，称为腹式呼吸。正常人呼吸时一般两种呼吸运动均不同程度同时存在。但是，当患肺炎、重症肺结核、胸膜炎或发生肋骨骨折时，可使胸式呼吸减弱而腹式呼吸增强；妊娠后期、腹水、腹膜炎时，则腹式呼吸减弱而胸式呼吸增强。因此，根据胸式呼吸和腹式呼吸消失的情况可以大致判断病变的部位。

（三）胸膜腔内压

1.胸膜腔内压的概念及参考值　胸膜腔是由壁层胸膜和脏层胸膜围成的密闭而潜在的腔隙。正常情况下，胸膜腔内没有气体，仅有少量浆液。这些浆液，一方面减少呼吸运动时两层胸膜之间的摩擦，起润滑作用；另一方面由于液体分子之间的内聚力，使两层胸膜紧紧贴在一起而不易分离，这样才能保证肺随胸廓一起扩张或收缩。

正常人平静呼吸的全过程中胸膜腔内压都低于大气压，一般把低于大气压的压力称为负压，故胸膜腔内压又称为胸膜腔负压。通过检压计测量正常成人在平静呼气末胸膜腔内压为 –3 ~ –5mmHg，平静吸气末为 –5~ –10mmHg（图 18-3）。

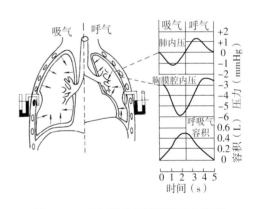

图 18-3　胸膜腔负压直接测量示意图

2.胸膜腔内压的形成　胸膜腔内压是在人出生以后形成的，并随着胸廓和肺的生长发育而逐渐增大。胎儿时期，胸腔的容积很小，肺内不含空气而仅有少量液体，此时胸膜腔内也没有负压。胎儿分娩开始第一次吸气后，肺便永远处于扩张状态，即使是最强的呼气，肺泡也不可能完全被压缩。原因在于发育期间胸廓的生长速度高于肺，因此胸廓的自然容积大于肺的自然容积，使胸腔容积增大。由于胸膜液的凝聚作用，使两层胸膜贴附在一起，不易分开，肺被胸廓牵引而被动扩张。

胸膜的壁层紧贴胸廓的内面，受到胸廓的支持，大气压从体外胸壁上影响不到胸膜壁层，脏层却受到两种相反的力量：大气压通过肺泡作用于胸膜脏层，使胸膜腔承受一个大气压；而无论在吸气或呼气时肺始终处于扩张状态，被扩张的肺组织所产生的回缩力也作用于胸膜腔。因此胸膜腔内的实际压力为：

胸膜腔内压 = 肺内压（大气压）– 肺回缩力

回缩力与大气压的作用方向恰好相反，因而抵消了一部分大气压，使胸膜腔承受的压力小于大气压。若按大气压为 0 计算，则：

$$胸膜腔内压 = -肺回缩力$$

可见，胸膜腔负压是由肺的回缩力形成的。吸气时肺扩张，肺的回缩力增大，胸膜腔负压也增大；呼气时肺缩小，肺的回缩力减小，胸膜腔负压也减小。因此，随着每次呼吸运动，胸膜腔负压也发生波动。

3.胸膜腔负压的生理意义　①维持肺的扩张状态，有利于肺通气和肺换气；②降低中心静脉压，有利于静脉血和淋巴液的回流；③在呼吸运动与肺通气之间起耦联作用。

如果胸膜损伤，空气进入胸膜腔，临床称为气胸。气胸时胸膜腔负压消失，则对抗肺回缩力的力量不存在，故患侧肺叶因自身的弹性回缩力而塌陷，此时尽管呼吸运动仍然进行，但肺叶却已失去扩张的可能。此时不仅呼吸功能发生障碍，位于纵隔内的心脏和大血管也会受到胸膜腔两侧压力不等的影响，导致循环功能障碍，甚至危及生命。

二、肺通气的阻力

肺通气的动力需克服阻力才能实现肺通气。肺通气的阻力来自两个方面：一是弹性阻力，包括肺和胸廓的弹性阻力；二是非弹性阻力，主要是呼吸道气流摩擦阻力。平静呼吸时弹性阻力约占呼吸总阻力的 70%。

（一）弹性阻力

弹性体受外力作用时所产生的一种对抗变形的力，称为弹性阻力，包括肺的弹性阻力和胸廓的弹性阻力。弹性阻力是一种阻碍胸廓和肺扩张的力。

1.肺的弹性阻力　肺的弹性阻力是吸气的阻力，呼气的动力。有两个来源：一是肺泡内液体层张力形成的表面张力，二是肺本身的弹性纤维的回缩力。

（1）表面张力与肺泡表面活性物质　肺泡内表面有一层极薄的液体，与肺泡内的气体形成液-气界面。由于液体分子之间的吸引力远大于液体与气体分子之间的吸引力，因此液体表面积有尽量缩小的趋势，这就是表面张力。对于肺泡来说，表面张力指向肺泡中心，作用是使肺泡缩小。但正常情况下，为什么没有因肺的回缩力过大而阻碍肺泡的扩张，甚至导致肺泡的塌陷呢？这是因为有肺泡表面活性物质的存在。

肺泡表面活性物质是由肺泡Ⅱ型上皮细胞分泌的一种物质，以单分子层形式覆盖在肺泡液体层表面，具有降低肺泡表面张力的作用。该作用具有重要的生理意义：①有助于维持大小肺泡的稳定性，防止吸气时小肺泡塌陷，呼气时大肺泡过度膨胀；②减少肺间质和肺泡内液体生成，防止发生肺水肿；③降低吸气阻力，有利于肺的扩张。胎儿发育至 30 周时Ⅱ型上皮细胞才开始分泌肺泡表面活性物质，因此某些早产儿因肺泡Ⅱ型细胞尚未成熟，缺乏表面活性物质而容易发生新生儿呼吸窘迫综合征或肺不张而致死亡。

（2）肺的弹性回缩力　肺组织含丰富的弹性纤维，当肺扩张时可产生弹性回缩力阻止肺的扩张。一定范围内，弹性回缩力与肺扩张程度成正比。

2.胸廓的弹性阻力　胸廓是一个双向弹性体，因此其弹性回缩力的大小与方向根据所处位置而发生变化。胸廓处于自然位置时，无弹性回缩力，弹性阻力为 0。当胸廓

大于自然位置时，其弹性回缩力向内，成为呼气的动力和吸气的阻力；当胸廓小于自然
位置时，其弹性回缩力向外，成为吸气的动力和呼气的阻力。可见，胸廓的弹性阻力对
呼吸的影响因其位置而异。

（二）非弹性阻力

非弹性阻力主要是气道阻力，占呼吸总阻力的 80%~90%。气道阻力指气流通过呼
吸道时的摩擦阻力。影响气道阻力的因素除有气流速度和气流形式（层流和湍流）外，
因为流体的阻力与管道半径的 4 次方成反比，若气道口径减小 1/2，则气道阻力增大 16
倍，所以气道口径的改变是影响气流阻力的重要因素。气道口径受神经、体液因素的调
节。支气管哮喘的患者呼吸困难就是由于支气管平滑肌痉挛性收缩，气管口径缩小、阻
力增大的结果。此外，非弹性阻力还包括黏滞阻力和惯性阻力。

三、肺容量和肺通气量

肺容量和肺通气量是衡量肺通气功能的指标。

（一）肺容量

肺容量是指肺容纳气体的容积。在通气过程中，肺容量的大小决定于呼吸运动的
深浅，其数值可用肺量计进行测定（图 18-4）。

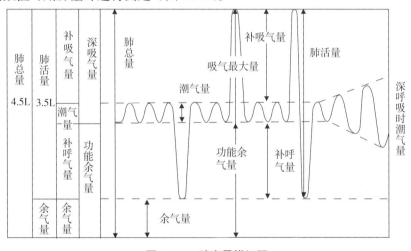

图 18-4 肺容量描记图

1.**基本肺容积** 包括潮气量、补吸气量、补呼气量和余气量 4 项，它们互不交叉，
因此被称为基本肺容积。

（1）潮气量 每次呼吸时吸入或呼出的气量，称为潮气量。其大小与年龄、性
别、身材、呼吸习惯、运动量及情绪等因素有关。平静呼吸时，正常成人的潮气量为
400~600ml。运动、劳动时增大。

（2）补呼气量 在平静呼气末再尽力呼气，所能增加的呼出气量，称为补呼气量，
正常成人为 900~1200ml。

（3）补吸气量　平静吸气末再尽力吸气，所能增加的吸入气量，称为补吸气量。正常成人为 1500~2000ml。

（4）余气量　最大呼气末肺内残留的气量，称为余气量。正常成人为 1000~1500ml，支气管哮喘和肺气肿患者增大。

2. **肺容量**　指肺容积中两项或两项以上的联合气量。

（1）深吸气量　平静吸气末再尽力吸气所能吸入的气量，称为深吸气量。等于潮气量和补吸气量之和，是衡量肺最大通气潜力的一个重要指标。

（2）功能余气量　平静呼气末肺内残余的气量，称为功能余气量。功能余气量为补呼气量与余气量之和，其正常成人约为 2500ml。功能余气量可以缓冲肺泡内气体温度、成分等的变化幅度，保持气体交换的连续性。肺气肿患者功能余气量增多；而当肺发生实质性病变时，功能余气量减少。

（3）肺活量和时间肺活量　最大吸气之后再最大呼气所能呼出的气量，称为肺活量，等于潮气量、补吸气量与补呼气量三者之和。肺活量有相当大的个体差异，与年龄、性别、身材、呼吸肌的强弱、肺和胸廓的弹性等因素有关。一般正常成年男性的正常值约为 3500ml、女性约为 2500ml。

肺活量是深呼吸的气量，反映了肺一次通气的最大能力，可作为评价肺通气功能的指标。由于测定时不限制时间，仅代表最大呼吸幅度，而与呼吸速度无关，是一种判断肺通气功能的静态指标，有时不能完全反映肺通气功能的好坏。如患阻塞性肺部疾患时，因不受时间的限制，所以测得的肺活量与正常相差不大，故引入时间肺活量概念。

时间肺活量又称用力呼气量，是指受试者在做最大的吸气后用力做最大速度呼气，测定其在一定时间（如第 1、2、3 秒之末）所能呼出的气量分别占肺活量的百分比。正常成人第 1、2、3 秒末的时间肺活量值分别为肺活量的 83%、96%、99%。其中第 1 秒末的时间肺活量意义最大，低于 60% 则不正常。时间肺活量由于给予了时间上的限制，反映出肺通气的动态功能，能更加客观地评价肺通气的功能。

（4）肺总容量　肺所容纳的最大气量称为肺总容量，即肺活量与余气量之和。肺总容量也有很大的个体差异，正常成年男性平均为 5000ml、女性约 3500ml。

（二）肺通气量

肺通气量为单位时间内吸入肺或呼出肺的气量，既有静态的肺容量因素，又有时间因素，是肺的动态气量，故能比肺容量更好地反映肺的通气功能。

1. **每分通气量**　每分通气量是指每分钟入肺或出肺的气体总量。它等于潮气量和呼吸频率的乘积。正常成年人安静状态下呼吸频率平均为 12~18 次 / 分，潮气量约为 500 ml，则每分通气量为 6.0~9.0L。

每分通气量随性别、年龄、身材和活动量的不同而有差异。剧烈运动时每分钟可达 70L 以上。当人尽力做深快呼吸时，每分钟所能吸入或呼出的最大气量称为每分最大通气量。它可反映在连续通气状态下肺的最大通气能力和贮备能力，从而可反映受试者能从事或胜任的活动强度。测定时，一般只测量 20 秒或 15 秒的最深最快的呼出或吸入气量，再换算成每分钟最大通气量。最大通气量一般可达 70~120L。

2. 肺泡通气量　肺通气的目的在于进行肺换气，而肺换气是指肺泡与血液之间进行的气体交换。每次吸入的气体总有一部分留在从上呼吸道至呼吸性细支气管以前的呼吸道内，这部分气体不参与肺换气，称为解剖无效腔，其容积约为 150ml。

从气体交换的角度考虑，真正有效的通气量是肺泡通气量。肺泡通气量是指每分钟吸入肺泡的新鲜空气量。其计算公式为：

肺泡通气量＝（潮气量－无效腔气量）× 呼吸频率

进入肺泡的气体，有时还可以因为血液分布不均而使两者之间不能充分进行气体交换。这部分不能与血液进行交换的肺泡气容积称为肺泡无效腔。肺泡无效腔与解剖无效腔合称为生理无效腔。正常人生理无效腔几乎与解剖无效腔相等。当肺内血液分布明显不均匀或肺动脉有部分梗死等情况时，则生理无效腔增大，可引起肺泡通气量减少。

若改变呼吸频率和呼吸的深度，对肺通气量和肺泡通气量有什么影响呢？其结果如表 18-1 所示：

表 18-1　不同呼吸频率和潮气量时的每分肺通气量和肺泡通气量

呼吸频率（次 / 分）	潮气量（ml）	肺通气量（ml/min）	肺泡通气量（ml/min）
12	500	6000	4200
24	250	6000	2400
6	1000	6000	5100

在潮气量减半而呼吸频率加倍或潮气量加倍而呼吸频率减半时，肺通气量保持不变，但是肺泡通气量都发生明显变化。可见对肺换气而言，深而慢的呼吸比浅而快呼吸的气体交换效率高。

知识拓展

人工呼吸

人的心脏和大脑需要不断地供给氧气，如果中断供氧 3 ~ 4 分钟就会造成不可逆性损害。所以在某些意外事故中，如触电、溺水、脑血管和心血管意外，一旦发现心跳、呼吸停止，首要的抢救措施就是迅速进行人工呼吸和胸外心脏按压，以保持有效通气和血液循环，保证重要脏器的氧气供应。人工呼吸是用于自主呼吸停止时的一种急救方法，通过徒手或机械装置使空气有节律地进入肺内，然后利用胸廓和肺组织的弹性回缩力使进入肺内的气体呼出，如此周而复始以代替自主呼吸。现场急救人工呼吸可采用口对口（鼻）方法，或使用简易呼吸囊。在医院内抢救呼吸骤停患者还可使用结构更复杂、功能更完善的呼吸机。

第二节　气体的交换和运输

一、气体交换

气体交换包括肺换气和组织换气。肺泡和肺毛细血管之间 O_2 和 CO_2 的交换过程称为肺换气。血液与组织细胞之间 O_2 和 CO_2 的交换过程称为组织换气。呼吸气体的交换以扩散方式进行。

（一）气体交换原理

1.气体分压　根据物理学原理，各种气体，不论是处于气体状态或溶于液体之中，始终做无规则运动，表现为一定的压力，使气体从压力高的部位向压力低的部位扩散，其结果使整个容积部位的气体压力相等，达到动态平衡，称为气体扩散。如果是由多种气体组成的混合气体，则此种混合气体具有一定的总压力，而各组成气体各自所形成的压力，称为分压，等于混合气体的总压力乘以该气体所占容积百分比。空气就是混合气体，总压力为760mmHg，其中 O_2 占空气总容积的21%，所以氧分压（PO_2）为159mmHg。总压力为各分压之和。

当气体和液体表面接触时，气体分子不断进入液体，即气体分子溶解于液体中，在单位分压下，溶解于单位容积溶液中的气体量，称为溶解度。同时溶解于液体中的气体分子也不断从液体中逸出，溶解的气体分子从溶液中逸出的力量，称为张力。在一定分压下，当这一气体分子的溶解度和逸出速度相等时，溶解气体的张力就等于这一气体的分压。

在呼吸过程中，肺泡、血液和组织各处的 O_2 和 CO_2 的分压各不相同（表18-2）：

表18-2　肺泡、血液和组织液内氧和二氧化碳分压（mmHg）

	肺泡气	静脉血	动脉血	组织液
PO_2（氧分压）	102	40	100	30
PCO_2（二氧化碳分压）	40	46	40	50

2.气体扩散的速率　单位时间内气体扩散的容积为气体扩散速率，主要受以下因素影响：

（1）气体分压差　分压差是气体扩散的动力，决定着气体扩散的速度和方向。分压差越大，扩散速度越快。气体分子总是由分压高处向分压低处扩散。

（2）气体的溶解度和相对分子质量　气体扩散速率与气体溶解度成正比，与相对分子质量的平方根成反比。CO_2 在血液中的溶解度为 O_2 的24倍，但其相对分子质量的平方根是 O_2 的1.17倍，而肺泡与血液间的 PO_2 差为 PCO_2 的10倍，故 CO_2 的扩散速度约为 O_2 的2倍。因此在肺部发生气体交换障碍时，一般首先出现缺氧而不是 CO_2 潴留症状。

（二）气体交换的过程

1.肺换气　当静脉血流经肺毛细血管时，由于血液 PO_2 是40mmHg，而肺泡气 PO_2 是102mmHg，肺泡气中 O_2 由于分压差而向血液净扩散，血液中的 PO_2 逐渐上升，最后接近肺泡气的 PO_2。静脉血中的 PCO_2 是46mmHg，肺泡气的 PCO_2 是40mmHg，所以 CO_2 向相反的方向净扩散，即从血液到肺泡，经过肺换气后，静脉血变成动脉血。

2.组织换气　组织细胞在进行新陈代谢时消耗 O_2 并产生 CO_2，所以细胞内部及其周围组织液中的 PCO_2（50mmHg）总是高于动脉血的 PCO_2（40mmHg），而 PO_2（30mmHg）总是低于动脉血的 PO_2（100mmHg）。所以，动脉血中的 O_2 就不断向组织液和细胞中扩散，供组织细胞利用；组织细胞中的 CO_2 不断向动脉血中扩散，经组织换气后，动脉血变成静脉血（图 18-5）。

在肺换气和组织换气过程中，CO_2 的分压差虽不如 O_2 的大，但它的扩散速度约为 O_2 的 21 倍，故仍能迅速完成气体交换。

（三）影响肺换气的因素

呼吸过程中，肺换气除受气体分压差、溶解度和相对分子质量等因素影响外，还与扩散面积、扩散距离、通气血流比值等因素有关。

1.呼吸膜的厚度　肺泡与肺毛细血管之间进行气体交换时所通过的结构，称为呼吸膜。虽然呼吸膜有 6 层结构，但却很薄，总厚度不足 $1\mu m$，对 O_2 和 CO_2 的通透性很大。病理情况下，任何使呼吸膜增厚的疾病，都会降低扩散速度，减少扩散量，如肺纤维化、肺水肿等。

2.呼吸膜的面积　单位时间内气体的扩散量与扩散面积成正比关系，扩散面积大，则单位时间内扩散的气量就多。正常成人有肺泡三

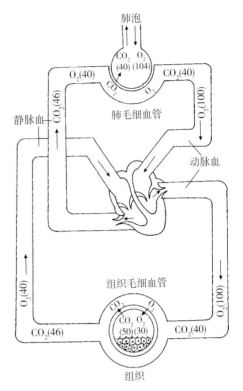

图 18-5　气体交换示意图
（图中数值单位为 mmHg）

亿多个，总面积达 $40 \sim 100m^2$。安静状态下，呼吸膜的扩散面积约为 $40m^2$。运动时，因肺毛细血管开放的数量和开放的程度增加，扩散面积可增加大到 $70m^2$ 以上。扩散面积可因肺本身的疾病而减小（如肺不张、肺实变、肺气肿等），也可因肺毛细血管关闭和阻塞而减小。

3.通气血流比值　通气血流比值是指每分肺泡通气量（V）和每分肺血流量（Q）之间的比值（V/Q）。正常成人安静时约为 4.2/5=0.84，此比值可维持最佳换气效率状态。如果 V/Q 比值增大，就意味着通气过剩，血流不足，部分肺泡气未能与血液气充分交换，致使肺泡无效腔增大（如肺动脉栓塞）；若 V/Q 比值下降，则意味着通气不足（如哮喘），血流过剩，部分血液流经通气不良的肺泡，静脉血中的气体未得到充分更新，气体交换效率降低，犹如发生了功能性动静脉短路。由此可见，无论 V/Q 比值增大或减小，都妨碍了有效的气体交换。

二、气体在血液中的运输

在呼吸过程中，血液起着运输气体的作用。血液将 O_2 从肺运送到全身组织，又把组织代谢产生的 CO_2 运送到肺部。气体在血液中运输的形式有物理溶解和化学结合两种，其中化学结合是主要的运输形式，而物理溶解的量虽少但很重要，是化学结合和释放的必需环节。

（一）O_2 的运输

1. 物理溶解　O_2 在血液中溶解度很小，每 100ml 血液中仅溶解 0.3ml，占血液运输 O_2 总量的 1.5%。

2. 化学结合　化学结合是 O_2 运输的主要形式。当血液中氧分压升高时，血液中溶解的 O_2 进入红细胞，血红蛋白与氧结合，形成氧合血红蛋白（HbO_2）；氧分压降低时，HbO_2 将氧解离形成去氧（或"还原"）血红蛋白（Hb）。

$$Hb+O_2 \xrightleftharpoons[\text{PO}_2\text{低（组织）}]{\text{PO}_2\text{高（肺泡）}} HbO_2$$

这一过程是可逆的。O_2 与 Hb 结合的特点是：无需酶的催化；能够迅速地结合，也能迅速地解离；结合或解离决定于血液中氧的分压。当血液流经肺毛细血管时，由于动脉血氧分压高，促使 O_2 与 Hb 结合，形成大量的 HbO_2；而当血液流经组织时，由于静脉血的氧分压低，则 HbO_2 解离成去氧血红蛋白和 O_2，放出 O_2 进入组织，以供组织利用。

1 分子 Hb 最多可结合 4 分子 O_2，因而血液能结合 O_2 的量是有一定限度的，即具有饱和性。Hb 的分子量为 64000 ~ 67000，所以 1gHb 可结合 1.34 ~ 1.39ml O_2。如果健康人每升血液含有 150gHb，按 1gHb 结合 1.34ml O_2 计算，最多可结合 200ml 左右 O_2。

每升血液中的 Hb 所能结合的最大 O_2 量，称为 Hb 的氧容量。此值决定于 Hb 的浓度和血氧分压。但实际上，血液的含氧量并非都能达到最大值，每升血液中 Hb 实际结合的 O_2 量，称为 Hb 的氧含量。Hb 的氧含量占氧容量的百分比称为 Hb 的氧饱和度。通常情况下血液中溶解的 O_2 量很少，可忽略不计，因此常将 Hb 氧容量、Hb 氧含量和 Hb 氧饱和度视为血氧容量、血氧含量和血氧饱和度。

HbO_2 呈鲜红色，而去氧血红蛋白呈暗蓝色。动脉血氧饱和度高，因此呈鲜红色；静脉血氧饱和度低，因而呈暗红色。患肺炎或心功能不全等疾病而发生气体交换障碍时，血中去氧血红蛋白的含量增多。如每升血液中去氧血红蛋白的含量达到 50g/L 以上时，则在毛细血管丰富的体表部位如口唇或甲床等部位呈现紫蓝色，称为发绀。一般情况下，发绀是人体缺 O_2 的标志。但严重贫血患者，因 Hb 含量过少，达不到 50g/L，所以虽有缺氧但并无发绀；同样，CO 中毒时，CO 与 Hb 结合呈樱桃红色也不发绀。相反，真红细胞增多症的病人，由于去氧血红蛋白的含量达到 50g/L 以上，发绀但并不缺氧。

知识拓展

CO中毒

CO 与 Hb 有很大的亲和力，它与 Hb 结合的能力为 O_2 的 210 倍。当 CO 与 Hb 结合形成一氧化碳血红蛋白（HbCO）时，Hb 就失去了运输氧的能力。如果一个人在 CO 浓度为 0.05% 的房间内停留几个小时就可导致 CO 中毒；如果 CO 浓度为 0.1% 时，就会有生命危险。CO 中毒时患者虽有严重缺氧，但口唇黏膜呈樱桃红色（因 HbCO 为樱桃红色），无发绀；同时伴有头痛、头晕、眼花、四肢无力，严重者可出现昏厥至昏迷、死亡。所以，遇有 CO 中毒患者时，应立即把患者搬离 CO 环境，使其呼吸新鲜空气，改善缺氧状态。

（二）二氧化碳的运输

1.物理溶解　CO_2在血液中的溶解度比O_2略大，每升静脉血液中溶解的CO_2为 1.3mmol（30ml），占CO_2运输总量的5%。

2.化学结合　化学结合约占CO_2运输总量的95%，CO_2的化学结合形式分为碳酸氢盐和氨基甲酸血红蛋白两种。其中碳酸氢盐形式占CO_2总运输量的88%，是CO_2在血液中主要的运输形式；氨基甲酸血红蛋白形式占7%。在血浆中溶解的CO_2绝大部分扩散进入红细胞，在红细胞内以碳酸氢盐和氨基甲酸血红蛋白形式运输（图18-6）。

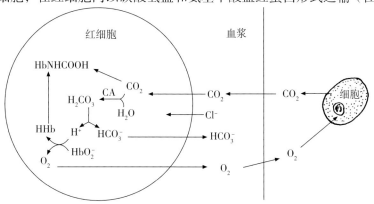

图18-6　二氧化碳的运输
CA：碳酸酐酶

（1）碳酸氢盐形式　CO_2扩散入红细胞后，在红细胞内存在的碳酸酐酶作用下，可迅速与水分子结合形成碳酸，后者又会立即解离成氢离子和碳酸氢根离子，此反应迅速、可逆。组织换气时，由于CO_2增多，反应向右进行；肺换气时，由于CO_2减少，反应向左进行。反应过程简示如下：

$$CO_2 + H_2O \underset{\text{碳酸酐酶}}{\overset{\text{碳酸酐酶}}{\rightleftharpoons}} H_2CO_3 \rightleftharpoons HCO_3^- + H^-$$

在此反应过程中，红细胞内HCO_3^-浓度不断升高，HCO_3^-顺浓度梯度通过红细胞膜扩散进入血浆。红细胞负离子的减少应伴有同等数量的正离子向外扩散，才能维持此平衡。可是红细胞膜不允许正离子自由通过，小的负离子可以通过。于是血浆中Cl^-向红细胞内转移替换HCO_3^-，维持膜两侧的电位平衡，这种现象称为氯转移。在红细胞内HCO_3^-与K^+结合，在血浆中则与Na^+结合生成碳酸氢盐。上述反应中产生的H^+大部分与Hb结合得以缓冲。

（2）氨基甲酸血红蛋白形式　一部分CO_2与Hb的氨基结合生成氨基甲酸血红蛋白，这一反应无需酶的催化，而且迅速、可逆。反应过程简示如下：

$$HbNH_2 + CO_2 \underset{PCO_2 \text{低（肺泡）}}{\overset{PCO_2 \text{高（组织）}}{\rightleftharpoons}} HbNHCOOH$$

去氧血红蛋白与CO_2结合形成氨基甲酸血红蛋白的能力比氧合血红蛋白大，因此在去氧血红蛋白多时，反应向右进行；氧合血红蛋白多时，促使氨基甲酸血红蛋白解离

出 CO_2，反应向左进行，此反应主要受氧合作用的调节。CO_2 的这种运输形式效率高，平静呼吸时，氨基甲酸血红蛋白中的 CO_2 量仅为静脉血中 CO_2 总量的 7%；但在肺排出的 CO_2 总量中，由氨基甲酸血红蛋白释放出来的 CO_2 量占 17.5%。

（3）肺对酸碱平衡的调节　肺通过 CO_2 呼出量来调节血液 H_2CO_3 浓度，以维持 HCO_3^- 比例的正常范围，保持血中 pH 的稳定。呼吸中枢对 CO_2 含量及血液 pH 改变非常敏感。当患肺部疾患时，肺通气不足，引起大量 CO_2 潴留，使血中二氧化碳分压升高、pH 降低，通过调节引起呼吸运动加深加快，从而增加 CO_2 排出，降低血中 H_2CO_3 浓度。反之，若由于肺通气过度，使血中 H_2CO_3 丧失过多，可引起血液二氧化碳分压降低、pH 升高，呼吸运动变浅变慢，减少 CO_2 的排出。所以，临床上观察患者时，要注意呼吸的频率和深度。

知识拓展

脑组织对缺氧的反应较为敏感，当缺血或动脉氧分压降低时，脑部功能较其他组织更早地发生障碍。实验证明，当脑血液供应一旦停止，弥散在脑组织内和结合在血液红细胞中的氧将在 8～12 分钟之内完全耗尽；贮存于组织中的少量能量物质，如 ATP、肌酸磷酸等将在 2～3 分钟内全部用完；5 分钟后大脑皮层的神经细胞开始死亡。当动脉氧分压降低时，将发生一系列的大脑功能改变。若正常的动脉氧为 100%，则动脉氧降至 85% 时机体的适应能力延迟；70% 时呼吸幅度加深，复杂学习能力损害；55% 时近记忆丧失；45% 时标准判断能力降低；30% 时意识丧失而发生昏迷。因此，脑血液循环中维持足够的动脉氧极为重要。

第三节　呼吸运动的调节

呼吸运动是一种节律性的运动，其深度和频率随机体内外环境状态的改变而发生相应的变化。正常呼吸节律的维持和随机体功能活动的需求所进行的随意和不随意的变化，必须依赖于体内完善的调节机制才能实现。

一、呼吸中枢

呼吸中枢是指中枢神经系统内产生和调节呼吸运动的神经细胞群。呼吸中枢分布于大脑皮层、间脑、脑桥、延髓和脊髓各级部位，其各自在呼吸节律的产生和调节中起着不同的作用，正常的呼吸运动是在各级呼吸中枢的共同配合下实现的。

1.脊髓　脊髓中支配呼吸肌的运动神经元位于第 3~5 颈段（支配膈肌）和胸段（支配肋间肌和腹肌等）前角。动物实验时，在延髓和脊髓之间做一横切，呼吸不立刻停止。所以呼吸节律不是由脊髓产生的。脊髓只是联系脑和呼吸肌的中继站和整合某些呼吸反射的初级中枢。

2.延髓　在延髓的网状结构中有支配呼吸运动的基本中枢，分吸气中枢和呼气中枢两部分，并且两中枢界限不明显，互相有重叠。虽然吸气中枢与呼气中枢在功能上相互拮抗，它们之间直接发生的交互抑制现象尚不能确定，但在对脊髓中呼吸肌运动神经元的支配上，这种交互抑制作用却是存在的。延髓吸气神经元的下传冲动，一方面引发吸气肌运动神经元的兴奋，同时经侧支通过抑制中间神经元，对呼气肌运动神经元起抑制作用。延髓呼气神经元的下传冲动，也以同样方式抑制吸气肌运动神经元的活动。这种交互抑制现象是维持机体进行正常呼吸的必要条件。

延髓被破坏后，呼吸运动立即停止，这说明节律性的呼吸运动依赖于延髓呼吸中枢。如破坏延髓以上的脑组织，虽呼吸运动仍可维持，但呼吸频率有所减慢，呼气有所延长，而且不可恢复。这说明延髓正常节律的活动还有赖于高位脑中枢的调整。

3. 脑桥　脑桥上部存在着抑制吸气、调整呼吸节律的中枢。它能控制延髓吸气中枢的兴奋性，抑制吸气中枢的活动，促使吸气向呼气转化，调整呼吸的频率和深度，故称为呼吸调整中枢。若在中脑与脑桥交界处横断，动物的呼吸节律接近正常，说明正常呼吸节律的维持有赖于脑桥和延髓的共同作用。

4. 大脑皮质对呼吸运动的调节　大脑皮质可以随意控制呼吸，以保证其他重要呼吸相关活动的完成。如说话、唱歌、哭笑、咳嗽、吞咽、排便等。同时大脑皮层还能通过条件反射调节呼吸运动的变化。如人们在含有高浓度 CO_2 的密闭室中住过多次以后，将室中气体改换为新鲜空气，但再进此室，呼吸运动增强的反应仍然可以发生。这是密闭室的环境多次与 CO_2 的刺激相结合后，已成为刺激呼吸运动的信号，形成了条件反射。尽管在大脑皮层的正常功能被消除之后，仍能保持呼吸的节律运动。但人们在正常生活过程中，呼吸运动要精确而灵敏地适应环境的变化，就必须有大脑皮层参与调节过程。

总之，中枢神经系统对呼吸的调节，是通过各级呼吸中枢的相互协调、共同配合实现的。延髓呼吸神经元能产生基本呼吸节律，是呼吸基本中枢的所在部位；脑桥呼吸调整中枢使呼吸节律更加完善；大脑皮层能随意控制呼吸运动，使呼吸运动更具有适应性。

二、呼吸运动的反射性调节

呼吸运动可因机体受到各种刺激而发生反射性地加强或减弱。如伤害性刺激、冷刺激等都可反射性地影响呼吸运动。但调节呼吸运动最重要的反射却是来自呼吸道和肺部本身的刺激、呼吸肌本体感受性刺激以及血液中化学成分改变的刺激。

1. 肺牵张反射　由肺的扩张或缩小所引起的反射性呼吸调节，称为肺的牵张反射。其感受器主要位于从气管到细支气管的平滑肌中，感受牵张刺激，阈值低，适应慢，而传入神经混合在进入延髓的迷走神经中。肺扩张牵拉呼吸道也随之扩张，牵张感受器兴奋，冲动经迷走神经传入延髓，切断吸气，促使吸气转化为呼气。呼气时肺缩小，对牵张感受器的刺激减弱，传入冲动减少，解除了对吸气中枢的抑制，于是，吸气中枢再次兴奋，开始了下一次吸气。如果切断两侧的迷走神经后，则吸气延长、加深，呼吸变得深而慢。

肺牵张反射的意义是：使吸气不致过长、过深，促使吸气及时向呼气转化。它与脑桥的呼吸调整中枢共同调节呼吸的频率和深度。但是肺牵张反射在成人平静呼吸中的调节意义不大；但病理情况下如肺水肿、肺纤维化时，肺的顺应性降低，肺扩张时对肺的牵张刺激较强，可以引起该反射，使呼吸变浅变快。

2. 呼吸肌本体感受性反射　由呼吸肌本体感受器传入冲动引起的反射，称为呼吸肌本体感受性反射。肌梭是呼吸肌的本体感受器。当气道阻力增加时，肌梭受刺激而兴奋，产生的冲动传入脊髓，反射性地增强呼吸肌力量。其意义在于随着呼吸肌负荷的增加而相应地加强呼吸肌的力量，对于克服气道阻力、完成有效肺通气有重要意义。

3. 防御性呼吸反射　防御性呼吸反射是呼吸道黏膜受刺激时所引起的以清除刺激物为目的的反射性呼吸变化。常见的防御性呼吸反射有咳嗽反射和喷嚏反射。咳嗽反射是重要的防御性反射，其生理意义是清洁、保护和维持呼吸道的通畅。喷嚏反射与咳嗽反射类似，其生理意义是清除鼻腔中的刺激物。

4. 化学感受性反射　血液和脑脊液中的某些化学物质主要是动脉血或脑脊液中的 O_2、CO_2 和 H^+，能反射性地引起呼吸运动的变化，称为化学感受性反射。机体通过呼吸运动调节血液中 O_2、CO_2 和 H^+ 水平，动脉血中 O_2、CO_2 和 H^+ 水平的变化通过化学感受性反射调节呼吸运动，从而发挥经常性地调节作用，以维持内环境的相对稳定。

（1）化学感受器　调节呼吸的化学感受器分为中枢化学感受器和外周化学感受器，前者位于延髓腹外侧浅表部位，其生理刺激是脑脊液和局部细胞外液中的 H^+，通过与延髓呼吸中枢的联系，从而引起呼吸运动的变化。后者指颈动脉体和主动脉体（图 16-11），当动脉血中 PO_2 降低、PCO_2 或 H^+ 浓度升高时受到刺激，神经冲动经窦神经和迷走神经传入延髓，反射性地引起呼吸加深加快。其中颈动脉体的作用比主动脉体强 6 倍。

（2）CO_2、H^+ 和 O_2 对呼吸的调节

① CO_2　CO_2 有兴奋呼吸的作用。在麻醉动物或人，当动脉血液 PCO_2 明显降低时可出现呼吸暂停现象。因此，一定水平的 PCO_2 对维持呼吸中枢兴奋性是必要的。如果吸入气中 CO_2 含量由正常的 0.04% 增加到 0.79% 时，可引起每分通气量的增加；CO_2 含量增加到 4% 时，肺通气量增加 1 倍以上；当 CO_2 含量进一步增加到 6% 时，每分通气量增加到 6~7 倍；但当 CO_2 含量增到 10% 时，每分通气量可增加到 8~10 倍，肺通气量的增大已不足以排出体内多余的 CO_2，反而会出现眩晕、头痛甚至昏迷等缺氧症状，称为 CO_2 麻醉。如果继续增加吸入气中 CO_2 含量，肺通气量不仅不再增加，反而开始减少，甚至引起惊厥和中枢麻痹。

CO_2 对呼吸的影响是通过刺激中枢化学感受器和外周化学感受器两条途径实现的，但以刺激中枢化学感受器为主，约占总效应的 80%。因为当血液中 PCO_2 升高时，CO_2 能迅速通过血脑屏障与 H_2O 反应生成 H_2CO_3，然后再解离出 H^+，刺激中枢化学感受器，兴奋呼吸中枢。

② O_2　吸入气中 PO_2 降低可导致呼吸加深、加快，肺通气量增加。其对呼吸的兴奋作用完全是通过外周化学感受器实现的。但低氧对呼吸中枢的直接作用却是抑制，而且抑制效应随缺氧程度加深而加重。因此，轻度低氧时，外周化学感觉器的传入冲动可对抗缺氧对中枢的直接抑制作用，引起呼吸反射性增强；但严重缺氧时，外周化学感受性反射不足以克服低 O_2 对中枢的抑制作用，将导致呼吸障碍，甚至呼吸停止。

一般在动脉血氧分压下降到 80mmHg 以下时，才可使肺通气量逐渐增加，所以动脉血 PO_2 对正常呼吸调节作用不明显。但在特殊情况下却有重要意义。如严重肺气肿、肺心病等，由于肺换气障碍而导致长期低氧和 CO_2 潴留。长期 CO_2 潴留使中枢化学感受器产生适应，而外周化学感受器对低氧的适应很慢。因此，低氧对外周化学感受性的刺激成为驱动呼吸的主要刺激。对此类患者，应采取低浓度给氧，避免因吸入纯氧丧失有效刺激而引起呼吸暂停。

③ H^+　动脉血中 H^+ 浓度升高，可导致呼吸加深、加快，肺通气量增加；H^+ 浓度降低，呼吸受到抑制。H^+ 影响呼吸的作用途径与 CO_2 相似，也是通过中枢和外周两条途径实现的，但以刺激外周化学感受器为主。尽管中枢化学感觉器对 H^+ 的敏感性很高，但是因为血液中的 H^+ 不易通过血脑屏障，限制了它对中枢化学感受器的作用。

综上所述，血液中 PO_2 降低、PCO_2 升高和 H^+ 浓度升高，都可使呼吸增强，三者之间可相互影响、互为因果。当某一因素改变时，可引起其他因素相继改变；多种因素并存时，既可因相互总和而增大，也可因相互抵消而减弱，实践中应根据不同情况进行全面分析。

复习题

1. 胸膜腔负压有何生理意义？
2. 何谓呼吸运动？分为几种类型？
3. 说出影响肺换气的因素。
4. 简述 O_2 和 CO_2 在血液中的运输方式。
5. 试述血液中 CO_2、H^+ 浓度升高及低氧对呼吸的影响及作用机制。

第十九章　尿的生成与排放

 本章导学

　　人体生命活动过程中会产生许多废物，这些废物必须及时排出，否则，人体就会变成一个垃圾场，就会中毒生病，甚至死亡。人体排出废物的途径有多种，但以尿液为主要形式。本章我们就一起来了解尿是如何形成与排放的。

第一节　尿生成的基本过程

　　尿的生成是在肾单位和集合管中进行的。尿生成的基本过程包括三个互相联系的环节：肾小球的滤过、肾小管和集合管的重吸收、肾小管和集合管的分泌。

一、肾小球的滤过

　　肾小球的滤过是尿生成的第一个环节，是指血液流经肾小球毛细血管时，血浆中的水和小分子物质，透过滤过膜进入肾小囊腔形成原尿的过程。原尿中除不含大分子的血浆蛋白质外，其余成分及浓度与血浆基本相同（表19-1）。

表 19-1　血浆、原尿和终尿成分比较

成分	血浆（g/L）	原尿（g/L）	终尿（g/L）	重吸收率（%）
Na^+	3.3	3.3	3.5	99
K^+	0.2	0.2	1.5	94
Cl^-	3.7	3.7	6.0	99
磷酸根	0.03	0.03	1.2	67
尿素	0.3	0.3	20.0	45
尿酸	0.02	0.02	0.5	79
肌酐	0.01	0.01	1.5	—
氨	0.001	0.001	0.4	—
葡萄糖	1.0	1.0	极微量	近 100
蛋白质	60 ~ 80	0.30	微量	近 100
水	900	980	960	99

想一想

比较原尿、血浆的成分有何不同？

（一）滤过的结构基础——滤过膜

1.滤过膜的通透性　肾小球类似滤过器，滤过的结构基础是滤过膜。在滤过膜上存在着大小不等的孔道，形成滤过的机械屏障。一般认为分子量大于 70000 的物质，如球蛋白、纤维蛋白原等不能透过；而水，无机盐，低分子有机物如葡萄糖、维生素、氨基酸和尿素等均可无选择性滤过。此外，滤过膜表面覆盖有带负电荷的糖蛋白，形成滤过的电学屏障，可阻止血浆中刚能通过滤过膜但又带负电荷的大分子物质如白蛋白（分子量为 69000）通过，故原尿中几乎无蛋白质。

2.滤过膜的面积　正常情况下，两侧肾脏两百多万个肾单位都处在活动状态，滤过膜的总面积约为 $1.5m^2$，这样的滤过面积，对于肾小球的滤过十分有利。

（二）滤过的动力——有效滤过压

有效滤过压是促进肾小球滤过的动力与对抗肾小球滤过的阻力之间的差值，其组成与组织液生成的有效滤过压相似。但由于原尿中几乎没有蛋白质，所以肾小球有效滤过压取决于滤过膜两侧三种力量的对比（图 19-1），即有效滤过压 = 肾小球毛细血管血压 -（血浆胶体渗透压 + 囊内压）。

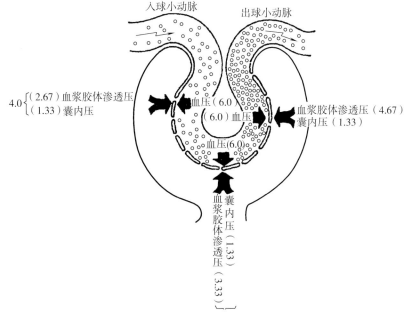

图 19-1　肾小球有效滤过压示意图
（图中数值单位为 kPa）

实验测得大鼠肾小球有效滤过压各组成力量的数值（表 19-2）。从表中可以看出，肾小球的滤过显然是从入球端的毛细血管开始，至出球端停止滤过。这是由于血液在流经肾小球毛细血管时，从入球端到出球端，随着血浆中水和小分子物质的不断滤出，血浆蛋白被浓缩，血浆胶体渗透压逐渐升高，有效滤过压则逐渐降低；血液到达出球端时，血浆胶体渗透压已上升到4.67kPa，有效滤过压下降到零，此时滤过作用停止，无滤液生成。因此，肾小球毛细血管并非全长都有滤液生成，滤过作用只发生在有效滤过压为零前的那段毛细血管中。

表 19-2　肾小球有效滤过压各组成力量数值（kPa）

部位	毛细血管压	血浆胶体渗透压	肾小囊内压	有效滤过压
入球端	6.0	3.33	1.33	1.33
出球端	6.0	4.67	1.33	0

（三）肾小球滤过率

单位时间（每分钟）两肾生成的原尿量称为肾小球滤过率，正常成人安静时约为125 ml/min，即每昼夜生成的原尿总量约为180L。此外，肾小球滤过率与每分钟血浆流量的比值，称为滤过分数。通常情况下，肾血流量为1200ml/min，肾血浆流量约为660ml/min，故滤过分数为125/660×100％＝19％。由此表明流经肾的血浆约有1/5由肾小球滤入肾小囊形成了原尿。

（四）影响肾小球滤过的因素

1. 肾血流量的改变　肾血流量是肾小球滤过的前提。肾血流量的大小，对肾小球毛细血管中血浆胶体渗透压上升的速度和产生滤过作用的毛细血管长度有着明显的影响。肾血流量增多时（如临床上由静脉大量输入生理盐水），血浆胶体渗透压上升的速度变慢，产生滤过作用的毛细血管长度延长，原尿生成增多；相反，在人体进行剧烈运动或大出血时，肾血流量和肾小球血浆流量明显减少，肾小球毛细血管中血浆胶体渗透压上升的速度加快，产生滤过作用的毛细血管长度缩短，原尿量减少。

2. 滤过膜的改变　滤过膜是肾小球滤过的结构基础。正常情况下，滤过膜的面积和通透性比较稳定，但某些疾病可改变滤过膜的面积和通透性，从而影响肾小球滤过率。如急性肾小球肾炎，由于肾小球毛细血管内皮增生肿胀，部分毛细血管腔狭窄或闭塞，使滤过面积减少，滤过率降低，引起少尿甚至无尿。再如肾小球发生炎症、缺氧或中毒损害时，滤过膜的机械屏障和电学屏障被破坏，使本来不能通过的蛋白质甚至红细胞滤出，出现蛋白尿和血尿。

3. 有效滤过压的改变　有效滤过压是肾小球滤过的动力，组成有效滤过压的三个因素中，任何一个因素发生改变，都会影响肾小球的滤过。

（1）肾小球毛细血管血压　当全身动脉血压在 80～180 mmHg 范围内时，通过自身调节，肾血流量保持相对稳定，肾小球毛细血管血压和肾小球有效滤过压基本不变，肾小球滤过率也相对稳定。但在大失血或休克等使动脉血压低于 80 mmHg 时，由于超出了肾血流量自身调节的范围，再加上此时交感神经兴奋、肾血管收缩，使肾血流量减少，肾小球毛细血管血压和有效滤过压也相应降低，肾小球滤过减少，出现少尿。当动脉血压进一步低于 40 mmHg 时，肾小球滤过率下降到零，无滤液生成，出现无尿。

知识拓展

　　高血压病早期患者，若动脉血压未超过 180mmHg（24.0kPa），由于肾入球微动脉的自身调节作用，肾小球滤过率基本不变，故尿量与正常人没有区别。而在高血压病晚期时，由于入球微动脉硬化，口径缩小，致血流阻力增大，肾小球毛细血管血压可明显降低，使肾小球滤过率减少而导致尿量减少，出现少尿，甚至无尿。

　　（2）血浆胶体渗透压　正常情况下，血浆胶体渗透压较为稳定。若某些疾病如严重的营养不良及肝肾疾患使血浆蛋白的浓度明显降低，或由静脉注射大量生理盐水使血浆蛋白被稀释，均可导致血浆胶体渗透压降低，有效滤过压升高，肾小球滤过增加，尿量增多；而大量出汗、严重呕吐或腹泻等，则可使血浆蛋白浓缩，血浆胶体渗透压升高，有效滤过压下降，肾小球滤过减少，尿量减少。

　　（3）囊内压　由于原尿生成后不断流入肾小管，故正常情况下囊内压变化不大。但如果某些原因使尿路发生梗阻，则可导致肾小囊内压升高，有效滤过压下降，肾小球滤过降低，尿量减少。

二、肾小管和集合管的重吸收

　　原尿进入肾小管后称为小管液。小管液流经肾小管和集合管时，其中的水和溶质被上皮细胞重新转运回血液的过程，称为肾小管和集合管的重吸收。根据肾小球滤过率的计算，成人每昼夜生成的原尿量约为 180L，而每昼夜排出的终尿量一般为 1.5L 左右。表明原尿中约有 99% 的水被重吸收，同时其他物质也被不同程度重吸收（表 19-1）。

（一）重吸收的方式和部位

　　1. **重吸收的方式**　可分为主动重吸收和被动重吸收两种：①主动重吸收是指肾小管和集合管的上皮细胞通过消耗能量，逆浓度差或电位差，将小管液中的溶质转运到管外的组织液并进入血液的过程。如葡萄糖、氨基酸、Na^+、K^+、Ca^{2+} 都属于主动重吸收。②被动重吸收是指肾小管和集合管将小管液中的溶质顺浓度差或电位差转运到管周组织液并进入血液的过程。如 Cl^-、HCO_3^-、尿素、水等主要是被动重吸收。两种重吸收方式之间存在着密切的关系，如 Na^+ 的主动重吸收，造成肾小管内电位降低，Cl^- 顺电位差被动重吸收；重吸收的 Na^+、Cl^- 使管周组织液渗透压升高，在小管内外形成渗透压差，水就以渗透方式被重吸收。

　　2. **重吸收的部位**　从表 19-3 可以看出，肾小管各段和集合管都有重吸收的能力，但以近端小管的重吸收能力最强。全部营养物质（如葡萄糖、氨基酸、维生素）和大部分的水、无机盐均在此段被重吸收，因此，近端小管是各类物质重吸收的主要部位。

表 19-3　水和各种溶质重吸收的部位和数量

部位	水重吸收的数量（%）	各种溶质的重吸收量
近端小管	65 ~ 70	全部：氨基酸、葡萄糖 大部分：Na^+、K^+、Cl^-、HCO_3^- 部分：尿素、尿酸、硫酸盐、磷酸盐
髓袢	10	部分：Na^+、Cl^-
远端小管	10	部分：Na^+、Cl^-、HCO_3^-
集合管	10 ~ 20	部分：Na^+、Cl^-

 想一想

肾小管中重吸收能力最强的部位在哪里？为什么？

（二）重吸收的特点

1. **选择性**　比较原尿和终尿的成分（表 19-1）可以看出，各种物质重吸收的比例是不同的。一般情况下，对机体有用的物质，肾小管和集合管上皮细则几乎全部重吸收（如葡萄糖、氨基酸、维生素等）或大部分重吸收（如水、Na^+、HCO_3^-），而对机体无用的或有害的物质则吸收较少甚至不吸收（如尿素、肌酐等）（图 19-2）。这说明肾小管和集合管上皮细胞对于物质的重吸收具有一定的选择性。通过选择性重吸收，既可避免营养物质的流失，又能有效地清除代谢终产物和多余的、无用的物质，从而实现对内环境的净化。

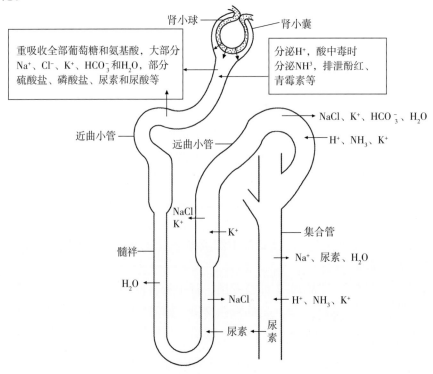

图 19-2　肾小管和集合管的重吸收及分泌示意图

2. 有限性 当小管液中某种物质的浓度过高，超过上皮细胞对其重吸收的极限时，该物质就不能被全部重吸收，尿中将会出现该物质。这是由于肾小管和集合管的上皮细胞膜上转运该物质的蛋白质数量有限的缘故。

（三）几种物质的重吸收

1. Na^+、Cl^- 的重吸收 原尿中的 Na^+ 和 Cl^- 在肾小管和集合管中99%以上被重吸收。其中近端小管的重吸收能力最强，占滤过量的65% ~ 70%，其余的分别在肾小管其他各段和集合管重吸收（图19-2）。

Na^+ 以主动重吸收为主，伴随着 Na^+ 的重吸收，Cl^- 顺电位差被动进入上皮细胞内而被重吸收。

2. 葡萄糖和氨基酸的重吸收 原尿中的葡萄糖与血糖浓度相等，但正常情况下终尿中几乎不含葡萄糖，这说明原尿中的葡萄糖在流经肾小管时全部被重吸收。实验表明，葡萄糖的重吸收仅限于近端小管，特别是近端小管的前半段，而肾小管其余各段没有重吸收葡萄糖的能力。

葡萄糖的重吸收是以载体为媒介，借助于 Na^+ 主动重吸收的一种继发性主动转运。肾小管对葡萄糖的重吸收有一定的限度，当血糖浓度超过 8.88 ~ 9.99mmol/L（160~180mg/dl）时，肾小管对葡萄糖的重吸收已达到极限，多余的葡萄糖则随尿排出，因而尿中出现了葡萄糖，即糖尿。通常将开始出现糖尿的血糖浓度称为肾糖阈。

氨基酸的重吸收与葡萄糖的重吸收机制类似，但其载体与葡萄糖的载体不同。

 想一想

正常人的尿液中有葡萄糖和氨基酸吗？

3. 水的重吸收 原尿中99%的水被重吸收入血，仅有1%排出。水的重吸收是被动的，通过渗透方式进行。其中70%左右的水在近端小管随着溶质的重吸收而被重吸收，这一部分水与机体是否缺水无关，属于必需重吸收（又称等渗性重吸收）；其余20% ~ 30%在远曲小管和集合管重吸收，这一部分水与机体是否缺水有关，接受抗利尿激素和醛固酮的调节，属于调节重吸收，只要重吸收减少1%（重吸收率降为98%），尿量就会增加1倍。正常情况下，调节重吸收（远曲小管和集合管对水的重吸收）是影响终尿量的关键。

三、肾小管和集合管的分泌

肾小管和集合管的上皮细胞将本身代谢产生的物质或血液中的某些物质转运至小管液的过程，称为肾小管和集合管的分泌。肾小管和集合管主要分泌 H^+、NH_3 和 K^+ 等。

1. H^+ 的分泌 除髓袢细段外，各段肾小管和集合管均能分泌 H^+，但近端小管分泌 H^+ 的能力最强。由细胞代谢产生或由小管液进入细胞的 CO_2，在碳酸酐酶的催化下与 H_2O 结合生成碳酸，碳酸又解离成 H^+ 和 HCO_3^-。H^+ 主动分泌到小管液，HCO_3^- 则留在上皮细胞内。H^+ 的分泌导致了小管内外的电位变化，Na^+ 被动转移到小管上皮细胞，这种 H^+ 的分泌与 Na^+ 的重吸收耦联的过程称为 H^+-Na^+ 交换（图 19-3）。重吸收的 Na^+ 与解离的 HCO_3^- 一起转运回血液形成 $NaHCO_3$，$NaHCO_3$ 是人体内重要的碱储备。因此，肾小管和集合管分泌 H^+，具有排酸保碱、维持体内酸碱平衡的重要作用。

2. NH_3 的分泌 远曲小管和集合管上皮细胞在代谢过程中不断生成 NH_3（主要由谷氨酰胺脱氨产生）。NH_3 是一种脂溶性物质，可直接扩散到小管液中，并与 H^+ 结合生成 NH_4^+，NH_4^+ 进一步与小管液中的 Cl^- 结合，生成 NH_4Cl 随尿排出。随着 NH_3 的分泌，小管液中的 H^+ 的浓度降低，有利于 H^+ 的分泌。因此，NH_3 的分泌也具有排酸保碱、维持机体酸碱平衡的作用。

3. K^+ 的分泌 终尿中的 K^+ 主要由远曲小管和集合管分泌。K^+ 的分泌是一种被动

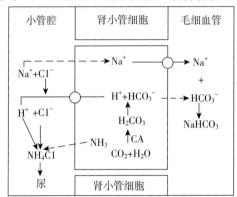

图 19-3 H^+、NH_3、K^+ 分泌关系示意图
⟶ 主动转运；— — ⟶ 被动转运；CA 碳酸酐酶

过程，与 Na^+ 的主动重吸收密切相关。Na^+ 的主动重吸收造成了管腔内的负电位，K^+ 顺电位差从上皮细胞扩散入管腔，形成 K^+-Na^+ 交换。在远曲小管和集合管中，由于 K^+-Na^+ 交换和 H^+-Na^+ 交换同时进行，所以泌 K^+ 和泌 H^+ 之间存在竞争抑制：当 H^+-Na^+ 交换增多时，K^+-Na^+ 交换减少；而 K^+-Na^+ 交换增多时，H^+-Na^+ 交换减少。因此在酸中毒时，由于 H^+-Na^+ 交换增多，使 K^+-Na^+ 交换因竞争抑制而减少，K^+ 排出减少，体内 K^+ 浓度升高，导致高血钾；而碱中毒时，H^+-Na^+ 交换减少，而 K^+-Na^+ 交换增多，机体排 K^+ 增多，体内 K^+ 浓度降低，导致低血钾。

第二节 尿生成的调节

尿的生成有赖于肾小球的滤过作用与肾小管和集合管的重吸收和分泌作用，因此，机体对尿生成的调节也是通过影响这三个环节而实现的。肾小球滤过作用的调节前已述及（见本章第一节），以下仅介绍肾小管和集合管重吸收、分泌的调节。

一、肾内自身调节

1. 小管液中溶质的浓度 小管液中溶质所形成的渗透压是对抗肾小管重吸收水分

的力量。若小管液中溶质浓度升高，其渗透压随之升高，肾小管各段和集合管，尤其是近端小管对水的重吸收减少，尿量将增多。这种由于小管液中溶质浓度升高，使小管液渗透压升高，导致水的重吸收减少而引起尿量增多的现象，称为渗透性利尿。糖尿病患者的多尿，就是由于血糖浓度超过肾糖阈，小管液中的葡萄糖不能被全部吸收，引起小管液中的葡萄糖增多，小管液渗透压升高，使水的重吸收减少，导致尿量增加。临床上为了达到利尿和消除水肿的目的，常给患者采用可被肾小球滤过但不被肾小管和集合管重吸收的物质，如甘露醇、山梨醇等，以提高小管液中溶质浓度，通过渗透性利尿使更多水分从体内排出。

2. **球–管平衡**　近端小管的重吸收与肾小球滤过率之间存在着比较稳定的比例关系，即近端小管重吸收量始终占滤过率的 65% ~ 70%，这种现象称为球–管平衡。其生理意义在于使终尿量不因肾小球滤过率的增减而出现大幅度的变动。但在渗透性利尿时，球-管平衡可以被打破，在肾小球滤过率不变的情况下，由于重吸收的减少，尿量明显增加。

知识拓展

目前认为，球-管平衡障碍与临床上见到的某些水肿的形成机制有关。如在充血性心力衰竭时，肾灌注压和血流量可明显下降。但由于出球微动脉发生代偿性收缩，因此肾小球滤过率仍能保持原有水平，而滤过分数将变大。此时近端小管周围毛细血管的血压下降而血浆胶体渗透压升高，加速小管周围组织间液进入毛细血管，组织间隙内静水压因而下降，使小管细胞间隙内的 Na^+ 和水加速通过滤过膜进入管周毛细血管，引起 Na^+ 和水的重吸收量增加。因此，重吸收百分率将超过 65% ~ 70%，于是体内钠盐潴留，细胞外液量增多，出现水肿。

二、神经和体液调节

（一）肾交感神经的作用

肾交感神经兴奋可通过下列作用影响尿生成过程：①入球微动脉和出球微动脉收缩，而前者收缩比后者更明显，使血流阻力增大，肾小球毛细血管血流量减少，肾小球毛细血管血压下降，致肾小球滤过率降低；②刺激球旁细胞分泌肾素，通过肾素–血管紧张素–醛固酮系统，使 NaCl 和水的重吸收增加；③增加近端小管和髓袢上皮细胞对 NaCl 和水的重吸收。

正常人安静时，交感神经兴奋性降低，肾血管几乎处于最大舒张状态。运动和高温时，由于交感神经兴奋性升高，骨骼肌等血流量增加，肾血流量减少，血液重新分配，以适应机体的需要。

（二）抗利尿激素的作用

抗利尿激素（ADH）又称血管升压素，由下丘脑视上核和室旁核的神经元合成，入神经垂体贮存，并在有效刺激下释放入血。抗利尿激素的生理作用是提高远曲小管和集合管上皮细胞对水的通透性，促进水的重吸收，使尿液浓缩，尿量减少。促进抗利尿激素合成与释放的因素是血浆晶体渗透压和循环血量。

1.血浆晶体渗透压 血浆晶体渗透压的变化是调节抗利尿激素分泌的最重要因素。当人体失水时（如大量出汗、呕吐、腹泻等），血浆晶体渗透压升高，对下丘脑渗透压感受器刺激增强，引起抗利尿激素大量合成和释放，使尿量减少。相反，大量饮清水后，血浆被稀释，血浆晶体渗透压降低，下丘脑渗透压感受器刺激减小，抗利尿激素合成和释放减少，尿量增多，使体内多余的水分及时排出体外。这种大量饮用清水后尿量增多的现象称为水利尿（图19-4）。

2.循环血量 循环血量的改变可作用于左心房和胸腔大静脉壁上的容量感受器，反射性地调节抗利尿激素释放。在急性大失血、严重呕吐和腹泻等情况下，循环血量减少，对容量感受器的刺激减弱，抗利尿激素的释放增多，远曲小管和集合管对水的重吸收增加，尿量减少，有利于血容量的恢复；相反，在大量饮水、大量补液时，循环血量增加，对容量感受器的刺激增强，抗利尿激素的释放减少，水的重吸收减少，尿量增加，以排出体内过剩的水分。

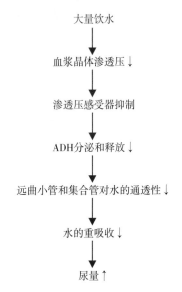

图 19-4 水利尿示意图

由此可见，血浆晶体渗透压和循环血量的改变都可以通过负反馈机制调节抗利尿激素的释放，从而维持血浆晶体渗透压和血容量的相对稳定（图19-5）。另外，疼痛、

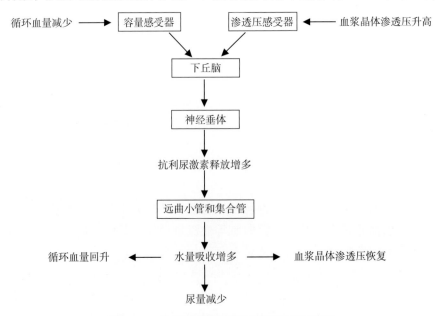

图 19-5 抗利尿激素分泌和释放调节示意图

情绪紧张也可引起抗利尿激素合成和释放增多，使尿量减少；而弱的寒冷刺激和酒精则抑制其释放。如果下丘脑或下丘脑垂体束发生病变，可使抗利尿激素合成或释放出现障碍，尿量明显增多，每日可达 10L 以上，称为尿崩症。

（三）醛固酮的作用

醛固酮是由肾上腺皮质球状带细胞分泌的一种类固醇激素，其主要作用是促进远曲小管和集合管对 Na^+ 的主动重吸收，同时促进 K^+ 的分泌。随着 Na^+ 重吸收增加，Cl^- 和水的重吸收也增加。因此，醛固酮具有保 Na^+、排 K^+、保水及维持血容量稳定的作用。

醛固酮的分泌主要受肾素－血管紧张素－醛固酮系统和血 K^+、血 Na^+ 浓度的调节。

1. 肾素－血管紧张素－醛固酮系统　肾素是肾球旁细胞分泌的一种蛋白水解酶。肾血流量减少、流经致密斑的 Na^+ 含量降低、交感神经兴奋等因素都可刺激球旁细胞分泌肾素。肾素能水解血浆中的血管紧张素原，生成血管紧张素 I，后者再先后被其他酶水解成血管紧张素 II 和血管紧张素 III，血管紧张素 II、III 都能刺激肾上腺皮质球状带细胞合成和分泌醛固酮，使 Na^+、水重吸收增加，尿量减少（图 19-6）。

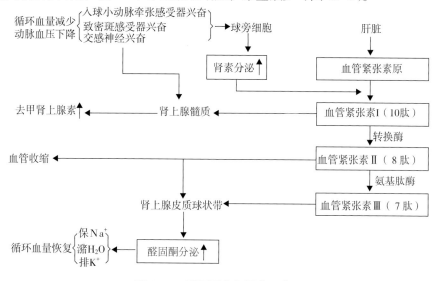

图 19-6　醛固酮分泌调节示意图

肾素－血管紧张素－醛固酮系统也可以解释某些临床现象，例如肝硬化患者出现腹水、水肿时，常出现继发性醛固酮增多症，同时血中肾素和血管紧张素也增多。这可能是由于组织液大量增多使循环血量明显减少，导致肾素分泌增多所引起的。

2. 血 K^+、血 Na^+ 浓度　血 K^+ 浓度升高或血 Na^+ 浓度降低，可直接刺激肾上腺皮质球状带细胞，使醛固酮分泌增加，导致保 Na^+ 排 K^+；反之，血 K^+ 浓度降低或血 Na^+ 浓度升高，醛固酮分泌则减少。醛固酮的主要生理作用是调节血 K^+、血 Na^+ 浓度，而血 K^+、血 Na^+ 浓度的变化反过来又可以调节醛固酮的分泌，从而维持血 K^+、血 Na^+ 浓度的相对稳定。

第三节　尿液及其排放

一、尿液

1. 尿量　正常成人尿量为 1 ~ 2L/d，平均为 1.5L。尿量的多少主要取决于机体的摄水量和其他途径的排水量。如大量饮水后尿量增多，大量出汗则尿量减少。如果尿量长期保持在 2.5L/d 以上，为多尿；尿量在 0.1 ~ 0.5L/d 为少尿；尿量不足 0.1L/d 为无尿，它们均属异常现象。正常成人每天产生的固体代谢产物约为 35g，至少需要 0.5L 尿液才能将其溶解并排出。少尿和无尿会使代谢终产物因排出不畅而在体内积蓄，严重时可导致尿毒症；多尿则可使机体水分大量丧失，导致脱水。这些病理情况都会破坏内环境的稳态，给机体带来不良影响，严重时危及生命。

2. 尿液的化学成分　尿液的主要成分是水，占 95% ~ 97%，固体占 3% ~ 5%。固体主要是电解质和非蛋白含氮化合物，电解质中以 Na^+、Cl^- 含量最多，非蛋白含氮化合物中则以尿素为主。此外，正常人尿中还含有微量的糖、蛋白质、酮体及胆色素等，但用常规临床检验方法难以测出。当出现病理情况，如肾小球肾炎患者尿中蛋白质含量明显增加，可出现蛋白尿；糖尿病患者尿中可出现葡萄糖，有时还可出现酮体。因此，测定尿的化学成分，有助于对某些疾病的诊断。

3. 尿液的理化性质　正常新鲜的尿液呈淡黄色、透明，通常比重为 1.015 ~ 1.025。大量饮水后，尿液被稀释，颜色变浅，比重降低；大量出汗后，尿液被浓缩，颜色变深，比重升高。患某些疾病或服用某些药物时，尿色可发生相应的变化；若尿比重长期低于 1.010，则反映尿浓缩功能障碍，提示肾功能不全。正常尿一般为弱酸性，其 pH 值介于 5.0 ~ 7.0 之间，主要受食物性质的影响。进食富含蛋白质的饮食，尿液为酸性；进食蔬菜、水果类饮食，尿液稍偏碱性；荤素杂食者，pH 约为 6.0。

知识拓展

　　尿液的颜色在生理或病理情况下可以发生改变。如食用大量胡萝卜或维生素 B_2，尿液呈亮黄色；尿路结石、急性肾小球肾炎、肾肿瘤、肾结核等可出现血尿；输血反应、蚕豆病等，尿液呈浓茶色或酱油色，称血红蛋白尿；阻塞性黄疸、肝细胞性黄疸等情况下，尿中含有大量的胆红素时，尿液呈深黄色称胆红素尿；丝虫病患者尿液呈乳白色，称乳糜尿。

二、尿的排放

尿的生成是个连续不断的过程。集合管流出的尿进入乳头管，再经肾盏进入肾盂，最后通过输尿管周期性蠕动而被运送至膀胱。因膀胱是间断性排尿，故尿液在膀胱内贮存并达到一定量时，才能引起反射性排尿。

（一）膀胱和尿道的神经支配

1. 盆神经　属于副交感神经。兴奋时使膀胱逼尿肌收缩，尿道内括约肌舒张，可促进排尿。

2. 腹下神经　属于交感神经。兴奋时可使膀胱逼尿肌松弛，尿道内括约肌收缩，阻止排尿。

3. 阴部神经　属于躯体神经，受意识控制。兴奋时可使尿道外括约肌收缩，阻止排尿。

上述三种神经也含有传入纤维，膀胱充胀感觉经盆神经传入，膀胱痛觉经腹下神经传入，而尿道感觉经阴部神经传入（图 19-7）。

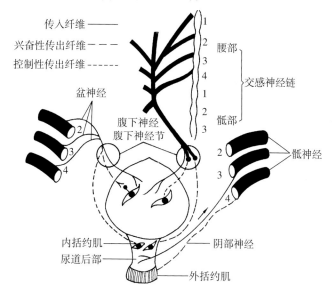

图 19-7　膀胱和尿道的神经支配

（二）排尿反射

当膀胱内尿量达 400 ~ 500ml 时，膀胱内的压力明显上升，膀胱壁上的牵张感受器受刺激而兴奋。冲动沿盆神经传入，到达脊髓骶段的初级排尿中枢；同时冲动也上行到达大脑皮层高级排尿中枢，产生尿意。如果环境不允许，大脑皮层高级排尿中枢发出抑制性的冲动到达脊髓，使初级排尿中枢活动抑制，排尿反射则暂时中断。若环境允许，大脑皮层则发出兴奋性冲动到达脊髓，加强初级排尿中枢的活动，使盆神经兴奋，引起膀胱逼尿肌收缩、尿道内括约肌舒张，尿液进入后尿道。这时尿液还刺激后尿道壁上的感受器，冲动再次传到脊髓初级排尿中枢，一方面进一步加强膀胱逼尿肌的收缩，另一方面反射性地抑制阴部神经使尿道外括约肌松弛，于是尿排出体外。这种正反馈调节使排尿反射不断加强，直至膀胱内尿液排完（图 19-8）。

婴幼儿的大脑皮层发育不够完善，对脊髓初级排尿中枢的控制能力较弱，所以排尿次数较多，且易发生夜间遗尿现象。

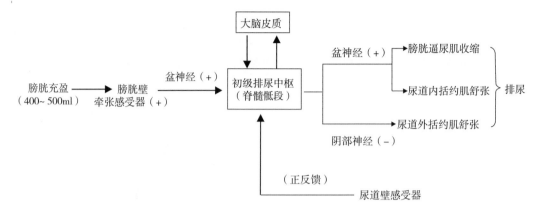

图 19-8　排尿反射过程示意图

（三）排尿异常

1. 尿频　尿意频繁、排尿次数多称为尿频。多为膀胱内炎症或机械刺激（如膀胱炎、膀胱结石等）引起。

2. 尿潴留　膀胱内充满尿液但不能自行排出，称为尿潴留。多为脊髓初级排尿中枢功能障碍所致。

3. 尿失禁　排尿失去意识控制称为尿失禁。多见于脊髓损伤，导致排尿反射的脊髓初级中枢与大脑皮层高位中枢联系中断而引起。

知识拓展

　　国外研究资料表明，排尿次数与膀胱癌的发病率密切相关，排尿次数越少，患膀胱癌的危险性越大。因为憋尿增加了尿中致癌物质对膀胱的作用时间，有憋尿习惯者患膀胱癌的可能性要比一般人高 3 ~ 5 倍。

复习题

1. 简述尿生成的基本过程。
2. 简述影响肾小球滤过作用的因素。
3. 糖尿病患者为什么会出现糖尿和尿量增多？
4. 简述抗利尿激素、醛固酮的作用与调节。
5. 简述排尿反射。

思考题

大量饮水、静脉输入大量生理盐水、静脉注射 50% 葡萄糖 40ml 对尿量的影响及作用机制。

第二十章　神经系统的功能

 本章导学

神经调节是人体功能调节的最重要方式，所以神经系统是人体内最重要的调节系统。神经系统功能正常，才能使机体的各项生理活动处于稳定状态，即维持机体的正常生命活动。

第一节　神经元及反射活动的一般规律

机体生理活动的最重要调节方式是神经调节，神经系统把各器官、系统的生理活动联系在一起，使机体各组成部分相互协调、统一地完成各项生理功能，在维持内环境稳态中起重要作用；同时神经系统通过调整机体的生理功能，实现对外环境的适应，使机体活动与外环境保持平衡。

神经系统活动的基本方式是反射，反射的结构基础是反射弧，反射分为非条件反射和条件反射。

一、神经元和神经纤维

人类中枢神经系统内神经元约有 10^{11} 个。神经元胞体和树突的主要功能是接受信息，轴突的主要功能是传导信息。神经纤维的主要功能是传导兴奋，神经纤维传导兴奋的特征为：

1. 生理完整性　神经纤维在传导兴奋时要求结构和生理功能是完整的。当神经纤维被损伤、切断、麻醉、低温处理等破坏其生理完整性时，可导致兴奋传导功能障碍。

2. 双向性　神经纤维任意一点受到刺激产生兴奋后，均可沿神经纤维同时向两端传导兴奋。

3. 绝缘性　一条神经干内有许多神经纤维，每条神经纤维传导兴奋时互不干扰，保证了神经调节的精确性。

4. 相对不疲劳性　实验证明，给神经纤维每秒 50~100 次的电刺激，连续刺激 9~12 小时，能够始终保持其传导兴奋的能力，即神经纤维在传导兴奋时不易发生疲劳。

5. 不衰减　在每个神经纤维中，动作电位的传导不受距离的影响，是"全"或"无"式的。

二、突触传递

神经系统在完成生理功能时，需要把信息从感受器传递到中枢，也需要把中枢发出的指令传递给效应器，反射弧中涉及神经元与神经元之间的信息传递，要通过突触实现，神经元之间相互接触并传递信息的部位称为突触（图20-1）。突触前神经元的活动经突触引起突触后神经元活动发生改变的过程，称为突触传递。

神经元轴突末梢释放的传递信息的化学物质称为递质。

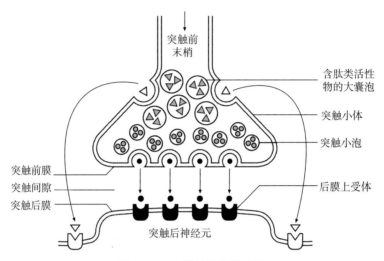

图 20-1　突触的结构模式图

1. **突触传递过程**　当兴奋传至轴突末梢时，突触前膜去极化，Ca^{2+}通道开放，细胞间隙中的Ca^{2+}通过前膜进入突触小体，并促使突触小体内的突触小泡前移，与前膜融合、破裂并释放其中的递质。递质通过突触间隙，与后膜上的相应受体结合，使后膜对离子的通透性发生相应改变，从而使后膜的兴奋性随之变化：如果前膜释放了兴奋性递质，使后膜对Na^+的通透性增大，产生去极化，如达到阈电位便可使突触后神经元兴奋；如果前膜释放了抑制性递质，则使后膜对Cl^-通透性增大，后膜产生超极化，则突触后神经元抑制。

中枢抑制有两种情况：一为前膜释放抑制性递质使后膜超极化而抑制，称为突触后抑制；一为前膜抑制，释放的兴奋性递质减少，使后膜产生的兴奋减少从而抑制，称为突触前抑制。

2. **中枢兴奋传导的特征**

（1）**单向性**　由于突触传递的结构中，前膜释放递质，后膜的受体接受递质，所以突触传导兴奋时只能由前膜传递给后膜。

（2）**中枢延搁**　由于突触传递需经前膜释放递质、递质扩散和后膜受体结合，所以传递兴奋所需的时间比较长，称为中枢延搁。

（3）**总和**　一根或多根神经纤维传入的冲动可以总和起来，使突触后神经元暴发动作电位而兴奋。

（4）对内环境变化的敏感性和易疲劳性　在反射活动中，突触易受内环境变化的影响，如缺 O_2、CO_2 增加或酸性物质蓄积等，均可使突触传递受到影响。突触在长时间传递过程中，由于释放的递质在使用完后被分解，再次使用时需要重新合成，使得突触的兴奋传递表现为易疲劳。

 想一想

突触传递过程为什么只能是单向传递？

第二节　神经系统的感觉功能

人体通过相应的感受器感受各种刺激，再将刺激通过传入神经纤维，沿特定的传导途径将刺激传至大脑皮层的特定部位，进行精确的分析、整合后形成各种特定感觉。

一、脊髓的感觉传导功能

躯干、四肢的感觉经脊神经后根进入脊髓，先后进行换元后，将感觉传入丘脑。

二、丘脑的感觉投射功能

机体除嗅觉外的各种感觉传入都要在丘脑换元后投射到大脑皮层，所以丘脑是感觉的换元站。丘脑发出的纤维形成两条不同的感觉传入途径：特异性感觉投射系统和非特异性感觉投射系统（图 20-2）。

1. 特异性感觉投射系统　感觉传导纤维经脊髓和低位脑干上传至丘脑的感觉接替核换元，再发出神经纤维将感觉传导至大脑皮层的特定区域，这条上传途径称为特异性感觉投射系统。它的特点是各种感觉的传入纤维能在大脑皮层的相应部位形成点对点的感觉，其功能是引起特定的感觉，并激发大脑皮层发放传出神经冲动。

2. 非特异性感觉投射系统　感觉传导纤维经过脑干时，发出侧支与脑干网状结构中神经元联系，经换元后形成共同的上行通路，至丘脑的髓板内核群换元后，弥散地投射到大脑皮层的广泛区域，这条上传途径为非特异性感觉投射系统。非特异性投射系统的特点是不能形成精确的感觉，但能维持或改变大脑皮层的兴奋性，使大脑皮层保持觉醒状态。

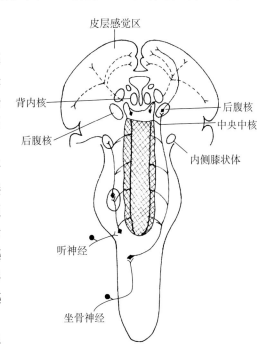

图 20-2　丘脑感觉投射系统示意图

三、大脑皮层的感觉分析功能

大脑皮层将传来的冲动进行分析、综合后产生感觉。因此大脑皮层是感觉分析的最高级中枢。不同的感觉投射到大脑皮层不同的区域，形成感觉区。

1. **体表感觉区**　全身体表感觉的主要投射区在中央后回，定位明确而清晰，又称第一体表感觉区。其主要投射规律有：①交叉投射：一侧体表感觉投射到对侧大脑半球的中央后回，但头面部感觉投射是双侧性的。②上下倒置：投射区空间排布上下倒置，但头面部是正立的。③投射区的大小与体表部位感觉的灵敏度呈正相关，与体表部位自身的大小无关（图 20-3）。

2. **第二体表感觉区**　位于中央前回和岛叶间。

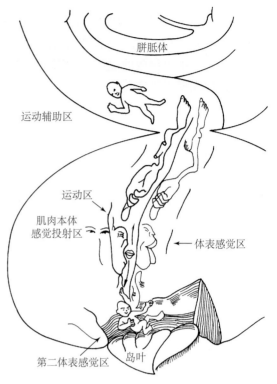

图 20-3　大脑皮层感觉区

3. **内脏感觉区**　内脏感觉的投射区在第二体表感觉区、边缘叶等部位。

4. **本体感觉区**　投射区位于中央前回。

5. **视觉区和听觉区**　视觉区位于枕叶距状裂的上、下缘；听觉区位于双侧皮层颞叶的颞横回与颞上回。

6. **嗅觉区和味觉区**　嗅觉投射于边缘叶的前底部；味觉投射到中央后回头面部感觉区的下侧。

四、痛觉

痛觉是机体受到伤害性刺激后产生的一种伴有不愉快情绪的感觉。痛觉感受器是存在于全身各器官组织的游离神经末梢。当器官组织受到伤害性刺激时，就会释放 5-羟色胺、组胺、K^+、H^+ 等致痛性化学物质，使痛觉感受器兴奋，引起痛觉。痛觉可分为皮肤痛和内脏痛。

1. **皮肤痛**　皮肤痛的特点是先快痛后慢痛。快痛是受到刺激时立即出现的尖锐而定位清楚的刺痛，持续时间短。慢痛是受刺激约 1 秒后出现的定位不清的烧灼性钝痛，持续时间较长，常难以忍受，并伴有情绪反应及心血管和呼吸等方面的变化。

2. **内脏痛**　内脏痛的特点有：①对牵拉、痉挛、缺血、炎症等刺激敏感，对切割、烧灼等刺激不敏感；②疼痛常缓慢、持续、定位不清；③常伴有牵涉痛。

3. **牵涉痛**　是指某些内脏疾病引起体表一定部位发生疼痛或痛觉过敏的现象。不同内脏疾病引起牵涉痛的部位不同，所以临床上正确认识牵涉痛对一些疾病的诊断具有一定的价值。常见内脏牵涉痛部位见下表（表 20-1）：

表 20-1　常见内脏疾病牵涉痛部位

患病器官	体表疼痛部位
心	心前区、左臂尺侧
胃、胰	左上腹、肩胛间
肝、胆	右肩胛
肾结石	腹股沟区
阑尾炎	上腹部或脐区

第三节　神经系统对躯体运动的调节

人类在生产、生活过程中进行的各种形式的躯体运动，都要在中枢神经系统的调节下完成。中枢神经系统中从脊髓到大脑皮质对躯体运动的调节所起的作用不同。

一、脊髓对躯体运动的调节

调节躯体运动最基本的中枢在脊髓，脊髓通过牵张反射等形式完成简单的躯体运动。

1. 牵张反射　牵张反射是指有神经支配的骨骼肌受到外力牵拉时，能反射性地引起该肌肉收缩的反射活动。牵张反射分为腱反射和肌紧张两种类型。

（1）腱反射　快速牵拉肌肉时引起的牵张反射为腱反射。如叩击髌骨下的股四头肌肌腱，使之受到牵拉时，引起股四头肌反射性收缩，使膝关节迅速伸直，称膝跳反射。腱反射减弱或消失，常提示反射弧的某一部分受到损伤；腱反射亢进，则提示高位脑中枢发生病变。临床上用检查不同部位的腱反射来了解神经系统的功能状态。

（2）肌紧张　是缓慢持续牵拉肌腱时引起的牵张反射，表现为受牵拉肌肉缓慢、持续而微弱的收缩。肌紧张是保持躯体平衡、维持躯体姿势最基本的反射活动。如人在站立姿势时，由于重力的作用，使机体多个肌腱持续受到向下的牵拉，各相应肌肉微弱、持续地处于收缩状态，以对抗关节的屈曲，才能维持站立姿态。

2. 脊休克　当人或动物的脊髓与高位中枢突然离断后，断面以下的脊髓功能将暂时完全丧失而进入无反应状态，这种现象称为脊休克。具体表现为：粪、尿潴留；发汗反射消失；断面以下脊髓支配的骨骼肌肌紧张降低、腱反射消失；外周血管扩张、血压下降等。

脊休克发生的原因是高位脑中枢对脊髓有控制作用，当离断突然发生后，脊髓失去高位中枢的经常性控制，自身兴奋性太低，不能表现自身功能而进入无反应状态。脊髓反射在离断发生一段时间后可逐渐恢复，恢复的速度与动物进化的程度有关，越高等的动物恢复的时间越长。

二、脑干网状结构对肌紧张的调节

脑干网状结构存在易化区和抑制区。易化区范围较大，作用较强，产生的传出冲动增强肌紧张，称为下行易化作用。抑制区范围较小，作用较弱，产生的传出神经冲动抑制肌紧张，称为下行抑制作用。正常生理条件下，易化区和抑制区的功能保持平衡，其中下行易化作用略占优势，使机体维持正常肌紧张。

动物实验中发现，在中脑上、下丘之间切断脑干，动物会出现四肢伸直、头尾昂起、脊柱硬挺等伸肌过度紧张的现象，称为去大脑

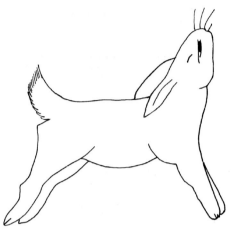

图 20-4　去大脑僵直

僵直（图 20-4）。去大脑僵直的原因是：大脑皮层运动区、纹状体等高位中枢与脑干网状结构间的联系被切断，抑制区的功能减弱而易化区的功能增强，从而导致伸肌肌紧张亢进。

三、小脑对躯体运动的调节

小脑蚓部的主要功能是维持身体平衡，损伤时主要表现为平衡失调、站立不稳、步态蹒跚等；小脑半球的主要功能是调节骨骼肌的张力，协调各肌群的运动，损伤时表现为肌张力降低、腱反射减弱和共济运动失调等，如指鼻试验阳性、手轮替运动困难等。

四、基底神经节对躯体运动的调节

基底神经节包括纹状体和黑质等。基底神经节具有运动调节功能，它与随意运动的稳定、肌紧张的控制、躯体运动的整合及本体感觉传入信息的处理有关。基底神经节病变的临床表现主要为两类：一类是运动过多而肌紧张降低，如舞蹈症；一类是运动过少而肌紧张增强，如震颤麻痹。

五、大脑皮层对躯体运动的调节

1. **大脑皮层的主要运动区**　躯体运动调节的最高级中枢在大脑皮层的中央前回。中央前回的运动区有以下特点：①交叉支配：即一侧皮层运动区支配对侧躯体骨骼肌，但头面部是双侧支配的；②运动区定位精细：安排呈倒立的人体投影，但头面部是正立的；③运动区的大小与运动的精细、复杂程度成正相关，即肌肉运动越精细复杂，在皮层的代表区越大。

2. **运动传导通路**　大脑皮层对躯体运动的调节是通过锥体系和锥体外系来完成的。锥体系对躯体运动的调节主要为发动随意运动，完成精细动作；锥体外系的主要功能是调节肌紧张和肌群的协调动作。

正常情况下人体精细复杂的运动是锥体系和锥体外系的功能活动协调配合的结果。

第四节　神经系统对内脏功能的调节

一、自主神经的功能和意义

自主神经系统又称为植物性神经系统，仅指支配内脏器官的传出神经。自主神经系统由交感神经系统和副交感神经系统两部分组成。

交感神经分布非常广泛，几乎支配所有的内脏器官。副交感神经分布比较局限。自主神经往往由中枢发出后要在外周神经节换元后，由节后神经纤维支配效应器的活动。多数内脏器官受双重支配，如皮肤、肌肉的血管、竖毛肌和肾上腺髓质等只受交感神经的支配，二者作用一般是对立的。如交感神经对心脏有兴奋作用，而副交感神经则抑制心脏的活动。

自主神经系统的主要功能是调节心肌、平滑肌和腺体的活动，前面各系统已介绍，现总结如下（表20-2）：

表 20-2　自主神经的主要功能

器官	交感神经	副交感神经
循环器官	心率加快、心输出量增加，皮肤、内脏血管及外生殖器血管收缩，骨骼肌血管收缩	心率减慢，部分血管舒张
呼吸器官	支气管平滑肌舒张	支气管平滑肌收缩
消化器官	抑制胃肠、胆囊运动，抑制消化液分泌，促使括约肌收缩	促进胃肠、胆囊运动，促进消化液分泌，促使括约肌舒张
泌尿器官	膀胱逼尿肌舒张，尿道括约肌收缩	膀胱逼尿肌收缩，尿道括约肌舒张
生殖器官	有孕子宫收缩，无孕子宫舒张	
眼	瞳孔扩大	瞳孔缩小
皮肤	汗腺分泌，竖毛肌收缩	
内分泌	促进肾上腺髓质分泌激素	促进胰岛分泌胰岛素

通常交感神经的作用比较广泛，当机体处于剧痛、失血、窒息、惊恐或寒冷等紧急状态时，交感神经广泛兴奋，同时促进肾上腺髓质分泌激素，形成交感 - 肾上腺髓质系统参与的反应，称为应急反应。应急反应包括心率加快，血压升高；内脏血管收缩，血流量重新分配；呼吸加深、加快，肺通气量增多；代谢活动加强，为肌肉活动提供充足的能量等。所以交感神经活动的意义在于为机体动员各器官的潜能，以适应环境的急剧变化。

副交感神经在安静状态下兴奋，同时胰岛分泌胰岛素，形成副交感 - 胰岛素系统，其意义是促进消化吸收、贮存能量、加强排泄。

二、自主神经的递质与受体

递质是神经由突触前神经元合成并在末梢释放的能传递信息的化学物质。受体指存在于突触后膜上的或效应器膜上的，能与递质结合的特殊蛋白质。自主神经对内脏功能的调节就是通过释放递质与相应受体结合后实现的。有些药物也能和受体结合，从而影响递质与受体的结合，使递质不能发挥作用，这样的药物称为受体阻断剂。

1. 自主神经的递质　自主神经末梢释放的递质主要是乙酰胆碱和去甲肾上腺素两种，释放乙酰胆碱的神经纤维称胆碱能纤维，释放去甲肾上腺素的神经纤维称肾上腺素能纤维。其中释放乙酰胆碱的纤维有交感、副交感神经的节前纤维，副交感神经的节后纤维和少数交感神经的节后纤维末梢；去甲肾上腺素能纤维包含了绝大多数交感神经节后纤维的末梢。

2. 自主神经的受体

（1）胆碱能受体　能与乙酰胆碱结合的受体为胆碱能受体，分为 M、N 两种。与毒蕈碱结合产生相应生理效应的受体称为毒蕈碱受体（M 受体），M 受体广泛地分布于胆碱能节后纤维支配的效应器上。乙酰胆碱与 M 受体结合后产生的生理效应为 M 效应，具体表现有：心脏活动抑制；支气管平滑肌、胃肠道平滑肌、膀胱逼尿肌收缩；支气管腺体分泌增多，消化液分泌增多；消化系统括约肌舒张、瞳孔缩小等。阿托品是 M 受体阻断剂，它可与 M 受体结合，从而阻断乙酰胆碱的作用。

能与烟碱结合产生生理效应的受体称烟碱受体（N 受体），N 受体有两类，分别为 N_1 和 N_2 受体。N_1 受体分布于交感、副交感神经节的突触后膜上，N_2 受体分布在骨骼肌终板膜上，它们与乙酰胆碱结合后使节后纤维兴奋或骨骼肌兴奋。筒箭毒是 N 受体的阻断剂。

知识链接

　　乙酰胆碱被释放发挥作用后，会很快被胆碱酯酶水解。有机磷农药和新斯的明是胆碱酯酶抑制剂，可使机体乙酰胆碱蓄积，引起 M 样作用，如瞳孔缩小、大汗、流涎及肌肉痉挛等症状，应用阿托品可消除上述症状。

（2）肾上腺素能受体　肾上腺素能受体有两类：一类是 α 受体，去甲肾上腺素与它结合后主要使平滑肌兴奋，如血管收缩、子宫收缩等；也有抑制的，如小肠平滑肌舒张。酚妥拉明是 α 受体阻断剂，可消除去甲肾上腺素的升压效应。另一类为 β 受体，去甲肾上腺素与之结合后，主要使平滑肌抑制，如血管舒张、子宫舒张等；但对心肌的作用是兴奋。普萘洛尔是 β 受体阻断剂，可以缓解因交感神经兴奋而导致的心动过速。

三、调节内脏活动的中枢

1. 脊髓　脊髓是很多内脏反射的初级中枢，如排尿反射、排便反射、发汗反射等的初级中枢都在脊髓。但脊髓对这些反射的调节都是不完善的，正常生理状态下受高位中枢的控制。

2. 低位脑干　延髓是基本的生命中枢。因为许多基本的生命活动，如心血管活动、呼吸运动等反射调节中枢都在延髓。除此以外，吞咽、咳嗽、呕吐反射的中枢也在延髓。所以，延髓受损可以危及生命。呼吸调整中枢在脑桥。瞳孔对光反射中枢在中脑。

3. 下丘脑　下丘脑是调节内脏活动的较高级中枢。它在调节体温、摄食、水平衡、情绪反应、内分泌和生物节律等方面发挥作用。

4. 大脑皮层　大脑的海马、海马回、扣带回、胼胝体等结构及与其有密切关系的皮层与皮层下结构总称为边缘系统，这是调节内脏活动的重要中枢，也称为内脏脑。它可以调节呼吸、胃肠运动、膀胱收缩等活动，并与情绪反应、记忆、食欲、生殖和防御等活动密切相关。

社会心理因素可以通过情绪对内脏功能产生影响。当人在情绪波动的时候，循环、呼吸、消化、代谢等活动都要出现不同的变化，长期、过度的消极情绪可使自主神经系统的功能紊乱，内脏功能活动的稳态遭到破坏，导致高血压、冠心病、消化系统溃疡等疾病的发生。人不可避免地会受到来自社会、心理的刺激，产生情绪反应，所以我们要善于把握自己的情绪，有利于机体的健康。

第五节　脑的高级功能

人类大脑不仅能产生感觉、调节躯体运动和内脏活动，还能独立完成更为复杂、高级的生理功能，如语言、文字、学习、记忆、思维、睡眠和觉醒等。大脑皮层以条件反射的基本形式来实现上述功能。

一、条件反射

神经活动的基本形式是反射，反射分为两种类型：非条件反射和条件反射。非条件反射是先天遗传的、人类和动物共有的一种初级的神经活动，反射中枢在大脑皮层以下，其反射弧和反射活动较为固定，数量有限，是人类维持生命的本能活动，对个体生存及种族繁衍具有重要意义。例如，食物刺激口腔引起唾液的分泌、婴儿的吸吮反射。条件反射是在非条件反射的基础上结合个体的生活实践而建立起来的一种高级的神经活动，反射中枢在大脑皮层，反射弧不固定，反射活动可变，数量无限，并具有预见性，可使人体对环境的适应更加机动灵活，极大地提高了人体的生存与适应能力。"望梅止渴"就是一个典型例子。学习是一个建立条件反射的过程，复习次数越多，也就是强化的过程越多，越可能学会（表 20-3）。

条件反射是大脑皮层高级活动的基本形式，它是一种信号活动，引起条件反射的刺激是信号刺激。信号刺激分为两种：一种是具体的信号刺激，称为第一信号，大脑皮层对第一信号发生反应的功能系统称为第一信号系统，这是人和动物共有的；另一种是抽象的信号刺激，如语言、文字，称为第二信号，大脑皮层对第二信号发生反应的功能系统称为第二信号系统，这是人类区别于动物的主要特征。

表 20-3　非条件反射和条件反射的比较

	非条件反射	条件反射
形成	先天遗传，种族共有	后天在一定条件下形成
举例	吸吮反射、膝反射	"望梅止渴"

续表

	非条件反射	条件反射
神经联系	有恒定、稳定的反射弧联系	有易变、暂时性的反射弧联系
中枢	大脑皮层下各中枢就能完成反射	必须通过大脑皮层才能完成反射
意义	数量有限，适应性弱	数量无限，适应性强

知识链接

巴甫洛夫与条件反射

俄国生理学家巴甫洛夫通过实验提出了著名的条件反射理论。如给狗喂食，引起狗的唾液分泌，这是非条件刺激；仅响铃，狗的唾液不会分泌。响铃和唾液分泌是无关的，响铃是无关刺激。响铃后再给狗喂食，多次结合训练后，只响铃，也引起唾液分泌，现在响铃成了条件刺激，形成的反射就是条件反射。把无关刺激和非条件刺激在时间上结合的过程为强化，条件反射要通过强化来实现。条件反射既可建立也可消失，当强化不再进行，条件反射也就会消失了。

想一想

食梅止渴是由什么信号系统参与的什么反射？

望梅止渴是由什么信号系统参与的什么反射？

谈虎色变是由什么信号系统参与的什么反射？

二、大脑皮层的语言中枢

语言中枢指能够理解他人说的话和写、印出来的文字，并能用口语和文字表达自己思维活动的中枢。语言区是人类大脑皮质特有的，包括说话、听讲、阅读和书写等中枢（图 20-5）。在临床工作中发现，当大脑皮层的某些区域受损后，可引起特定语言功能障碍（表 20-4）。

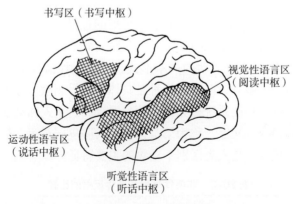

图 20-5　大脑皮层与语言功能有关的主要区域

表 20-4 大脑皮层的语言区及功能障碍

语言区	中枢部位	损伤后语言障碍
运动性语言区（说话中枢）	额下回后部	运动性失语症（不会说话）
书写区（书写中枢）	额中回后部	失写症（丧失写字能力）
听觉性语言区（听话中枢）	缘上回	感觉性失语症（听不懂讲话）
视觉性语言区（阅读中枢）	角回	失读症（不懂文字含义）

三、大脑语言中枢的优势半球

人类两侧大脑半球的功能是不对等的，语言中枢主要集中在一侧大脑半球，称为优势半球。资料表明，优势半球的建立与人类习惯使用右手有密切关系。对于右利者，优势半球在左侧大脑半球。优势半球在 12 岁前形成，若 12 岁前左侧大脑受损，右侧半球还可建立语言中枢；如果 12 岁后受损，则右半球就很难再建立语言中枢了。右侧大脑半球与空间的辨认、音乐的欣赏等有关。

知识拓展

人类在进化过程中，产生了语言、思维、意识等高级心理活动，大脑两半球也有了明确的分工。左右半球各有优势，一般说来，左侧大脑半球与抽象概括思维有关，这种思维必须借助于语言和其他符号系统，主管说话、写字、计算、分析等；右侧大脑半球与感性直观思维有关，这种思维不需要语言的参加，掌管音乐、美术、立体感觉等。临床上严重"中风"的患者，若病变发生在左脑，则往往会造成失语症，出现部分或完全丧失语言能力，患者往往不能用语言表达自己的思想，但却有意识，能够理解别人说的话。

四、大脑皮层的电活动

大脑皮层的神经细胞在无外来刺激的情况下，能产生节律性的电位变化，用仪器记录下来，即为脑电图。正常脑电图按电波的频率和振幅不同，可分成 4 种（图 20-6）：

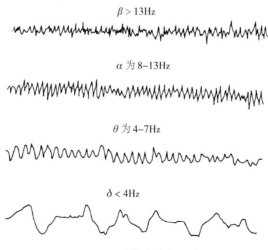

$\beta > 13Hz$

α 为 8~13Hz

θ 为 4~7Hz

$\delta < 4Hz$

图 20-6 4 种基本脑电图波形

1.α 波　频率为 8~13Hz，振幅为 20~100μV。正常安静清醒闭目时出现此波。

2.β 波　频率为 14~30Hz，振幅为 5~20μV。睁眼视物或突然听到声音及思考问题时出现此波。一般认为 β 波是大脑皮层兴奋的表现。

3.θ 波　频率为 4~7Hz，振幅为 100~150μV。困倦、缺氧或深度麻醉时出现。

4.δ 波　频率为 0.5~3Hz，振幅为 20~200μV。成人睡眠时可出现，缺氧或深度麻醉时也可出现。婴幼儿出现为正常波。

五、觉醒与睡眠

觉醒和睡眠交替进行，是生物节律的表现之一。睡眠时间因人的年龄、个体而有所不同，儿童的睡眠时间比成人长，老人的睡眠时间最短。一般成年人每天需 7~9 个小时的睡眠时间。

人在觉醒时进行体力和脑力劳动，如前所述，觉醒的维持与脑干网状结构上行激动系统的作用有关。睡眠时生理活动水平均下降，如感觉减退、内脏活动降低（心率减慢、血压下降、呼吸减慢等），使体力和脑力得到休息和恢复。如果睡眠出现障碍，则会使大脑皮层的功能受到影响，如记忆力和工作能力下降等。

睡眠有两种时相，分别为慢波睡眠和快波睡眠：

1.慢波睡眠　也称正相睡眠。人在睡眠之初先进入脑电图呈同步化的慢波睡眠。此期生长素分泌增多，有利于促进生长和恢复体力。

2.快波睡眠　也称异相睡眠。慢波睡眠 1~2 小时后，进入以脑电图呈去同步化快波为特征的睡眠状态。此期脑内蛋白质合成加快，与神经系统的发育成熟密切相关，可增强记忆、促进精力恢复。在整个睡眠过程中两种时相交替进行。

复习题

1. 简述突触的结构。
2. 特异性投射系统和非特异性投射系统的功能有什么特点？
3. 内脏痛的特点是什么？什么是牵涉痛？
4. 什么是肌紧张？它的生理意义是什么？
5. 自主神经的递质、受体及受体阻断剂有哪些？
6. 自主神经的功能及意义是什么？

第二十一章　感觉器官的功能

第一节　概　　述

一、感受器与感觉器官的概念和分类

感受器是专门感受机体内、外环境变化的装置，其功能是能够接受各种刺激，并能将刺激转变为神经冲动，通过周围神经传入中枢，最后在大脑皮质一定的部位产生相应的感觉。

感觉器官是由感受器及其附属器构成的。

感受器的种类繁多，根据分布部位不同可分为外感受器和内感受器。外感受器分布于体表，感受外环境的信息变化，如声、光、触、味等；内感受器位于体内器官组织中，感受内环境的各种变化，包括颈动脉窦压力感受器、肺牵张感受器等。根据感受器所接触的刺激性质不同可分为机械感受器、化学感受器、温度感受器、光感受器等。人体最主要的感觉器官有眼（视觉）、耳（听觉）和前庭（平衡觉）等。

二、感受器的一般生理特征

1. **感受器的适宜刺激**　各种感受器都有其最敏感、最易接受的刺激，称为该感受器的适宜刺激。如视网膜感光细胞的适宜刺激是一定波长的光波；听觉感受器的适宜刺激是一定频率的声波。

2. **感受器的换能作用**　感受器能将各种形式的刺激能量，如机械能、光能、热能及化学能转化成生物电能，以神经冲动的形式传入中枢，这种特性称为感受器的换能作用。因此，可以把感受器看成是生物换能器。

3. **感受器的编码功能**　感受器在感受刺激的过程中，不仅发生了能量形式的转换，而且把刺激所包含的信息也转移到动作电位的序列中，起到了转移信息的作用，这就是感受器的编码功能。感受器如何将不同的刺激信息进行编码，其机制尚不清楚。

4. **感受器的适应现象**　当某一恒定强度的刺激持续作用于同一感受器时，传入神经冲动的发放频率会逐渐降低，这种现象称为感受器的适应现象。各种感受器适应的快慢有很大的差别，如触觉、嗅觉感受器适应很快，有利于机体不断接受新的刺激；而颈动脉窦压力感受器、痛觉感受器等不容易产生适应，有利于机体对某些生理功能进行经

常性的监控。

第二节 视觉器官的功能

人的视觉是通过眼、视神经和视觉中枢共同活动来完成的。

眼是视觉器官，由视网膜光感受器和折光系统等附属结构两大部分组成。人眼的适宜刺激是波长 380~760nm 的可见光，在这个可见光谱的范围内，外界物体发出的光线经过眼的折光系统，在视网膜上形成物像；视网膜中的感光细胞感受物像的光刺激，并把光能转变成生物电能，然后产生神经冲动，通过视神经传入视觉中枢，从而产生视觉。经研究表明，在人脑所获得的外界信息中，至少有 70% 以上来自视觉。因此，眼是人体最重要的感觉器官。

一、眼的折光功能及其调节

（一）眼的折光系统与成像

眼的折光系统是一个复杂的光学系统，包括角膜、房水、晶状体和玻璃体。这 4 种折光体的折光系数和曲率半径均不相同，其折光率也各不相同，所以光线通过眼需要经过多次折射。其中晶状体的折光率最大，又能改变凸度的大小，因此，它在眼成像中起着最重要的作用。眼折光成像的原理与凸透镜的成像原理基本相似，但要复杂得多。为了便于理解，通常用简化眼来说明折光系统的成像功能（图 21-1）。

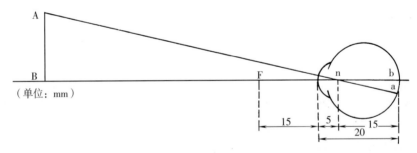

图 21-1 简化眼及其成像示意图

简化眼是一个人工设定的单球面折光体，眼内容物均匀，折光率为 1.33；角膜的曲率半径为 5mm（折光体的节点 n 到前表面的距离），后主焦点在节点后 15mm 处，相当于视网膜的位置。这个模型与生理安静状态下的人眼一样，正好能使远处物体发出的平行光线聚焦在视网膜上，形成一个清晰的物像。

（二）眼的调节

当眼在看远处物体（6m 以外）时，远物发出的光线到达人眼时接近平行光线，经过眼的折光系统，可不经任何调节就能在视网膜上形成清晰的影像。通常把眼在静息状态下所能看清物体的最远距离称为远点。当看近处物体时，由于进入眼的光线呈辐散状，如不进行调节，经过眼的折光系统将成像于视网膜之后，视网膜上只产生一个模糊的影像。因此，在看近物时，眼必须要进行调节。眼视近物时的调节反应包括晶状体变凸、瞳孔缩小和双眼球会聚三个方面：

1. 晶状体的调节　晶状体的调节是通过改变晶状体的凸度从而改变其折光性来实现的。当看近物时，通过神经反射，使睫状肌收缩，睫状体向晶状体方向靠近，睫状小带松弛，晶状体靠自身的弹性凸度增大，折光力增强，从而使成像点前移落在视网膜上。看远物时，睫状肌舒张，睫状小带紧张，晶状体凸度变小，折光力减弱（图21-2）。

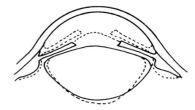

图21-2　眼调节前后睫状体位置和晶状体形状的改变示意图

人眼看近物时的调节能力主要决定于晶状体的调节，晶状体的调节能力有一定限度。通常把眼做最大调节所能看清物体的最近距离称为近点。晶状体的调节力主要取决于晶状体的弹性，弹性好的调节力强，反之则弱。晶状体的弹性与年龄有密切关系，年龄越大，晶状体弹性越差，眼的调节能力越弱。例如，10 岁左右儿童的近点平均为 8.3cm，20 岁左右的成年人约为 11.8cm。一般人在 40 岁以后眼的调节能力显著减退，表现为近点远移；60 岁时近点可增至 80cm 或更远，这时看远物正常，看近物不清楚，称为老视，即通常所说的老花眼，可配戴适宜的凸透镜进行矫正。

2. 瞳孔的调节　正常人瞳孔的直径可变动于 1.5~8.0mm 之间。在生理状态下，有两种情况可以改变瞳孔大小：一种是物体移近时，在晶状体凸度增大的同时，出现瞳孔缩小，以限制进入眼球的光量；看远物时在晶状体凸度变小的同时，瞳孔也扩大，以增加进入眼球的光量。这种看近物时瞳孔缩小的反应，称为瞳孔近反射或瞳孔调节发射。这种调节的作用，主要是减少眼的折光系统产生的球面差和色相差，使物像清晰。另一种情况是强光照射眼时，瞳孔缩小，在强光离开眼后则扩大，这种瞳孔的大小随着光线强弱而改变的反应称为瞳孔对光反射。瞳孔对光反射的效应是双侧性的，这种瞳孔现象称为互感反应。瞳孔对光反射的中枢在中脑，临床上常把它作为判断中枢神经系统病变部位、麻醉的深度和病情危重程度的重要指标。

3. 双眼球会聚　当双眼注视一个由远移近的物体时，两眼视轴同时向鼻侧会聚的现象，称为双眼球会聚。双眼球会聚，可使物体成像于双侧视网膜的对称点上，避免复视而产生清晰的视觉。

（三）眼的折光异常（屈光异常）

如前所述，正常人眼无需做任何调节就可使平行光线聚焦于视网膜上，因而可以看清远处的物体。看近物时，只要物距不小于近点的距离，经过调节能使物体在视网膜上清晰成像。有些人因眼球的形态或折光能力异常，在安静状态下平行光线不能在视网膜上聚焦成像，这种现象称为屈光不正（或称折光异常），包括近视、远视和散光（表 21-1，图 21-3）。

表21-1　三种折光异常的比较

折光异常	产生原因	矫正方法
近视	眼球前后径过长或折光力过强，物体成像于视网膜之前	配戴适宜凹透镜
远视	眼球前后径过短或折光力过弱，物体成像于视网膜之后	配戴适宜凸透镜
散光	角膜经纬线曲率光径不一致，不能在视网膜上清晰成像	配戴与角膜经纬曲率相反的圆柱形透镜

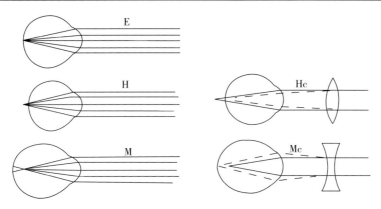

图21-3　眼的折光异常及其矫正示意图

E. 正视眼；H. 远视眼；M. 近视眼；Mc. 近视眼的矫正；Hc. 远视眼的矫正

知识拓展

近视眼的形成与预防

一般认为，近视大多是由不良的用眼习惯造成的，如长时间近距离读写、照明条件不良、字迹过小或在摇晃不定的车厢内阅读，使眼持续处于过度紧张的调节状态或调节痉挛，均可促使近视眼的发生。预防近视眼，要养成看书写字使用正确姿势，眼与书本之间应保持一定的距离；看书时间不宜过长，不要看字迹太小或模糊的书报，防止眼睛过度疲劳；改正不合理的用眼习惯，如趴在桌上或歪头看书写字、躺在床上看书、吃饭时看书、在强光下或暗淡的光线下看书，以及在开动的车上及走路时看书等，这些不良习惯都会降低视力的敏锐度。

 想一想

为什么老年人看远物比看近物清楚？

二、眼的感光换能功能

（一）视网膜的感光换能系统

视网膜的基本功能是感受光刺激，并将其转换成神经纤维上的电活动。视网膜结构十分复杂，能够感受光刺激的感光细胞是视杆细胞和视锥细胞。视网膜上视神经乳头处没有感光细胞分布，聚焦于此处的光线不能被感受，在视野中形成生理性盲点。

视杆细胞对光的敏感性较高，可感受弱光刺激引起视觉，但无色觉，只能辨别明暗，视物精确性差。视锥细胞对光的敏感性较差，只有在强光条件下才能兴奋，但可辨别颜色，视物精确性高（表21-2）。

表21-2 视锥细胞与视杆细胞的比较

细胞	分布	特点	功能
视锥细胞	主要分布于视网膜的中央部，黄斑的中央凹最为集中	对光的敏感性低，主要接受强光刺激，可辨别颜色	昼光觉、色觉
视杆细胞	主要分布于视网膜的周边部	对光的敏感性高，主要接受暗光刺激，不能分辨颜色	暗光觉

（二）视网膜的光化学反应

感光细胞之所以能够感受光的刺激产生兴奋，是由于它们含有感光色素。感光色素在光的作用下分解，分解时所释放的能量使感光细胞发生电变化，进而使视神经兴奋，产生神经冲动。

1. 视杆细胞的光化学反应 视杆细胞内的感光色素是视紫红质，是由视蛋白和视黄醛构成的结合蛋白质，在光照时分解为视蛋白和视黄醛。视紫红质的光化学反应是可逆的，在光照下迅速分解，在暗处又可重新合成。在视紫红质分解和合成的过程中有一部分视黄醛被消耗，需要依靠食物中的维生素A来补充。如长期维生素A摄入不足，会影响人的暗视觉，引起夜盲症。

2. 视锥细胞与色觉 人眼的视网膜上分布有三种不同的视锥细胞，分别含有红、绿、蓝三种光敏感的感光色素。当不同色光作用于视网膜时，会以一定的比例使三种视锥细胞分别产生不同程度的兴奋，兴奋信息经处理后，转换为不同组合的神经冲动，经视神经传至视觉中枢，产生不同的色觉。

色觉是一种复杂的物理、心理现象。人眼可区分约150种不同的颜色。色觉障碍有色盲和色弱两种情况：若缺乏或完全没有分辨颜色的能力，称为色盲，色盲可分为全色盲和部分色盲。色盲中最多见的是红色盲和绿色盲。色盲的产生原因绝大多数是遗传因素，极少数是由视网膜病变引起。若对某种颜色的识别能力较弱，称为色弱，多由后天因素引起。

3. 暗适应与明适应

（1）暗适应 当人从明亮处突然进入暗处时，最初看不清任何东西，经过一段时间后，视觉敏感度才逐渐提高，能逐渐看清在暗处的物体，这种现象称为暗适应。

暗适应是眼在暗处对光的敏感性逐渐提高的过程。暗适应的产生是由于在亮处视紫红质大量分解，残余量很少，不足以兴奋视杆细胞。进入暗处后视杆细胞中视紫红质合成增加，对光刺激的敏感性提高，恢复在暗处的视觉。

（2）明适应 当人长时间在暗处突然进入明亮处时，最初感到耀眼的光亮，看不清物体，稍待片刻后才能恢复视觉，这种现象称为明适应。明适应的产生是人在暗处时，视杆细胞内蓄积了大量的视紫红质，由于视紫红质对光较敏感，在明亮处遇强光迅速分解，因而产生耀眼的光感。当视杆细胞中的视紫红质减少后，对光较不敏感的视锥细胞便承担起在亮光下的感光任务，恢复在亮处的视觉。

三、常用视觉功能的检测

1. 视力 视力也称视敏度，指眼对物体细微结构的分辨能力，也就是分辨物体上两点之间最小距离的能力。通常以视角的大小作为衡量标准。视角是指物体上两点发出的光线射入眼球经节点交叉所形成的夹角（图 21-4）。眼能辨别的视角越小，表示视力越好。一般正常眼能分辨的视角约为 1 分。视力表就是根据这个原理设计的。

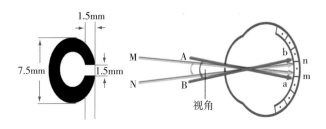

图 21-4 视力与视角示意图

知识拓展

视力表的设计原理

视力表是用来检测视力的图表。其中的图标由多行大小不一、缺口方向各异的"E"或"C"所组成。目前国内常用的视力表有国际标准视力表和对数视力表。将视力表置于眼前 5m 处，人眼能看清其中视标图形的缺口为 1.5mm 时，所形成的视角为 1 分，按国际标准视力表表示为 1.0，按对数视力表表示为 5.0。能分辨视角为 1 分的视力为正常视力。

2. 视野 用单眼固定注视正前方一点时，该眼所能看见的空间范围，称为视野。根据视野可绘出视野图。视野受面部结构影响，鼻侧和上侧视野较小，颞侧和下侧视野较大。在同一光照条件下，颜色不同，视野也不一致。白色视野最大，黄色、蓝色、红色、绿色视野依次递减。借助视野检查，可以辅助判断某些视网膜或视觉传导通路的病变。

 想一想

视盲和色盲一样吗？

第三节 位听器官的功能

耳是听觉器官，也是位置觉和平衡觉器官。内耳的耳蜗是感音系统，内耳的前庭和半规管则是头部位置觉和运动觉感受器，是人体维持平衡的位置觉器官之一。

一、耳的听觉功能

声波经外耳、中耳传音装置传到耳蜗感音装置，通过听觉感受器的换能作用使听神经兴奋，其神经冲动沿听觉传导路上传至大脑皮质听觉中枢引起听觉。

1. 外耳的功能　耳郭的形状有利于收集声波，还可以帮助判断声源的方向。外耳道是声波传导的通路，同时还起到共鸣腔的作用。鼓膜是一个弹性好、有一定张力的薄膜，呈漏斗形，为外耳道与中耳的交界，鼓膜能随声波同步震动，没有余震，因而能将声波如实地传向内耳。

2. 中耳的功能　中耳的主要功能是将空气中的声波震动高效地传递到内耳淋巴液，其中鼓膜和听小骨在声音的传递过程中起着重要作用。

听骨链通过杠杆作用能把鼓膜的高幅低强度的震动转为低幅高强度的震动传向卵圆窗。通过听骨链的声波传导既有增压作用，又可避免损伤内耳。

咽鼓管鼻咽部的开口常处于闭合状态，在吞咽、打哈欠时开放。咽鼓管的主要功能是调节鼓室内的压力，使之与外界大气压保持平衡，这对于维持鼓膜的正常位置、形状和震动性能有重要意义。鼻咽部炎症导致咽鼓管阻塞后，鼓室内的空气被吸收，可造成鼓膜内陷，并产生耳鸣，影响听力。

 想一想

乘飞机上升或下降时，为什么要做吞咽动作？

3. 声波传入内耳的途径　声波传入内耳的途径有气传导和骨传导两种，正常情况下以气传导为主。

（1）空气传导，如图 21-5：

声波→耳郭→外耳道→鼓膜→锤骨→砧骨→镫骨→前庭窗→
前庭阶外淋巴→前庭膜
↑　　　　　　↓
鼓阶外淋巴→蜗管内淋巴→螺旋器→听神经→大脑听觉中枢
↓
蜗窗

图 21-5　空气传导途径

（2）骨传导，如图 21-6：

前庭阶外淋巴→前庭膜
↑　　　　　↓
声波→颅骨→骨迷路→鼓阶外淋巴→蜗管内淋巴→螺旋器→听神经→大脑听觉中枢

图 21-6　骨传导途径

 想一想

气传导和骨传导的不同点是什么？

骨传导的敏感性比气传导低得多，因此在正常听觉中其作用甚微。但是当鼓膜或鼓室病变引起传音性耳聋时，气传导发生障碍，而骨传导却不受影响，甚至相对增强。

当耳蜗病变引起感音性耳聋时，气传导和骨传导都将受损。因此，临床上通过检查气传导和骨传导受损的情况，可以帮助判断听觉异常产生的部位和原因。

4. 内耳的感音功能　　内耳的耳蜗能把传到耳蜗的机械震动转变为神经冲动，上传至听觉中枢，产生听觉。

（1）耳蜗的基本结构　　耳蜗内被前庭膜和基底膜分隔为三个腔，分别称为前庭阶与鼓阶，三个管腔中充满淋巴液。前庭阶与鼓阶内为外淋巴，在耳蜗顶部有蜗孔相通；蜗管是一个充满内淋巴的盲管。前庭阶底端有卵圆窗，鼓阶底端有蜗窗，各有膜与中耳鼓室相接。基底膜上有声音感受器——螺旋器，螺旋器由内、外毛细胞和支持细胞等组成。毛细胞与耳蜗神经相连，毛细胞表面有纤毛，称为听毛。听毛上方为盖膜，盖膜悬浮于内淋巴中。

（2）耳蜗的感音换能作用　　不论声波是从卵圆窗还是蜗窗传入内耳，都可通过外、内淋巴的震动引起基底膜震动，使毛细胞与盖膜之间发生相错的移行运动，毛细胞听毛随之弯曲变形兴奋，将声波震动的机械能转变为微音器电位。当微音器电位经总和达到阈电位时，便触发与其相连的蜗神经产生动作电位。

（3）耳蜗对声音的初步分析　　正常人感受声波的频率是20~20000Hz，其中对1000~3000Hz的声波最为敏感。行波理论表明，基底膜震动总是从蜗底向蜗顶推进。由于声波频率不同，声波传播到基底膜的远近和最大振幅出现的部位也不同。高频声波只能推动耳蜗底部基底膜震动；中频声波震动向前延伸，到基底膜中段振幅最大；低频声波震动推进到基底膜蜗顶处振幅最大。由于基底膜不同部位的毛细胞受到刺激，经相应的听神经纤维传入大脑皮质听觉中枢的不同部位，就可产生不同音调的感觉。

知识拓展

听觉功能障碍

听觉功能障碍可因病损部位不同而分为三种类型：①传音性耳聋：由鼓膜或听骨链功能障碍引起，气传导明显受损，骨传导影响不大；②感音性耳聋：由耳蜗病变、螺旋器和蜗神经受损引起，气传导、骨传导均明显受损；③中枢性耳聋：由各级听觉中枢或听觉传导通路的病变所引起。在以上三种类型的听觉功能障碍中，最常见的是传音性耳聋。因此，应注意避免中耳疾患、外力损伤、环境噪声等对鼓膜和听骨链的损害。

 想一想

老年人听力下降的主要原因是什么？

二、内耳的位置觉和运动觉功能

内耳的前庭器官由前庭和半规管组成，是运动觉和头部位置觉的感受装置，在保持身体平衡中起重要的作用。

1. 前庭的功能　前庭内有椭圆囊、球囊，其内各有一囊斑，囊斑上有感受性毛细胞，毛细胞的基底部有前庭神经分布。

囊斑是头部位置及直线变速运动的感受器。当人体头部位置改变或做直线变速运动时，由于惯性及重力作用引起内淋巴震动，刺激毛细胞兴奋，其神经冲动经前庭神经传入中枢，产生头部位置或变速运动感觉，同时引起姿势反射，以维持身体平衡。

2. 半规管的功能　人体两侧内耳各有三条相互垂直的半规管，分别代表空间的三个平面。每条半规管一端都有膨大的壶腹，内有壶腹嵴，其中也有感受性毛细胞，毛细胞的底部与前庭神经末梢相连。

壶腹嵴是旋转变速运动的感受器。当身体或头部做旋转变速运动时，由于惯性作用，相应半规管内的淋巴液超前或滞后于半规管的运动，刺激毛细胞兴奋，其神经冲动经前庭神经传入中枢，产生旋转感觉，并引起姿势反射，以维持身体平衡。

三、前庭反应

前庭器官的传入冲动除引起一定的位置觉和运动觉外，还可引起各种姿势调节反射、眼震颤和自主性神经功能的改变，这些现象统称为前庭反应。例如，人在乘电梯时，由于电梯突然上升，肢体伸肌抑制使腿弯曲；电梯突然下降时，伸肌紧张使腿伸直。这些属于前庭器官的姿势反射，其意义是维持人体一定的姿势和保持身体平衡。另外，若对前庭器官的刺激过强或刺激时间过长，便会引起恶心、呕吐、眩晕和皮肤苍白等症状，称为前庭自主神经反应。对于前庭器官功能过度敏感的人，一般的前庭刺激也会引起前庭自主神经反应，易产生晕车、晕船等现象。前庭反应中最特殊的是躯体旋转运动时引起的一种眼球特殊运动，称为眼震颤。眼震颤主要由半规管受刺激引起，临床上进行眼震颤实验可以判断前庭功能是否正常。

 想一想

长时间坐车为什么会引起恶心、呕吐、眩晕等症状？

复习题

1. 眼视近物时有哪些调节反应？
2. 常见折光异常有哪些类型？如何矫正？
3. 声波传入内耳有哪些途径？

第二十二章 内分泌功能

 本章导学

内分泌系统是神经系统以外的另一个重要调节系统，它与神经系统在功能上紧密联系，相辅相成，共同实现对机体的新陈代谢、生长发育和生殖活动等的调节。

第一节 概 述

一、内分泌与内分泌系统

1. **内分泌** 内分泌是指内分泌细胞所分泌的激素经体液运输，对靶细胞产生效应的一种分泌形式，激素是在细胞之间递送调节信息的高效能生物活性物质。它主要是经血液运输向远隔部位传输信息，也称为远距分泌。此外，还存在旁分泌、自分泌、神经分泌等传递方式（图22-1）。接受激素信息的器官、组织、细胞分别称为靶器官、靶组织、靶细胞。

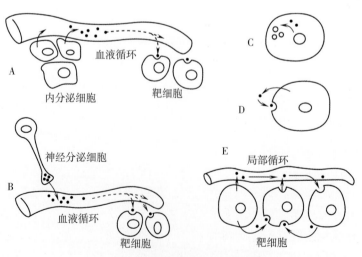

图 22-1 激素传输信息的主要途径
A.远距分泌；B.神经分泌；C.内在分泌；D.自分泌；E.旁分泌

2.内分泌系统　内分泌系统由内分泌腺和散在于器官组织中的内分泌细胞共同组成。机体重要的内分泌腺有垂体、甲状腺、胰岛、性腺和肾上腺等，胃、十二指肠黏膜以及胎盘等部位含有散在的内分泌细胞。心脏、肾脏等器官的一些细胞除自身的特定功能外，还兼有内分泌功能。如心脏分泌心房钠尿肽、肾脏分泌 1，25-二羟维生素 D_3。

二、激素

（一）激素的分类

根据激素化学结构可分为胺类、多肽和蛋白质类及脂类激素三类（表 22-1）。

表 22-1　主要激素的化学分类

化学性质	激　素
胺类激素	肾上腺素、去甲肾上腺素、甲状腺激素
多肽和蛋白质类激素	下丘脑、垂体、胃肠道、胰岛、甲状旁腺等部位分泌的大多数激素
脂类激素	皮质醇、醛固酮、性激素、维生素 D_3

知识拓展

激素特点与用药

含氮类激素（如胺类激素、多肽和蛋白质类激素）易被胃肠道消化液分解而破坏，故用药时不宜口服，一般须用注射。类固醇激素（如皮质醇、醛固酮、性激素）用药时可以口服。

（二）激素作用的一般特性

各类激素对靶细胞的调节效应不尽相同，但有一些共同的作用特性：

1.信息传递　激素所起的作用是在细胞之间进行信息传递，旨在启动靶细胞固有的、内在的一系列生物效应，既不能添加新功能，也不能提供额外能量。

2.作用的相对特异性　激素有选择地作用于某些器官、腺体或细胞，产生相对特定的调节效应。

3.高效能生物放大作用　在生理状态下，激素在血液中的浓度很低，与受体结合后，在细胞内发生一系列酶促放大作用。如 $0.1\mu g$ 促肾上腺皮质激素释放激素，可使腺垂体释放 $1\mu g$ 的促肾上腺皮质激素，后者再引起肾上腺皮质分泌 $40\mu g$ 的糖皮质激素。

4.激素间的相互作用　当多种激素共同参与某一生理活动的调节时，激素之间往往存在着协同或拮抗作用。如生长激素、肾上腺素、胰高血糖素及糖皮质激素均可升高血糖；而胰岛素降低血糖，与上述激素的升糖效应相拮抗。另外，有的激素本身并不能直接对某些器官组织或细胞产生生物效应，但在它存在的条件下，却可使另一种激素的作用明显增强，这称为允许作用。如糖皮质激素本身对心肌和血管平滑肌并无收缩作用，但是，只有它存在时，儿茶酚胺类激素（如去甲肾上腺素）才能充分发挥对心血管的调节作用。

（三）激素作用的机制

激素对靶细胞作用的实质就是通过与相应膜受体或胞内受体结合，最终引起该细胞固有的生物效应。

1. **细胞膜受体介导的激素作用机制** 又称第二信使学说。激素与相应膜受体结合后，通过细胞内不同的信号传递途径产生调节效应。例如促甲状腺激素作为"第一信使"与相应膜受体结合后，细胞膜内侧的腺苷酸环化酶被激活；促使 ATP 转变为 cAMP；cAMP 作为"第二信使"，使胞浆内无活性的蛋白激酶逐级活化，最终引起细胞的生物效应（图 22-2）。

2. **细胞内受体介导的激素作用机制** 此类激素呈脂溶性，分子量一般较小，可扩散进入细胞内，与胞浆受体结合形成激素 - 受体复合物。复合物转入细胞核内，与核内结合形成激素 - 核受体复合物，通过调节靶基因转录以及所表达的产物引起细胞生物效应（图 22-3）。这一作用机制又称为基因表达学说。

激素作用所涉及的细胞信号转导机制十分复杂。例如类固醇激素既可通过细胞内受体介导，影响靶细胞 DNA 的转录，又可通过膜受体介导及离子通道快速调节神经细胞的兴奋性。

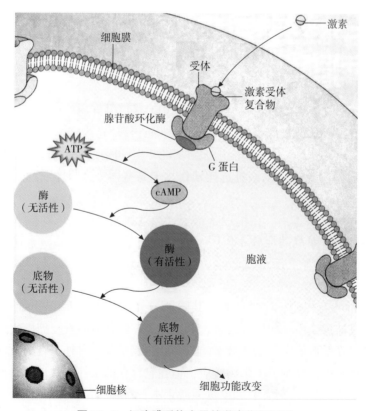

图 22-2 细胞膜受体介导的激素作用机制

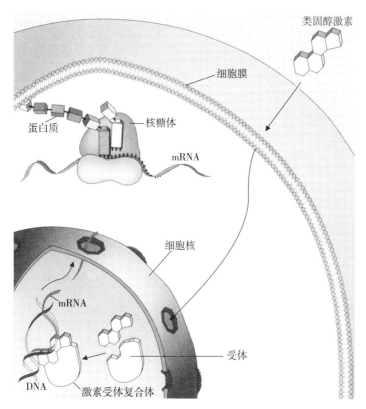

图 22-3 细胞内受体介导的激素作用机制

第二节 下丘脑与垂体的内分泌功能

一、下丘脑的内分泌功能

下丘脑的一些神经元兼有神经细胞和内分泌细胞的功能，称为神经内分泌细胞。它们可将中枢神经系统其他部位传来的神经电信号转变为激素的化学信号。下丘脑的内分泌细胞主要存在于视上核、室旁核及"促垂体区"。视上核和室旁核合成血管升压素及缩宫素，经下丘脑－垂体束运输到神经垂体储存，机体需要时释放入血，形成下丘脑－神经垂体系统。促垂体区神经元可产生 9 种肽类物质，称为下丘脑调节肽（表 22-2），主要通过垂体门脉系统调节腺垂体活动，构成下丘脑－腺垂体系统（图 22-4）。

表 22-2 下丘脑调节肽及其作用

名称	作用
促甲状腺素释放激素（TRH）	（+）TSH（+）PRL
促性腺素释放激素（GnRH）	（+）LH（+）FSH
生长素释放激素（GHRH）	（+）GH
生长抑素（GIH）	（−）GH
促肾上腺皮质素释放因子（GRF）	（+）ACTH

续　表

名称	作用
催乳素释放因子（PRF）	（+）PRL
催乳素释放抑制因子（PRIF）	（−）PRL
促黑激素释放因子（MRF）	（+）MSH
促黑激素释放抑制因子（MIF）	（−）MSH

注：（+）促进分泌；（−）抑制分泌。

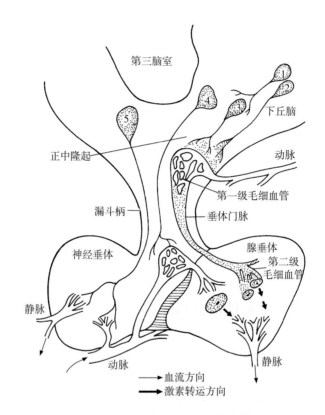

图 22-4　下丘脑 – 垂体功能结构联系

二、垂体的内分泌功能

（一）腺垂体激素

腺垂体是体内最重要的内分泌腺体。腺垂体主要分泌 7 种激素：生长素、催乳素、促黑（色素细胞）激素、促甲状腺素、促肾上腺皮质激素、卵泡刺激素和黄体生成素。后四种激素可特异作用于各自的靶腺而发挥调节作用，称为促激素。

1. 生长激素（GH）　人生长激素是由 191 个氨基酸残基组成的蛋白质，是腺垂体中含量最多的激素。GH 有种属特异性，除猴的 GH 外，其他动物的 GH 对人类不能产生生物效应。

（1）生长激素的生理作用

①促进生长　生长激素主要促进骨骼、肌肉和内脏的生长发育。临床上可见，人幼年时 GH 分泌不足，将出现身材矮小，称为侏儒症；如果幼年时 GH 分泌过多，则引起巨人症；成年人 GH 分泌过多，由于长骨已停止生长，将引起肢端的短骨、颌面骨和软组织异常生长，表现为手足粗大、下颌突出以及内脏器官增大等，称为肢端肥大症。

②调节代谢　GH 可促进氨基酸进入细胞，加速 DNA 和 RNA 的合成，从而促进蛋白质合成。GH 能促进脂肪分解，增强脂肪酸氧化，减少组织的脂肪量。生理水平的 GH 可刺激胰岛素分泌，加强糖的利用；GH 分泌过多则抑制外周组织摄取和利用葡萄糖，使血糖升高，造成垂体性糖尿。

（2）生长激素分泌的调节　GH 的分泌受下丘脑生长素释放激素和生长抑素的双重调节。生长素释放激素对 GH 的分泌起经常性的调节作用，生长抑素在 GH 分泌过多时才发挥抑制效应。GH 的分泌还受睡眠、代谢等因素的影响。慢波睡眠期、低血糖、运动可使 GH 分泌增多；甲状腺素、雌激素、雄激素及应激刺激均能促进 GH 分泌。

2.催乳素（PRL）　人催乳素是由 199 个氨基酸残基组成的蛋白质。

（1）催乳素的主要生理作用

①对乳腺的作用　PRL 主要作用是促进乳腺生长发育，引起和维持成熟乳腺泌乳。在女性青春期，雌激素、孕激素、生长激素等和 PRL 协同作用，促进乳腺发育。在妊娠期，PRL 和雌激素、孕激素分泌增多，使乳腺进一步发育，具备泌乳能力。但由于血中雌激素和孕激素水平很高，与 PRL 竞争受体，降低了 PRL 的作用，乳腺并不泌乳。分娩后，血中雌激素和孕激素浓度大大降低，PRL 才引起和维持乳腺泌乳。

②对性腺的作用　小剂量 PRL 对卵巢合成雌激素和孕激素有促进作用，但高浓度 PRL 可通过负反馈方式抑制下丘脑 GnRH 和腺垂体卵泡刺激素及黄体生成素的分泌，致使排卵抑制和雌激素水平低下。在男性，PRL 可提高睾丸间质细胞对黄体生成素的敏感性，促进雄性性成熟。

（2）催乳素分泌的调节　PRL 的分泌受下丘脑催乳素释放因子和催乳素释放抑制因子的双重调节。前者促进 PRL 分泌，后者抑制其分泌，平时以催乳素释放抑制因子的作用为主。授乳时婴儿吸吮乳头可反射性地促进下丘脑催乳素释放因子的分泌，导致腺垂体 PRL 的分泌增加。

3.促黑激素（MSH）　黑素细胞在人体主要分布于皮肤和毛发等部位。MSH 的主要生理作用是促使黑素细胞合成黑色素，同时使黑色素颗粒在细胞内散开，致使皮肤和毛发颜色加深。MSH 的分泌主要受下丘脑促黑激素释放因子和促黑激素释放抑制因子的双重调节。前者促进 MSH 分泌，后者抑制其分泌，平时以促黑激素释放抑制因子作用占优势。

4.促激素　腺垂体分泌的促激素共有 4 种：

（1）促甲状腺素（TSH）　促进甲状腺合成、分泌甲状腺素；促进甲状腺细胞的生长发育，腺体增大。

（2）促肾上腺皮质激素（ACTH）　促进肾上腺皮质的生长发育，并合成、分泌肾上腺皮质激素。

（3）促卵泡激素（FSH）和黄体生成素（LH）

①促卵泡激素 促进卵泡发育成熟，并与 LH 协同促使卵泡分泌雌激素。在男性为促进精子成熟。

②黄体生成素 少量 LH 与 FSH 协同促使卵泡分泌雌激素；大量 LH 与 FSH 共同促使排卵与黄体的生成，并促使黄体分泌雌激素和孕激素。在男性促进雄激素分泌。

（二）神经垂体激素

神经垂体激素是下丘脑视上核和室旁核的神经元合成，经轴浆运输到神经垂体储存，机体需要时再释放入血。神经垂体激素有血管升压素和缩宫素两种：

1. 血管升压素 血管升压素(VP)也称抗利尿激素(ADH)，是含 9 个氨基酸的多肽。生理剂量的 VP 可促进肾对水的重吸收，产生抗利尿作用。在机体脱水、失血等情况下，VP 释放量明显增加，可使血管广泛收缩，特别是内脏血管，对维持动脉血压有一定作用。VP 的分泌主要受血浆晶体渗透压、血容量等的调节（见第十九章）。

2. 缩宫素 缩宫素（OT）也称催产素（OXT），化学结构与 VP 相似，生理作用也有一定重叠。

（1）缩宫素的生理作用 在分娩时刺激子宫收缩和在哺乳期促进乳腺排乳。

①促进乳腺排乳 OT 可使乳腺腺泡周围的肌上皮细胞收缩，腺泡内压力增加，促进乳汁射出。OT 还有营养乳腺的作用，使哺乳期的乳腺保持丰满。

②促进子宫收缩 OT 对妊娠子宫有较强的收缩作用，对非孕子宫的收缩作用较小。在分娩过程中，胎儿压迫子宫颈反射性引起 OT 释放，形成正反馈调节机制，使子宫进一步收缩，起到催产作用。

（2）缩宫素的分泌调节 OT 分泌的调节是典型的神经 – 内分泌调节。授乳时婴儿吸吮乳头可反射性地促进下丘脑 OT 的分泌及神经垂体 OT 的释放，促进乳汁射出。该反射极易形成条件反射，以致哺乳的母亲听到婴儿的哭声，都可以引起 OT 的分泌和射乳。

第三节　甲状腺的内分泌功能

甲状腺的滤泡上皮细胞合成和分泌甲状腺激素。滤泡旁细胞，又称 C 细胞，分泌降钙素。

一、甲状腺激素

（一）甲状腺激素的合成与代谢

1. 甲状腺激素的合成 甲状腺激素(TH)主要有两种：一种是四碘甲腺原氨酸(T_4)，又称甲状腺素；一种是三碘甲腺原氨酸（T_3）。合成甲状腺激素的原料有碘和甲状腺球蛋白（TG）。人体合成 TH 所需要的碘 80%~90% 来源于食物，以无机碘化物的形式吸收入血。甲状腺激素的合成过程分滤泡聚碘、酪氨酸碘化、碘化酪氨酸的缩合三个基本步骤，均在滤泡细胞顶端微绒毛与滤泡腔的交界处进行，都是在过氧化酶催化下完成的。能抑制过氧化酶的药物如硫尿嘧啶能抑制 T_3 和 T_4 的活性，可用于治疗甲状腺功能亢进。

2.甲状腺激素的分泌和运输　合成后的 T_3、T_4 仍然结合在 TG 分子上，贮存于腺泡腔内。当甲状腺受到 TSH 刺激后，腺泡细胞将 TG 通过胞饮摄入细胞内，在溶酶体蛋白水解酶的作用下，分离出 T_3 和 T_4，释放入血。其中，99% 以上与血浆中的甲状腺素结合球蛋白等结合；以游离形式存在的 T_4 为 0.04%，T_3 为 0.4%。只有游离型才有生物活性，故 T_3 的生物活性比 T_4 约大 5 倍。

（二）甲状腺激素的生理作用

1.促进机体正常生长发育　甲状腺激素是生长、发育不可缺少的激素，特别是对脑和骨的发育尤为重要。TH 对胎儿和新生儿脑发育十分关键，具有促进神经元增殖、分化、突起和突触形成、促进神经胶质细胞和髓鞘形成的作用。TH 和生长激素有协同作用，使软骨骨化，促进长骨和牙齿生长。胚胎期缺碘或甲状腺功能减退的婴幼儿，脑的发育有明显障碍，智力低下，且身材矮小，称为呆小症（克汀病）。因此预防呆小病应从妊娠期开始，积极治疗甲状腺功能减退和地方性甲状腺肿的孕妇；治疗呆小病必须在出生 3 个月前补充 T_4、T_3，否则难以奏效。

2.调节新陈代谢

（1）产热效应　甲状腺激素可提高机体绝大多数组织的耗氧量和产热量，尤以心、肝、骨骼肌等最为显著。1mg T_4 可使机体增加产热量约 4200kJ，基础代谢率提高 28%。

甲状腺激素分泌过多的患者，多汗怕热，基础代谢率可升高 25%~80%；甲状腺功能减退的患者则喜热畏寒，基础代谢率降低 20%~50%。

（2）调节物质代谢

①糖代谢　生理剂量的 TH 能促进小肠黏膜对糖的吸收，增强糖原分解，并能增强肾上腺素、胰高血糖素、皮质醇和生长激素的升糖作用，使血糖升高；同时又能加强外周组织对糖的利用及糖原合成，使血糖降低。大剂量的 TH 升高血糖作用更强，故甲亢患者在进食后血糖迅速升高，甚至出现糖尿。

②脂肪代谢　TH 能促进脂肪和胆固醇合成，又能增强脂肪的分解，加速胆固醇的降解及排出。甲亢时，血中胆固醇含量低于正常。

③蛋白质代谢　生理剂量可激活 DNA 转录，促进蛋白质的合成，有利于机体的生长发育；大剂量时则促进蛋白质的分解特别是骨骼肌蛋白质的分解。所以甲亢患者表现为肌肉消瘦和乏力，血钙增加及骨质疏松；而甲减患者，由于 TH 分泌过少，蛋白质合成障碍，组织间黏蛋白沉积，使水滞留皮下，形成黏液性水肿。

（3）其他作用　甲状腺激素对机体所有器官系统都有不同程度的影响。

①对神经系统的影响　TH 可以提高已分化成熟的神经系统的兴奋性。甲亢患者因此常有烦躁不安、喜怒无常、失眠多梦及肌肉颤动等症状。

②对心血管活动的影响 TH 可增加心肌细胞膜上的 β 受体的数量和儿茶酚胺的亲和力，促进心肌细胞肌质网 Ca^{2+} 释放，使心率加快，心肌收缩能力增强，心输出量增多。故甲亢患者常出现心动过速、心肌肥大，甚至导致心力衰竭。

甲状腺激素还能促进食欲，维持正常的性功能。甲状腺激素分泌过多的患者，常表现为食欲增强，进食量增大；女性患者月经稀少，甚至闭经。

（三）甲状腺功能的调节

甲状腺的功能主要受下丘脑 – 腺垂体 – 甲状腺轴的调节（图 22-5）。此外，还受甲状腺自身调节以及自主神经的支配。

1. 下丘脑 – 腺垂体 – 甲状腺轴

（1）下丘脑促甲状腺激素释放激素（TRH）的作用 下丘脑分泌的 TRH 经垂体门脉运输，作用于腺垂体 TSH 细胞膜上的特异受体，促进 TSH 的合成与分泌。血液中游离甲状腺激素水平是 TRH 分泌最主要的反馈调节因素，寒冷等外界刺激以及某些激素（如生长抑素）、药物也能影响 TRH 的合成和分泌。

（2）腺垂体促甲状腺激素（TSH）的作用 腺垂体分泌的 TSH 是直接调节甲状腺活动的关键激素。TSH 能促进甲状腺激素的合成与释放，刺激甲状腺腺细胞增生，腺体增大。

（3）甲状腺激素的负反馈调节 血中游离甲状腺激素的水平对腺垂体分泌的 TSH 进行经常性的负反馈调节。血液中游离 T_3、T_4 浓度升高时，可降低腺垂体对 TRH 的敏感性，使 TSH 的合成与释放减少。

2. 甲状腺的自身调节 甲状腺能根据血碘水平调节自身摄碘及合成甲状腺素的能力。当

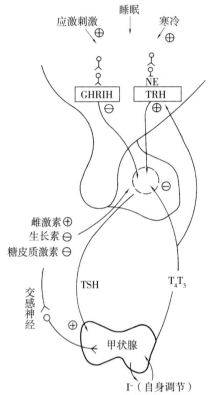

图 22-5 甲状腺激素分泌的调节

血中碘浓度下降时，甲状腺摄碘能力增加，对 TSH 的敏感性增加；反之，当摄入碘过多时，甲状腺摄碘能力减弱，对 TSH 敏感性降低，甲状腺激素合成和分泌减少，从而保持血中甲状腺激素水平相对平稳。临床上在甲状腺手术前准备时常给予复方碘溶液，目的就是暂时抑制甲状腺激素的释放。

知识拓展

地方性甲状腺肿及预防

地方性甲状腺肿，俗称"大脖子病"。大脖子病，是因为某些地区居民饮食中长期缺碘，造成甲状腺素合成及分泌减少，反馈性引起促甲状腺素分泌增多，造成甲状腺滤泡增生，甲状腺肿大。我国为预防该病，在流行区居民的食盐中加入碘化钾或碘化钠，使发病率明显下降。

二、甲状旁腺素和降钙素

甲状旁腺素和降钙素共同参与机体钙磷代谢的调节，维持血钙、血磷正常水平。

1. 甲状旁腺素　甲状旁腺激素（PTH）由甲状旁腺主细胞合成和分泌，其生理作用主要是升高血钙和降低血磷。PTH 可将骨细胞内的 Ca^{2+} 快速转运至细胞外液，并通过刺激破骨细胞活动，加速骨组织溶解。PTH 还能促进肾远端小管重吸收钙，升高血钙；抑制肾近端小管重吸收，降低血磷。

2. 降钙素（CT）

（1）降钙素的主要作用　降钙素的主要作用是降低血钙和血磷，其主要靶细胞是骨和肾：①对骨的作用：能抑制破骨细胞的活动，使溶骨过程减弱，同时还能使成骨过程增强，骨组织中钙、磷沉积增加，减少骨钙和骨的释放。②对肾的作用：能抑制肾小管对钙、磷、钠、氯的重吸收，增加这些离子在尿中的排出量。

（2）降钙素分泌的调节　降钙素的分泌主要受血钙浓度的调节。当血钙浓度升高时，降钙素分泌增多；反之，血钙浓度降低则引起降钙素分泌减少。此外，胃泌素、促胰液素等胃肠激素均可促进 CT 的分泌。

知识拓展

1，25-二 羟维生素D₃

从食物中摄取，以及在紫外线照射下由皮肤中 7- 脱氢胆固醇迅速转化而来的维生素 D_3 都没有生物活性。维生素 D_3 在肝内 25- 羟化酶的作用下形成有活性的 25- 羟维生素 D_3，最后在肾近端小管 1_α- 羟化酶的催化下，成为活性更高的 1，25- 二羟维生素 $D_3[1,25-(OH)_2-D_3]$。1，25-$(OH)_2-D_3$ 可促进小肠黏膜重吸收钙和磷；能调节骨钙的沉积和释放。一方面，刺激成骨细胞的活动，促进钙沉积和骨的形成；另一方面，提高破骨细胞的活动，增强骨的溶解，释放骨钙入血。但总的效应是使血钙升高。此外，1，25-$(OH)_2-D_3$ 还能增强 PTH 对骨的作用，促进肾小管重吸收钙和磷。

第四节　胰岛的内分泌功能

胰岛中的 A 细胞分泌胰高血糖素；B 细胞分泌胰岛素。

一、胰岛素

胰岛素是由 51 个氨基酸组成的小分子蛋白质。血液中的胰岛素以与血浆蛋白结合和游离的两种形式存在，只有游离的胰岛素才有活性。

（一）胰岛素的生理作用

胰岛素是促进合成代谢、维持血糖浓度稳定的主要激素。

1.对糖代谢的影响　胰岛素能促进全身组织，特别是肝脏、肌肉和脂肪组织摄取和利用葡萄糖，促进肝糖原和肌糖原合成，抑制肝糖原的分解；抑制糖异生，促进葡萄糖转变为脂肪酸，储存于脂肪组织，从而降低血糖水平。

2.对脂肪代谢的影响　胰岛素促进肝脏合成脂肪酸，并转运到脂肪细胞贮存；抑制脂肪酶的活性，减少脂肪的分解。

3.对蛋白质代谢的影响　胰岛素可在蛋白质合成的各个环节中发挥作用，促进蛋白质合成，并抑制蛋白质的分解。

知识拓展

糖尿病

胰岛素分泌不足引起的广泛代谢障碍称为糖尿病。患者胰岛素缺乏，血糖将升高，如超过肾糖阈，即可出现糖尿和渗透性利尿。由于体内水分大量丢失，引起口渴而多饮；由于糖代谢障碍，机体能量不足，产生饥饿感而多食；由于蛋白质分解增强，患者体重减轻；由于脂肪的分解增强，可引起酮血症和酸中毒。

（二）胰岛素分泌的调节

1.营养成分调节　血糖水平是调节胰岛素分泌的最重要因素。当血糖水平升高时，胰岛素分泌明显增加；血糖水平降低时，则胰岛素分泌迅速减少。此外，许多氨基酸都能刺激胰岛素分泌，其中赖基酸和精基酸的作用最强。故临床上常用口服氨基酸后血中胰岛素水平的改变，作为判断胰岛 B 细胞功能的检测手段。

2.激素调节　胃泌素、促胰液素、缩胆囊素等胃肠激素以及生长激素、皮质醇、胰高血糖素和甲状腺激素可通过升高血糖而间接刺激胰岛素分泌。

3.神经调节　交感神经兴奋抑制胰岛素的合成与释放，副交感神经兴奋可促进胰岛素分泌。

二、胰高血糖素

1.胰高血糖素的生理作用　胰高血糖素的靶器官主要是肝脏，它具有很强的促进肝糖原分解的作用；能促进脂肪和蛋白质的分解，抑制其合成，使糖异生加强，因而使血糖明显升高。

2.胰高血糖素的分泌调节　血糖水平是调节胰高血糖素分泌的重要因素。当血糖水平降低时，胰高血糖素分泌增加；反之则分泌减少。饥饿可促进胰高血糖素分泌，这对维持血糖水平、保证脑的代谢和能量有重要意义。

第五节　肾上腺的内分泌功能

肾上腺分为中心部的髓质和表层的皮质两部分。动物切除双侧肾上腺后将很快死亡；如果仅切除肾上腺髓质则动物可存活较长时间，说明肾上腺皮质是维持生命所必需的。

一、肾上腺皮质的内分泌功能

肾上腺皮质由球状带、束状带和网状带三层上皮细胞组成，分别合成和分泌盐皮质激素、糖皮质激素以及少量的性激素。

（一）肾上腺皮质激素的作用与分泌调节

1.盐皮质激素的作用与分泌调节　盐皮质激素中以醛固酮的作用最强。醛固酮的主要作用及分泌调节见第十九章。

2.糖皮质激素的生理作用

（1）调节物质代谢

①糖代谢　糖皮质激素能抑制外周组织对糖的摄取和利用，促进肝脏糖异生，增加肝糖的生成和输出速度，使血糖显著升高。糖皮质激素分泌不足时，可出现糖原减少和低血糖；分泌过多则血糖升高，甚至能引起类固醇性糖尿。

②蛋白质代谢　糖皮质激素可以促进肝外组织，特别是肌肉组织蛋白质的分解，动员氨基酸转运到肝脏，为糖异生提供原料。糖皮质激素分泌过多，会引起生长停滞、肌肉消瘦、皮肤变薄、骨质疏松、淋巴组织萎缩及创口愈合延缓等现象。

③脂肪代谢　糖皮质激素能促进脂肪的分解，增强脂肪酸在肝内氧化过程。但糖皮质激素导致的高血糖可继发性引起胰岛素分泌增加，反而加强成脂作用，增加脂肪沉积。由于糖皮质激素对身体不同部位脂肪代谢的影响存在差异，因此，糖皮质激素分泌过多可引起体内脂肪异常分布，四肢减少而项背部堆积，呈现"满月脸"、"水牛背"等向心性肥胖的特殊体型。

（2）影响水盐代谢　糖皮质激素对肾有较弱的保 Na^+ 排 K^+ 作用，活性远弱于醛固酮。此外，糖皮质激素可减少肾入球小动脉的阻力，增加血浆流量，使肾小球滤过率升高，有利于水的排出。肾上腺皮质功能低下的患者，肾排水能力明显下降，甚至发生水中毒。

（3）影响器官系统功能　糖皮质激素对血液、心血管、消化、泌尿、神经等系统的活动均有广泛而复杂的影响。它可使红细胞、血小板和中性粒细胞增多，淋巴细胞、嗜酸性粒细胞减少；它能增强血管平滑肌对儿茶酚胺的敏感性（允许作用），有利于提高血管的紧张性和维持血压。

（4）参与应激反应　当机体遭受有害刺激，如感染、中毒、创伤、失血、手术、冷冻、饥饿、疼痛、惊恐等时，可引起垂体－肾上腺皮质轴活动增强，ACTH 及糖皮质激素分泌增加，产生一系列与刺激性质无直接关系的非特异性适应反应，称为应激反应，提高机体对有害刺激的抵抗力。

3.糖皮质激素分泌的调节　与甲状腺分泌的调节类似，糖皮质激素分泌受下丘脑－腺垂体系统的调节，也受血中糖皮质激素的负反馈调节（图 22-6）。糖皮质激素可通过抑制下丘脑 CRH 及腺垂体 ACTH 的合成和降低腺垂体 ACTH 细胞对 CRH 的反应性等方式实现。长期大量应用糖皮质激素，由于其负反馈作用，ACTH 分泌减少，患者往往出现肾上腺皮质萎缩。若突然停用，会出现急性肾上腺皮质功能不足的危险。因此，在治疗中最好糖皮质激素与 ACTH 交替使用；如停止用药，应逐渐减量。

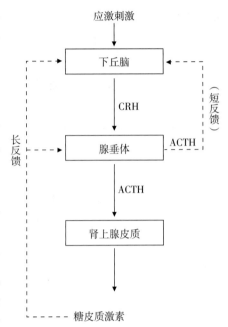

图 22-6　下丘脑－腺垂体－肾上腺轴系及糖皮质激素分泌的调节

ACTH：促肾上腺皮质激素；CRH：促肾上腺皮质激素释放激素；GC：糖皮质激素
实线表示促进，虚线表示抑制

知识拓展

　　受下丘脑视交叉视上核生物钟的控制，下丘脑 CRH 分泌呈日周期节律。因此，ACTH 和糖皮质激素分泌也具有相应的节律性。一般在清晨觉醒前达到分泌高峰，白天维持较低水平，夜间入睡后再减少，零点最低，随后逐渐增多。故外源性糖皮质激素对下丘脑－腺垂体－肾上腺皮质轴的影响，在清晨最小、午夜最大。

二、肾上腺髓质的内分泌功能

1.肾上腺髓质激素的生理作用　肾上腺髓质激素有肾上腺素和去甲肾上腺素，由嗜铬细胞合成和分泌。肾上腺素和去甲肾上腺素的比例约为 4∶1，其对心血管、内脏平滑肌的作用相似，但也有差别。

（1）调节物质代谢　肾上腺髓质激素基本属于促进分解代谢的激素，能促进糖原的分解、升高血糖、加速脂肪分解、增加组织的耗氧量和产热量。

（2）参与应激反应　交感－肾上腺髓质系统在机体遭受有害刺激时所发生的应急反应和垂体－肾上腺皮质轴活动增强产生的应激反应相辅相成，共同维持机体的应变力和耐受力。

2.肾上腺髓质激素的分泌调节　机体处于紧急状态，交感神经兴奋是引起肾上腺髓质激素大量分泌的主要因素。此外，ACTH 通过糖皮质激素间接髓质激素的分泌，也可直接刺激髓质激素的分泌。

复习题

1. 激素作用的一般特性有哪些?
2. 简述生长激素、甲状腺激素、胰岛素的主要生理作用。

思考题

1. 长期大量应用糖皮质激素的患者，为何不能突然停药?
2. 饮食中长期缺碘，为何会出现甲状腺肿大?
3. 比较甲状腺激素和生长激素对生长发育的异同点。

第二十三章　生殖功能

 本章导学

> 随着生物体的生长、发育、成熟，到青春期后，生物体具有产生与自己相似子代个体的能力。生物个体由生长、发育至衰老、死亡，是生命现象发展的自然规律，因此，能够产生新个体的生殖活动具有延续种系的重要意义。

一切生物体的生命都是有限的，生长、发育、成熟、衰老、死亡是不可抗拒的自然规律。生殖是确保生物体繁衍、种族延续的重要过程，也是区别于非生物的基本特征之一。生殖是指生物体生长、发育到一定阶段后，产生与其本身相似的子代个体的功能。高等动物的生殖是通过两性生殖器官活动实现的，它包括生殖细胞的形成、交配与受精、着床、胚胎发育以及分娩等重要环节。

生殖器官包括主性器官和附性器官，能够产生生殖细胞的器官称为主性器官（即性腺），其余的生殖器官为附性器官。男性的主性器官为睾丸，能产生精子；附性器官有附睾、输精管、前列腺、精囊、尿道球腺和阴茎等。女性的主性器官为卵巢；附性器官有输卵管、子宫、阴道和外生殖器等。

从青春期开始所出现的一系列与性别有关的特征称为第二性征（副性征）。男性表现为胡须生长、喉结突出、发音低沉、骨骼粗壮等；女性表现为乳腺发育、骨盆宽大、臀部脂肪沉积、音调较高等。

第一节　男性生殖功能

男性的生殖功能主要包括睾丸的生精功能和内分泌功能等。睾丸主要由生精小管和间质细胞组成。生精小管是精子的生成部位，间质细胞具有合成和分泌雄激素等功能。

一、睾丸的生精功能

精子由生精小管内的生精细胞发育而成，最原始的生精细胞为精原细胞。从青春期开始，在腺垂体促性腺激素的作用下，精原细胞分阶段发育成精子，其过程为：精原细胞→初级精母细胞→次级精母细胞→精子细胞→精子（图23-1）。这个过程约需两个半月。虽然生精细胞增殖十分活跃，但易受放射线、酒精等理化因素的影响，导致精子畸形或功能障碍。精子的生成还需要适宜的温度，阴囊内温度较腹腔内温度低2℃左右，适宜精子的生成。若某种原因睾丸未降入阴囊内而滞留在腹腔或腹股沟管内，将影响精子的生成，导致男性不育症。

精子生成后，被移入附睾内贮存。在附睾内，精子进一步发育成熟，并获得运动能力。精子与附睾、精囊、前列腺和尿道球腺的分泌物混合形成精液，在性高潮时射出体外。正常男性每次射出的精液为3～6ml，呈乳白色，弱碱性，适于精子的生存和活动。每毫升精液含3亿～5亿个精子，若少于0.2亿个，不易使卵子受精。输精管结扎后，阻断了精子的排出路径，但附属腺体的分泌物排出和雄激素的释放不受影响，射精时仍可有不含精子的精液排出。

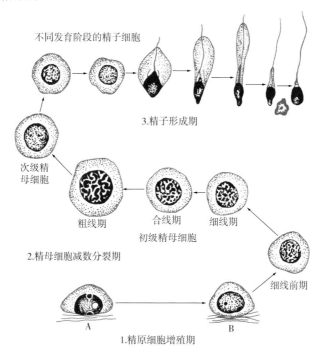

图 23-1　精子发生示意图

二、睾丸的内分泌功能

睾丸的间质细胞能分泌雄激素，主要为睾酮，其主要生理作用有：①促进男性生殖器官的生长发育及副性特征的出现；②维持生精作用；③维持正常性欲；④促进蛋白质的合成，特别是肌肉和生殖器官的蛋白质合成，同时还能促进骨骼生长和红细胞生成等。

 想一想

男性青春期在雄激素的作用下第二性征（副性征）会出现哪些变化？

第二节　女性生殖功能

女性的生殖功能主要包括卵巢的生卵作用、内分泌功能及子宫内膜的周期变化等。

一、卵巢的功能

（一）卵巢的生卵功能

卵子由卵巢内的原始卵泡发育而成。新生儿卵巢约有 60 万个未发育的原始卵泡。自青春期起，在腺垂体促性腺激素的作用下，原始卵泡开始生长发育，发育的次序为：原始卵泡→生长卵泡→成熟卵泡。生育期的女性，除妊娠外，卵巢内每月有 15 ~ 20 个原始卵泡同时开始生长发育，通常只有一个发育为优势卵泡并成熟，其余的退化为闭锁卵泡。

卵泡成熟后，卵泡壁破裂而排卵。排卵后，残余的卵泡壁塌陷形成黄体。黄体具有合成和分泌孕激素、雌激素的功能。若排出的卵子未受孕，则黄体在排卵后第 9 ~ 10 天开始退化，转变成白体。若排出的卵子受孕，则黄体继续发育并维持一定时间，称为妊娠黄体，适应妊娠的需要。

卵巢平均每 28 天排卵 1 次，一般左右卵巢交替排卵，每次只排出 1 个卵子，排出两个或者多个的较少见。女性一生中，两侧卵巢共能排出 300 ~ 400 个卵子。

（二）卵巢的内分泌功能

卵巢分泌的激素主要有雌激素和孕激素。雌激素主要为雌二醇，孕激素主要为黄体酮。

1. **雌激素的作用**　雌激素的生理作用主要是促进女性生殖器官的生长发育和副性征的出现。具体作用有：①使子宫内膜发生增生期变化，血管和腺体增生，但腺体不分泌；②促进输卵管的运动，有利于精子和卵子的运行；③刺激阴道上皮细胞增生、角化并合成大量糖原，使阴道分泌物呈酸性，增强阴道抗菌能力；④刺激乳腺导管和结缔组织增生，促进乳腺发育。

2. **孕激素的作用**　孕激素的生理作用是保证胚泡着床和维持妊娠。具体作用有：①在雌激素作用的基础上，使子宫内膜进一步增生，并出现分泌期的改变，有利于孕卵着床；②抑制子宫和输卵管运动，有安胎作用；③促进乳腺腺泡发育，为产后泌乳做准备；④促进机体产热，使基础体温升高。

 想一想

黄体酮在女性机体内发挥什么样的生理作用？

二、月经周期及其形成机制

（一）月经周期

女性自青春期起，在整个生育期内（除妊娠和哺乳期外），每月一次子宫内膜剥脱出血，经阴道流出的现象，称为月经。月经形成的周期性变化称为月经周期。月经周期历时 20 ~ 40 天，平均 28 天。一般 12 ~ 14 岁开始第一次月经，称为月经初潮。50 岁左右月经周期停止，称为绝经。根据卵巢激素的周期性分泌和子宫内膜的周期性变化（图 23-2），可将月经周期分为三期：

1. 增生期（排卵前期、卵泡期）　从月经结束起至排卵止，即月经周期第 5 ~ 14 天，称为增生期。此期，卵泡开始发育并分泌雌激素。在雌激素的作用下，子宫内膜增生变厚，血管、腺体增生，但腺体不分泌。此期末，卵巢内有 1 个卵泡发育成熟并排卵。

2. 分泌期（排卵后期、黄体期）　从排卵后到下次月经前，即月经周期第 15 ~ 28 天，称为分泌期。此期，卵巢排卵后残余的卵泡形成黄体。黄体分泌大量孕激素与雌激素，使子宫内膜进一步增生变厚，血管扩张，腺体迂曲并分泌黏液，子宫内膜变得松软并富含营养物质，为受精卵的着床和发育做好准备。在此期内，如果受孕，黄体则发育成妊娠黄体，继续分泌孕激素和雌激素。如果未受孕，黄体萎缩，进入月经期。

3. 月经期　从月经开始到出血停止，即月经周期第 1 ~ 4 天，称为月经期。此期，由于黄体萎缩，孕激素与雌激素分泌急剧减少，子宫内膜失去了这两种激素的支持而脱

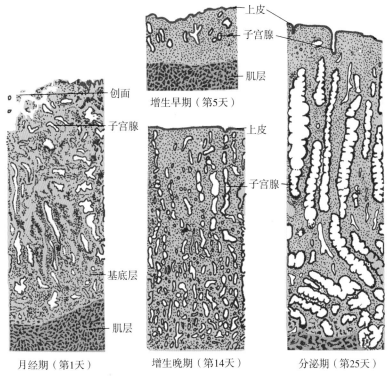

图 23-2　子宫内膜的周期性变化模拟图

落、出血，即月经。月经血量一般为 100ml 左右。月经期内，因子宫内膜脱落形成创面容易感染，故要注意经期卫生。

想一想

女性在月经期为什么要更加注意经期卫生?

（二）月经周期形成的机制

月经周期的形成是下丘脑 – 腺垂体 – 卵巢轴作用的结果（图 23-3）。

1. 增生期　此期前，血中雌激素、孕激素浓度较低→对下丘脑、腺垂体抑制作用解除→促性腺素释放激素（GnRH）、促卵泡激素（FSH）和黄体生成素（LH）浓度开始上升→卵泡开始发育→分泌雌激素→子宫内膜发生增生期变化，排卵前一天雌激素分泌达高峰→正反馈作用使 GnRH、FSH 分泌增多，LH 明显增加→卵巢排卵。

2. 分泌期　在 LH 的作用下→黄体形成→分泌大量的孕激素和雌激素→两者共同作用→子宫内膜发生分泌期变化。此期血中高浓度的雌激素、孕激素通过负反馈作用使 LH 及 FSH 分泌减少。

3. 月经期　若卵子未受孕→黄体萎缩→孕激素、雌激素浓度急剧下降→子宫内膜

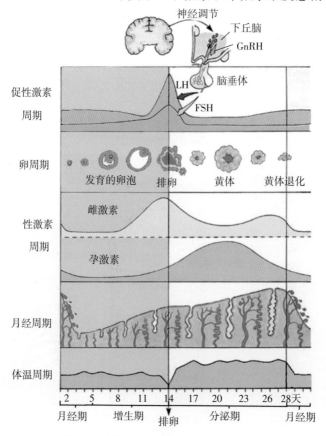

图 23-3　下丘脑 – 腺垂体 – 卵巢内分泌与子宫内膜变化关系示意图

脱落，出血，形成月经。

总之，卵巢的周期性变化和月经周期的产生，是在下丘脑–腺垂体–卵巢轴的调控下完成的。卵巢的周期性变化是月经周期形成的基础。任何环节发生病变，均可引起月经不调。

知识拓展

常用避孕措施

避孕是采用科学的方法使妇女暂时不受孕，可通过以下几个环节来实现：①抑制卵巢排卵：此种方法能抑制下丘脑、腺垂体的分泌功能，阻止卵细胞发育，从而达到避孕目的。②阻止精子和卵子结合：避孕套、阴道隔膜等避孕工具能阻止精子进入阴道或子宫腔。外用避孕药能杀死进入阴道内的精子。男、女绝育手术能阻止精子与卵子排出，是一种永久性的避孕措施。③阻止受精卵着床：子宫是孕育胎儿的部位，在子宫腔内放置节育环以及各种探亲避孕药均可使子宫内膜发生变化，阻止受精卵的着床和发育。④安全期避孕：避开排卵期，利用月经周期推算法、基础体温测量法及宫颈黏液观察法等，使精子和卵子难以结合。⑤抑制精子的正常发育：采用物理方法（如超声波、微波、温热等刺激睾丸）来抑制睾丸的生精功能。

复习题

1. 简述雌激素的生理作用。
2. 简述孕激素的生理作用。

第三篇 人体的生命物质及基本代谢

第二十四章 生命物质及功能

 本章导学

　　你知道组成人体的生命物质有哪些吗？你知道这些物质在生命活动中有哪些功能吗？跟我一起走进这章寻找答案吧。

　　人体的基本结构是由元素组成的，元素合成化合物，化合物再合成原生质，原生质是细胞内生命物质的总称。原生质组成细胞，细胞构建组织，组织构成器官，器官组成系统，最后，系统整合成为完整的人体。本章主要系统学习组成原生质的水、无机盐、糖、脂肪、蛋白质和维生素的结构及功能。

第一节　水和无机盐

无机盐和水属于体内的无机物，它们遍布全身，多以体液的形式存在。

一、体液中电解质含量及其分布特点

1. 细胞内、外液呈电中性，阴、阳离子电荷总量相等。

2. 细胞内、外液电解质分布差异大。如细胞内液中的 K^+ 多于细胞外液，相差约30倍，而细胞外液中的 Na^+ 却多于细胞内液，相差约15倍。

3. 细胞内、外液渗透压相等。

二、水的功能及平衡

对于人体来说，水是仅次于氧气的重要物质。成人体重的 60% 都是水。儿童体内的水所占比重更大，可高达 80%。有资料显示，如果一个人不进食，依靠体内贮存的营养物质或消耗自体组织，有可能存活一个月以上。但是如果一个人不喝水，连一周时间也很难存活。人体失水 10% 就会威胁健康，失水 20% 就有生命危险了，可见水对生命的重要意义。

1. 水的生理功能

（1）良好的溶剂 水的溶解力很强，许多物质都能溶于水，并解离为离子状态，发挥重要的作用。不溶于水的蛋白质和脂肪则可在水中形成胶体或乳液，有利于消化、吸收和利用。

（2）参与和促进新陈代谢 水在人体内直接参与氧化还原反应，促进各种生理活动和生化反应的进行。没有水就无法维持血液循环、呼吸、消化、吸收、分泌、排泄等生理活动，体内新陈代谢也无法进行。

（3）调节体温 水的比热大，可以参与调节体温。当外界温度高或体内产热多时，水的蒸发及出汗可帮助散热。天气冷时由于水储备热量的潜力很大，人体不致因外界寒冷而使体温降低。

（4）运输功能 一方面可以运送氧气、营养物质、激素等，另一方面又可通过组成大便、小便、汗液的成分把代谢产物及有毒物质排泄掉。

（5）润滑作用 水还是体内自备的润滑剂，如皮肤的滋润及眼泪、唾液、关节囊和浆膜腔液都是相应器官的润滑剂。

2. 水平衡 维持体内水的动态平衡，有利于人体的新陈代谢，水的摄入与排出基本相等（表 24-1）。

表 24-1　正常人每日水的出入量

来源	摄入量（ml）	排出途径	排出量（ml）
饮水	1200	肾脏	1500
食物	1000	皮肤	500
内生水	300	大肠	350
		肺	150
合计	2500	合计	2500

三、无机盐的生理功能

1. 构成机体组织的材料：如钙、磷、镁参与构成骨骼和牙齿。

2. 调节生理功能：无机盐离子常是酶的活化剂。

3. 参与调节体液平衡及维持机体的酸碱平衡。

4. 维持神经、肌肉的兴奋性。

背一背

临床安全补钾的原则

一尽四不宜：尽量口服；速度不宜太快，浓度不宜过高，时间不宜过早，日入量不宜过多。

第二节 糖、脂类、蛋白质、核酸

一、糖

糖是人体所必需的一种营养物质，经人体吸收之后可转化为碳水化合物，直接供应人体所需能量。

1. **分类** 糖类物质是多羟基醛或酮，据此可分为醛糖和酮糖。根据碳原子数分为丙糖、丁糖、戊糖、己糖。

糖还可根据结构单元数目的多少分为单糖、低聚糖、多糖等。

（1）单糖 不能被水解成更小分子的糖。常见单糖有葡萄糖、果糖、核糖和脱氧核糖。

（2）低聚糖 又称寡糖。由 2 ~ 10 个单糖分子脱水缩合而成。具有营养意义的低聚糖是双糖，也较为普遍。常见的双糖有蔗糖、麦芽糖、乳糖等。

（3）多糖 由几百个乃至几万个单糖分子缩合生成，通式为（$C_6H_{10}O_5$）$_n$，最重要的是淀粉与纤维素。多糖可分为均一性多糖，如淀粉、糖原、纤维素、半纤维素、几丁质（壳多糖）；不均一性多糖（糖胺多糖类），包括透明质酸、硫酸软骨素、硫酸皮肤素等。

另外，还有结合糖，如糖脂、糖蛋白、糖 – 核苷酸等。

2. **功能**

（1）提供能量 每克葡萄糖在人体内氧化产生 4kcal 能量，人体所需能量的 60%~70% 由糖提供。

（2）物质代谢的碳骨架 为蛋白质、核酸、脂类的合成提供碳骨架。

（3）细胞间识别和生物分子间的识别 细胞膜表面糖蛋白的寡糖链参与细胞间的识别。一些细胞的细胞膜表面含有糖分子或寡糖链，构成细胞的天线，参与细胞通信。红细胞表面 ABO 血型决定簇就含有岩藻糖。

二、脂类

1. **分类** 人体内的脂类分成两部分，即脂肪与类脂。脂肪，又称为真脂、中性脂肪及三酯，是由一分子的甘油和三分子的脂肪酸结合而成。脂肪主要分布在皮下、肾周、大网膜、肠系膜等处，受营养状况和机体运动量等因素影响。类脂则是指磷脂、胆固醇、胆固醇脂等。所有的细胞都含有磷脂，它是细胞膜和血液中的结构物，在脑、神经、肝中含量非常高，卵磷脂是膳食和体内最丰富的磷脂之一。

2. 生理功能

（1）生物体内储存能量的物质并给予能量。1g脂肪在体内分解成二氧化碳和水并产生38kJ（9kcal）能量，比1g蛋白质或1g葡萄糖高一倍多。

（2）构成一些重要生理物质。脂肪是生命的物质基础，是人体内的三大组成部分（蛋白质、脂肪、糖类）之一。磷脂、糖脂和胆固醇构成细胞膜的类脂层，胆固醇又是合成胆汁酸、维生素D_3和类固醇激素的原料。

（3）维持体温和保护内脏、缓冲外界压力。皮下脂肪可防止体温过多向外散失，减少身体热量散失，维持体温恒定；也可阻止外界热能传导到体内，有维持正常体温的作用。内脏器官周围的脂肪垫有缓冲外力冲击、保护内脏的作用，还能减少内部器官之间的摩擦。

（4）提供必需脂肪酸。

（5）脂肪能促进脂溶性维生素的吸收。

（6）增加饱腹感：脂肪在胃肠道内停留时间长，所以有增加饱腹感的作用。

三、蛋白质

蛋白质是一种复杂的有机化合物，氨基酸是组成蛋白质的基本单位，氨基酸通过脱水缩合连成肽链。蛋白质是由一条或多条多肽链组成的生物大分子，每一条多肽链由二十至数百个氨基酸残基（–R）组成；各个氨基酸残基按一定的顺序排列。蛋白质的氨基酸序列是由对应的基因所编码。合成多肽的细胞器是细胞质中粗面内质网上的核糖体。蛋白质的不同在于其氨基酸的种类、数目、排列顺序和肽链空间结构的不同。

1. 组成成分　蛋白质是由C（碳）、H（氢）、O（氧）、N（氮）组成，一般蛋白质可能还会含有P（磷）、S（硫）、Fe（铁）、Zn（锌）、Cu（铜）、B（硼）、Mn（锰）、I（碘）、Mo（钼）等。

2. 性质

（1）可发生水解反应。

（2）溶于水，具有胶体的性质。

（3）蛋白质沉淀：少量的盐（如硫酸铵、硫酸钠等）能促进蛋白质的溶解。如果向蛋白质水溶液中加入浓的无机盐溶液，可使蛋白质的溶解度降低，而从溶液中析出，这种作用叫做盐析。盐析是可逆过程，利用这个性质，采用分段盐析方法可以分离提纯蛋白质。

（4）蛋白质的变性：在热、酸、碱、重金属盐、紫外线等作用下，蛋白质会发生性质上的改变而凝结起来。这种凝结是不可逆的，不能再使它们恢复成原来的蛋白质。蛋白质的这种变化叫做变性。

（5）蛋白质在烧灼分解时，可以产生一种羽毛烧焦的特殊气味，利用这一性质可以鉴别蛋白质。

3. 蛋白质的生理功能

（1）维持组织和细胞的生长、更新和修复：蛋白质是一切生命的物质基础，是机体细胞的重要组成部分，是人体组织更新和修补的主要原料。人体的每个组织如毛发、皮肤、肌肉、骨骼、内脏、大脑、血液、神经、内分泌等都是由蛋白质组成。

（2）载体的运输：维持机体正常的新陈代谢和各类物质在体内的输送。载体蛋白在体内运载各种物质，对维持人体的正常生命活动是至关重要的。例如血红蛋白输送氧、脂蛋白输送脂肪等。

（3）维持机体内渗透压的平衡及体液平衡。

（4）维持体液的酸碱平衡。

（5）免疫作用：由白细胞、淋巴细胞、巨噬细胞、抗体（免疫球蛋白）、补体、干扰素组成的机体免疫部队，保卫着机体的健康。只有在蛋白质充足时，这个部队才能发挥免疫作用，在受到病原物侵害时，数小时内机体免疫力可以增加 100 倍。

（6）能源物质：提供生命活动的能量。

四、核酸

核酸是生物体内的高分子化合物。它包括脱氧核糖核酸（DNA）和核糖核酸（RNA）两大类。DNA 和 RNA 都是由一个个核苷酸头尾相连而形成的，由 C、H、O、N、P 5 种元素组成。DNA 是绝大多数生物的遗传物质，RNA 是少数不含 DNA 的病毒（如烟草花叶病毒、流感病毒、SARS 病毒等）的遗传物质。RNA 平均长度大约为 2000 个核苷酸，而人的 DNA 却很长，约有 3×10^9 个核苷酸。

（一）核苷酸的组成

单个核苷酸是由含氮有机碱（碱基）、戊糖（五碳糖）和磷酸三部分构成的（表24-2）。

碱基：构成核苷酸的碱基成分为嘌呤和嘧啶两类。前者主要指腺嘌呤（A）和鸟嘌呤（G），DNA 和 RNA 中均含有这两种碱基；后者主要指胞嘧啶（C）胸腺嘧啶（T）和尿嘧啶（U），胞嘧啶存在于 DNA 和 RNA 中，胸腺嘧啶只存在于 DNA 中，尿嘧啶则只存在于 RNA 中。DNA 分子中是含有 A、G、C、T 4 种碱基的脱氧核苷酸；RNA 分子中则是含 A、G、C、U 4 种碱基的核苷酸。

表 24-2　核酸的组成及成分

类别	DNA（脱氧核糖核苷酸）	RNA（核糖核苷酸）
核苷酸	腺嘌呤脱氧核苷酸（dAMP） 鸟嘌呤脱氧核苷酸（dGMP） 胞嘧啶脱氧核苷酸（dCMP） 胸腺嘧啶脱氧核苷酸（dTMP）	腺嘌呤核苷酸（AMP） 鸟嘌呤核苷酸（GMP） 胞嘧啶核苷酸（CMP） 尿嘧啶核苷酸（UMP）
碱基	腺嘌呤（A） 鸟嘌呤（G） 胞嘧啶（C） 胸腺嘧啶（T）	腺嘌呤（A） 鸟嘌呤（G） 胞嘧啶（C） 尿嘧啶（U）
戊糖	脱氧核糖	核糖
酸	磷酸	磷酸

（二）分子结构

1.DNA 的空间结构

（1）DNA 的二级结构　DNA 双螺旋结构（图 24-1）特点如下：①两条 DNA 互补链反向平行。②由脱氧核糖和磷酸交替相连而成的亲水骨架在螺旋分子的外侧，而疏水的碱基对则在螺旋分子内部，碱基平面与螺旋轴垂直。③DNA 双螺旋的表面存在一个大沟和一个小沟，蛋白质分子通过这两个沟与碱基相识别。④两条 DNA 链依靠彼此碱基之间形成的氢键而结合在一起。根据碱基结构特征，只能形成嘌呤与嘧啶配对，即 A 与 T 相配对，形成2 个氢键；G 与 C 相配对，形成 3 个氢键。因此 G 与 C 之间的连接较为稳定。⑤DNA 双螺旋结构比较稳定。维持这种稳定性主要靠碱基对之间的氢键以及碱基的堆集力。

（2）DNA 的三级结构——超螺旋结构　DNA 三级结构是指 DNA 链进一步扭曲盘旋形成超螺旋结构。

（3）DNA 的四级结构　DNA 与蛋白质形成复合物。

2.RNA 的结构　
绝大部分 RNA 分子都是线状单链，但是 RNA 分子的某些区域可自身回折进行碱基互补配对，形成局部双螺旋。在 RNA 局部双螺旋中 A 与 U 配对、G 与 C 配对。除此以外，还存在非标准配对，如 G 与 U 配对。RNA 分子中的双螺旋与 A 型 DNA 双螺旋相似，而非互补区则膨胀形成凸出或者环，这种短的双螺旋区域和环称为发夹结构。发夹结构是 RNA 中最普通的二级结构形式，二级结构进一步折叠形成三级结构，RNA 只有在具有三级结构时才能成为有活性的分子（图 24-2）。

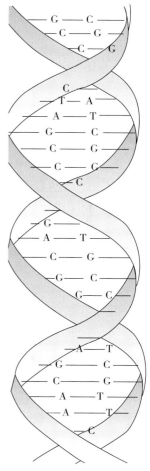

图 24-1　DNA 双螺旋结构

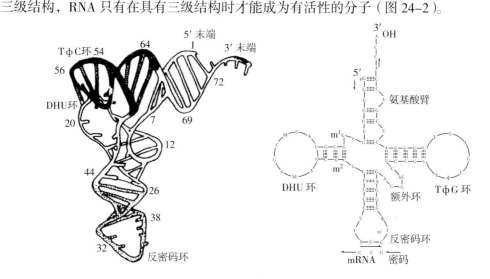

图 24-2　tRNA 的二、三级结构模式

3. 基因与基因组

（1）基因　基因的现代分子生物学概念是指能编码有功能的蛋白质多肽链或合成 RNA 所必需的全部核酸序列，是核酸分子的功能单位。一个基因通常包括编码蛋白质多肽链或 RNA 的编码序列，保证转录和加工所必需的调控序列和 5′ 端、3′ 端非编码序列。

（2）基因组　基因组是指一个细胞或病毒的所有基因及间隔序列，储存了一个物种所有的遗传信息。在病毒中通常是一个核酸分子的碱基序列，单细胞原核生物是它仅有的一条染色体的碱基序列，而多细胞真核生物是一个单倍体细胞内所有的染色体。如人单倍体细胞的 23 条染色体的碱基序列。多细胞真核生物起源于同一个受精卵，其每个体细胞的基因组都是相同的。

知识拓展

核酸、蛋白质谁更"牛"

一般人都知道，蛋白质是生命存在的形式，蛋白质是生命的基础。在发现核酸前，这句话是对的，但当核酸被发现后，应该说最本质的生命物质是核酸，或是把上述的这句话更正为蛋白体是生命的基础。按照现代生物学的观点，蛋白体是包括核酸和蛋白质的生物大分子。

核酸在生命中为什么比蛋白质更重要呢？因为生命的重要性是能自我复制，而核酸就能够自我复制。蛋白质的复制是根据核酸所发出的指令，使氨基酸根据其指定的种类进行合成，然后再按指定的顺序排列成所需要复制的蛋白质。世界上各种有生命的物质都含有蛋白体，蛋白体中有核酸和蛋白质，至今还没有发现有蛋白质而没有核酸的生命。但在有生命的病毒研究中，却发现病毒以核酸为主体，蛋白质和脂肪以及脂蛋白等只不过充作其外壳，作为与外界环境的界限而已，当它钻入寄生细胞繁殖子代时，把外壳留在细胞外，只有核酸进入细胞内，并使细胞在核酸控制下为其合成子代的病毒。这种现象，美国科学家将其比喻为人和汽车的关系，即把核酸比为人，蛋白质比作汽车，人驾驶汽车到处跑，从外表上看，人车一体是有生命运动的东西，而真正的生命是人，汽车只是由人制造的载入的外壳。近来科学家还发现了一种类病毒，是能繁殖子代的有生命物体，其中只有核酸而没有蛋白质，可见核酸是真正的生命物质。

因此中国 1996 年最新出版的《人体生理学》改变了旧教科书中只提蛋白质是生命基础的缺陷，明确提出："蛋白质和核酸是一切生命活动的物质基础。"

然而，多少年来，人们在一味追求蛋白质、维生素、微量元素等营养时，却把最重要的角色——核酸忘却了，这不能不说是人类生命史上的一大遗憾。

没有核酸，就没有蛋白质，也就没有生命。

第三节　酶与维生素

一、酶

酶是体内活细胞产生的一种生物催化剂，大多数由蛋白质组成（少数为 RNA）。它能在机体中十分温和的条件下，高效率地催化各种生物化学反应，促进生物体的新陈代谢。酶是细胞赖以生存的基础，细胞新陈代谢包括的所有化学反应几乎都是在酶的催化下进行的。

酶所催化的反应称酶促反应，被酶所催化的物质称底物，酶促反应的生成物称产物，酶具有的催化能力称为酶活性，酶失去催化的能力称酶失活。

1. 酶的特性

（1）高效性　酶的催化效率比无机催化剂更高，使得反应速率更快。

（2）专一性　一种酶只能催化一种或一类底物，如蛋白酶只能催化蛋白质水解成多肽。

（3）多样性　酶的种类很多，大约有四千多种。

（4）活性可调节性　包括抑制剂和激活剂调节、反馈抑制调节、共价修饰调节和变构调节等。

（5）易变性　由于大多数酶是蛋白质，因而会被高温、强酸、强碱、重金属盐等破坏。

2. 酶的分子组成及结构

（1）单纯酶与结合酶　单纯酶是单纯蛋白质，由氨基酸组成；结合酶是由酶蛋白和辅助因子组成，催化活性由两部分共同决定，任一单独部分均无活性。

（2）酶的活性中心　酶分子中与酶活性密切相关的化学基团称酶的必需基团，这些必需基团在空间结构上彼此靠近，形成一个能与底物特异性结合，并将底物转变为产物的特定空间结构区域，该区域就称为酶的活性中心。

（3）酶原与酶原激活　有些酶在细胞内合成或初分泌时没有活性，这种无活性的酶的前体就称为酶原。酶原在一定条件下转变为有活性的酶的过程称酶原激活。酶原激活的实质就是酶活性中心的形成或暴露的过程，如胰蛋白酶原进入小肠后，受肠激酶作用，空间结构发生改变，活性中心形成，从而成为具有催化活性的胰蛋白酶。

（4）影响酶促反应的因素　酶和底物的浓度、温度、pH 值、激活剂及抑制剂等。

知识拓展

酶的来源及缺乏

现代人体内缺酶的现象比较常见。对此,我们概括了三个主要的原因:

1.生食 酶在高温烹调下或加工储运过程中容易丧失活性,人们大都以熟食为主,使得食物中原有的酶遭受破坏,而消耗体内天然的酶储备。水果中酶含量最高的部位却是在人们所不吃的果皮、果茎及未成熟的苦涩的果汁中,这也是造成人体酶量缺乏的因素所在。

2.老化 人的一生当中体内生成的酶是有限的,随着年龄的增长,体内分泌的酶从旺盛变得不足。人体摄入的养料不容易被消化吸收,依靠摄取养料来合成酶的能力下降,从而导致酶缺乏加剧,形成体内酶量递减的恶性循环。

3.现代生活 环境污染;农药的残留和食品中合成的化学添加剂的滥用;生活方式的快节奏、工作压力的增大以及看电视多、运动少等文明社会的弊端增多。上述种种都会增加身体中酶的大量消耗,以致体内的天然酶无法保存。

酶与临床

1.酶与某些疾病的关系 酶缺乏所致之疾病多为先天性或遗传性,如白化症是因酪氨酸羟化酶缺乏,蚕豆病或对伯氨喹敏感患者是因6—磷酸葡萄糖脱氢酶缺乏。许多中毒性疾病几乎都是由于某些酶被抑制所引起的。如常见的有机磷农药中毒、某些金属离子引起的人体中毒。

2.酶在疾病诊断上的应用 正常人体内酶活性较稳定,当人体某些器官和组织受损或发生疾病后,某些酶被释放入血、尿或体液内。因此,借助血、尿或体液内酶的活性测定,可以了解或判定某些疾病的发生和发展。

3.酶在临床治疗上的应用 酶疗法已逐渐被人们所认识,受到广泛重视,各种酶制剂在临床上的应用越来越普遍。如胰蛋白酶、糜蛋白酶等能催化蛋白质分解,此原理已用于外科扩创、化脓伤口净化及胸、腹腔浆膜粘连的治疗等。在血栓性静脉炎、心肌梗死、肺梗死以及弥散性血管内凝血等病的治疗中,可应用纤溶酶、链激酶、尿激酶等,以溶解血块、防止血栓的形成等。

二、辅酶与维生素

辅酶是结合酶的辅助因子的一种。根据辅助因子与酶蛋白结合的紧密程度不同分为辅酶和辅基两类,结合疏松的叫辅酶,结合紧密的叫辅基。

维生素在人体内就充当辅助因子的角色。维生素又名维他命,是维持人体生命活动必需的一类有机物质,也是保持人体健康的重要活性物质。维生素在体内的含量很少,但不可或缺。

1.维生素的特点

(1)外源性 人体自身不可合成(维生素D人体可以少量合成,但是由于较重要,仍被作为必需维生素),需要通过食物补充。

(2)微量性 人体所需量很少,但是可以发挥巨大作用。

(3)调节性 维生素能够调节人体新陈代谢或能量转变。

(4)特异性 缺乏了某种维生素后,人将呈现特有的病态。

2.主要维生素的分类、作用、缺乏症及食物来源 维生素是个庞大的家族,有几十种之多，大致可分为脂溶性和水溶性两大类。表 24-3、表 24-4 列出了常见维生素的来源、功能及缺乏症。

表 24-3　脂溶性维生素

名称	来源	功能	缺乏症
维生素 A（视黄醇）	红萝卜、奶制品、蛋黄及肝	参与视紫红质的合成，维持暗视觉；维持上皮组织结构与功能的健全；促进骨骼与牙齿发育；抗氧化作用	夜盲症，干眼病
维生素 D	鱼肝油、奶制品、蛋、7-脱氢胆固醇经阳光照射转变为维生素 D_3	促进小肠与肾小管对钙、磷离子的吸收，升高血钙、血磷，促进骨组织钙化	小孩佝偻病，成人骨软化症
维生素 E（生育酚）	牛奶、蛋、肝、麦及果仁	抗氧化剂，保护生物膜；与生育功能有关	未见明显缺乏症
维生素 K	椰菜花、菠菜、西兰花、蛋黄、肝、稞麦等	与凝血作用相关，许多凝血因子的合成与维生素 K 有关	凝血时间延长，导致皮下、肌肉、胃肠道出血

表 24-4　水溶性维生素

名称	来源	功能	缺乏症
维生素 B_1（硫胺素）	糙米、豆类、牛奶、瘦肉	作为辅酶促进糖代谢，能维护神经系统健康，稳定食欲，刺激生长	脚气病
维生素 B_2（核黄素）	动物肝脏、瘦肉、酵母、大豆、米糠及绿叶蔬菜	维持眼睛视力，防止白内障，维持口腔及消化道黏膜的健康；有助于形成抗体及红细胞，维持细胞呼吸	嘴角炎，舌炎，睑缘炎，阴囊炎
维生素 B_3（PP）（烟酸、烟酰胺）	花生、瘦肉、肾、肝、蛋等	作为脱氢酶的辅酶，促进血液循环，帮助神经系统工作；强健消化系统，有助于皮肤的健康	癞皮病
维生素 B_5（泛酸）	食物中广泛存在，肠道细菌也能合成	辅酶 A 的成分，参与制造抗体，增强免疫力，辅助物质代谢；加速伤口痊愈，防止细菌感染，治疗手术后的颤抖，防止疲劳	未见明显缺乏症
维生素 B_6	瘦肉、果仁、糙米、蛋黄等	作为氨基酸转氨、脱羧酶的辅酶，维持体内钠、钾成分平衡；调节体液，增强神经和肌肉的功能	未见典型缺乏症
维生素 B_{12}（钴胺素）	肝、肉、蛋、鱼、奶	参与制造及更新体内的红细胞，可防止贫血，有助于儿童的发育成长；保持健康的神经系统，减轻过敏性症状，增强记忆力及身体的平衡力	巨幼红细胞性贫血
叶酸	蔬菜、肉、酵母等	作为一碳单位转移酶的辅酶，参与制造红细胞及白细胞，增强免疫能力	巨幼红细胞性贫血
维生素 C（抗坏血酸）	水果（特别是橙类）、绿色蔬菜、番茄、马铃薯等	参与体内的羟化反应及氧化还原反应，对抗游离基、有助防癌；降低胆固醇；加强身体免疫力；防止坏血病	坏血病
维生素 H（生物素）	肝、肾、酵母、牛奶等	是多种羧化酶的辅酶，在羧化酶反应中起 CO_2 载体的作用，预防少年白发，维护皮肤健康，对忧郁、失眠有一定助益	未见明显缺乏症

复习题

1. 简述水的功能。
2. 比较糖、蛋白质、脂肪的功能。
3. 简述无机盐的生理作用。
4. 说出酶的特性。
5. 说出维生素的特点。

思 考 题

我们应如何正确地饮食？

第二十五章　物质代谢

 本章导学

我们每天都要进食，进入机体内的糖、脂类、氨基酸、蛋白质和核酸的变化你知道吗？让我们一起进行一次人体物质变化之旅吧！

第一节　糖　代　谢

一、概述

1.糖的消化和吸收　食物中的糖主要是淀粉，还包括一些双糖及单糖。多糖及双糖都必须经过酶的催化水解，变成单糖才能被吸收入血。

糖被消化后主要吸收部位是小肠上段，是耗能的主动摄取过程，有特定的载体参与。

2.血糖浓度及调节　血液中的葡萄糖，称为血糖。体内血糖浓度是反映机体内糖代谢状况的一项重要指标。正常情况下，血糖浓度是相对恒定的。空腹血浆葡萄糖浓度高于 7.0 mmol/L 称为高血糖，低于 3.9mmol/L 称为低血糖。要维持血糖浓度的相对恒定，必须保持血糖的来源和去路的动态平衡（图 25-1）。血糖浓度过高时，由尿液排出。血糖浓度大于 8.88~9.99mmol/L（160~180mg/dl），超过肾小管重吸收的能力，则出现糖尿。出现糖尿时的血糖浓度称为肾糖阈。糖尿在病理情况下出现，常见于糖尿病患者。

正常人体血糖浓度维持在一个相对恒定的水平，这对保证人体各组织器官对葡萄糖的利用非常重要，特别是脑组织，几乎完全依靠葡萄糖供能进行活动，血糖供应不足会使神经功能受损。

正常人体内存在着精细的调节血糖来源和去路动态平衡的机制，血糖浓度的相对恒定是神经系统、激素及组织器官共同调节的结果。

神经系统对血糖浓度的调节主要通过下丘脑和自主神经系统调节相关激素的分泌来实现。激素对血糖浓度的调节，主要是通过胰岛素、胰高血糖素、肾上腺素、糖皮质激素、生长激素及甲状腺激素之间相互协同、相互拮抗等作用。

肝脏是调节血糖浓度的最主要器官。血糖浓度和各组织细胞膜上葡萄糖转运体是器官水平调节的两个主要影响因素。在正常血糖浓度情况下，各组织细胞通过细胞膜上

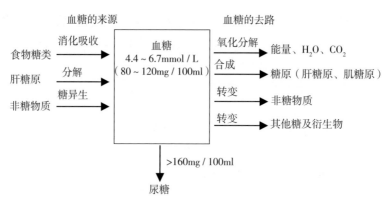

血糖的来源　　　　　　　　　血糖的去路

图 25-1　血糖的来源与去路

葡萄糖转运体摄取葡萄糖作为能量来源；当血糖浓度过高时，肝细胞膜上的葡萄糖转运体快速摄取过多的葡萄糖进入肝细胞，通过肝糖原合成来降低血糖浓度；血糖浓度过高会刺激胰岛素分泌，导致肌肉和脂肪组织细胞膜上葡萄糖转运体数量迅速增加，加快对血液中葡萄糖的吸收，合成肌糖原或转变成脂肪储存起来。当血糖浓度偏低时，肝脏通过糖原分解及糖异生升高血糖。

二、糖在体内的分解代谢

1. **糖的无氧酵解**　当机体处于相对缺氧情况（如剧烈运动）时，葡萄糖或糖原分解生成乳酸，并产生能量的过程称之为糖的无氧酵解。这个代谢过程常见于运动时的骨骼肌，因与酵母的生醇发酵非常相似，故又称为糖酵解。

1 分子葡萄糖在缺氧的条件下转变为 2 分子乳酸，同时伴随着能量的产生，净产生 2 分子 ATP；从糖原开始，1 分子葡萄糖糖酵解成乳酸，净产生 3 分子 ATP。

糖酵解的生理意义：①主要是在缺氧时迅速提供能量；②正常情况下为一些细胞提供部分能量；③糖酵解是糖有氧氧化的前段过程，部分中间代谢产物是脂类、氨基酸等合成的前体。

2. **糖的有氧氧化**　有氧氧化是指葡萄糖生成丙酮酸后，在有氧条件下，进一步氧化生成乙酰辅酶 A，经三羧酸循环彻底氧化成水、二氧化碳及能量的过程。这是糖氧化的主要方式，是机体获得能量的主要途径。

（1）反应过程

①葡萄糖氧化生成丙酮酸　这一阶段和糖酵解过程相似，在细胞质中进行。在缺氧的条件下丙酮酸生成乳酸。在有氧的条件下丙酮酸进入线粒体生成乙酰辅酶 A，再进入三羧酸循环。

②丙酮酸氧化脱羧生成乙酰辅酶 A　在有氧条件下，丙酮酸从细胞质进入线粒体。在丙酮酸脱氢酶复合体的催化下进行氧化脱羧反应，反应不可逆。

③三羧酸循环　丙酮酸氧化脱羧生成的乙酰辅酶 A 要彻底进行氧化，这个氧化过程是三羧酸循环（TCA cycle）。因为循环中第一个中间产物是柠檬酸，故又称柠檬酸循环。乙酰辅酶 A 与草酰乙酸缩合生成含有 3 个羧基的柠檬酸，再经过一系列反应重新

变成草酰乙酸，完成一轮循环，其中氧化反应脱下的氢在线粒体内膜上经呼吸链传递生成水，氧化磷酸化生成 ATP；而脱羧反应生成的二氧化碳则通过血液运输到呼吸系统而被排出，是体内二氧化碳的主要来源。

三羧酸循环是糖、脂和蛋白质三大物质代谢的最终代谢通路。糖、脂和蛋白质在体内代谢都最终生成乙酰辅酶 A，然后进入三羧酸循环彻底氧化分解成水、CO_2 和产生能量；三羧酸循环是糖、脂和蛋白质三大物质代谢的枢纽。

（2）糖有氧氧化的生理意义　糖有氧氧化的主要功能是提供能量，人体内绝大多数组织细胞通过糖的有氧氧化获取能量。体内 1 分子葡萄糖彻底氧化生成 CO_2、H_2O 的过程中生成 38（或 36）分子 ATP，产生能量的有效率为 40% 左右。

3.磷酸戊糖途径　磷酸戊糖途径是葡萄糖氧化分解的另一条重要途径，它的功能不是产生 ATP，而是产生细胞所需的具有重要生理作用的特殊物质，如 NADPH 和 5-磷酸核糖。这条途径存在于肝脏、脂肪、甲状腺、肾上腺皮质、性腺、红细胞等组织中，代谢相关的酶存在于细胞质中。

三、糖的储存与动员

糖原是体内糖的储存形式，主要以肝糖原、肌糖原的形式存在。肝糖原的合成与分解主要是为了维持血糖浓度的相对稳定；肌糖原是肌肉糖酵解的主要来源。糖原是由许多葡萄糖通过糖苷键相连而成的多糖，存在于细胞质中。

糖原合成是由葡萄糖合成糖原的过程。反之，糖原分解则是指肝糖原分解为葡萄糖的过程。

1.糖原合成　糖原合成首先以葡萄糖为原料合成尿苷二磷酸葡萄糖，在糖原合成酶的作用下，将尿苷二磷酸葡萄糖转给肝、肌肉中的糖原蛋白上，延长糖链合成糖原。其次糖链在分支酶的作用下再分支合成多支的糖原。

2.糖原分解　在糖原磷酸化酶、葡萄糖 -6- 磷酸酶等 4 种酶的催化下，糖原逐步水解成游离葡萄糖，释放到血液中，维持血糖浓度的相对恒定。葡萄糖 -6- 磷酸酶主要存在于肝和肾皮质中。肌肉组织中不含葡萄糖 -6- 磷酸酶，肌糖原分解后不能直接转变为血糖，产生的 6- 磷酸葡萄糖在有氧的条件下经有氧氧化彻底分解，在无氧的条件下糖酵解生成乳酸，后者经血循环运到肝脏进行糖异生。

3.糖异生　糖异生是指非糖物质如生糖氨基酸、乳酸、丙酮酸及甘油等转变为葡萄糖或糖原的过程。糖异生最主要的器官是肝脏。

（1）糖异生反应过程　糖异生反应过程基本上是糖酵解反应的逆过程。由于糖酵解过程中由己糖激酶、6- 磷酸果糖激酶1 及丙酮酸激酶催化的三个反应释放了大量的能量，构成难以逆行的能障，因此这三个反应是不可逆的，可以分别通过特殊的酶催化，绕过不可逆反应，完成糖异生反应过程。

（2）生理意义　①糖异生最重要的生理意义是在空腹或饥饿情况下维持血糖浓度的相对稳定。②乳酸再利用：乳酸大部分是由肌肉和红细胞中糖酵解生成的，经血液运输到肝脏或肾脏，经糖异生再形成葡萄糖，后者可经血液运输回到各组织中继续氧化提供能量。③糖异生可促进肾脏排 H^+、缓解酸中毒。

第二节　脂类代谢

一、脂肪代谢

1. 脂肪的分解代谢

（1）脂肪的动员（脂肪组织）　当机体需要时，贮存在脂肪细胞中的脂肪被脂肪酶逐步水解为游离脂肪酸和甘油并释放入血液，被其他组织氧化利用，这一过程称为脂肪动员作用。

（2）甘油的代谢（肝脏）　脂肪组织中缺乏甘油激酶，不能使甘油分解，主要在肝、肾转化为磷酸丙糖，经糖分解代谢途径氧化供能，也可以通过糖异生变成糖原或葡萄糖。

（3）脂肪酸的分解代谢　除脑组织和成熟的红细胞外，大多数组织都能氧化脂肪酸。线粒体是脂肪酸氧化的主要场所。氧化过程是逐步分解产生乙酰辅酶 A（CoA），然后进入三羧酸循环彻底氧化产生 CO_2、H_2O 及大量 ATP。

（4）酮体的生成和利用

①酮体　酮体是脂肪酸在肝脏分解氧化时产生的特有中间代谢产物，包括乙酰乙酸、β-羟丁酸和丙酮。

②酮体的生成　生成场所在肝、肾，由乙酰 CoA 缩合而成，β-羟-β-甲基戊二酸单酰 CoA 为重要中间产物。涉及多种酶。

③酮体的利用　肝中没有乙酰乙酸-琥珀酰 CoA 转移酶，所以肝只能产生酮体供组织利用，而本身不能利用酮体。酮体由血液运输到肝外组织（心肌、骨骼肌及大脑等）进行氧化利用，其中乙酰乙酸、β-羟丁酸重新转变成乙酰 CoA 进行氧化分解；丙酸不被氧化可随尿排出。

④酮体的生理意义　在需要动用脂肪时，肌肉可以大量利用酮体以节约糖；大脑不能利用脂肪酸，却能利用酮体。所以，酮体在肝脏生成运输到肝外组织进行氧化，是肝脏向肝外组织输出脂肪类能源的一种形式。

肝外组织氧化酮体的速度很快，能及时除去血中的酮体。患糖尿病时，由于胰岛素绝对或相对缺乏，胰高血糖素及血中其他抗胰岛素作用物质——儿茶酚胺、皮质醇、生长激素等水平升高，脂肪分解剧增，肝脏形成大量酮体，肝外组织清除酮体能力不足，血中的酮体含量升高则可发生酮血症，甚至酸中毒，称为酮症酸中毒。饥饿可引起饥饿性酮症，这是由于较多的脂肪分解所致。

2. 脂肪的合成代谢

人体的许多组织都可以合成脂肪，肝脏和脂肪组织最活跃。脂肪的合成主要在细胞液中进行，生成的原料是 α-磷酸甘油和脂酰 CoA；α-磷酸甘油的来源主要是由糖的分解途径的中间产物磷酸二羟丙酮还原生成，也可以在甘油激酶（肝）的催化下由甘油和 ATP 生成。长链脂酰 CoA 是以乙酰 CoA 为原料在体内合成的。

二、胆固醇的代谢

胆固醇是一种以环戊烷多氢菲为母核的固醇类化合物，在体内以游离型和脂型两种形式存在。几乎所有的组织都可以进行胆固醇的生物合成，其中肝脏是合成的主要场所，酶系存在于细胞液的内质网膜。合成的原料是乙酰 CoA。胆固醇的生物转变包括血中胆固醇的一部分运送到组织，构成细胞膜的组成成分；大部分胆固醇在肝脏内转变为胆酸和脱氧胆酸，它们与甘氨酸或牛磺酸合成胆汁酸；一小部分转化为重要的固醇类衍生物，如维生素 D_3、类固醇类激素。

三、血脂与血浆脂蛋白

血脂是指血浆中所含的脂质，包括甘油三酯、磷脂、胆固醇及其游离脂肪酸，它外源于食物，内源于肝、脂肪组织或其他组织合成。生理状态、年龄、性别等均可影响血脂的组成和水平。

表 25-1　正常成人空腹血脂含量

脂类	正常参考值 mmol/L	空腹时主要来源
总脂	4.0~7.0	
甘油三酯	0.22~1.2	肝
总胆固醇	2.9~6.0	肝
游离脂肪酸	0.3~0.9	脂肪组织
磷脂	1.7~3.2	肝

血脂除了游离脂肪酸与血浆清蛋白结合形成可溶性复合体运输以外，其余都是以血浆脂蛋白的形式运输。血浆脂蛋白呈球状结构，疏水的甘油三酯、胆固醇酯常处于球的内核中；兼有极性与非极性基团的载脂蛋白、磷脂、胆固醇以单分子层覆盖于脂蛋白的球表面，亲水性向外，疏水性向内，极性基团向外，非极性向内。血浆脂蛋白是脂类在血浆中存在和转运的主要形式。

四、脂类代谢紊乱

1. **高脂血症**　脂肪代谢或运转异常使血浆中一种或多种脂质高于正常值称为高脂血症。高脂血症是一种全身性疾病，指血中总胆固醇（TC）和（或）甘油三酯（TG）过高或高密度脂蛋白胆固醇（HDL-C）过低，西医学称之为血脂异常。脂质不溶或微溶于水，必须与蛋白质结合以脂蛋白形式存在，因此，高脂血症通常也称为高脂蛋白血症。

2. **动脉粥样硬化**　动脉硬化的一种，大、中动脉内膜出现含胆固醇、脂肪等的黄色物质，多由脂肪代谢紊乱、神经血管功能失调引起，常导致血栓形成、供血障碍等。动脉粥样硬化多见于 40 岁以上的男性和绝经期后的女性。本病常伴有高血压、高胆固醇血症或糖尿病等。脑力劳动者较多见，对人民健康危害甚大，为老年人主要病死原因之一。

3. **脂肪肝**　肝脏在脂质代谢中起着特别重要的作用，它能合成脂蛋白，有利于脂质运输，也是脂肪酸氧化和酮体形成的主要场所。正常时肝含脂质量不多，约为 4%，其中主要是磷脂。若肝脏不能及时将脂肪运出，脂肪在肝细胞中堆积，即形成脂肪肝。在肝脏堆积的脂肪，可影响肝细胞功能，破坏肝细胞，使结缔组织增生，造成肝硬化。

4.肥胖症　分单纯性和继发性两类。单纯性肥胖指无明显内分泌代谢疾病的肥胖，又可分为体质性肥胖及获得性肥胖两种。体质性肥胖有家族遗传史，患者自幼进食丰富，入量过剩，从小肥胖；脂肪细胞呈增生肥大，治疗较为困难。获得性肥胖大多由于营养过度和（或）体力活动减少所致，如人到中年后生活物质条件的改善、疾病恢复和休养充分、产后停止体育锻炼或体力劳动等；脂肪细胞呈肥大变化，没有增生现象，治疗效果较好。

知识拓展

体重指数（BMI）

体重指数（BMI）＝体重（kg）÷身高的平方（m^2）

	男性	女性
过轻	低于 20	低于 19
适中	20~25	19~24
过重	25~30	24~29
肥胖	30~35	29~34
非常肥胖	高于 35	高于 34

传统的成人体重标准是少于 30，但亚洲成人指标近来被改为 27.5。一个 BMI 达到 23 的亚洲成年人现在被认为是超重，而理想体重指数是 18.5~22.9。

第三节　氨基酸代谢

氨基酸是构成蛋白质的基本单位。蛋白质分解代谢时首先水解成氨基酸，然后氨基酸进一步代谢。

一、食物蛋白质的营养作用

1.蛋白质的生理功能　见二十四章。

2.蛋白质的生理需要量　成年人每日对蛋白质的最低需要量为 30~50g，为了能够长期保持总氮平衡，2000 年我国营养学会推荐成人每日的蛋白质需要量为 80g。蛋白质代谢为正氮平衡的人群，对蛋白质的需要量还要更多一点。

3.蛋白质的营养价值　组成蛋白质的氨基酸有 20 种，从营养角度分为三类：

（1）必需氨基酸　人体（或其他脊椎动物）不能合成或合成速度远不适应机体的需要，必须由食物蛋白供给的氨基酸，称为必需氨基酸。共有 8 种：赖氨酸、色氨酸、苯丙氨酸、蛋氨酸、苏氨酸、异亮氨酸、亮氨酸、缬氨酸。

（2）半必需氨基酸和条件必需氨基酸　人体虽能够合成，但通常不能满足正常的需要，因此，又被称为半必需氨基酸或条件必需氨基酸，共有 2 种：精氨酸、组氨酸。在幼儿生长期这两种是必需氨基酸（近年很多资料和教科书将组氨酸划入成人必需氨基酸）。

（3）非必需氨基酸　指人体能由简单的前体合成，不需要从食物中获得的氨基酸，共有10种：甘氨酸、丙氨酸、脯氨酸、丝氨酸、半胱氨酸、酪氨酸、天冬酰胺、谷氨酰胺、天冬氨酸、谷氨酸。

蛋白质的营养价值高低取决于必需氨基酸的种类、数量和比例是否与人体蛋白质接近，越接近其营养价值就越高。

二、氨基酸代谢

天然氨基酸分子都含有α-氨基和羧基，因此，各种氨基酸都有其共同的代谢途径。氨基酸的共同代谢包括脱氨基作用和脱羧基作用两个方面。其中以脱氨基作用为主要代谢途径。

（一）氨基酸的脱氨基作用

氨基酸的脱氨基作用在体内大多数组织中均可进行。氨基酸可以通过多种方式脱去氨基，例如氧化脱氨基、转氨基，联合脱氨基及非氧化脱氨基等，以联合脱氨基为最重要。

联合脱氨基的过程是：氨基酸首先与α-酮戊二酸在转氨酶作用下生成α-酮酸和谷氨酸，然后谷氨酸再经L-谷氨酸脱氢酶作用，脱去氨基而生成α-酮戊二酸，后者再继续参加转氨基作用（图25-2）。联合脱氨基作用的全过程是可逆的，因此这一过程也是体内合成非必需氨基酸的主要途径。

1.转氨基作用　体内各组织中都有氨基转移酶或称转氨酶，此酶催化某一氨基酸的α-氨基转移到另一种α-酮酸的酮基上，生成相应的氨基酸；原来的氨基酸则转变成α-酮酸。转氨基作用既是氨基酸的分解代谢过程，也是体内某些氨基酸（非必需氨基酸）合成的重要途径。

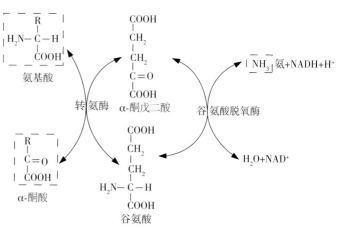

图 25-2　联合脱氨基作用

体内存在着多种转氨酶，不同氨基酸与α-酮酸之间的转氨基作用只能由专一的转氨酶催化。在各种转氨酶中，以L-谷氨酸与α-酮酸的转氨酶最为重要。例如，谷丙转氨酶和谷草转氨酶在体内广泛存在。

正常时上述转氨酶主要存在于细胞内，而血清中的活性很低，各组织器官中以心和肝的活性为最高。当某种原因使细胞膜通透性增高或细胞破坏时，则转氨酶可以大量释放入血，造成血清中转氨酶活性明显升高。例如，急性肝炎患者血清 GPT（谷丙转氨酶）活性显著升高；心肌梗死患者血清中 GOT（谷草转氨酶）明显上升。临床上可以此作为疾病诊断和预后的指标之一。

2. **L-谷氨酸氧化脱氨基作用** 肝、肾、脑等组织中广泛存在着 L-谷氨酸脱氢酶，此酶活性较强，是一种不需氧脱氢酶，催化 L-谷氨酸氧化脱氨生成 α-酮戊二酸，辅酶是 NAD^+ 或 $NADP^+$。

3. **嘌呤核苷酸循环** 脱氨基作用主要在肝、肾等组织中进行。肌肉中存在着另一种氨基酸脱氨基反应，即通过嘌呤核苷酸循环脱去氨基。在此过程中，氨基酸首先通过连续的转氨基作用将氨基转移给草酰乙酸，生成天冬氨酸；天冬氨酸与次黄嘌呤核苷酸（IMP）反应生成腺苷酸代琥珀酸，后者经过裂解，释放出延胡索酸并生成腺嘌呤核苷酸（AMP）。AMP 在腺苷酸脱氨酶（此酶在肌组织中活性较强）催化下脱去氨基，最终完成氨基酸的脱氨基作用。

（二）氨基酸的脱羧基作用

氨基酸在氨基酸脱羧酶催化下进行脱羧基作用，生成二氧化碳和一个伯胺类化合物。氨基酸的脱羧基作用，不是氨基酸代谢的主要方式。

氨基酸脱羧酶的专一性很高，除个别脱羧酶外，一种氨基酸脱羧酶一般只对一种氨基酸起脱羧基作用。氨基酸脱羧后形成的胺类中有一些是组成某些维生素或激素的成分，有一些具有特殊的生理作用，例如脑组织中游离的 γ-氨基丁酸就是谷氨酸经谷氨酸脱羧酶催化脱羧的产物，它对中枢神经系统的传导有抑制作用。

天冬氨酸脱羧酶促使天冬氨酸脱羧形成 β-丙氨酸，β-丙氨酸是维生素泛酸的组成成分。组胺可使血管舒张、降低血压，它是酪氨酸的脱羧产物。

（三）氨的代谢

机体内代谢产生的氨，以及消化道吸收来的氨进入血液，形成血氨。氨具有毒性，脑组织对氨的作用尤为敏感。体内的氨主要通过在肝合成尿素而解毒。因此，除门静脉血液外，体内血液中氨的浓度很低。正常人血浆中氨的浓度一般不超过 $0.60\mu mol/L$（0.1mg/100ml）。严重肝病患者尿素合成功能降低，血氨浓度升高，引起脑功能紊乱，常与肝性脑病的发病有关。

1. **体内氨的来源** 体内氨有三个主要的来源，即各组织器官中氨基酸及胺分解产生的氨、肠道吸收的氨及肾小管上皮细胞分泌的氨。

（1）氨基酸脱氨基作用产生的氨是体内氨的主要来源。胺类的分解也可以产生氨。

（2）肠道吸收的氨有两个来源，即肠内氨基酸在肠道细菌作用下产生的氨和肠道尿素经肠道细菌尿素酶水解产生的氨。

（3）肾小管上皮细胞分泌的氨主要来自谷氨酰胺。谷氨酰胺在谷氨酰胺酶的催化下水解成谷氨酸和氨，这部分氨分泌到肾小管腔中主要与尿中的 H^+ 结合成 NH_4^+，以铵盐的形式由尿排出体外，这对调节机体的酸碱平衡起着重要作用。

2. 氨的转运

（1）丙氨酸 – 葡萄糖循环 将氨从肌肉运输到肝。肌肉中的氨基酸经转氨基作用将氨基转给丙酮酸生成丙氨酸，丙氨酸经血液运到肝。在肝中，丙氨酸通过联合脱氨基作用，释放出氨，用于合成尿素。转氨基后生成的丙酮酸可经糖异生途径生成葡萄糖。葡萄糖由血液输送到肌组织，沿糖分解途径转变成丙酮酸，后者再接受氨基而生成丙氨酸。丙氨酸和葡萄糖反复地在肌肉和肝之间进行氨的转运，故将这一途径称为丙氨酸 – 葡萄糖循环。通过这个循环，使肌肉中的氨以无毒的丙氨酸形式运输到肝，同时，肝又为肌肉提供了生成丙酮酸的葡萄糖（图 25-3）。

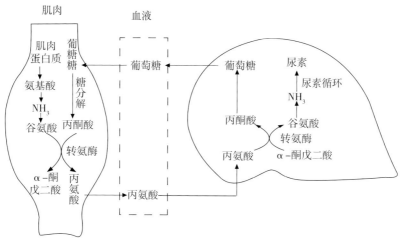

图 25-3 丙氨酸 – 葡萄糖循环

（2）谷氨酰胺的运氨作用 谷氨酰胺是另一种转运氨的形式，它主要从脑、肌肉等组织向肝或肾运氨。氨与谷氨酸在谷氨酰胺合成酶的催化下生成谷氨酰胺，并由血液输送到肝或肾，再经谷氨酰胺酶水解成谷氨酸及氨。谷氨酰胺的合成与分解是由不同酶催化的不可逆反应，其合成需要 ATP 参与，并消耗能量。

谷氨酰胺既是氨的解毒产物，也是氨的储存及运输形式。谷氨酰胺在脑中固定和转运氨的过程中起着重要作用。

3. 尿素的生成 正常情况下体内的氨主要在肝中合成尿素而解毒，只有少部分氨在肾以铵盐形式由尿排出。正常成人尿素占排氮总量的 80%~90%，可见肝在氨解毒中起着重要作用。体内氨的来源与去路保持动态平衡，使血氨浓度相对稳定。

（1）肝是尿素合成的主要器官 实验证明，将狗的肝切除，则血液及尿中尿素含量明显降低。若给此狗输入或饲喂氨基酸，则大部分氨基酸积存于血液中，也有一部分随尿排出，另有一小部分氨基酸脱去氨基而变成 α-酮酸及氨，因而血氨升高。若只切除肾而保留肝，则尿素仍然可以合成，但不能排出，因此血中尿素浓度明显升高。若将狗的肝、肾同时切除，则血中尿素的含量可以维持在较低水平，而血氨浓度显著升高。此外，临床上可见急性肝坏死患者血及尿中几乎不含尿素而氨基酸含量增多。这些实验与临床观察充分证明，肝是合成尿素的最主要器官。肾及脑等其他组织虽然也能合成尿素，但合成量甚微。

（2）尿素合成的鸟氨酸循环　又称尿素循环：首先鸟氨酸与氨及 CO_2 结合生成瓜氨酸；第二，瓜氨酸再接受 1 分子氨而生成精氨酸；第三，精氨酸水解产生尿素，并重新生成鸟氨酸；接着，鸟氨酸参与第二轮循环（图 25-4）。由此可见，在这个循环过程中，鸟氨酸所起的作用与三羧酸循环中草酰乙酸所起的作用类似。总体看来，通过鸟氨酸循环，2 分子氨与 1 分子 CO_2 结合生成 1 分子尿素及 1 分子水。尿素是中性、无毒、水溶性很强的物质，由血液运输至肾，从尿中排出。

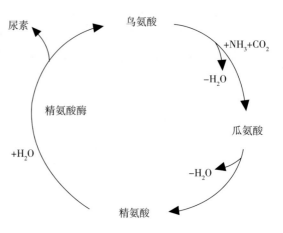

图 25-4　尿素生成的鸟氨酸循环

第四节　核酸与蛋白质的生物合成

一、核酸生物合成概况

（一）中心法则

1.复制　以 DNA 为模板，合成两个完全相同的双链子代 DNA 的过程。

2.转录　在 DNA 分子上合成出与其核苷酸顺序相对应的 RNA 的过程。

3.翻译　在 RNA 控制下，根据核酸链上每三个核苷酸决定一个氨基酸（AA）的三联体密码规则，合成出具有特定顺序的蛋白肽链的过程。

4.遗传学的中心法则　DNA 通过复制将遗传信息由亲代传递给子代；通过转录和翻译，将遗传信息传递给蛋白质分子，从而决定生物的表现型。DNA 的复制、转录和翻译过程就构成了遗传学的中心法则。在 RNA 病毒中，其遗传信息贮存在 RNA 分子中。它们遗传信息的流向是 RNA 通过复制，将遗传信息由亲代传递给子代，通过反转录将遗传信息传递给 DNA，再由 DNA 通过转录和翻译传递给蛋白质，这种遗传信息的流向则称为反中心法则。

（二）DNA 的生物合成

1.DNA 的复制　DNA 的复制主要包括引发、延伸、终止三个阶段：

（1）引发　复制的引发阶段包括 DNA 复制起点双链被 DNA 解旋酶解开，通过转录激活步骤合成 RNA 分子，RNA 引物的合成，DNA 聚合酶将第一个脱氧核苷酸加到引物 RNA 的 3'-OH 末端复制引发的关键步骤就是前导链 DNA 的合成，一旦前导链 DNA 的聚合作用开始，滞后链上的 DNA 合成也随着开始。

（2）延伸 DNA 新生链的合成由 DNA 聚合酶 Ⅲ 所催化，当 DNA 聚合酶 Ⅲ 沿着滞后链模板移动时，由特异的引物酶催化合成的 RNA 引物即可以由 DNA 聚合酶 Ⅲ 所延伸，这样，DNA 新生链的合成就延伸下去。

（3）终止 过去认为，DNA 一旦复制开始，就会将该 DNA 分子全部复制完毕，才终止其 DNA 复制。但最近的实验表明，在 DNA 上也存在着复制终止位点，DNA 复制将在复制终止位点处终止，并不一定等全部 DNA 合成完毕。但目前对复制终止位点的结构和功能了解甚少。

2. 逆转录 逆转录是 RNA 指导下的 DNA 合成过程，即以 RNA 为模板，四种 dNTP 为原料，合成与 RNA 互补的 DNA 单链。需要逆转录酶参与，病毒中都含有此酶。合成过程如下：

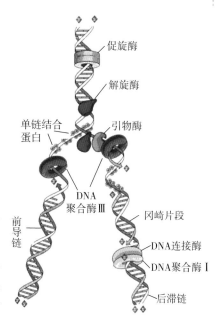

图 25-5 大肠杆菌 DNA 复制模式图

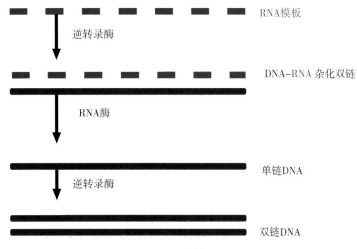

图 25-6 逆转录过程

（三）RNA 的合成——转录

1. RNA 转录合成 以 ATP、GTP、CTP、UTP 四种核糖核苷酸为原料，以一段单链 DNA 作为模板，通过 RNA 聚合酶的作用，按照碱基配对的原则合成一条 RNA 链，这样，遗传信息就从 DNA 传到 RNA（图 25-7）。

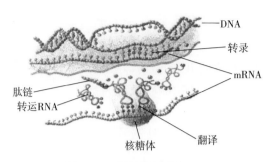

图 25-7　基因的转录与翻译

2. RNA 转录合成的特点

（1）转录的不对称性：DNA 链上只有部分的区段作为转录模板（有意义链或模板链），模板链并非自始至终位于同一股 DNA 单链上。

（2）转录的连续性：连续合成一段 RNA 链。

（3）转录的单向性：所依赖的模板 DNA 链的方向为 $3'→5'$，而 RNA 链的合成方向为 $5'→3'$。

（4）有特定的起始和终止位点。

二、蛋白质的生物合成

蛋白质的生物合成即翻译，就是将核酸中由 4 种核苷酸序列编码的遗传信息，通过（三联体）遗传密码破译的方式解读为蛋白质一级结构中 20 种氨基酸的排列顺序。

1. 蛋白质生物合成体系

（1）翻译模板 mRNA 及遗传密码　① mRNA 是遗传信息的携带者；② mRNA 上存在遗传密码（表 25-2）。

表 25-2　遗传密码表

氨基酸	密码	氨基酸	密码	氨基酸	密码
蛋氨酸（起始）	AUG	异亮氨酸	AUU	精氨酸	CGU
色氨酸	UGG		AUC		CGC
赖氨酸	AAA		AUA		CGA
	AAG	苏氨酸	ACU		CGG
天冬酰胺	AAU		ACC		AGA
	AAC		ACA		AGG
组氨酸	CAU		ACG	亮氨酸	CUU
	CAC	脯氨酸	CCU		CUC
谷氨酸	GAA		CCC		CUA
	GAG		CCA		CUG
天冬氨酸	GAU		CCG		UUA
	GAC	丙氨酸	GCU		UUG
酪氨酸	UAU		GCC	丝氨酸	UCU
	UAC		GCA		UCC
半胱氨酸	UGU		GCG		UCA
	UGC	甘氨酸	GGU		UCG
苯丙氨酸	UUU		GGC		AGU
	UUC		GGA		AGC
			GGG	终止	UAA
		缬氨酸	GUU		UAG
			GUC		UGA
			GUA		
			GUG		

（2）rRNA　rRNA 与蛋白质结合，形成核蛋白体，是蛋白质合成的工厂，由大小亚基构成。

①小亚基　30S 亚基能单独与 mRNA 结合为 30S 核糖体——mRNA 复合体，再与启动 tRNA 结合。

②50S 大亚基　具有两个不同的 tRNA 结合点；具有转肽酶活性；给位上的肽酰基转移给受位上的氨基酰 tRNA，形成肽键；能水解 GTP，获得能量；具有启动因子、延长因子及释放因子的结合部位。

（3）tRNA　在氨基酰 –tRNA 合成酶催化下，特定的 tRNA 可与相应的氨基酸结合，生成氨基酸 tRNA，从而携带氨基酸参与蛋白质的生物合成。tRNA 反密码环中部的三个核苷酸构成三联体，可以识别 mRNA 上相应的密码，此三联体就称为反密码。

2. 蛋白质生物合成过程（图 25-7）

（1）氨基酸的活化　20 种氨基酸均需先活化才能参加合成，每种 tRNA 只能携带特定的氨基酸，1 种氨基酸可以与 2~6 种 tRNA 特异地结合，已发现的 tRNA 有 40~50 种。

（2）活化氨基酸的缩合　在核蛋白体上进行，蛋白质合成中，mRNA 模板的方向为 5′ → 3′ ，蛋白质的合成方向为 N 端→ C 端。根据 mRNA 密码序列的指导，次序添加氨基酸从 N 端向 C 端延伸肽链，直到合成终止的过程。

活化氨基酸在核蛋白体上反复翻译 mRNA 上的密码并缩合生成多肽链的循环反应过程，称为核蛋白体循环。具体包括以下几个步骤：

①进位　根据 mRNA 下一组遗传密码指导，使相应氨酰 –tRNA 进入核蛋白体 A 位。

②成肽　转肽酶催化肽键形成。

③转位　延长因子 EF-G 有转位酶活性，可结合并水解 1 分子 GTP，促进核蛋白体向 mRNA 的 3′ 方向移动。

④核蛋白体循环终止阶段　当 mRNA 上终止密码出现后，多肽链合成停止，肽链从肽酰 –tRNA 中释出，mRNA、核蛋白体等分离，这些过程称为肽链合成终止。

3. 蛋白质合成后的加工

（1）一级结构（肽链）的加工修饰　切除 N 端的甲酰甲硫氨酸或甲硫氨酸；氨基酸的修饰，包括糖基化、羟基化、磷酸化、甲酰化等；二硫键的形成；将部分肽段切除。

（2）高级结构的形成　多肽链盘曲折叠成 α - 螺旋和 β - 片层结构，为二级结构；在二级结构基础上，多肽链进一步盘曲成近球形结构，为三级结构（亚基）；亚基的聚合和辅基的连接而成的空间结构为四级结构（图 25–8）。

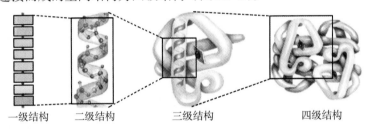

一级结构　　　二级结构　　　三级结构　　　　四级结构

图 25–8　蛋白质的四级空间结构

4. 靶向输送　蛋白质合成后，定向地被输送到其执行功能的场所，称为靶向输送。大多数情况下，被输送的蛋白质分子需穿过膜性结构，才能到达特定的地点。

 想一想

人体内的蛋白质是怎样生成的？

复习题

1. 简述血糖的来源与去路。
2. 简述糖无氧酵解的意义。
3. 简述糖有氧氧化的意义。
4. 简述酮体的概念及意义。
5. 简述氨的代谢。
6. 简述中心法则。

第二十六章　能量代谢与体温

 本章导学

机体内除了进行物质代谢，还要进行能量代谢。究竟你体内的能量从哪里来？又到哪里去？有何作用呢？

第一节　能量代谢

机体体内物质代谢过程中所伴随的能量释放、储存、转移和利用的过程，称为能量代谢。

一、能量代谢过程

机体所需的能量来源于食物中的糖、脂肪和蛋白质。这些能源物质分子结构中的碳氢键蕴藏着化学能，在氧化过程中碳氢键断裂，生成 CO_2 和 H_2O，同时释放出蕴藏的能量。这些能量 50% 以上迅速转化为热能，用于维持体温，并向体外散发。其余不足 50% 则以高能磷酸键的形式贮存于体内，供机体利用（图 26-1）。体内最主要的高能磷酸键化学物是三磷酸腺苷（ATP）。机体利用 ATP 供能去合成各种细胞组成分子、各种生物活性物质和其他一些物质；细胞利用 ATP 供能去进行各种离子和其他一些物质的主动转运，维持细胞两侧离子浓度差；肌肉还可利用 ATP 所载荷的自由能

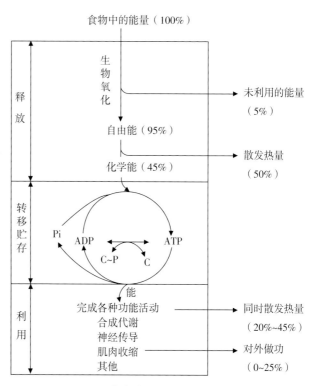

图 26-1　体内能量的转移、储存和利用

进行收缩和舒张，完成多种机械功。总地看来，除骨骼肌运动时所完成的机械功（外功）以外，其余的能量最后都转变为热能。例如心肌收缩所产生的势能（动脉血压）与动能（血液流速），均于血液在血管内流动过程中，因克服血流内、外所产生的阻力而转化为热能。在人体内，热能是最"低级"形式的能，不能转化为其他形式的能，不能用来做功。

二、影响能量代谢的因素

影响能量代谢的因素有肌肉活动、精神活动、食物的特殊动力作用和环境温度等。

1. **肌肉活动** 肌肉活动对能量代谢的影响最为显著。机体任何轻微的活动都可提高代谢率。人在运动或劳动时氧耗量显著增加，因为肌肉活动需要补给能量，而能量则来自大量营养物质的氧化，导致机体耗氧量的增加。

2. **食物的特殊动力作用** 在安静状态下摄入食物后，人体释放的热量比摄入的食物本身氧化后所产生的热量要多。例如摄入能产生 100kJ 热量的蛋白质后，人体实际产热量为 130kJ，额外多产生了 30kJ 热量，表明进食蛋白质后，机体产热量超过了蛋白质氧化后产热量的 30%。食物能使机体产生"额外"热量的现象称为食物的特殊动力作用。食物特殊动力作用的机制尚未完全了解。这种现象在进食后 1 小时左右开始，并延续到 7~8 小时。

3. **环境温度** 人安静时的能量代谢，在 20℃~30℃ 的环境中最为稳定。实验证明，当环境温度低于 20℃ 时，代谢率开始有所增加；在 10℃ 以下，代谢率显著增加。环境温度低时代谢率增加，主要是由于寒冷刺激反射地引起寒战以及肌肉紧张性增强所致。在 20℃~30℃ 时代谢稳定，主要是由于肌肉松弛的结果。当环境温度为 30℃~45℃ 时，代谢率又会逐渐增加。可能是因为体内化学过程的反应速度有所增加，以及发汗功能旺盛、呼吸、循环功能增强等因素的作用。

4. **精神活动** 在精神紧张或情绪激动时，能量代谢率增强。这是因为肌紧张增强及促进物质代谢的激素分泌增加所致。

三、基础代谢

基础代谢是指基础状态下的能量代谢。基础代谢率是指基础状态下单位时间内的能量代谢。

1. **基础状态** 基础状态是指：清醒、安静、排除精神紧张因素的影响；清晨、空腹，排除食物的特殊动力作用的影响；静卧，排除肌肉活动的影响；环境温度要保持在 20℃~25℃ 之间，排除环境温度的影响。

2. **基础代谢率** 基础代谢率通常以 kJ/（m²·h）来表示。要用每平方米体表面积而不用每公斤体重的产热量来表示，是因为基础代谢率的高低与体重并不成比例关系，而与体表面积基本上成正比。

体表面积（m²）=0.0061× 身长（cm）×0.0128× 体重（kg）−0.1529

3. **基础代谢率的生理波动** 基础代谢率随性别、年龄等不同而有生理变化。当情况相同时，男子的基础代谢率平均比女子的高；幼儿比成年人的高；年龄越大，代谢率越低。正常人的基础代谢率是相当稳定的。

　　一般来说，基础代谢率的实际数值与正常的平均值比较，相差在 ±（10%~15%）之内，无论较高或较低，都不属病态。当相差之数超过 20% 时，才有可能是病理变化。在各种疾病中，甲状腺功能的改变总是伴有基础代谢率的异常变化。甲状腺功能低下时，基础代谢率将比正常值低 20%~40%；甲状腺功能亢进时的基础代谢率将比正常值高出 25%~80%。基础代谢率的测量是临床诊断甲状腺疾病的重要辅助方法。其他如肾上腺皮质和垂体的功能低下时，基础代谢率也会降低。

第二节　体　温

　　体温是指机体深部的平均温度。正常人腋下温度为 36℃ ~ 37℃，口腔温度比腋下高 0.2℃ ~ 0.4℃，直肠温度又比口腔温度高 0.3℃ ~ 0.5℃。

一、体温的正常波动

　　1. 人体体温昼夜周期性波动　清晨 2 ~ 6 时体温最低，午后 1 ~ 6 时最高。波动的幅值一般不超过 1℃。体温的这种昼夜周期性波动称为昼夜节律或日周期。

　　2. 性别差异　女子体温高于男性约 0.3℃，女子的基础体温随月经周期而发生变动：在月经期及排卵前基础体温较低，排卵日最低，在排卵后体温升高且高于排卵前，这种体温升高一直持续至下次月经开始（图 26-2）。连续测定女性的基础体温可了解有无排卵及确定排卵日期。

　　3. 年龄　一般说来，儿童的体温较高，新生儿和老年人的体温较低。新生儿，特别是早产儿，由于体温调节机制发育还不完善，调节体温的能力差，所以体温容易受环境温度的影响而变动。因此对新生儿应加强护理。

　　4. 肌肉活动　肌肉活动时产热量增加，体温升高。所以，临床上应让患者安静一段时间以后再测体温。测定小儿体温时应防止哭闹。

　　此外，情绪激动、精神紧张、进食等情况对体温都会有影响；环境温度的变化对体温也有影响；在测定体温时，要考虑到这些因素。

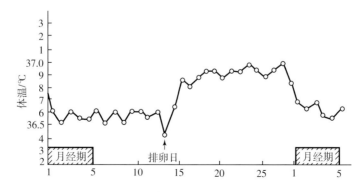

图 26-2　女性基础体温的周期性变化曲线

知识拓展

发热

　　发热又称发烧。由于致热原的作用使体温调定点上移而引起的调节性体温升高（超过0.5℃），称为发热。每个人的正常体温略有不同，并受许多因素（时间、季节、环境、月经等）的影响。因此，判定是否发热，最好是和平时同样条件下的体温相比较。如不知原来的体温，则腋窝体温（检测10分钟）超过37.4℃可定为发热。

二、机体的产热和散热平衡

　　机体在体温调节机制的调控下，产热过程和散热过程处于平衡，即体热平衡，维持正常的体温。如果机体的产热量大于散热量，体温就会升高；散热量大于产热量则体温就会下降，直到产热量与散热量重新取得平衡时，体温稳定在新的水平。

（一）产热过程

　　在安静时产热量很小，主要的产热器官是内脏，特别是肝。运动时产热量很大，主要的产热器官是骨骼肌。轻度运动如散步时，其产热量可比安静时增加3~5倍；剧烈运动时，可增加10~20倍。

（二）散热过程

　　人体的主要散热部位是皮肤。当环境温度低于体温时，大部分的体热通过皮肤的辐射、传导和对流散热，一部分热量通过皮肤汗液蒸发来散发，呼吸、排尿和排粪也可散失一小部分热量。

　　1.辐射　是机体以热射线的形式将热量传给外界较冷物质的一种散热形式。以此种方式散发的热量，在机体安静状态下所占比例较大（占全部散热量的60%左右）。辐射散热量同皮肤与环境间的温度差以及机体有效辐射面积等因素有关。皮肤温度稍有变动，辐射散热量就会有很大变化。四肢体表面积比较大，因此在辐射散热中有重要作用。机体有效辐射面积越大，辐射散热量就越多。

　　2.传导　传导散热是机体的热量直接传给同它接触的较冷物体的一种散热方式。机体深部的热量以传导方式传到机体表面的皮肤，再由后者直接传给同它相接触的物体，如床或衣服等。但由于此类物质是热的不良导体，散失的热量不大。脂肪的导热度也低，肥胖者、女子一般皮下脂肪较多，深部向表层传导的热量要少。皮肤涂油脂类物质，可以起到减少散热的作用。水的导热度较大，可利用冰囊、冰帽可以给高热患者降温。

　　3.对流　对流散热是指通过气体或液体交换热量的一种方式。人体周围总是绕有一薄层同皮肤接触的空气，人体的热量传给这一层空气，由于空气不断流动（对流），便将体热发散到空间。对流是传导散热的一种特殊形式。通过对流所散失的热量的多少，受风速影响极大。风速越大，对流散热量也越多；相反，风速越小，对流散热量也越少。

辐射、传导和对流散失的热量取决于皮肤和环境之间的温度差，温度差越大，散热量越多；温度差越小，散热量越少。皮肤温度为皮肤血流量所控制。

4. 蒸发　在体温条件下，蒸发 1g 水分可使机体散失 2.4kJ 热量。当环境温度为 21℃时，大部分的体热（70%）靠辐射、传导和对流的方式散发，少部分的体热（29%）则由蒸发散发；当环境温度升高时，皮肤和环境之间的温度差变小，辐射、传导和对流的散热量减小，而蒸发的散热作用则增强；当环境温度等于或高于皮肤温度时，辐射、传导和对流的散热方式不起作用，蒸发成为机体唯一的散热方式。

人体蒸发有两种形式：即不感蒸发和发汗。人体即使处在低温中，没有汗液分泌时，皮肤和呼吸道都不断有水分渗出而被蒸发掉，这种水分蒸发称为不感蒸发，其中皮肤的水分蒸发又称为不显汗，即这种水分蒸发不为人们所觉察，并与汗腺的活动无关。在室温 30℃以下时，不感蒸发的水分相当恒定，有 12~15g/（m² · h）水分被蒸发掉，其中一半是呼吸道蒸发的水分，另一半的水分是由皮肤的组织间隙直接渗出而蒸发的。人体 24 小时的不感蒸发量为 400~600ml。婴幼儿的不感蒸发速率比成人大，因此，在缺水时婴幼儿更容易造成严重脱水。不感蒸发是一种很有成效的散热途径，有些动物如狗，虽有汗腺结构，但在高温环境下也不能分泌汗液，此时，它必须通过热喘呼吸，由呼吸道来增强蒸发散热。

汗腺分泌汗液的活动称为发汗。发汗是可以意识到的，有明显的汗液分泌，因此，汗液的蒸发又称为可感蒸发。

人在安静状态下，当环境温度达 30℃左右时便开始发汗，如果空气湿度大，而且着衣较多时，气温达 25℃便可引起人体发汗。人进行劳动或运动时，气温虽在 20℃以下，亦可出现发汗，而且汗量往往较多。汗液中水分占 99%，而固体成分则不到 1%，在固体成分中，大部分为氯化钠，也有少量氯化钾、尿素等。同血浆相比，汗液的特点是氯化钠的浓度一般低于血浆；对于高温作业等大量出汗的人，汗液中可丧失较多的氯化钠，因此应注意补充氯化钠。

精神紧张或情绪激动而引起的发汗称为精神性发汗，主要见于掌心、脚底和腋窝。精神性发汗的中枢神经可能在大脑皮层运动区。精神性发汗在体温调节中的作用不大。

 想一想

在冬天和夏天，你会通过哪些行为让自己不冷或不热？为什么？

三、体温调节

人体能在不同环境温度下维持体温相对稳定，是因为人体具有自主性体温调节和行为性体温调节功能。

1. 自主性体温调节　当体内外温度发生变化时，由温度感受器把这种信息传到体温调节中枢，体温调节中枢发出指令，调节产热和散热过程，维持体温稳定，这种调节称为自主性体温调节。

（1）温度感受器 对温度敏感的感受器称为温度感受器，温度感受器分为外周温度感受器和中枢温度感受器。

外周温度感受器在人体皮肤、黏膜和内脏中，分为冷感受器和温觉感受器，它们都分布在游离神经末梢。当皮肤温度升高时，温觉感受器兴奋；而当皮肤温度下降时，则冷感受器兴奋。

中枢温度感受器在脊髓、延髓、脑干网状结构及下丘脑中，分为热敏神经元和冷敏神经元。温度升高时热敏神经元兴奋，温度下降时冷敏神经元兴奋。

（2）调节中枢 体温调节是涉及多方输入温度信息和多系统的传出反应，是一种高级的中枢整合作用。调节体温的基本中枢在下丘脑。从下丘脑局部破坏或受电刺激等实验中观察到：PO/AH（视前区 – 下丘脑前部）破坏，则散热反应消失，体温升高，刺激之则引起散热反应，而且寒战受到抑制；破坏下丘脑后部，体温下降，产热反而受抑制，刺激之则引起寒战。据此得出结论，下丘脑前部是散热中枢，而下丘脑后部是产热中枢。

（3）体温调节过程 当外界环境温度改变时，可通过：①皮肤的冷、温觉感受器的刺激，将温度变化的信息沿躯体传入神经经脊髓到达下丘脑的体温调节中枢。②外界温度改变可通过血液引起深部温度改变，并直接作用于下丘脑。③脊髓和下丘脑以外的中枢温度感受器也将温度信息传给下丘脑，通过下丘脑前部和中枢其他部位的整合作用，由下述三条途径发出指令调节体温：通过交感神经系统调节皮肤血管舒缩反应和汗腺分泌；通过躯体神经改变骨骼肌的活动，如在寒冷环境时的寒战等；通过甲状腺和肾上腺髓质的激素分泌活动的改变来调节机体的代谢率（图 26-3）。

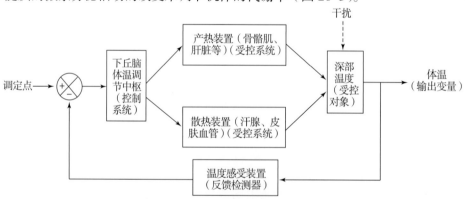

图 26-3 体温调节示意图

调定点学说认为，体温的调节类似于恒温器的调节。通常认为，PO/AH 中的温度敏感神经元可能在体温调节中起着调定点的作用。调定点即规定数值（如 37℃）。如果偏离此规定数值，则由反馈系统将偏离信息输送到控制系统，然后经过对受控系统的调整来维持体温的恒定。此学说认为，由细菌所致的发热是由于热敏神经元的阈值因受到热原的作用而升高，调定点上移（如 39℃）的结果。因此，发热反应开始先出现恶寒战栗等产热反应，直到体温升高到 39℃以上时才出现散热反应。只要致热因素不消除，产热与散热两个过程就继续在此新的体温水平上保持着平衡。应该指出的是，发热时体温调节功能并无阻碍，而只是由于调定点上移，体温才被调节到发热水平。

2.行为性体温调节　自主性体温调节是非意识的自动调节过程。人类还可以有意识地通过各种行为来适应环境温度的变化，如随季节增减衣服，用风扇、空调等，这种调节称为行为性体温调节。

复习题

1. 简述能量代谢的过程。
2. 简述影响能量代谢的因素。
3. 什么是基础状态？
4. 皮肤散热的方式有哪些？
5. 简述体温调节的过程。

思考题

能量代谢与体温有什么关系？